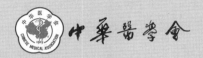
中华医学会

男科疾病诊断治疗指南

（2022版）

主　编　邓春华　商学军

组织编写　中华医学会男科学分会

U0260244

中华醫学電子音像出版社
CHINESE MEDICAL MULTIMEDIA PRESS
北　京

图书在版编目（CIP）数据

男科疾病诊断治疗指南（2022 版）/ 邓春华，商学军主编．—北京：中华医学
电子音像出版社，2022.9
ISBN 978-7-83005-403-8

Ⅰ．①男… Ⅱ．①邓… ②商… Ⅲ．①男性生殖器疾病—诊疗—指南
Ⅳ．① R697-62

中国版本图书馆 CIP 数据核字（2022）第 163326 号
本书参考文献请扫二维码查阅

男科疾病诊断治疗指南（2022 版）
NANKE JIBING ZHENDUAN ZHILIAO ZHINAN (2022)

主　　编：邓春华　商学军
策划编辑：史仲静　刘圣洁
责任编辑：赵文羽
责任校对：龚利霞
责任印刷：李振坤
出版发行：中华医学电子音像出版社
通信地址：北京市西城区东河沿街 69 号中华医学会 610 室
邮　　编：100052
E - mail：cma-cmc@cma.org.cn
购书热线：010-51322677
经　　销：新华书店
印　　制：廊坊祥丰印刷有限公司
开　　本：787 mm×1092 mm　1/16
印　　张：30.5
字　　数：690 千字
版　　次：2022 年 9 月第 1 版　2025 年 3 月第 5 次印刷
定　　价：120.00 元

内 容 提 要

　　《男科疾病诊断治疗指南（2022版）》由中华医学会男科学分会组织编写，旨在为我国男科疾病规范化的诊断、治疗和健康管理提供指导性意见，提升男科专科服务能力，推动中国男科学健康可持续发展。本书共35章，按照疾病类型编排，内容涵盖了大部分男科疾病的预防、诊断、治疗、康复和健康管理知识，并特别补充了基层常见男科疾病的诊治指南（共识）。本书在编写和修订过程中，充分吸收、融合了现代医学、中医学及相关交叉学科的最新研究成果，不仅包括男性不育症和男性性功能障碍等诊治新方法、新技术和新理念，还增加了前列腺疾病、男性生殖系统肿瘤、儿童男科疾病和电生理适宜技术治疗男科疾病等新内容，并特别强调了"全生命周期男性健康管理"的新理念。

　　本书不仅具有先进性、科学性和实用性，还具有鲜明的中国特色，体现了中国医师对男科疾病的认识和诊治经验。适用于从事男科疾病防治工作的医师、护士、研究生等阅读，也可作为临床诊治决策的参考工具书，以及作为男科学继续医学教育教材使用。

编　委　会

刘国昌（广州市妇女儿童医疗中心）

刘贵华（中山大学附属第六医院）

刘继红（华中科技大学同济医学院附属同济医院）

刘贤奎（中国医科大学附属第一医院）

刘朝晖［首都医科大学附属北京妇产医院（北京妇幼保健院）］

刘振湘（海口市人民医院）

鲁　严（南京医科大学第一附属医院）

马　学（四川大学华西医院）

马良宏（宁夏医科大学总医院）

毛　宇（四川省人民医院）

毛向明（南方医科大学珠江医院）

潘　峰（华中科技大学同济医学院附属协和医院）

彭　靖（北京大学第一医院）

彭潜龙（湖南省儿童医院）

齐进春（河北医科大学第二医院）

商学军［南京大学医学院附属金陵医院（东部战区总医院）］

宋　涛（中国人民解放军总医院）

宋宏程［首都医科大学附属北京儿童医院（国家儿童医学中心）］

宋宁宏［南京医科大学第一附属医院（江苏省人民医院）］

孙　斐（浙江大学医学院附属邵逸夫医院）

孙祥宙（中山大学附属第一医院）

田　龙（首都医科大学附属北京朝阳医院）

涂响安（中山大学附属第一医院）

王　涛（华中科技大学同济医学院附属同济医院）

王　忠（上海交通大学医学院附属第九人民医院 / 上海市浦东新区公利医院）

王国耀（浙江大学宁波医院）

王千秋（中国医学科学院 / 北京协和医学院皮肤病医院）

王为服（海南省人民医院）

王亚轩（河北医科大学第二医院）

王志平（兰州大学第二医院）

夏海波［赤峰市肿瘤医院（赤峰学院第二附属医院）］

谢　华［上海市儿童医院（上海交通大学医学院附属儿童医院）］

徐　乐（南方医科大学附属何贤纪念医院）

许　蓬（海南和京生殖医院）

许　松［南京大学医学院附属金陵医院（东部战区总医院）］

姚海军（上海交通大学医学院附属第九人民医院）

袁明振（山东大学第二医院）

张　凯（北京大学第一医院）

张　文（武汉大学中南医院）

张　勇（首都医科大学附属北京天坛医院）

张春影（哈尔滨医科大学附属第二医院）

赵善超（南方医科大学第三附属医院）

张志超（北京大学第一医院）

郑连文（吉林大学第二医院）

周任远（复旦大学附属华山医院静安分院）

诸靖宇［浙江中医药大学附属杭州市中医院（杭州市中医院）］

祖雄兵（中南大学湘雅医院）

编写秘书　刘贵华（中山大学附属第六医院）

许　松［南京大学医学院附属金陵医院（东部战区总医院）］

高　勇（中山大学附属第一医院）

前　言

近年来，受社会老龄化、人口结构问题、环境及生活方式改变等因素影响，男科疾病的发病率呈快速上升趋势。男科疾病贯穿从儿童至老年的全生命周期，已成为继心脑血管疾病和肿瘤之后，威胁男性健康的第三大杀手。同时，由于生活水平的提高、健康观念的普及，以及教育水平的提升，主动求医的男科疾病患者日益增多。

自 1995 年中华医学会男科学分会成立以来，中国男科学有了长足的发展。随着对男科学基础与临床研究的不断深入，在疾病的病因与发病机制研究方面取得了重要进展，诊治新方法、新技术和新观念层出不穷，全生命周期男性健康管理、男科疾病预警整体健康的慢病管理理念等新观念逐渐融入学科发展中。与此同时，这也给临床医师对疾病的认识和诊治方案的选择带来一些困惑。因此，中华医学会男科学分会分别在 2007 年、2013 年和 2016 年组织编写了一些常见男科疾病的诊治指南和共识，对推动中国男科疾病的诊疗规范化起到了积极作用。

为落实《"健康中国 2030"规划纲要》和分级诊疗强基层的卫生政策，进一步规范男科疾病诊疗流程，提升专科服务能力，尤其是基层医疗单位的服务能力，适应新形势下学科发展和医学模式的转变，促进中国男科健康可持续发展，中华医学会男科学分会第七届委员会专门成立了指南编写委员会，组织工作在临床及基础研究一线的男科学专家及相关交叉学科专家，启动《男科疾病诊断治疗指南（2022 版）》的编写工作。

本届指南编写委员会在中华医学会男科学分会 2007 版、2013 版和 2016 版指南（共识）的基础上，基于男科学的最新进展和国家卫生政策要求，以国内外的循证医学资料为依据，参考相关疾病经典著作和国际相关指南，结合国内临床实际情况，广泛征询意见，并进行反复研讨、精雕细琢、不断完善，最终完成了本书的编写。

本书有以下特点：

1. 结合近年国内外男科学临床诊疗及相关研究进展，特别是国内男科学领域的最新进展，更新疾病诊疗的最新观念，使其既能反映学术前沿、体现学术先进性，又能紧贴中国男科临床实践，突出实用性。

2. 围绕国家卫生政策，加强基层医疗规范化发展，针对基层常见和多发的男科疾病，新制定一批相关疾病诊治指南或共识。本书覆盖面更宽广，更适应国内男科学的发展现状。

3. 针对男科疾病贯穿从儿童到老年的男性全生命周期这一特点，本书从疾病防治与健康管理的高度，增加了常见儿童男科疾病的诊治指南（共识）内容，以便进一步推广全生命周期男性健康管理的新理念。

4. 本书与时俱进，特别强调男科疾病与整体健康的关系，提出男科疾病的慢病管理观念，突出"健康管理"的重要性，以适应由过去仅仅聚焦疾病"诊治"模式向全面重视疾病"预防、诊治、康复和健康管理"的新型医学模式转变。例如，男性勃起功能障碍诊治指南中的"慢病管理"观念，前列腺疾病、儿童男科疾病诊治指南（共识）中的"全生命周期健康管理"新理念。

5. 本书充分吸收和融合了中西方医学及众多交叉学科的先进理念和研究成果。例如，为了更好地推动国家卫生健康委员会医药卫生科技发展研究中心重大项目"电生理适宜技术真实世界研究与推广应用项目在男科疾病诊疗中的应用"，组织了包括男科学、中医学、电生理医学等学科专家，一起制定相关专家共识。基于中医学在男科疾病诊断、治疗中的深厚底蕴，强化了中医学理论及传统医药在男科疾病诊疗中的相关内容。

6. 本书可以作为国家级继续医学教育项目教材。读者在学习相关内容并通过考核后，可以申请国家级继续教育学分。继续教育考题和参考文献可通过扫描二维码查看，彰显了本书的信息化特色。

疾病诊治指南和专家共识都是帮助医师进行临床诊疗决策的参考工具，对推动规范化诊治和提升基层服务能力具有重要意义。但需要指出的是，疾病诊治指南和专家共识并不是"指令"，不能完全代替医师临床个案的诊疗决策。

衷心感谢所有参与本书编写和审阅的专家，衷心感谢所有为本书编写、审校和出版作出贡献的人员，感谢他们在新型冠状病毒肺炎疫情防控的特殊时期，以高度的责任感和奉献精神所付出的辛勤劳动，使本书得以如期出版。由于男科疾病发病机制复杂、诊治方法研究进展迅速、文献具有时效性等因素，且编写时间仓促，错漏之处在所难免，恳请广大读者朋友们批评指正，不吝赐教，以便再版时及时修正。

中华医学会男科学分会

2022 年 6 月

目 录

1 男性不育诊断与治疗指南

中华医学会男科学分会
男性不育诊断与治疗指南编写组

男性不育是指育龄夫妇有规律性生活且未采取避孕措施，由男方因素导致女方在1年内未能自然受孕。男性不育分为原发性不育和继发性不育，前者是指男方从未使女方受孕，后者是指男方曾使女方妊娠或有过正常生育史。

随着我国人口老龄化的不断加剧和生育率的下降，男性生育越来越受到关注，而距前一版指南发布已经过去5年，知识和理念的更新需求迫切。为促进男性不育的规范化诊断与治疗，自2020年12月启动以来，中华医学会男科学分会组织国内相关专家，对男性不育的病因、诊断、治疗和预后等进行归纳总结和反复讨论。编写组还邀请了4位专家担任编写顾问，全程参与每次讨论，并从总体高度把关与修改。经过前期3次修改初稿、3次线上会议集体讨论，以及6轮大修后，结合我国具体临床实践，并参考国内外文献与资料，最终形成本指南。本次修订的指南主要特色有：①内容新，60.9%（196/322）的参考文献来自2016年及以后；②开辟新栏目，设专栏列出多种临床常见类型男性不育的处理策略；③学科交叉，多学科专家参与指南编写。

一、临床流行病学

（一）发病状况

目前还没有一般人群中男性不育的确切患病率数据。据世界卫生组织（World Health Organization，WHO）估计，全球有15%的育龄夫妇存在生育问题，约12.5%的育龄夫妇生育一孩遭遇困难，17%的育龄夫妇生育二孩遭遇困难，其中男方因素约占50%。

目前，临床上仍以精子质量作为评估男性生育力的重要指标。一项针对我国男性精子质量的大样本回顾性研究显示，1981—2019年间，我国男性精子浓度和精子总数显著下降。虽然对于精子质量下降的问题尚有争议，但生育困难的趋势已经凸显。

（二）危险因素

影响男性生育能力的主要危险因素包括年龄因素，不良嗜好（吸烟、饮酒），肥胖，不良生活习惯（熬夜、缺乏运动），支原体、衣原体等感染，精索静脉曲张等因素，以及不良的精神心理因素（焦虑、抑郁、压力过大）等。所有危险因素都可能通过氧化应激对男性生育力造成不良影响。另外，近年有关表观遗传异常影响与男性生育力的研究越来越多，也将会有更多影响男性生育力的危险因素被发现。

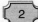

二、病因

（一）睾丸前因素

鞍区（主要指下丘脑、垂体区域）解剖或功能异常，或内外源性激素异常造成促性腺激素分泌不足，导致继发性睾丸功能障碍，从而抑制生精功能。常见原因见表 1-1。

表 1-1　男性不育的睾丸前因素分类

先天性因素	先天性低促性腺激素性性腺功能减退症
	选择性黄体生成素缺乏症
	选择性卵泡刺激素缺乏症
	联合性垂体激素缺乏症
	Prader-Willi 综合征
	Bardet-Biedl 综合征
鞍区疾病（腺瘤、增生、炎症、肿瘤及转移瘤等）及鞍区手术与放疗	垂体功能性内分泌腺瘤（如催乳素瘤、肢端肥大症、库欣病等）
	生殖细胞瘤、颅咽管瘤、胶质细胞瘤、脑膜瘤等颅内肿瘤及转移瘤
	鞍区炎症与增生（如淋巴细胞性垂体炎、化脓性垂体炎、肉芽肿性疾病、朗格汉斯细胞组织细胞增生症）
	垂体大腺瘤卒中、鞍区占位的手术与放疗
	Rathke 囊肿
	垂体发育不良或垂体萎缩性疾病（如垂体柄阻断综合征、空泡蝶鞍等）
其他	系统性疾病（如血色病、严重甲状腺功能异常等）
	免疫检查点抑制剂使用引起垂体免疫性损伤
	药物或类固醇激素（长期使用雄激素、超生理剂量的糖皮质激素、雌激素、孕激素、诱导高催乳素血症的药物、阿片类制剂、促性腺激素释放激素激动剂或拮抗剂等）
	颅底骨折、颅内血管异常等引起下丘脑或垂体局部缺血或出血性病变

1. 先天性因素

（1）先天性低促性腺激素性性腺功能减退症（congenital hypogonadotropic hypogonadism，CHH）：是因先天性下丘脑促性腺激素释放激素（gonadotropin releasing hormone，GnRH）神经元功能受损，GnRH 合成、分泌或作用障碍，导致下丘脑 - 垂体 - 睾丸轴功能低下，进而引起生精功能障碍；合并嗅觉障碍的 CHH 称为卡尔曼综合征（Kallmann syndrome）。基因突变异常是 CHH 的重要发病原因，目前已发现 40 余个 CHH 致病基因，这些基因突变可解释近 50% 的 CHH。CHH 的遗传模式包括 X 连锁隐性，以及常染色体显性、常染色体隐性等，可由单基因、双基因或寡基因突变引起。

（2）选择性黄体生成素缺乏症（selective luteinizing hormone deficiency）：患者表现为黄体生成素（luteinizing hormone，LH）及睾酮水平明显降低，卵泡刺激素（follicle stimulating hormone，FSH）正常。该病罕见，由于先天性或者获得性因素导致垂体分泌 LH 明显减少，睾丸间质细胞减少，睾酮生成不足，最终抑制精子生成，表现为无精子或严重少精子，但多数患者睾丸容积正常。

（3）选择性卵泡刺激素缺乏症（selective follicle stimulating hormone deficiency）：患者血清 FSH 明显降低，LH 及睾酮正常。该病罕见，由于垂体 FSH 分泌不足，支持细胞发育不良，不能正常生成精子，临床表现为有正常的男性第二性征和睾丸容积，但精液中无精子或严重少精子。

（4）先天性低促性腺激素相关的综合征：一些罕见综合征如联合性垂体激素缺乏症、Prader-Willi 综合征、Bardet-Biedl 综合征等可伴有垂体促性腺激素水平低下，进而导致生精功能障碍。除生精功能障碍外，此类综合征多伴有其他临床症状和体征，如 Prader-Willi 综合征患者还存在肌张力低下、智力障碍、肥胖等临床特征。

2. 鞍区占位　垂体瘤是颅内常见肿瘤，其中垂体腺瘤占大多数，临床常见的垂体腺瘤包括催乳素瘤、肢端肥大症、库欣病等。垂体腺瘤可通过激素的过度分泌抑制下丘脑 - 垂体功能，以及局部压迫效应直接抑制垂体促性腺激素的合成和分泌，引起低促性腺激素性性腺功能减退症，进而引起生精功能障碍。其他鞍区占位性疾病如生殖细胞瘤、颅咽管瘤、鞍区炎症等，可通过局部的压迫及损毁效应抑制垂体促性腺激素分泌。

此外，鞍区占位性疾病、较大的垂体腺瘤卒中，以及针对占位所采用的手术或放疗可导致垂体功能异常，引起包括垂体促性腺激素在内的多种垂体激素分泌异常。因此，除生精功能障碍外，还可存在头痛、视力下降或视野缺损等压迫效应，以及其他垂体激素异常导致的临床症状和体征。

Rathke 囊肿被认为是起源于垂体前部和中部之间的 Rathke 囊袋，为胚胎 12 周时没有消失而形成的憩室样结构。当其压迫周围组织结构时，可引起头痛、垂体功能障碍、视力下降或视野缺损。垂体功能障碍在男性中主要表现为性欲降低、性功能减退。

一些先天或后天因素引起垂体发育不良或萎缩导致垂体促性腺激素在内的多个激素合成和分泌低下，进而产生包括生精功能障碍在内的多种临床特征。例如，垂体柄阻断综合征（pituitary stalk interruption syndrome，PSIS）患者，除生精功能障碍外，均存在生长发育迟缓，且多数合并继发性肾上腺皮质功能不全、中枢性甲状腺功能减退等临床表现。空泡蝶鞍综合征（empty sella syndrome）系因鞍膈缺损或垂体萎缩，蛛网膜下腔在脑脊液压力冲击下突入鞍内，致垂体受压，可产生性欲减退等一系列临床表现。

3. 其他原因

（1）系统性疾病：全身系统性疾病，如甲状腺功能异常、血色病（hemochromatosis，HCH）、严重营养障碍相关性疾病等，可引起垂体促性腺激素水平低下进而导致生精功能障碍。例如，甲状腺功能异常可影响下丘脑 - 垂体 - 性腺轴功能，进而干扰睾丸生精功能，同时甲状腺功能亢进或甲状腺功能减退还可导致性欲减退及勃起功能障碍（erectile dysfunction，ED），也可间接影响男性生育能力。血色病是一种慢性铁代谢障碍性全身疾病，含铁血黄素可在肝脏、垂体、肾上腺等组织器官中沉积，造成相应损害等，如在垂体中大量沉积可引起低促性腺激素性性腺功能减退症，进而导致生精功能障碍。

（2）免疫检查点抑制剂使用：靶向肿瘤免疫检查点抑制剂，如细胞毒性T淋巴细胞相关抗原（cytotoxic T lymphocyte-associated antigen-4，CTLA-4）抑制剂、程序性死亡受体（programmed cell death protein 1，PD-1）抑制剂通过阻断免疫抑制分子，重新激活效应T细胞特异性杀伤肿瘤细胞的功能，发挥抗肿瘤作用，但这些药物在通过调控免疫应答杀伤肿瘤的同时，过度活化的免疫细胞也可能导致机体产生自身免疫损伤（如垂体自身免疫性损伤），进而引起低促性腺激素性性腺功能减退症，可导致生精功能障碍。

（3）内源性或外源性类固醇激素过多：先天性肾上腺皮质增生（congenital adrenal cortical hyperplasia，CAH）是较常见的常染色体隐性遗传病，由于肾上腺类固醇皮质激素合成过程中所需酶的先天缺陷所致。血中皮质醇合成不足时产生负反馈刺激垂体分泌促肾上腺皮质激素增多引起的一组临床综合征，可伴有肾上腺源性雄激素合成过多，引起下丘脑-垂体-睾丸轴功能异常而导致不育。此外，部分经典性21-羟化酶缺陷症所致的CAH尚可伴随睾丸肾上腺残余瘤，进而抑制睾丸功能。

一些自身免疫性疾病需长期服用外源性糖皮质激素，使用超生理剂量的外源性糖皮质激素可抑制下丘脑-垂体功能，进而导致不育。

内源性雌激素过多常见于过度肥胖、肝功能不全等情况。雌激素由雄激素转化而成，由肝脏进行灭活，与雄激素共同参与调节男性性欲，对下丘脑和垂体激素的分泌有负反馈调节作用，过多雌激素可干扰下丘脑垂体的分泌功能，从而影响男性生精能力。

（4）颅底骨折、颅内血管异常：颅底骨折、颅内血管源性疾病（出血或缺血）可引起下丘脑或垂体的形态与功能异常，导致FSH和LH生成减少及精子发生障碍。

（二）睾丸因素

1. 先天性异常

（1）染色体或基因异常：遗传学异常是导致男性不育症的重要因素，包括染色体核型异常、Y染色体微缺失及单基因变异等。

（2）先天性睾丸异常：包括无睾症、睾丸发育不全、隐睾、睾丸异位等，均可导致精子发生障碍，其中隐睾是最常见的病因。

2. 睾丸炎　常见于腮腺炎、结核、梅毒、麻风及非特异性睾丸炎。青春期后的流行性腮腺炎合并睾丸炎易导致睾丸内精子发生障碍，常为单侧，双侧发病率为10%～30%，睾丸萎缩是睾丸炎最严重的后果，常导致精子数量显著减少，甚至无精子。

3. 睾丸损伤　睾丸损伤除导致睾丸萎缩外，还可诱发异常免疫反应，两者均可导致不育。睾丸血管的医源性损伤也会导致不育。睾丸扭转可引起睾丸缺血性损伤，可能阻碍睾丸生精。

4. 精索静脉曲张　精索静脉曲张引起不育通常是局部血液反流和淤积、温度增高、组织缺氧、氧化应激损伤等多种因素综合作用的结果。

5. 全身疾病　肝硬化、肾功能衰竭及其他系统性疾病也可导致睾丸功能损伤。

6. 睾丸肿瘤　睾丸癌是影响育龄男性生育力最常见的肿瘤，疾病本身及其治疗方法均可造成精子发生障碍。

7. 肿瘤放射治疗、化学治疗和使用性腺毒性药物　肿瘤放射治疗、化学治疗后，或者因其他情况使用性腺毒性药物均可能导致暂时性或永久性睾丸功能受损，进而导致男性不育。

8. 环境因素　环境中的各种化学物品、内分泌干扰物、电离辐射、重金属、有毒有害气体、长期高温环境等都可能损伤睾丸生精功能而导致不育。

9. 不良生活习惯　吸烟、酗酒、熬夜、缺乏运动等不良生活习惯也都是男性不育的高风险因素。

（三）睾丸后因素

睾丸后因素造成的男性不育通常包括输精管道梗阻、精子功能异常、性功能障碍，以及感染和炎症等。

1. 梗阻　输精管道梗阻是男性不育的重要病因之一。梗阻性无精子症（obstructive azoospermia，OA）占无精子症的 20%～40%。根据梗阻部位的不同，通常分为睾丸内梗阻、附睾梗阻、输精管梗阻、射精管梗阻及多部位梗阻。

（1）睾丸内梗阻：约 37.2% 的 OA 患者有睾丸内梗阻，通常由炎症或创伤引起，先天性睾丸内梗阻相对较少。

（2）附睾梗阻：是造成 OA 的最常见病因，占 OA 的 30%～67%。中国人群中继发性附睾梗阻较多见，常因感染、创伤及手术所致。先天性附睾梗阻在中国人群中相对少见，与囊性纤维化跨膜转导调节因子（cystic fibrosis transmembrane conductance regulator，CFTR）基因突变导致囊性纤维化（cystic fibrosis，CF）相关，杨氏综合征（Young's syndrome）也可能引起先天性附睾梗阻。

（3）输精管梗阻或缺如：输精管梗阻最常见于输精管结扎术后、儿时双侧腹股沟处手术（疝修补术、鞘膜积液手术等），少数也可能继发于各类感染。此外，输精管结扎后附睾管内长期高压损伤附睾功能，也可导致复通术后精子功能下降，进而导致生育力下降。国外研究结果显示，由先天性双侧输精管缺如（congenital bilateral absence of the vas deferens，CBAVD）患者所致的 OA 约占 2%，在 CBAVD 患者中可发现 *CFTR* 基因突变，也可能有其他遗传异常，如 *ADGRG2* 基因变异（X 连锁，编码一种黏附性 G 蛋白偶联受体，在输精管中高度表达），可导致输精管腔内梗阻或输精管发育不良，适用于 *CFTR* 基因筛查阴性者。

（4）射精管梗阻：占 OA 病因的 1%～3%，可由先天性的沃尔夫管囊肿（Wolffian duct cyst）、米勒管囊肿（Mullerian duct cyst）或炎症导致射精管阻塞，还有部分医源性因素。

2. 精子成熟异常与精子再损伤

（1）纤毛不动综合征（immotile cilia syndrome）：是由于精子运动器或轴突异常而精子运动能力降低或丧失，从而导致不育，是一种常染色体隐性遗传病。

（2）精子 DNA 完整性降低和染色体畸变：精子 DNA 损伤率和染色体非整倍体率增高可导致自然受孕概率下降或不良妊娠。

（3）附睾微环境异常：精子在附睾中的成熟依赖于正常附睾功能，这一过程与附睾管的管腔微环境包括附睾液 pH、Ca^{2+}、Na^+、K^+离子浓度及多种蛋白的表达密切有关。当附睾功能障碍时，将通过蛋白异常表达、非编码 RNAs、脂质等影响精子前向运动能力和受精能力。

3．性功能相关因素　性功能障碍，尤其是勃起及射精功能异常，与男性不育关系密切，其中最常见的是 ED、不射精及逆行射精等。其原因通常与心脑血管疾病和代谢性疾病等慢病、精神心理因素、药物［如选择性 5- 羟色胺重摄取抑制剂（selective-serotonin reuptake inhibitor，SSRI）、α 受体阻滞剂等］、神经系统损伤、泌尿生殖系统损伤及发育异常等有关。

4．感染及炎症　感染可使精液白细胞增多、炎症因子释放、活性氧（reactive oxygen species，ROS）水平改变，同时可能继发输精管道梗阻，从而导致男性不育，但生殖道感染引起的男性不育可被治愈。

（四）特发性不育

特发性不育是指找不到特定原因的不育，而单纯因为精液参数异常者为特发性精液质量异常。有 30%～50% 的精液参数异常患者无法查找到明确病因，其影响生殖的环节可能涉及睾丸前、睾丸、睾丸后的 1 个或多个环节，目前倾向于与遗传或环境等多种因素相关。

三、诊断

（一）诊断方法

1．病史　病史采集及病历书写应当客观、准确、及时、完整，且符合《病历书写基本规范》。

（1）主诉及现病史：男性不育主诉应该包括如下信息。

1）未避孕未育 ×× 年（月）。

2）婚育史：了解结婚或同居时间，尝试妊娠时间；详细了解配偶的既往生育史。

3）性生活史：了解性生活频率、勃起功能、射精情况。初步了解是否为性功能障碍导致的不育。

4）生育能力检测及治疗史：详细询问既往不育相关的检查和治疗情况，尤其是精液参数情况。了解患者曾经的治疗手段、治疗时间及治疗效果，同时应注意配偶生育能力的评估。

（2）既往史：主要包括生长发育史、患病史、传染病史、用药史等。重点询问与生育相关的疾病和因素，包括青春期后腮腺炎并发睾丸炎、附睾炎等泌尿生殖系统感染史，手术外伤史（尤需注意既往腹股沟、阴囊部位及脊柱、盆腔手术史）、生活方式、共患疾病（如高血压、糖尿病、肥胖、代谢综合征）等。同时要了解有无化学治疗、放射治疗，以及使用影响生育的药物等情况。

（3）家族史、遗传性疾病史：父母有无近亲结婚、有无遗传性疾病史、母亲生育情况，以及兄弟姐妹的健康状况、生育情况等。应充分了解有无影响生育的家族性遗传因素，必要时描绘出家系图。

2．体格检查

（1）全身检查：应重点注意体型及第二性征，主要检查体毛分布及有无男性乳房发育等表现，应特别注意腹股沟区域是否有手术瘢痕。

（2）生殖系统检查：阴茎检查时应注意有无阴茎畸形，还应注意有无尿道下裂、尿道上裂、尿道外口狭窄等可能妨碍性交及阴道内射精的疾病。

检查阴囊时应注意睾丸及附睾的位置、质地、大小，有无压痛、肿块及有无鞘膜积液。建议采用 Prader 睾丸模型进行睾丸容积测量。输精管检查时应注意有无缺如、增粗、结节或者触痛，有无精索静脉曲张及其程度。

（3）其他检查：对于射精障碍的患者，可进行球海绵体肌反射等检查以排除神经系统疾病。

（二）辅助检查

1．推荐检查项目

（1）精液分析：精液分析结果是制定男性不育诊疗决策的重要依据，如结果明显异常，则应进行全面的实验室检查和评估。精液结果的分析推荐参照《WHO 人类精液检查与处理实验室手册》（第 5 版）进行（表 1-2、表 1-3）。如第一次精液分析结果正常，通常不需要进行第二次分析；如再次精液分析结果与第一次相差显著，则需进行第三次精液分析。

表 1-2　精液特性的参考值

参数	参考值下限（范围）	参数	参考值下限（范围）
精液体积（ml）	1.5（1.4～1.7）	pH	≥7.2
精子总数（10^6/一次射精）	39（33～46）	过氧化物酶阳性白细胞（10^6/ml）	<1.0
精子浓度（10^6/ml）	15（12～16）	可选择性检测	
总活力（PR+NP）	40（38～42）	MAR 试验（与免疫珠结合的活动精子,%）	<50
前向运动（PR，%）	32（31～34）	精浆锌（μmol/一次射精）	≥2.4
存活率（活精子，%）	58（55～63）	精浆果糖（μmol/一次射精）	≥13
精子形态学（正常形态,%）	4（3.0～4.0）	精浆中性 α- 葡糖苷酶（mU/一次射精）	≥20
其他共识阈值			

表 1-3　各种精液异常的定义

精液异常种类	定义
无精液症	无精液（有性高潮，但没有精液射出或逆行射精）
弱精子症	PR 精子百分率<32%
弱畸精子症	PR 精子百分率和正常形态精子百分率分别<32% 和 4%
无精子症	离心后精液中无精子
隐匿精子症	新鲜精液制备的玻片中没有精子，但在离心沉淀中可观察到精子
血精症	精液中有红细胞

（待　续）

精液异常种类	定义
白细胞精液症（脓性精液症）	精液中的白细胞数＞1.0×10^6/ml
死精子症	精液中精子存活率＜58%
正常精子	精子总数（或浓度取决于报告结果）*，PR 精子百分率和正常形态精子百分率分别≥39×10^6（15×10^6/ml）、32% 和 4%
少弱精子症	精子总数（或浓度取决于报告结果）*和 PR 精子百分率＜39×10^6（15×10^6/ml）和 32%
少弱畸形精子症	精子总数（或浓度取决于报告结果）*、PR 精子百分率和正常形态精子百分率分别＜39×10^6（15×10^6/ml）、32% 和 4%
少畸精子症	精子总数（或浓度取决于报告结果）*和正常形态精子百分率＜39×10^6（15×10^6/ml）和 4%
少精子症	精子总数（或浓度取决于报告结果）*低于 39×10^6（15×10^6/ml）
畸形精子症	正常形态精子百分率＜4%

注：PR. 前向运动；* 优先考虑精子总数，因为精子总数优于精子浓度。

（2）生殖内分泌激素检查：常用的生殖内分泌激素指标有睾酮、雌二醇、催乳素、LH、FSH 和抑制素 B（inhibin B，INHB）等。建议上午 10:00 前空腹采血，常用化学发光法检测。一般来说，FSH 水平与精原细胞数量呈负相关，但对于接受睾丸取精术（testicular sperm extraction，TESE）的患者来说，FSH 水平并不能准确预测精子发生的存在，因为组织学上存在精子成熟停滞的男性可同时拥有正常的 FSH 水平和睾丸容积。此外，非梗阻性无精子症（non-obstructive azoospermia，NOA）和 FSH 水平高的男性在 TESE 或显微镜下睾丸取精术（microdissection testicular sperm extraction，mTESE）时仍可能找到精子。INHB 与 FSH 呈显著负相关，与精子总数呈正相关，是一种良好的非侵入性精子生成预测指标。联合检测 FSH 和 INHB 较单项检测对睾丸生精功能的评估有更高的预测价值。无精子症患者睾丸取精前可行血清 INHB 联合 FSH 检测以评估其结局。

2. 可选择检查项目 为了进一步明确病情和病因，可根据病史、体格检查及精液分析等选择下列检查项目。

（1）生殖系统超声检查：包括阴囊超声及经直肠超声。阴囊超声主要检查双侧睾丸、附睾、精索静脉及近端输精管。经直肠超声主要针对前列腺、精囊、射精管及盆腔病变进行检查。阴囊和经直肠超声对检测 CBAVD、附睾和 / 或精囊是否存在（如畸形 / 发育不全）具有临床价值。

（2）精浆生化检查：精浆生化常用指标包括果糖、中性 α- 葡糖苷酶、酸性磷酸酶、锌和弹性蛋白酶等，重点了解果糖、中性 α- 葡糖苷酶的含量，对 OA 的诊断及外科治疗有指导意义。果糖浓度可反映精囊腺分泌功能，果糖浓度降低常可见于射精管梗阻、CBAVD、精囊发育不全、不完全逆行射精等。中性 α- 葡糖苷酶浓度可反映附睾分泌功能，输精管和附睾梗阻时中性 α- 葡糖苷酶通常降低。

（3）男性生殖遗传学检查：与男性不育相关的遗传学检查主要包括染色体核型、

Y 染色体微缺失、基因检测、精子染色体检测等方法。

1）染色体异常：染色体异常分为数量异常（如 Klinefelter 综合征）或结构异常（如倒位或易位）。男性不育中的染色体异常发生率为 5.8%，其中性染色体异常占 4.2%，常染色体异常占 1.6%。

2）Y 染色体微缺失：是严重少精子症或无精子症的重要原因。研究表明，Y 染色体微缺失主要发生在 AZFa、AZFb 和 AZFc 3 个区域，AZFd 区缺失是否有临床意义有待证实。目前常使用 6 个经典序列标签位点（sequence-tagged site，STS）检测，包括 AZFa（sY84、sY86）、AZFb（sY127、sY134）、AZFc（sY254、sY255）。当经典 STS 位点缺失 ≥2 个时，可进行拓展位点检测明确缺失类型。AZFa 区域拓展检测位点包括 sY82、sY83/sY1064、sY1065/sY1182 和 sY88，AZFb 区域拓展检测位点包括 sY105、sY121/sY1224、sY143/sY1192 和 sY153，AZFc 区域拓展检测位点为 sY160。

3）基因检测：主要包括性发育及分化异常基因、精子发生异常及成熟障碍基因、输精管发育异常基因和内分泌激素异常基因（如雄激素不敏感综合征、CHH）等。*CFTR* 是临床常用检测基因，但 *CFTR* 基因突变频率及热点因地域、种族不同而有差异。国外研究结果显示，至少 78% 的 CBAVD 患者存在 *CFTR* 基因点突变，中国人群 *CFTR* 基因突变的检出频率明显低于白种人，仅为 11.8%，突变位点及频率也与白种人不同。此外，国人研究还发现导致 CBAVD 的 *ADGRG2* 基因突变和拷贝数变异。

4）精子染色体检测：可使用荧光原位杂交技术（fluorescence in situ hybridization，FISH）检查精子染色体。精子染色体正常的夫妇行胚胎植入前遗传学检测（preimplantation genetic testing，PGT）或单精子卵细胞胞质内注射（intracytoplasmic sperm injection，ICSI）时结果相似；但精子染色体异常的男性行 PGT 较单纯 ICSI 可以增加胎儿存活机会。

（4）氧化应激的检测：精子获能、超活化、顶体反应等生理功能的正常发挥均依赖于少量 ROS，在机体 ROS 与抗氧化剂水平失衡时即出现氧化应激，继而导致精子脂质过氧化和 DNA 损伤，与不良妊娠结局和不育相关。可通过化学发光法直接测定精液中 ROS 水平，精子丙二醛（malondialdehyde，MDA）水平可反映精子细胞膜脂质过氧化程度，精浆 8- 羟基脱氧鸟苷水平则反映精子 DNA 损伤程度。

（5）精子 DNA 完整性检测：精子 DNA 完整是父系遗传信息准确传递给子代的前提。精子 DNA 完整性异常可能与女方不良妊娠结局（如胚胎发育受损、流产、子代出生缺陷等）相关。诱发精子 DNA 损伤的因素包括精索静脉曲张、慢性炎症和不良生活方式等（如吸烟、酗酒等）。精子 DNA 完整性对 ART 治疗效果的预测价值及是否能作为临床常规检测项目仍存在一定争议。临床常用精子 DNA 碎片指数（DNA fragment Index，DFI）来评价精子 DNA 的完整性，目前常基于流式细胞术的染色质结构分析方法来检测 DFI。

（6）生殖道相关支原体、衣原体等微生物检测：对于精液参数异常患者及不明原因不育者，尤其是精液白细胞增多、合并尿道分泌物的患者应进行解脲支原体和生殖支原体、沙眼衣原体等微生物检测。RNA 检测技术因其敏感性高、可及时判定疗效等特点，更适用于生殖道常见微生物的检测。

（7）精子存活率检测：主要用于反映不动精子中活精子所占比例，可用伊红染色法或精子低渗肿胀试验来鉴定。

（8）高潮后尿液离心检查：主要针对无精液或精液量少者，根据射精后即刻留取的第一份尿液离心检查是否找到精子，可以辅助诊断逆行射精或部分逆行射精。

（9）抗精子抗体（antisperm antibody，AsAb）检测：对于不明原因不育、精子凝集、性交后试验异常等情况，可进行 AsAb 检测。检测精子表面结合抗体是诊断自身免疫性不育的特异性方法。

（10）睾丸活检：是诊断无精子症的常用方法，也是获取精子的手段之一。对于条件具备的单位，可以同时冷冻保存精子或睾丸组织，以备将来应用于辅助生殖技术（assisted reproductive techniques，ART）。拟行输精管附睾吻合手术的患者，术前不推荐睾丸/附睾活检。常用的睾丸活检方法包括 TESE、睾丸穿刺精子抽吸术（testicular sperm aspiration，TESA）、睾丸精子细针穿刺抽吸术（fine-needle aspiration，FNA）等。

（11）其他：如精子 - 宫颈黏液体内（外）试验、盆腔 MRI 影像学检查等。

3. 诊疗流程　根据患者病史、性腺毒素接触情况、体格检查及辅助检查结果等，明确发病部位（睾丸前、睾丸、睾丸后），按照诊断流程可初步诊断（图 1-1）。

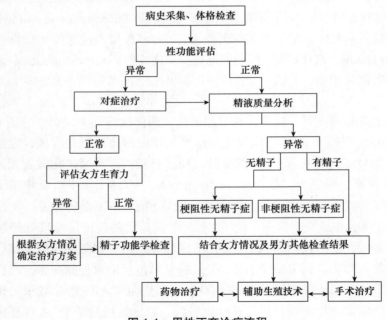

图 1-1　男性不育诊疗流程

四、治疗

本指南基于现有文献和观点制定的男性不育治疗推荐意见，具有一定时效性，不能作为法律依据和成功治愈疾病的保证，临床医师应严格遵循相关适应证、禁忌证、注意事项等选择治疗方案。建议遵循的治疗原则如下：①男性不育并非一种独立疾病，大多是多种病因和因素所造成的结果，故应尽可能寻找病因，并针对病因进行治疗。②对于病因不明者，应依据患者及配偶的情况，遵循患者利益最大化原则，审慎选择经验性治疗。尽管这些经验性药物的作用机制大多已明确，但应用于治疗男性不育时多为超说明书应用，且疗效尚存一定争议。③治疗应该至少覆盖1个生精周期（即3个月），同时应该定期评价治疗的适应证、疗效及安全性。④应强调夫妇同时诊治，综合夫妇年龄、病情、治疗方法的有创性和卫生经济学的降级治疗原则，选择个体化治疗方案。

（一）一般治疗

不良生活方式、环境因素及心理压力等会对男性生殖健康产生负面影响。因此，应先根据患者的生活习惯、工作环境、精神心理状态等进行针对性生殖健康宣教。改善生活方式，如规律作息、控制体重、适度运动、戒烟、限酒等，会让不育男性获益。同时要关注不育夫妇的性生活，依据双方具体情况给予性生活方式的指导，以提高自然受孕机会。

膳食补充可改善精子质量参数和影响男性生育能力。以蔬菜和水果、鱼和海鲜、坚果、种子、全谷物产品、家禽和低脂乳制品为基础的多样化和均衡饮食，必要时辅以富含锌、硒、氨基酸、维生素的复合营养素、益生菌制剂等，能提高男性生殖功能。国外研究显示，多种抗氧化剂及营养素的联合使用比单独使用某一种营养素或抗氧化剂对精子参数的提升更有效，前者可降低精子DFI，提高男性不育患者配偶妊娠率。鼓励国内学者开展临床多中心研究进一步验证其疗效。

氨基酸是精子发生和精子活动力形成所必需的物质，氨基酸缺乏与男性不育密切相关。补充氨基酸具有促进精子生成、为精子运动供能等多重作用。

（二）物理治疗

包括睾丸冷敷贴、阴囊医用降温贴、金冷法等。它们可通过降低睾丸局部温度来提高精液质量，但是否能提高妊娠率有待进一步证实。

（三）药物治疗

1. 基础药物治疗　抗氧化治疗药物、改善细胞能量代谢药物，以及改善全身和生殖系统微循环药物是提高精子质量的三类基础治疗药物。

（1）抗氧化治疗：尽管对于抗氧化治疗的有效性仍存在争议，但普遍认为氧化应激在男性不育的病理生理过程中起着重要作用，抗氧化治疗在男性不育治疗中发挥着重要作用。常用的抗氧化治疗药物有天然维生素E、硫辛酸、左卡尼汀等，这些抗氧化物可通过清除氧自由基、螯合金属离子减少自由基的形成或再生其他抗氧化物来发挥强抗氧化特性，对抗ROS所导致的膜脂质过氧化损伤，保护精子结构与功能。多种抗氧化剂和营养素联合应用比单独使用某一种抗氧化剂或营养素对精子质量的提高可能更有效，但仍需进一步临床多中心研究证实。

（2）改善细胞能量代谢：改善细胞能量代谢的药物可改善全身组织和细胞代谢能力，且多兼有抗氧化作用，从而提高精子质量。常用药物有左卡尼汀、己酮可可碱、

辅酶 Q_{10} 等。荟萃分析显示，这些能量代谢补充剂可有益地调节精子参数。多个随机对照研究显示，左卡尼汀可有效改善精子质量，降低精子 DFI。近期一项随机临床试验也显示，己酮可可碱可改善特发性男性不育患者精子参数。

（3）改善全身和生殖系统微循环：此类药物通过改善全身或局部组织的微循环功能来促进睾丸生精及附睾内精子成熟。常用药物有七叶皂苷类、胰激肽原酶等，但这一类药物的治疗效果尚需要严格循证医学证据的研究来支持。

2. 病因治疗　针对男性不育的病因或影响因素进行治疗，包括内分泌治疗、抗感染治疗等。

（1）内分泌治疗

1）促性腺激素类：促性腺激素类药物包括 GnRH、人绒毛膜促性腺激素（human chorionic gonadotropin，hCG）和人绝经期促性腺激素（human menopausal gonadotropin，hMG）。

hCG 和 hMG 适用于原发性或继发性的低促性腺激素性性腺功能减退症（除外高催乳素血症及肾上腺雄激素过多），效果较为确切。hCG 的常用剂量为 2000～5000 U，肌内注射，2～3 次/周；对于原发性（先天性）促性腺激素分泌不足的患者，在上述药物治疗的基础上，加用 hMG 75～150 U，肌内注射，2～3 次/周，治疗周期通常需要 1～2 年。有报道显示，FSH 单独应用于特发性男性不育亦表现出一定效果，但仍需要前瞻性、随机对照研究进一步验证。微量泵脉冲式皮下注射 GnRH 治疗可能更适用于包含 Kallmann 综合征在内的特发性促性腺激素低下性腺功能减退症患者，但治疗费用略高。治疗前建议进行垂体兴奋试验，以预判治疗效果。

2）雌激素受体拮抗剂：此类药物通过阻断雌激素的负反馈抑制效应，促进垂体分泌促性腺激素（LH 和 FSH），以刺激睾丸间质细胞产生睾酮和促进精子生成。临床常用药物有枸橼酸氯米芬和他莫昔芬。荟萃分析提示，雌激素受体拮抗剂对特发性不育患者的治疗可能有效，但尚需进一步研究以得出明确结论。

3）芳香化酶抑制剂：此类药物通过阻断睾酮转化为雌激素所需的芳香化酶的作用来抑制睾酮转化为雌激素，从而降低雌激素水平，增加睾丸内睾酮水平，以促进精子生成，代表药物为来曲唑和阿那曲唑，同时要关注其可能引起的性欲减退、肝功能损害等不良反应。

4）糖皮质激素治疗：继发于先天性肾上腺皮质增生症的不育患者可使用糖皮质激素进行治疗。先天性肾上腺皮质增生症在男性不育中常合并睾丸内肾上腺残余瘤，但在临床上非常罕见。

5）多巴胺受体激动剂：对于病理性高催乳素血症引起的男性不育可采用多巴胺受体激动剂（溴隐亭或卡麦角林）治疗。

（2）抗感染治疗：存在男性附属性腺感染者可根据其临床症状和病原学检查使用敏感抗生素治疗。

（3）其他：有文献报道重组人生长激素、维生素 D、5 型磷酸二酯酶抑制剂等可改善精液质量、提高受孕率，这些探索性的治疗方法尚需大样本循证医学研究进一步证实。生长激素在合成代谢中的作用可应用在男性不育的治疗中，但其临床疗效还有待证实。

（四）中医治疗

本病属中医学"无子""艰嗣"等范畴，认为其病变脏腑主要在肾、脾、肝，其中肾尤为重要，与心脑相关，以脏腑虚损为本，湿热瘀阻精室为标。

辨证论治是中医治疗男性不育的基本方法，单一证型主要有湿热下注证、瘀阻精室证、肝气郁结证、肾阳不足证、肾阴亏虚证；有大部分患者为复合证型，如肾虚血瘀证、肝郁肾虚证、脾虚湿盛证、脾肾亏虚证、脑心失调证等。湿热下注证推荐方药为二陈汤（《太平惠民和剂局方》），瘀阻精室证推荐方药为少腹逐瘀汤（《医林改错》），肾阳不足证推荐方药为赞育丹（《景岳全书》）、生精胶囊、黄精赞育胶囊，肾阴亏虚证推荐方药为知柏地黄丸（《景岳全书》），肾虚血瘀证推荐方剂为灵归方，肝郁肾虚证推荐方剂为宣郁通经汤（《傅青主女科》）合龟鹿二仙胶（《医便》）、麒麟丸，脾肾亏虚证推荐方剂为龟龄集胶囊、仙鹿口服液、还少胶囊。此外，一些民族医药如罗补甫克比日丸也具有生精、生髓、补血、补气的功效，有研究证实其可用于治疗少、弱精子症。

近年来，针灸治疗男性不育的研究日趋增多，其作用机制主要为调节男性下丘脑 - 垂体 - 性腺轴、抗氧化、抗炎、调节免疫等。针刺治疗一般采用辨证取穴、循经取穴、远近结合取穴的原则，在肾主生殖的指导下，一般运用补肾益精法进行针灸治疗，多选用气海、关元、中极、太溪等穴位补肾精，配合足三里补脾胃、调气血，三阴交调肝脾肾，百会、神庭通任督，临床中针刺手法一般补法居多。

（五）手术治疗

随着显微技术及 ART 的不断发展，原本不能自然生育或不能拥有父亲生物学遗传子代的夫妇可以转归为自然，或是借助于 ART 获得自己子女。毋庸置疑，在男性不育诊治中引入显微外科技术大大拓展了治疗选择，目前手术重点在于输精管道显微修复重建、精索静脉曲张手术治疗、mTESE 等。

围绕获取精子为主线，可以将男性不育诊疗的手术干预分为两大类：①旨在解决无精子症，包括促进精子排出的手术（针对 OA 患者）和直接从睾丸 / 附睾获取精子（针对 NOA 患者）；②旨在促进精子生成和 / 或提高精子质量，主要包括精索静脉曲张、鞘膜积液和垂体瘤的手术治疗。

1. 无精子症的手术治疗

（1）OA：OA 最常见的病因是附睾梗阻，炎症因素约占 30%，其他为特发性附睾梗阻或输精管结扎后继发附睾梗阻。输精管阻塞的常见原因是输精管结扎和医源性损伤（阴囊或腹股沟管手术，尤其孩童期接受此类手术），约占 7%，而原发性输精管梗阻发生率较低。显微重建技术的经济学性价比较高，更可恢复自然生育，易被患者接受。其不足之处是手术难度较大，需要经过系统显微外科技术培训方能完成。目前显微镜下输精管 - 输精管吻合成功率为 70%～99%，高于显微镜下输精管 - 附睾吻合的成功率（40%～90%）。操作医师的技术水平、重建再通方式及女方年龄都会影响手术效果。

此外，输精管结扎时限、梗阻点的精液肉芽肿、梗阻近端液体性状等患者自身因素也影响着预后和转归。

1）输精管 - 输精管吻合术：目前，显微镜下输精管复通术是主要推荐的手术方式，美国康奈尔大学改进的微点双层显微输精管 - 输精管吻合法较为成熟，再通率可达99.5%，术后 1 年累计临床妊娠率高达 64%。

2）输精管 - 附睾吻合术：显微输精管 - 附睾吻合术是具有挑战性的操作，需要经验丰富的男性生殖显微外科医师进行手术。经典的输精管 - 附睾吻合方式为纵向双针端侧套叠吻合。近年来，国内学者亦报道改良单针显微输精管 - 附睾吻合术有良好临床效果。

3）睾丸穿刺或切开取精术：对于存在睾丸内梗阻或输精管道多段梗阻的患者，可以考虑放弃精道重建手术，选择操作简单的 TESA 或 TESE，直接获取足量优质精子后，采取冻存备用或联合同步的 ICSI 技术，转入后续 ART 流程。

4）附睾穿刺取精术：尽管部分 OA 患者可通过重建再通手术恢复自然致孕的能力，但仍有不适合接受重建手术的患者。例如，仅有极少数 CBAVD 患者可利用残存的输精管片段进行重建手术，大多数都需要进行睾丸或附睾取精，再利用 ICSI 技术获得自己的后代。总体而言，对于无法通过手术复通的 OA 患者，选用睾丸取精或附睾穿刺取精均可，来源于睾丸或附睾的精子用于 ICSI 助孕时结局无差异。

（2）NOA：NOA 是较难处理的男性不育类型。尽管去除病因后，部分患者可以恢复生育功能，但大多数 NOA 患者需借助 mTESE 联合 ICSI 才可获得自己的后代，仅 20%～40% 的患者需要供精来助育。

1）TESA 或 TESE：最理想的睾丸精子获取方法是最大限度地减少睾丸损伤，并获得足量精子，从而确保后续 ART 的成功，可采用 TESA 或 TESE，而睾丸多点切开取精较多点穿刺有更高的获取精子率。

2）mTESE：mTESE 可有效采取生精小管内的精子用于 ICSI。尽管此取精术不是创伤最小的选择，但在采取最少量睾丸组织的前提下，此技术可确保最大精子获取率和最小睾丸功能损伤。此方法由 Schlegel 开创，是针对 NOA 的有效方法。常规的睾丸取精术需要多次睾丸随机活检，对睾丸的损伤较大，而 mTESE 对于睾丸的损伤远远小于常规睾丸取精术和随机睾丸穿刺活检。Schlegel 报道显示，mTESE 可将精子获取率由常规取精术的 45% 提高到 63%。如已进行睾丸穿刺活检，可根据其穿刺活检标本中组织病理学表现的生精细胞发育阶段判断精子获取率。即使只有一个区域表现为成熟后期，其精子获取率也可达 81%；如果最成熟的发育阶段是成熟停滞，其精子获取率为 44%；如果是唯支持细胞阶段，精子获取率也可达 41%。康奈尔大学的研究显示，684 例 NOA 患者行 mTESE 的精子获取率达 59%，临床妊娠率可达 48%。

2. 精索静脉曲张的手术治疗　尽管采用精索静脉曲张手术治疗男性不育尚有争议，但多数研究认为，精索静脉曲张手术治疗能够提高患者的精子浓度、精子活动力和正常形态精子比例，降低精子 DFI，提高配偶妊娠率。部分多次 ART 助孕失败的精索静脉曲张患者，通过手术改善精子质量后，能提高 ART 的成功率，甚至其配偶可获得自然生育。此外，有研究认为精索静脉曲张的手术治疗还可增加睾酮分泌。

精索静脉曲张的手术治疗方式多种多样，可根据患者疾病具体情况、医院设备条件、手术者技术和经验，充分与患者沟通后选择合理方案。具体细节请参见本章的"精索静脉曲张与男性不育"部分及本书的"精索静脉曲张诊断与治疗指南"一章。

（六）辅助生殖技术

ART 是指通过对卵细胞、精子、受精卵、胚胎的操作处理，最终达到治疗不育的系列技术，也称医学助孕技术。他们或是创建便于精子与卵子会合的捷径，或是建立有利于精卵结合的环境。ART 包括人工授精（artificial insemination，AI）和体外受精 - 胚胎移植（in vitro fertilization and embryo transfer，IVF-ET）及其衍生技术两大类。最常用的 AI 是子宫腔内人工授精（intra-uterine insemination，IUI）。根据精液来源不同，人工授精分为夫精人工授精（artificial insemination with husband's semen，AIH）和供精人工授精（artificial insemination with donor's semen，AID）。IVF-ET 技术及其各种衍生技术也称为试管婴儿，包括 IVF-ET、ICSI、胚胎植入前遗传学检测（preimplantation genetic testing，PGT）、供精体外受精 - 胚胎移植（in vitro fertilization with donor's semen，IVF-D）等技术。

ART 的出现缓解了目前男性不育治疗上的困境，成为治疗男性不育的重要手段，尤其是严重男性因素不育。但在选择具体治疗措施之前一定要明确诊断，包括病因诊断和病情诊断，切忌盲目地选择 ART，以免给患者造成不必要的精神负担、经济负担和创伤，并遵循简单、方便、经济、对患者的损伤小、采取个体化有效治疗措施的原则，同时应该考虑患者在精神上和经济上的接受能力，尊重个人隐私，关注子代健康，不违背伦理道德和国家政策法规。

不育夫妇在行 ART 治疗前，必须由男科医师评估男方生育力。男科医师应对男方进行规范检查和正确诊断，进而制定合理治疗方案。ART 男科诊疗中需要关注以下事项。

1. 降级原则 目的是降低女性伴侣及子代的治疗风险，降低治疗成本。优先选择那些简单、经济、损伤小的方法和技术，再选择复杂、昂贵、损伤大的方法和技术。优先考虑自然生育，再依次考虑 IUI、IVF、ICSI 和 PGT 等 ART 技术。在治疗男性不育时，男科医师应首选药物治疗或手术治疗等常规治疗，以期改善精子质量，增加自然生育率，必要时再运用 ART。男科医师要根据不同适应证，选择针对性 ART。在进行任何 ART 之前，遗传学检查异常的夫妇必须进行遗传学咨询。

2. ART 前的药物治疗 精子 DFI 过高等严重精子质量异常，可能会对 ART 结局产生不利影响，还可能影响子代健康。因此，男科医师在 ART 前可使用药物治疗改善精子质量。建议药物治疗于 ART 前 3 个月开始，持续至女方取卵日或人工授精日，目的是获得更多和更高质量的精子行 ART。

3. ART 的取精手术 包括 TESE、TESA、mTESE、经皮附睾穿刺精子抽吸术（percutaneous epididymal sperm aspiration，PESA）、显微外科附睾穿刺精子抽吸术（microsurgical epididymal sperm aspiration，MESA）等手术方式。

（1）不建议进行单纯以诊断为目的的睾丸活检手术，建议在行睾丸活检手术时联合精子冷冻保存，冻存精子可用于后续的 ART 治疗，以避免再次手术增加患者创伤。研究表明，睾丸取精手术获取的新鲜精子和冻融精子行 ICSI 的妊娠结局无明显差异。

（2）对于 OA 患者，可采用 TESE、TESA、PESA、MESA 等术式。OA 患者的附睾精子和睾丸精子的 ICSI 妊娠结局类似。

（3）对于 NOA 患者，建议采用 TESE 或 mTESE，不建议采用 TESA。研究表明，NOA 患者行 TESE 的取精成功率是 TESA 的 2 倍，mTESE 的取精成功率是 TESE 的 1.5 倍。但对于 AZFa 区或 AZFb 区完全缺失的 NOA 患者，不建议行取精手术。

五、影响预后的重要因素

影响男性不育治疗预后的因素主要包括：①精子质量；②不育的持续时间；③女方的年龄和生育能力；④原发性不育还是继发性不育。

（一）精子质量

精子质量是评估男性生育力的重要依据。精液分析结果异常提示存在生育力的减退，精液参数中与生育力关系最密切的是总精子数、精子浓度、精子活力及正常形态学精子百分率等。

（二）不育的持续时间

健康青年夫妻每个月均有一定自然妊娠概率，有报道为 20%~25%，但这种概率会随着不育年龄的增加而逐渐降低，当未采取避孕措施而不能生育的时间超过 4 年，则每月的妊娠率仅约为 1.5%。

（三）女方的年龄和生育能力

女性生育力的增龄性衰退较为迅速，35 岁女性的生育力仅约为 25 岁时的 50%，38 岁时则下降到 25%，而超过 40 岁时可能进一步下降到 5% 以下；流产率则由 20 岁时的 10% 上升至 45 岁时的 90%。采用 ART 助孕时，女性年龄也是影响成功率最主要的因素之一，女方年龄<35 岁，IVF 的活产率 48.01%，35~37 岁为 37.84%，37~39 岁为 25.92%，39~41 岁为 13.32%，41~44 岁为 11.24%，>44 岁为 3.02%。当女方年龄偏大时，应该综合评估和选择治疗措施。

（四）原发性还是继发性不育

在一方生育力正常的情况下，夫妇双方获得生育的机会主要取决于将有绝对或相对不育的一方治愈情况。那些从来没有使女方妊娠或生育过的男性，其生育力较差或存在严重问题的可能性较大；而那些曾经使女方妊娠生育过的男性，其生育潜能往往较好。

六、宣教要点

（一）男性不育的认定

男性不育是指规律性生活不采取避孕措施的夫妇在 1 年内无法实现自然妊娠和生育，并排除女方不孕因素。

（二）就医时机

相关研究资料显示，约 15% 的夫妇未能在 1 年内妊娠，因不孕寻求治疗。建议性生活活跃、不采取避孕措施的夫妇在 1 年内无法实现自然妊娠者，应尽早就医，且推荐夫妇同时就医。

（三）初步就诊的准备

男方初步检查主要包括精液检查和性功能检查，精液检查前要求男方禁欲 2～7 天；性功能有问题者，主要检测生殖内分泌激素等，应在早晨就诊，空腹采血检测。

女方初步检查主要是评估卵巢排卵功能，检查子宫及其附件是否正常。要求从月经期间开始检查，主要包括性激素检测、B 超检查及输卵管通畅试验，应在早晨就诊，空腹采血检测。

（四）可能与女方相关的因素

女方的年龄因素是影响生育的重要因素，女方高龄时要建议及早进行生育力评估。性生活的时机、频率、是否存在性功能障碍都将影响受孕。性交时间应该选择在排卵期间，但不应仅限于预测排卵当天。非排卵期间也应有适当频率的性生活，提高性交频率，以及更适时的性交会提高自然受孕率。

（五）其他常见因素

1. 不良生活习惯　吸烟、酗酒、吸毒、穿紧身衣、洗桑拿浴等对生育有明确的影响；久坐、缺乏运动、熬夜等也会影响生育。

2. 环境有害因素

（1）暴露因素：长期暴露在有毒的装饰材料、油漆涂料、香烟烟雾、二硫化碳、二溴氯丙烷、甲基乙基酮、甲醛、家用煤气、汽车废气、电磁波（如雷达、移动发射基站等）、放射线及高温环境中均可降低生育能力。

（2）环境雌激素：快速增肥的动物饲料、各种塑料器皿和 / 或包装材料、化学稀释剂、多氯联苯、双酚 A、烷基苯酚、邻苯二甲酸盐等多种内分泌干扰物源，在环境中产生类雌激素成分，进入男性机体后干扰内分泌系统，影响生育。

（3）其他：如重金属（如铅、镉、汞、铝、铜、锰等）、化学物质（如杀虫剂、除草剂）等。

3. 药物　化学治疗药、激素类药物（如雌激素、孕激素、睾酮、GnRH 类似物、合成代谢类固醇等）、治疗消化道溃疡的药物（如西咪替丁）、抗高血压药物（如钙通道阻滞剂）、抗癫痫药物（如丙戊酸钠、卡马西平、苯巴比妥等）、抗精神病药物（如锂、氟哌啶醇、奥氮平、丙咪嗪和氟西汀等）、柳氮磺吡啶、奥硝唑、阿片类药物等可影响精子的数量和活力，如需应用以上药物，应尽量寻找不影响生精功能的替代药物；若必须使用，可考虑在治疗前冷冻保存精液。相反，卡托普利和依那普利能改善精子质量参数，推荐育龄期高血压患者优先选择。

4. 疾病　先天性或后天泌尿生殖系统异常、恶性肿瘤、泌尿生殖道感染、阴囊温度升高（如精索静脉曲张）、内分泌疾病（如促性腺功能低下、糖尿病、高催乳素血症等）、染色体或基因异常（如克氏综合征、Y 染色体微缺失、*CFTR* 突变）、免疫因素等。

（六）宣教要点

精液分析结果只能说明生育可能性大小，但其波动性较大，会受到身体情况、各种外界环境的影响。因此，精液检查前的注意事项尤为重要。

1. 精液标本采集前对禁欲时间的要求　禁欲时间的长短会影响精液分析的参数，一般推荐禁欲 2～7 天。

2. 精液标本采集的方法　手淫法为推荐的取精方法。手淫前先清洗双手和阴茎，通过手淫的方法把全部精液射入容器中。取精过程中不得使用润滑油，也不可掺杂唾液，精液标本不要被尿液、水、肥皂等污染。

七、常见类型男性不育的处理策略

（一）遗传因素所致男性不育

遗传因素所致的男性不育约占 15%，主要包括染色体核型异常及基因变异等。随着 ART 的发展，一些男性不育患者可通过 ICSI 孕育生物学后代，但 ICSI 可能绕过精卵结合时自然选择精子的过程，增加后代遗传缺陷风险。因此，重视男性不育中的遗传因素，积极开展遗传学筛查，对男性不育的精准诊断、临床治疗方案的选择和子代遗传风险规避等具有重要意义。

1. 染色体核型异常　对于 NOA、重度少精子症及配偶反复流产的患者，应常规进行染色体核型分析。

（1）染色体数目异常

1）精曲小管发育不全：也称克氏综合征（Klinefelter 综合征），常见核型为 47,XXY，占 80%～85%，其他核型如嵌合型染色体 47,XXY/46,XY、48,XXXY 等约占 15%。克氏综合征通常表现为 NOA，少数患者表现为重度少精子症或隐匿精子症，嵌合型染色体患者可表现为轻度少、弱精子症甚至正常精子并自然妊娠。随着 ART 的发展，克氏综合征患者可通过 mTESE 获取微量精子，联合 ICSI 技术生育生物学后代。目前，很多克氏综合征患者通过 ICSI 技术已生育染色体核型正常的健康后代，然而，也有研究表明克氏综合征患者的精子核型异常比例高于正常生育人群，必要时也可选择 PGT 技术助孕，并在妊娠后进行产前诊断阻断。

2）XYY 综合征：患者通常身材高大，智力正常或轻度低下，性格孤僻，易发生攻击行为，生育力正常至无精子症均可发生。47,XYY 理论上可形成 4 种类型的精子（X、Y、YY、XY），但实际上异常核型精子比例很低，故临床上通常按常规程序处理。

3）46,XX 男子综合征：又称性倒错综合征。是由于 Y 染色体上睾丸决定区基因（SRY）在减数分裂时易位到 X 染色体或其他染色体，但控制生精的基因（AZF）仍在 Y 染色体，故导致无精子症，该类患者只能通过供精助育解决生育问题。

4）努南综合征（Noonan syndrome）：又称男性特纳综合征。染色体核型大部分为正常 46,XY，少数为 45,XO 或嵌合型（45,XO/46,XY）。大部分患者存在隐睾症、生精功能障碍及不育。

（2）染色体结构异常：常见的染色体架构异常有易位、倒位、插入、缺失、重复和环状染色体等。染色体结构异常的遗传学基础是染色体的断裂及断裂后染色体断端的异常连接。染色体结构异常患者常产生不平衡精子，胚胎通常难以成活，将导致流产或者死胎。该类患者需通过 PGT 技术生育后代。

2. Y 染色体微缺失　Y 染色体长臂上控制精子发生所必需的基因，称为无精子因子（azoospermia factor，AZF）。AZF 区域容易发生缺失和突变，造成精子发生障碍。AZF 缺失能解释约 10% 的 NOA 患者和约 5% 的重度少精子症患者的病因，发生率仅次于克氏综合征。AZF 区域可进一步分为 AZFa、AZFb、AZFc 等区域。AZFc 区域缺失最为常见（65%～70%），其次是 AZFb 区域和 AZFb＋c 区域或 AZFa＋b＋c 区域缺失（25%～30%）。AZFa 区域缺失很少见（约为 5%）。不同区域缺失患者的临床表现不同，治疗方式也有所不同。AZFa 区域缺失临床表现为 NOA，睾丸病理呈唯支持细胞综合征（sertoli cell only syndrome，SCOS）改变，建议患者行供精助育。AZFb 区域缺失临床表现多为 NOA，患者睾丸病理表现为精子发生阻滞，主要停留在精母细胞阶段。AZFb＋c 区域缺失会导致 SCOS 或精子发生阻滞，患者多为无精子症，故对于 AZFb 区域完全缺失和 AZFb＋c 区域缺失患者，建议行供精助育。有报道提示，AZFa、AZFb 区域部分缺失有可能正常产生精子。单独 AZFc 区域缺失患者多表现为严重少弱精子症或无精子症；但也有报道显示，AZFc 区域缺失患者可自然生育携带AZFc 区域缺失的后代。对于 AZFc 区域缺失的无精子症患者，40%～50% 的患者可通过 mTESE 获得精子行 ICSI。对于 AZFc 区域缺失患者，可应用 PGT 技术选择生育女孩。另外，AZFc 区域缺失的少精子症患者，其精子数目有进行性下降趋势，建议此类患者及早生育或冷冻精子保存生育力。

3. 单基因突变

（1）NOA 和重度少精子症：NOA 和重度少精子症主要与睾丸生精功能障碍有关，除外周血染色体异常和 Y 染色体微缺失以外，目前已经发现 100 余个与精子发生相关的基因变异，减数分裂相关基因突变是 NOA 的主要病因。目前已发现的基因包括 *TEX11*、*SYCP3*、*SYCE1*、*MEIOB*、*TEX15*、*HFM1*、*MEII*、*XRCC2* 等。此外，转录调控相关基因（*SOHLH1*、*NANOS1*、*WT1*、*TAF4B*）、细胞周期相关基因（*CDC20*、*HAUS7*）、酶活性相关基因（*USP26*、*DDX25*）变异也是导致精子发生障碍的病因。对于上述基因突变导致的 NOA 患者，药物治疗或手术取精的成功率极低，少数可通过 mTESE 获得精子行 ICSI 助孕，但多数患者需要通过供精助育。对于携带致病基因变异的患者，建议进行遗传咨询评估后代遗传风险。由于临床病例样本量较少，需要更多研究探索此类患者治疗效果及子代遗传风险等。

（2）OA

1）先天性输精管缺如（congenital absence of the vas deferens，CAVD）：CAVD 是 OA 的重要病因之一，占 1%～2%。CAVD 分为先天性单侧输精管缺如（congenital unilateral absence of vas deferens，CUAVD）和 CBAVD。CBAVD 和不伴有肾脏异常的 CUAVD 被认为是囊性纤维化的轻度表现，与常染色体隐性 *CFTR* 基因变异有关，而 CAVD 伴肾脏异常患者的遗传学病因仍不明确。*CFTR* 基因突变可解释 50%～80% 的 CBAVD 和40%～60% 的 CUAVD。此外，X 染色体上 *ADGRG2* 基因变异也被证实与 CBAVD 相关。CAVD 患者可通过附睾或睾丸取精联合 ICSI 生育后代。因此，对于 CBAVD 和不伴有肾脏异常的 CUAVD 患者应常规筛查 *CFTR* 基因突变，若存在变异，可筛查配偶是否携带 *CFTR* 基因，以预测后代遗传风险。对于 *CFTR* 突变阴性 CBAVD 患者，推荐同时筛查 *ADGRG2* 基因。

2）常染色体显性遗传多囊肾病（autosomal dominant polycystic kidney disease，ADPKD）：ADPKD 是一种以进行性多发肾脏囊肿为主要特征的单基因遗传病。ADPKD 患者常伴有生殖系统囊肿，最常见的为精囊囊肿。除此之外，囊肿或囊性扩张亦可发生在生殖系统其他部位（如睾丸、附睾、输精管、前列腺等），引起少精子症、弱精子症、死精子症，严重者可引起无精子症，从而导致男性不育。目前已发现的 ADPKD 致病基因有 *PKD1*、*PKD2* 和 *GANAB*。由于 ADPKD 为常染色体显性遗传模式，建议采用 PGT 阻断子代遗传或者产前诊断进行筛查，避免后代遗传风险。

（3）精子鞭毛功能和形态异常：精子尾部又称鞭毛，由轴丝及其附属结构组成，是精子运动的主要结构，其功能和形态异常是导致弱畸精子症的主要原因。精子鞭毛多发形态异常（multiple morphological abnormalities of the sperm flagella，MMAF）和原发性纤毛运动障碍（primary ciliary dyskinesia，PCD）是最常见的病因。MMAF 主要表现为精子鞭毛的多发畸形，主要包括短尾、卷尾、折尾、缺失及不规则尾部，常伴有严重的弱精子症。PCD 是指纤毛运动障碍导致的慢性呼吸系统炎症（中耳炎、鼻窦炎、支气管扩张和肺部感染），常伴有弱精子症。与 MMAF 相比，PCD 患者光镜下精子鞭毛形态大致正常，但 PCD 和 MMAF 均表现为纤毛或者鞭毛的超微结构异常。

遗传因素是导致 MMAF/PCD 的主要原因，目前已鉴定出超过 20 个 MMAF/PCD 相关基因，主要包括 DNAH 家族（*DNAH1*、*DNAH2*、*DNAH5*、*DNAH9*）、CFAP 家族（*CFAP43*、*CFAP44*、*CFAP65*、*CFAP69*、*CFAP251*）、*CCDC39*、*CCDC40*、*HYDIN*、*TTC21A*、*TTC29*、*RSPH9*、*FSIP2* 等。由于基因变异所导致的 MMAF/PCD 患者药物治疗和常规 IVF 无效，ICSI 是帮助患者生育后代的有效方法。有研究报道，不同基因突变的 MMAF/PCD 患者 ART 结局有所不同，*DNAH1*、*CFAP47*、*TTC29* 等基因突变患者有着较好妊娠结局，但由于临床研究较少，具体机制尚不清楚。大部分 MMAF/PCD 致病基因呈常染色体隐性遗传模式，推荐对 MMAF/PCD 患者及其配偶同时行遗传学筛查以制定临床治疗方案和评估后代遗传风险。

（4）精子头部畸形

1）无头精子症：是一种罕见但严重的畸形精子症，主要表现为精液中有大量的大头针状精子，少部分精子具有头部，但头尾部呈不规则折角连接。头尾部连接关键基因突变是无头精子症的主要原因。已经报道的无头精子症致病基因有 *SUN5*、*PMFBP1*、*TSGA10*、*CEP112* 和 *HOOK1* 等。这部分患者常无法自然生育，ICSI 是该类患者获得生物学后代的唯一方法，可通过将头尾连接异常的精子或无头的尾部和断头的尾部一起注射到卵胞质内。有文献报道，不同基因突变患者的 ICSI 结局可能有所不同，*SUN5* 和 *PMFBP1* 基因变异患者已通过前述 ICSI 方法生育后代，由于临床病例累计较少，仍需进一步更深入的研究。由于 *SUN5*、*PMFBP1*、*TSGA10* 和 *CEP112* 等大部分基因为常染色体隐性遗传模式，故推荐对无头精子症患者及其配偶同时行遗传学筛查以避免后代遗传风险。

2）圆头精子症：是一种罕见的畸形精子症，其主要特征为精子头部形状呈圆形和头部顶体缺失或者异常，该类患者往往因缺乏顶体酶导致精子无法穿越卵子透明带完成精卵结合导致男性不育。根据圆头精子比例分为Ⅰ型圆头精子症（100% 的精子顶体缺失）和Ⅱ型圆头精子症（少量精子有顶体存在）。遗传学因素在圆头精子症中发挥重要作用，已发现的致病基因有 *DPY19L2*、*SPATA16*、*PBP1*、*PICK1*、*SPINK2* 等。ICSI 是该类患者获得生物学后代的有效方法。Ⅰ型圆头精子症由于精子顶体完全缺乏，往往需要联合卵子激活，而Ⅱ型圆头精子症患者可挑选含有顶体的精子直接 ICSI。由于圆头精子症致病基因均为常染色体隐性遗传模式，推荐对男性患者及其伴侣同时进行相应基因变异筛查，以准确评估其后代再患圆头精子症的风险和是否需要选择 PGT 助孕。

3）大头精子症：是一种特殊类型的畸形精子症。主要特征为精子形态几乎 100% 异常，表现为大头、多尾、无顶体或不规则顶体，常伴有严重的少、弱精子症。染色体无法正常分离或减数分裂中细胞分裂异常是大头精子症的主要原因。此类患者精子染色体非整倍体比例增高。*AURKC* 基因是目前唯一明确导致大头精子症的致病基因，且遗传模式为常染色体隐性遗传。由于 *AURKC* 突变常导致精子呈非整倍体改变，ICSI 结局不佳，建议供精助育。而非 *AURKC* 基因突变患者应行精子 FISH 检测评估整倍体率，尝试行 ICSI 助孕，但成功助孕后需行产前诊断检查。

4. 先天性低促性腺激素性性腺功能减退症　CHH 是指 GnRH 合成、分泌或作用障碍导致的以青春期不发育和配子生成障碍为主要临床表现的生殖内分泌疾病。成年男性 CHH 患者的主要临床表现为第二性征发育延迟或迟缓、血清促性腺激素和睾酮偏低、小睾丸、伴有性功能障碍或者精子发生异常。遗传学因素在 IHH 发病中发挥重要作用，已发现 40 余个 CHH 相关致病基因，能解释 50% 的 CHH 病例，包括 *KAL1*、*FGFR1*、*PROK2*、*CHD7*、*FGF8*、*PROKR2*、*GnRHR*、*GnRH1*、*KISS1*、*KISS1R*、*WDR11* 等。此外，部分 CHH 患者存在寡基因致病模式。研究表明，大部分 CHH 患者可通过激素替代治疗和 ART 孕育生物学后代。因此，CHH 的基因精确诊断对于评估子代遗传风险十分必要。CHH 相关致病基因的遗传模式较为复杂，*KAL1* 基因和 *DAX1* 基因为 X 染色体连锁隐性遗传；*GnRHR*、*GnRH1*、*KISS1*、*KISS1R* 等是常染色体隐性遗传；*FGFR1*、*FGF8*、*CHD7*、*PROK2*、*PROKR2* 基因主要以常染色体显性遗传为主。由于 CHH 遗传模式多样化、部分 CHH 基因外显率不全和寡基因致病模式，评估 CHH 患者子代遗传风险应更加谨慎。

（二）无精子症

1. 定义　无精子症是男性不育的症状学诊断，指射出的精液经离心检查后完全没有找到精子。无精子症的发病率报道差异较大，在一般人群中占 1%～2%，在男性不育人群中占 5%～20%。

2. 分类

（1）解剖生理分类：根据输精管道的解剖、睾丸的发育和功能，分为 OA、NOA 和混合性无精子症（combined azoospermia，CA）三种类型。

1）OA：OA 患者的睾丸存在正常生精功能，由于双侧输精管道梗阻导致精液或射精后的尿液中未见精子或生精细胞，约占 40%。根据全面的检查结果，包括睾丸容积、血清性激素及 INHB 水平基本正常，生殖系统及经直肠超声检查可发现梗阻征象等，可以基本明确诊断。

根据超声检查得出的梗阻部位，可将 OA 分为睾丸内梗阻、附睾梗阻、输精管梗阻、射精管口梗阻等。对 OA 患者通过诊断分型主要明确梗阻部位、梗阻可能的原因、梗阻程度与范围等，为后续选择合适的治疗方式奠定基础。同时，根据精液分析、查体及超声检测，可直接对 CBAVD 患者明确诊断。

2）NOA：NOA 患者基本排除生殖道梗阻因素，存在不同程度的睾丸生精功能障碍，包括原发性生精功能衰竭及下丘脑垂体疾病所致继发性生精功能改变等。根据全面的检查结果，包括睾丸容积往往较小（<10 ml）、血清 FSH 水平根据不同情况可表现为减低、正常或升高（可高于正常上限 2 倍以上）、INHB 水平较低，超声检查未发现明显的梗阻征象。对于存在染色体异常，如克氏综合征（47,XXY 等）或 *AZFa*、*AZFb*、*AZFa＋b* 缺失，可以直接判定为 NOA，约占无精子症的 50%。

3）CA：CA 患者可能同时存在睾丸生精功能障碍及部分输精管道梗阻，往往无法根据一般检测来明确区分 OA 和 NOA。根据检查结果，可存在一侧或双侧睾丸容积较小、质地软，血清 FSH 水平升高，INHB 水平降低，超声检查发现明显或不明显的梗阻征象，约占无精子症的 10%。

（2）病因学分类：根据病因"三分法"分为睾丸前性无精子症、睾丸性无精子症和睾丸后性无精子症三类（详见本章"病因"部分）。

1）睾丸前性无精子症：多属 NOA，由于下丘脑和 / 或垂体内分泌功能紊乱而激发引起睾丸不发育或不生精，如 CHH 和卡尔曼综合征。

2）睾丸性无精子症：多属 NOA，因各种原因导致睾丸丧失产生精子的能力，如隐睾症、纯睾丸支持细胞综合征等。

3）睾丸后性无精子症：生精管道阻塞或射精障碍导致的 OA，指由精子运输管道梗阻或先天性缺如引起，而睾丸生精功能正常。如附睾结核、双侧附睾炎、双侧输精管合并精囊缺如，以及射精管梗阻等。

3. 诊断　参照 2010 年《WHO 人类精液检查与处理实验室手册》（第 5 版）标准，2 次或 2 次以上进行精液常规湿片镜检都没有观察到精子时，对该样本以 3000 g 转速进行离心 15 min，将离心后的沉渣标本再次在 400 倍的相差显微镜下镜检，如果重复两张玻片中均未观察到精子，同时排除不射精和逆行射精等，即可诊断为无精子症。

（1）病史采集：重点询问与生育相关的疾病与因素，主要包括腮腺炎、附睾炎、睾丸炎等泌尿生殖感染史、手术外伤史、内分泌病史等可能影响睾丸生精功能的疾病等。同时要了解有无化学治疗、放射治疗及使用影响生育的药物等情况。

（2）体格检查：特别注意男性第二特征和生殖器官的发育，睾丸检查对男性生育力的评估有重要意义。应测量睾丸容积，检查附睾、输精管道等。

（3）内分泌检查：性激素五项测定，包括 FSH、LH、E_2、T 和 PRL。多数观点认为联合多项激素指标对评估睾丸生精功能更准确。

（4）INHB 和抗米勒管激素：目前认为 INHB 更具优势，两者联合比单用更敏感和特异。

（5）精浆生化测定：果糖、中性 α- 葡糖苷酶的含量对 OA 的诊断及外科治疗有指导意义。果糖浓度降低常可见于射精管梗阻、CBAVD、精囊发育不全、不完全逆行射精等。附睾管尾部梗阻时中性 α- 葡糖苷酶降低。

（6）超声检查：主要用于鞘膜积液、附睾血肿、附睾囊肿、附睾炎症、睾丸肿瘤、睾丸扭转、精索静脉曲张等。

（7）外周血染色体核型分析：染色体核型分析用于睾丸发育不良、外生殖器官畸形及原因不明的无精子症。

（8）*CFTR* 基因：部分 CBAVD 患者存在 *CFTR* 基因突变。

（9）全外显子基因测序：对于发现病因有重要作用。

（10）睾丸活检：可直接检查睾丸生精小管的生精功能及间质细胞发育情况，睾丸活检病理结果参见 Johnsen 评分法。

（11）磁共振等影像学检查：适用于男性生殖系统肿瘤、男性生殖系统炎症，也适用于一些隐匿疾患，如精索静脉曲张、睾丸扭转、睾丸肿瘤、垂体病变等。

4. 治疗　无精子症的治疗原则是筛查病因、明确诊断、针对性治疗。

（1）睾丸前性无精子症：多属于 NOA，即下丘脑和 / 或垂体功能障碍引起的睾丸功能低下，可以用激素替代疗法。常规治疗方案：①采用促性腺激素治疗，如 hMG 与 hCG 合并使用；②脉冲泵注射 GnRH。

（2）睾丸性无精子症

1）药物治疗：病因明确的 NOA 可以用激素替代疗法，如果血清 FSH 不高，可试行抗雌激素类药物或芳香化酶抑制剂类药物治疗或采用促性腺激素治疗。经验性药物治疗 3 个月为一个疗程，经过 6 个月以上治疗无改善者，考虑进行睾丸活检或显微取精术来获得精子。

2）手术治疗：对于无精子症合并严重精索静脉曲张患者，可行精索静脉手术治疗联合睾丸活检术或单纯睾丸活检术，部分患者可获得并保存精子，并通过病理组织学检查明确睾丸的生精潜能。

经系统的遗传学评价和遗传咨询后，部分患者使用取精术可获得精子以进行 ART，方法包括 TESA、TESE、FNA、mTESE、PESA、MESA 等，所获组织建议冷冻保存。对 AZFc 缺失患者进行 mTESE。有报道称，40%～50% 的患者可获取精子后进行 ICSI 治疗。约 44.7% 的克氏综合征患者，行 mTESE 可获得少量精子后进行 ICSI 治疗。

3）放弃治疗：对于 AZFa、AZFb、AZFa＋b 缺失的患者，绝大部分患者无精子产生，建议选择直接 AID 治疗或领养。

（3）睾丸后性无精子症：主要为 OA，可根据梗阻的病因、程度、部位、性质和范围选择输精管道再通手术或 ART 治疗。

1）近端输精管梗阻及附睾梗阻：进行显微外科输精管 - 输精管吻合术或附睾管 -

输精管吻合术。

2）远端输精管梗阻：如儿童时期行斜疝或睾丸下降固定术导致单／双侧输精管损伤，输精管道大范围缺失时，不选择手术再通。

3）射精管口梗阻：进行精囊镜探查术联合经尿道射精管切开术／射精管囊肿切除术。

4）睾丸内梗阻、CBAVD 或再通手术失败患者：通过 PESA、TESA 或 TESE 取精后进行 ICSI 治疗。

（4）混合性无精子症的治疗：单侧存在诊断明确的 CA 患者可通过外科手段治疗的梗阻性因素建议行该侧手术，否则应接受诊断性取精术或睾丸活检明确睾丸的生精潜能。术中若找到精子则同时冷冻保存，为后续进行 ICSI 治疗做准备。

（5）药物治疗

1）抗氧化治疗：抗氧化治疗对精子生成，以及保护精子的结构和功能都有积极意义。目前常用的抗氧化剂有维生素 C、维生素 E、辅酶 Q_{10}、左卡尼汀等，但尚无单独使用抗氧化剂能够促使 NOA 排出精子的报道。

2）中医药治疗：对于特发性无精子症，中医药治疗有其独到之处，但需要充分辨证论治。

（6）ART：输精管精囊缺如或梗阻、长段输精管梗阻、长段射精管不发育或发育不全及梗阻，无法采用输精管重建再通术者，可用附睾精子抽吸等技术收集活动精子，行人工授精或通过 ICSI 助孕。

对特发性、完全性精子发生和成熟障碍，或纯睾丸支持细胞综合征（生精细胞发育不良）患者，目前尚无理想治疗手段，可在充分评估睾丸生精功能并告知患者病情后尝试睾丸显微取精。若显微取精手术仍未获得精子，或所获精子不理想无法进行 ICSI 者，可考虑供精助育或领养。

5. 无精子症宣教要点　注意卫生，洁身自好，防止性传播感染；饮食有节，忌饮酒及辛辣食品；预防病毒性腮腺炎等疾病；避免射线、毒物接触，增强自我保护意识。

充分遗传咨询及医患沟通，为避免将不育的表型遗传给下一代，了解患者的遗传缺陷并对胚胎进行 PGT 至关重要。

6. 无精子症诊疗流程　无精子症的诊疗流程见图 1-2。

（三）精索静脉曲张与男性不育

精索静脉曲张是男性不育的常见病因之一，本节着重介绍精索静脉曲张对男性生育能力的影响及基本治疗原则。

1. 发病率　精索静脉曲张在一般男性中的发病率为 15%，但在精子质量异常男性人群中的发病率为 25.4%，在原发性不育人群中的病因构成比为 25%～35%，在继发性不育中的病因构成比为 50%～81%，表明精索静脉曲张对男性的生育能力具有一定的不良影响。

2. 可能机制　包括：①阴囊局部温度过高；②活性氧和氧化应激增多；③精子 DNA 损伤，可能是由氧化应激介导；④细胞凋亡水平增加；⑤炎症因子水平增加；⑥睾

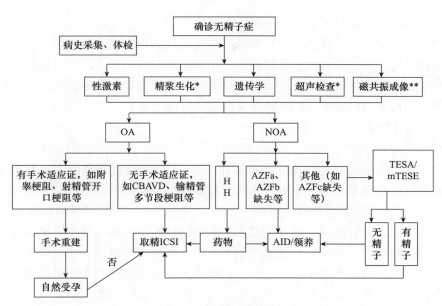

图 1-2 无精子症诊疗流程

注：OA. 梗阻性无精子症；NOA. 非梗阻性无精子症；CBAVD. 先天性双侧输精管缺如；HH. 低促性腺激素性性功能减退症；TESA. 经皮睾丸穿刺活检术；mTESE. 显微取精手术；ICSI. 卵胞质内单精子注射；AID. 供精人工授精。* 精浆生化和超声检查：根据患者情况可选；** 磁共振检查对部分患者在鉴别有无射精管开口梗阻时选择，并非全部患者需要检查。

酮水平下降。

3. 诊断流程

（1）病史采集：精索静脉曲张患者多数无明显的临床症状，常在健康体检或因男性不育就诊时发现。病史采集主要包括既往史、婚育史等，尤其是精索静脉曲张的病情与精子质量动态变化的相关性分析与判断。

（2）体格检查：应重点对精索静脉及阴囊其他内容物检查，确定精索静脉曲张的存在及其严重程度。在阴囊部视诊和触诊难以判断是否存在轻型精索静脉曲张时，可采用 Valsalva 试验。临床上根据体检结果将精索静脉曲张分为三度：①Ⅰ度，阴囊触诊不明显，Valsalva 试验可触及；②Ⅱ度，触诊时容易触及扩张的蔓状静脉丛，但阴囊表面不能直接看见；③Ⅲ度，站立时在阴囊皮肤表面肉眼就能看到成团蔓状静脉丛。

（3）彩色多普勒超声检查：彩色多普勒超声检查是首选的辅助检查，对其诊断和分型有重要参考价值。国内诊断标准为：①平静呼吸时最大内径（DR）≥1.8 mm；② Valsalva 试验阳性，且反流时间（TR）≥1 s。

（4）实验室检查：对于存在精索静脉曲张且有生育需要的患者，建议行精子质量分析及内分泌激素检测。

4. 治疗 对精索静脉曲张伴男性不育者，治疗目的是改善精子质量、提高男性的生育潜能。治疗方法包括一般治疗、药物治疗和手术治疗。

（1）一般治疗：对于无生育要求且无明显临床症状的精索静脉曲张者无须干预，观察等待和定期随访即可。对于症状较轻且精液检查正常者，可采用非手术治疗，如阴囊托带、避免增加腹压的运动、避免长期站立等。

（2）药物治疗：可使用治疗精索静脉曲张的药物包括七叶皂苷类、黄酮类等，代表性药物是迈之灵，具有改善血管弹性纤维和抗氧化应激作用，恢复血管壁的弹性和收缩功能，进而改善精子质量。同时也可选择其他非特异性的药物治疗改善精索静脉曲张伴有的精子质量异常，具体药物请参见药物治疗章节。

（3）手术治疗

1）与男性不育相关的手术适应证：①存在男性不育且精子质量异常，女方生育力正常或女方生育力可纠正至正常；②伴 NOA 者手术可提高精液中出现精子及睾丸活检获取精子的概率；③男性不育伴精子 DNA 碎片率异常增高者。

2）手术方式：精索静脉曲张的手术方式多种多样，包括传统开放手术、腹腔镜手术、显微镜下精索静脉结扎术、经皮精索静脉栓塞术、精索静脉转流术等。与开放手术、腹腔镜等式相比，显微镜下手术在睾丸生精功能提高和安全性方面具有一定优势，但对术者的技术水平要求较高。临床上，主要根据患者疾病具体情况、医院设备条件、术者技术和经验等，充分与患者沟通后选择合理方案。

3）手术治疗效果：手术治疗精索静脉曲张后能明显改善精液参数，提高自然妊娠率及 ART 成功率。临床治疗效果还与曲张的严重程度相关，曲张严重者术后精子质量改善明显。如果双侧精索静脉同时曲张，单侧较重（Ⅱ或Ⅲ度），双侧手术比单侧手术（较重一侧）效果好。

5. 随访　随访目的是评估精子质量的改善程度及治疗方法的不良反应，及时调整治疗方案。随访内容包括病史询问、体格检查、彩色多普勒超声检查、精子质量分析、生殖内分泌激素检查、配偶妊娠情况等。应同时关注配偶生育能力，并根据夫妇双方实际情况，选择恰当的助孕方法。

（1）接受药物治疗者：第一次随访在用药后的 2～4 周进行，观察有无药物不良反应；3～6 个月时进行评估，若无确切疗效，建议患者行手术治疗。

（2）手术后患者：第一次随访在术后 1～2 周内进行，主要是检查有无手术近期并发症；第二次随访在术后 6 个月左右，此后每 1～2 年随访一次。

（3）未接受治疗者的随访：成年患者精子质量正常，有生育要求，每 3～6 个月随访一次；发现精子质量进行性下降时，建议行手术治疗。

（四）隐睾患者的生育问题

隐睾是男性生殖系统最常见的先天性发育异常，约 1% 的足月新生男婴在 1 岁时睾丸仍未下降，约 30% 的患者体检无法触及睾丸，可能位于腹腔中。以下主要介绍成年人的隐睾。

1. 分类　根据病程可分为先天性隐睾和获得性隐睾，两种类型的生殖激素水平、精液参数和睾丸体积相似。也可根据睾丸的解剖位置进行分类，如分为双侧隐睾和单侧隐睾，以及腹股沟隐睾、腹腔内隐睾或异位隐睾等。与单侧隐睾相比，先天性双侧隐睾患者的睾丸体积和雄激素水平较低。

2．病理生理学

（1）生精细胞变性：隐睾是睾丸发育不全综合征（testicular dysgenesis syndrome，DS）的一部分，是在孕早期由环境和/或遗传因素引起的性腺发育障碍。隐睾患者出生后的第 1 年，未下降睾丸中的生精细胞出现明显变性，变性程度取决于睾丸的位置；出生后第 2 年，生殖细胞数量明显下降。

（2）与生育的关系：隐睾通常会严重影响患者的精子质量，双侧隐睾患者的生育率可显著下降到 35%～53%，其中少精子症发生率约为 31%，无精子症发生率约为42%，但单侧隐睾患者的生育率（89.7%）与无隐睾病史男性（93.7%）几乎无差异。

（3）生殖细胞肿瘤：隐睾患者罹患生殖细胞肿瘤的风险是普通人群的 3.6～7.4 倍，2%～6% 有隐睾病史的男性会患睾丸肿瘤。青春期前睾丸固定术可降低患睾丸肿瘤的风险，但即使是接受早期睾丸固定术的男性，其患睾丸肿瘤的风险仍高于无隐睾症男性。

3．治疗　为保护睾丸生精功能并降低发生睾丸肿瘤的风险，建议早期治疗，手术时间建议不超过 1.5 岁。

（1）药物治疗：虽有研究认为 hCG 和 GnRH 可作为睾丸下降固定术的辅助治疗手段来提高生育能力，但其缺乏足够证据，尤其慎用于成人型隐睾的治疗。

（2）手术治疗：手术是治疗隐睾最有效的方法，尽早手术对患者的生育能力具有积极作用。

1）对于青春期后的单侧隐睾、对侧睾丸功能正常的患者，为降低隐睾发生恶性肿瘤的风险，可行睾丸切除术。

2）对于单侧隐睾、对侧睾丸功能受损（表现为性腺功能减退和/或精子生成受损）的青春期后患者，可行睾丸下降固定术，术中同期睾丸活检排除睾丸原位癌，术后定期体检。

3）对于部分成年双侧隐睾引起的 NOA 患者，可先行隐睾下降固定术，再行mTESE 获取精子。据报道，其获精子率为 50%～75%，并可通过 ICSI 获得遗传学子代，故未生育成年人的隐睾不应轻易切除。

（五）附属性腺感染与男性不育

WHO 将尿道、前列腺、附睾和精囊等部位的感染统称为男性附属性腺感染（male accessory gland infection，MAGI）。目前，MAGI 对男性生育力和精子质量的影响尚未完全明确。

1．诊断评估

（1）精液白细胞：精液中的白细胞通常是由男性生殖道近端和/或远端感染或炎症引起。当精液白细胞$>1\times10^{6}$/ml 时，临床应评估是否存在 MAGI。单纯依据白细胞水平升高来诊断感染一直存在争议，此时应对常见生殖道病原体进行检测。同时要注意，精液中圆细胞数量的增加可能为白细胞精子症，也可能是精子发生过程异常所致，可通过特殊染色［WHO 推荐正甲苯胺细胞过氧化物酶染色或全白细胞（CD45）免疫细胞化学染色法］来区分生殖细胞和白细胞。

（2）病原微生物：MAGI 的病原微生物主要包括细菌、支原体、衣原体、淋病奈瑟球菌（又称淋球菌）等。

精液中细菌浓度＞10^3 cfu/ml 时可诊断为细菌性精子症。目前，精液中淋病奈瑟球菌和沙眼衣原体的理想诊断方法为检测相应的 RNA 或 DNA。应用 16S 核糖体RNA 基因高通量测序方法研究发现，部分少、弱、畸形精子症及精液黏稠度升高，与淋病奈瑟球菌、克雷伯菌和假单胞菌的增高有关，部分与乳酸杆菌的减少有关。有荟萃分析表明，男性不育与解脲支原体感染显著相关，但解脲支原体只有在较高浓度（＞10^3 cfu/ml）时才具有致病性。

附睾炎最常由沙眼衣原体或淋病奈瑟球菌引起。性传播性附睾炎通常伴有尿道炎，而非性传播性附睾炎与尿路感染有关，后者多见于 35 岁以上男性。感染会影响附睾及睾丸的免疫屏障，引发自身免疫，导致男性生育力下降。

（3）精浆及附属性腺分泌功能：MAGI 会影响附属性腺的分泌功能。精浆弹性蛋白酶是精液中多核白细胞活性的生化指标。发生炎症时分泌的多种细胞因子，如白介素（interleukin，IL）-6 和 IL-8 可影响精子功能；枸橼酸、磷酸酶和锌的水平降低提示前列腺分泌功能下降；果糖浓度降低提示精囊功能受损；生殖道感染可能与精子DNA 碎片增加有关。

慢性细菌性前列腺炎（chronic bacterial prostatitis，CBP）可能对精子产生多种负性影响，尤其与精子浓度、精子活力和前向运动精子百分率的降低有关。

（4）氧化应激：活性氧增加可造成组织细胞氧化损伤，通常与白细胞数量增加相关慢性泌尿生殖系统感染有关，但其在生殖系统感染中的确切生物学意义仍不清楚。

2. 疾病管理

（1）慢性细菌性前列腺炎：CBP 的治疗目标是消除或减少前列腺液和精液中的微生物；改善炎症和腺体分泌功能；控制临床症状和改善精子质量。

使用抗生素治疗通常能缓解症状、消除微生物，减少泌尿生殖道分泌物白细胞数量和减轻炎症。虽然抗生素治疗可能提高精液质量，但没有充分证据表明抗生素治疗慢性前列腺炎可提高患者自然受孕的概率。

（2）感染性附睾炎：附睾炎的治疗目标是消除感染微生物、改善临床症状和体征、预防潜在睾丸损伤、预防传播、减少潜在的并发症（如不育或慢性疼痛）。附睾炎症导致患侧附睾疼痛和肿胀，通常急性发作。在病原体培养结果出来之前，常需要进行抗生素治疗。对于患有已知或疑似由淋病奈瑟球菌、沙眼衣原体等引起附睾炎的患者，必须告知其性伴侣应进行评估和治疗。

（六）射精障碍与男性不育

射精障碍是一种复杂的病理状态，主要包括早泄、射精延迟、不射精、逆行射精等，严重的射精障碍会导致男性不育，还会对夫妻性生活和谐造成不良影响。

1. 分类和流行病学 射精障碍可分为 4 类，即早泄、延迟射精、不射精、逆行射精。有数据表明，射精时间＜2 min 和＜1 min 的男性分别占 2.5%～6.0% 和 0.5%～3.0%。关于延迟射精患病率的数据较为有限，现有流行病学研究中显示，有相当大比例的男性报告难以达到性高潮。

2．病因　射精过程需要通过神经调节与体液调节途径共同介导完成，对这些调节途径的任何干扰都可能会导致射精障碍的发生。

目前，早泄的病因多归结于以下几类：① 5- 羟色胺神经递质紊乱；②阴茎和 / 或阴茎头敏感性过高；③遗传因素；④ ED；⑤内分泌疾病；⑥心理因素等。

延迟射精的病因可能是心理性、器质性或药理性。

不射精的病因主要分为器质性与功能性两种。前者主要包括先天发育或解剖异常、手术或外伤引起神经传导障碍、内分泌异常等；而后者主要包括性知识缺乏、性畏惧、性生活不协调、特殊的自慰方式及性刺激不足等。

逆行射精的病因可分为神经源性因素、药物性因素、解剖性因素等。

3．诊断　诊断射精障碍的基本方法包括询问病史、体格检查和辅助检查。

（1）体格检查：检查第二性征；检查胸腹和外生殖器（有无手术瘢痕、阴茎、外尿道口、睾丸、附睾、睾丸体积等）；直肠检查前列腺、肛门括约肌张力和球海绵体肌反射状态。

（2）辅助检查：有射精感觉后检查尿常规、常规血液检查（血常规、血糖、性激素、甲状腺功能、染色体等）；前列腺和精囊的超声检查；盆腔磁共振成像和尿道内镜检查；如有垂体疾病或性腺功能减退，则有必要行头部磁共振成像。

4．治疗　射精障碍的治疗包括针对疾病本身的治疗，以及针对疾病影响男性生育的治疗，即解决射精障碍患者的生育问题。治疗方法包括两类，即药物治疗和非药物治疗（行为治疗、ART 助孕等）。

（1）早泄的治疗：绝大多数早泄患者可完成阴道内射精，其生育过程多不受影响。个别严重早泄患者难以将精液射入阴道内而影响生育，首先应解决其阴道内射精问题，必要时可收集精液进行家庭自助式人工授精，或者接受 ART。

SSRI 是目前治疗早泄的一线药物，如达泊西汀等；用于阴茎的局部麻醉药可通过降低阴茎知觉阈值来治疗早泄，如复方利多卡因乳膏等；其他药物如 5 型磷酸二酯酶抑制剂（他达拉非）、曲马多和 α 受体阻滞剂对早泄的疗效已有报道。

（2）延迟射精的治疗：由于延迟射精者仍可完成阴道内射精，故其生育多不受影响。个别严重延迟射精者，尤其是配偶排卵期射精困难者，由于难以将精液射入阴道内而影响生育，需要重点关注。对于此类患者，首先要解决其阴道内射精问题，必要时可考虑应用药物或 ART 治疗。

1）药物治疗：促进射精药物是治疗不射精的有效药物，常用药物如下：①降低射精阈值药物，包括 5- 羟色胺受体拮抗剂，如赛庚啶；中枢和外周多巴胺能神经的间接兴奋药物，如金刚烷胺。②其他药物，如溴隐亭、安非他酮和丁螺环酮等。

2）其他治疗方法：行为治疗、阴茎振动刺激、电刺激射精治疗。

3）ART 助孕治疗：对于其他方式治疗无效而有生育意愿的延迟射精患者，可考虑进行 ART。

（3）不射精的治疗：不射精患者不能阴道内射精，其生育过程受到影响。通常应用药物治疗来促进阴道内射精，必要时可直接选择进行 ART，解决生育问题。

1）药物治疗：①多巴胺受体激动剂，如金刚烷胺、阿扑吗啡、卡麦角林等可通过增加多巴胺量促进射精；②具有去甲肾上腺素 - 多巴胺再摄取抑制作用的药物，如安非他酮可通过增加多巴胺和去甲肾上腺素促进射精；③交感神经 α_1 受体激动剂，如麻黄碱、伪麻黄碱、米多君等可通过增加去甲肾上腺素促进射精；④胺转运体抑制的去甲肾上腺素再摄取作用，如三环类抗抑郁药（丙咪嗪、阿米替林等）可通过增加去甲肾上腺素促进射精；⑤交感神经 α_2 受体拮抗的去甲肾上腺素再摄取抑制作用，如育亨宾等可通过增加去甲肾上腺素促进射精。

2）其他治疗方法：行为治疗、阴茎振动刺激、电刺激射精治疗等。

3）ART 助孕治疗：对于其他方式治疗无效而有生育意愿的不射精症患者，可考虑行 ART。

（4）逆行射精的治疗：由于逆行射精者的精液进入膀胱内，不能直接射入阴道内，从而影响生育。可用药物治疗来恢复其正常的射精通路，使患者获得自然生育能力，必要时也可直接选择行 ART 解决生育问题。

1）药物治疗：交感神经 α_1 受体激动剂（麻黄碱、伪麻黄碱、米多君等）可通过交感神经刺激促进膀胱颈闭合及精囊和输精管收缩，诱发顺行射精。

2）ART 助孕治疗：对于有生育意愿的 RE 患者，当药物治疗无效时，建议进行睾丸手术取精后行 ART。

5. 患教要点

（1）早泄：早泄是一种身心相关疾病，并可影响患者的家庭和谐与夫妻感情。其病因的复杂多样性决定了治疗应该是全面的。目前，临床采用综合治疗方法对早泄进行全方位治疗，可改善患者及其伴侣的感受，并提高疗效。主要包括加强对患者及其性伴侣的教育，降低患者及其伴侣的过高期望值，行为疗法和技巧训练也可成为重要的治疗方案。

（2）射精延迟：射精延迟患者可有性交不射精或有特殊的射精方式，重在模式的调整及性心理、性行为的治疗。因此，应根据不同的病因进行个体化治疗，进而纠正功能障碍。

（3）逆行射精：逆行射精是引起男性不育的不可忽视原因。目前，逆行射精治疗方法包括药物治疗、手术治疗及 ART 等方法。不同的逆行射精患者应进行个体化治疗，并根据其不同的病因和患者的期望值选择最安全、有效的治疗方案。

（七）特发性男性不育

特发性男性不育是指临床上找不到明确、具体的不育病因，而精子质量异常，一般需通过排除法确立诊断。需要排除的疾病包括性功能 / 射精障碍、免疫性不育、单纯精浆异常、医源性因素、全身性原因、先天性异常、后天获得性睾丸损伤、精索静脉曲张、附属性腺感染、内分泌因素等。

依据精液检查结果可诊断为特发性少精子症、特发性弱精子症、特发性畸形精子症、特发性无精子症。

1. 诊断　特发性男性不育的诊断要慎重，在特发性不育诊断明确之前，尤其应注意深刻挖掘其潜在病因，主要包括以下几个方面。

（1）从病史中找原因：病史往往能反映一些不育的诱发因素，详细询问病史有利于找到重要线索，发现病因。

1）性生活史：需了解患者性生活频率。如果每月平均阴道性交的频率≤2次，应记录为性生活不足。性生活次数过低者的妊娠机会将减少。此外，性功能障碍，如ED、早泄、不射精或逆行射精等都可能是男性不育的原因。

2）职业史：某些职业可能成为男性不育的潜在病因。①从事锅炉工、焊接工，以及长期在高温大棚中进行蔬菜种植的农民等，由于温度的升高会影响睾丸的生精功能，从而导致不育；②从事化工、油漆、塑料加工等职业的工人，长期与苯、酚、炔等化学品及重金属（铅、镉、汞等）接触，可对男性生殖能力造成伤害；③长期暴露在有毒的装饰材料和油漆涂料、香烟烟雾、二硫化碳、二溴氯丙烷、甲基乙基酮、甲醛、家用煤气、汽车废气、电磁波（如雷达、移动发射基站，以及长期不当使用电脑、微波炉、电视、洗衣机、充电器等）、放射线等环境中，均可降低男性生育能力；④环境雌激素，如快速增肥的动物饲料、各种塑料器皿、化学稀释剂、多氯联苯、双酚A、烷基苯酚、邻苯二甲酸盐等70多种内分泌干扰物源，可在环境中产生类雌激素成分，其进入男性机体后，因干扰内分泌系统而影响生育。

3）不良的生活方式与习惯：长期泡热水浴、穿紧身裤等，因影响阴囊散热，不利于精子的产生；长期吸烟、酗酒、熬夜、睡眠障碍、精神压力大会影响身体健康，进而影响生精功能；缺乏运动会影响生育；长期过度的高负荷运动也可能影响男性生育能力。

4）药物史：询问是否长期服用抑制精子发生的药物，如长春新碱、柳氮磺嘧啶、环磷酰胺、螺内酯、秋水仙碱等。

（2）从精液分析中找原因

1）精液标本采集前的禁欲时间是否符合要求：精液标本采集前应禁欲至少48 h，但不超过7天。

2）精液分析的次数：精液检查结果的分析推荐参照《WHO人类精液及精子 - 宫颈黏液相互作用实验室检验手册》（第5版）进行。如第一次精液分析结果异常，通常需要进行第二次分析。为了保证精液分析结果准确性，建议精液分析的次数为2～3次。

3）精液量：如精液量过少，除考虑器质性原因外，应询问受检者是否在收集标本时精液全部射入取精杯，收集后是否发生泼洒。

2. 治疗　可从指导性生活等因素入手，增加性生活频率和性生活次数，进而增加妊娠的机会。此外，应改善不良生活方式，避免接触影响男性生育能力的环境因素。应用基础性药物治疗（包括抗氧化药物、改善细胞能量代谢的药物，以及改善全身和生殖系统微循环的药物，详见本章药物治疗部分）等非特异性地改善精子质量，疗程至少为3个月，同时需结合配偶年龄，评估女方生育力。加强与患者夫妇的讨论，必要时尝试行ART获得子代。

指南编写组成员

编写顾问：邓春华（中山大学附属第一医院）、熊承良（华中科技大学同济医学院计划生育研究所）、谷翊群（国家卫生健康委科学技术研究所）、商学军［南京大学医学院附属金陵医院（东部战区总医院）］

组长：李宏军（北京协和医院）

副组长（按姓氏拼音排序）：洪锴（北京大学第三医院）、李铮（上海交通大学医学院附属第一人民医院）、刘贵华（中山大学附属第六医院）、孙斐（浙江大学医学院附属邵逸夫医院）、袁明振（山东大学第二医院）、郑连文（吉林大学第二医院）

编写成员（按姓氏拼音排序）：陈向锋（上海交通大学医学院附属仁济医院）、陈耀平（宁夏医科大学总医院）、杜强（中国医科大学附属盛京医院）、范红旗（江苏省人民医院）、高勇（中山大学附属第一医院）、耿强（天津中医药大学第一附属医院）、郭海彬（河南省人民医院）、贺小进（安徽医科大学第一附属医院）、蒋小辉（四川大学华西第二医院）、李冬水（南昌大学第一附属医院）、刘刚（广西壮族自治区生殖医院）、刘凯峰（江苏省苏北人民医院）、史轶超（南京医科大学附属常州第二人民医院）、唐松喜（福建医科大学附属第一医院）、王涛（华中科技大学同济医学院附属同济医院）、张峰彬（浙江大学医学院附属妇产科医院）、张欣宗（广东省生殖医院）、周玉春（南京中医药大学）

参考文献请扫二维码查阅

（本文刊载于《中华男科学杂志》2022 年 1 月第 28 卷第 1 期第 66-76 页，并进行修订）

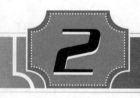# 精索静脉曲张诊断与治疗指南

中华医学会男科学分会
精索静脉曲张诊断与治疗指南编写组

精索静脉曲张（varicocele）是常见的男性生殖系统疾病，可能与男性不育、同侧阴囊及其内容物胀痛不适、睾酮合成及分泌异常有关，尤其是其与男性不育的关系受到广泛关注。为规范其诊断与治疗，中华医学会男科学分会组织国内男科专家，依据最新的循证医学资料，特别是国内相关文献，并结合中国的临床实践，经过反复讨论后，共同制定本指南，以期为临床提供指导和参考。

一、概述

睾丸及附睾的静脉在阴囊内汇集成蔓状静脉丛，并经 3 条径路回流：①在腹股沟管内汇成精索内静脉，沿腹膜后上行，左侧精索内静脉呈直角汇入左肾静脉，右侧精索内静脉在右肾静脉下方约 5 cm 处呈锐角汇入下腔静脉，直接汇入右肾静脉者占 5%~10%；②经输精管静脉汇入髂内静脉；③经提睾肌静脉至腹壁下静脉，汇入髂外静脉。

精索静脉曲张是一种血管病变，指精索内蔓状静脉丛的异常扩张、伸长和迁曲。可引起同侧腹股沟、阴囊及其内容物疼痛不适，以及睾丸功能（生精功能、睾酮的合成与分泌能力）的进行性减退，是男性不育的常见原因之一。

精索静脉曲张按年龄可分为成年型（年龄＞18 岁）和未成年型，后者又包括儿童型（年龄＜10 岁）和青少年型（10~18 岁）。按病因可分为原发性和继发性，原发性精索静脉曲张多见于青壮年，病因不明，直立或行走时明显，平卧休息后可缓解；继发性精索静脉曲张较为少见，是由于左肾静脉或下腔静脉病理性阻塞、外在压迫等造成精索静脉回流障碍所致，平卧后不能缓解。

二、流行病学

精索静脉曲张的患病率根据评价方法不同而有所差别。在成人精索静脉曲张中，左侧患病占 77%~92%，双侧约占 10%（7%~22%），单纯发生于右侧的较少见（1%）。Woldu 等报道，在 503 例患有可触及的左侧精索静脉曲张的青少年中，40.3% 的人群存在右侧精索静脉反流，其中 44% 为亚临床型。

（一）男性不育人群

精索静脉曲张的患病率在普通男性中约为 15%，在精液异常的男性中为 25.4%，而在不育男性中为 25%~35%。其中，在原发性不育患者中的患病率为 35%，在继发

性不育患者中为 50%～81%。

（二）年龄

年龄是精索静脉曲张发病率的重要影响因素。在青春期前精索静脉曲张的发病率较低，进入青春期后发病率逐渐升高，可能与身高增长、睾酮水平快速升高等有关。Akbay 等评估了 4052 例 2～19 岁男孩的精索静脉曲张患病率后发现，2～10 岁的患病率为 1.75%，11～14 岁为 7.8%，而 15～19 岁为 14.1%。国内文献报道，6～19 岁青少年精索静脉曲张的总患病率为 10.76%，而青春期前（6～11 岁）患病率为 5.61%，青春期（12～19 岁）患病率为 12.89%。国外一项对 504 例成年男性的研究发现，精索静脉曲张的患病率随着年龄增长而升高，30～39 岁患病率为 18%，40～49 岁为 24%，50～59 岁为 33%，60～69 岁为 42%，70～79 岁为 53%，80～89 岁为 75%。年龄每增长 10 岁，患病率增加 10%，其原因可能与随着年龄增长，静脉瓣功能不全有关。

（三）体重指数

低体重指数（body mass index，BMI），即高瘦体质人群更容易发生精索静脉曲张。大多数关于 BMI 的研究都报道精索静脉曲张患病率与 BMI 呈负相关。一项关于中国成年男性的调查研究显示，低 BMI（<18.50 kg/m^2）人群精索静脉曲张的患病率为 6.29%，正常 BMI（18.50～24.99 kg/m^2）人群为 4.94%，超重（BMI 25.00～29.99 kg/m^2）人群为 4.46%，肥胖（BMI≥30.00 kg/m^2）人群为 3.71%；并且静脉曲张的程度也与 BMI 指数呈负相关。另有研究发现，患有精索静脉曲张男性的 BMI 低于未患病男性。

（四）遗传

精索静脉曲张亦有遗传倾向。有研究表明，精索静脉曲张患者一级亲属的患病率为 34%～56%，其中父亲患有精索静脉曲张的概率为 21.1%，兄弟患有精索静脉曲张的概率为 36.2%，较对照组高 4～8 倍。但家庭成员中精索静脉曲张患病率增高相关的特定遗传因素仍有待阐明。

三、病因

精索静脉曲张分为原发性和继发性，病因目前尚未完全清楚，一般认为可能与下列因素有关。

（一）原发性精索静脉曲张发生的相关因素

1. 静脉瓣膜异常　精索内静脉有多个静脉瓣，具有防止静脉血反流的作用。原发性精索静脉曲张与精索静脉瓣膜缺如或功能受损、关闭不全有关。

2. 包绕精索的肌纤维鞘　它具有促进静脉血回流的泵压作用和防止静脉过度扩张的功能。先天性和遗传性因素造成静脉壁及包绕精索的筋膜缺乏、松弛或提睾肌发育不良，导致管壁薄弱易形成静脉曲张。

3. 解剖因素　左侧精索静脉曲张较右侧常见，77%～92% 的精索静脉曲张发生在左侧的原因与其解剖密切相关，可能原因包括：①左精索内静脉比右精索内静脉长 8～10 cm，行程长，故回流阻力也增加；②左精索内静脉呈直角汇入左肾静脉，左肾静脉又呈直角汇入下腔静脉，左肾静脉压力明显大于下腔静脉压力，故左精索内静脉压力大于右精索内静脉压力；③左肾静脉在肠系膜上动脉与腹主动脉之间穿行，如果受压，则可能影响左精索内静脉回流，甚至导致反流形成近端钳夹现象（"胡桃夹"现象）；④精索内静脉瓣缺如常见于左侧（左侧约占 40%，右侧约占 23%）；⑤左精索内静脉易受前方的乙状结肠压迫。

（二）继发性精索静脉曲张发生的相关因素

可见于左肾静脉或腔静脉瘤栓阻塞、肾肿瘤、腹膜后肿瘤、盆腔肿瘤、巨大肾积水或肾囊肿、异位血管压迫等。

四、病理生理学

目前研究认为，精索静脉曲张可能与男性不育、同侧阴囊及其内容物疼痛不适、睾酮合成和分泌异常有关。动物实验提示，随着精索静脉曲张的程度加重，以及病程进展，这些影响有逐渐加重的趋势。

（一）对生育的影响

目前认为，精索静脉曲张可影响睾丸的生精功能，可能机制包括：①睾丸内温度升高；②睾丸血流改变及微循环障碍；③生殖细胞缺氧、损伤及凋亡；④肾和肾上腺代谢物反流；⑤氧化应激损伤；⑥免疫应答异常；⑦睾丸间质细胞数量和功能受损，导致睾丸内睾酮水平下降；⑧其他，如生殖毒素增加、DNA 聚合酶活性降低、睾丸内源性神经基因表达谱改变等病理生理学变化，最终导致睾丸生精功能障碍、睾丸功能减退，进而导致不育。

此外，有研究报道，精索静脉曲张会影响附睾的结构和功能，从而影响精子的成熟。

总之，精索静脉曲张所致的男性生育力下降是一个错综复杂的病理过程，其可能是多种因素共同作用的结果。

（二）疼痛

精索静脉曲张引起的疼痛可能涉及任何阴囊内容物，包括睾丸、附睾和精索，发生率为 2%～10%。精索静脉曲张引起疼痛的原因可能与蔓状静脉丛中产生的静水压力增加并牵拉蔓状丛神经纤维、阴囊温度升高、氧化应激，以及继发于静脉淤滞的组织缺血等有关，这些因素使伤害感受器激活产生神经冲动，由脊髓内的神经通路传到脊髓后角，再通过中后侧的脊髓丘脑束向上传到大脑而引起疼痛。

（三）对睾酮的影响

目前多数研究认为，精索静脉曲张患者的血清睾酮水平低于正常人群（但不一定低于正常值）。荟萃分析结果显示，手术治疗可使患者的血清睾酮水平较术前提高10%～50%。

目前研究认为，精索静脉曲张所致的睾酮水平下降与睾丸温度升高、睾丸中氧化应激水平升高及局部微炎症等因素导致睾丸间质细胞出现凋亡增加、自噬减弱、细胞质空泡增多、线粒体受损及睾酮合成相关酶表达下降等有关。在疾病早期，由于存在垂体性腺轴代偿，睾丸间质细胞会出现相应的代偿性增殖，故血清总睾酮水平能够维持正常，但睾丸间质细胞功能较正常人群已有所下降。研究发现，精索静脉曲张患者游离睾酮水平的下降比血清总睾酮水平下降出现得早。而随着疾病的进展，血清总睾酮水平最终也会出现下降。

五、诊断

（一）病史询问

包括既往史、婚育史、不适的时间、程度、性质与伴随症状等（推荐 A）。

大多数精索静脉曲张患者无明显主观症状，多在男性不育就诊或体检（如征兵、就业等）时发现阴囊内无痛性蚯蚓状团块。

部分患者可表现为患侧阴囊及其内容物（睾丸、精索等）持续性或间歇性的局部坠胀不适、隐痛及钝痛，以及温度升高等。其特点是久立、运动及劳累时加重，晨起、平卧休息及上托阴囊后减轻。

以下为各种疼痛评分量表。

1. 数字分级法（numeric rating scales，NRS）　使用"疼痛程度数字评估量表"（图 2-1）对患者疼痛程度进行评估。将疼痛程度用 0～10 个数字依次表示，0 表示无疼痛，10 表示能够想象的最剧烈疼痛。交由患者自己选择一个最能代表自身疼痛程度的数字，或由医护人员协助患者理解后选择相应的数字以描述疼痛。按照疼痛对应的数字，将疼痛程度分为：①轻度疼痛（1～3）；②中度疼痛（4～6）；③重度疼痛（7～10）。

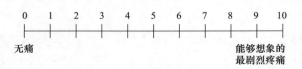

图 2-1　疼痛程度数字评估量表

2. 面部表情疼痛评分量表法（faces pain scale，FPS）　由医护人员根据患者疼痛时的面部表情状态，对照"面部表情疼痛评分量表"（图 2-2）进行疼痛评估。该表适用于自身表达困难的患者，如儿童、老年人，以及存在语言、文化差异或其他交流障碍的患者。

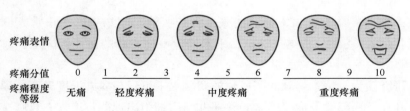

图 2-2　面部表情疼痛评分量表

3. 主诉疼痛程度分级法（verbal rating scales，VRS） 主要根据患者对疼痛的主诉，将疼痛程度分为轻度、中度、重度三类。①轻度疼痛：有疼痛，但可忍受，生活正常，睡眠未受到干扰；②中度疼痛：疼痛明显，不能忍受，要求服用镇痛药物，睡眠受到干扰；③重度疼痛：疼痛剧烈，不能忍受，需用镇痛药物，睡眠受到严重干扰，可伴有自主神经功能紊乱或被动体位。

（二）体格检查

体格检查需在温暖、舒适、安静、相对独立的环境中进行。除常规的全身体检外，专科检查应重点对阴囊及其内容物进行检查，包括睾丸、附睾、输精管、精索及血管等（推荐 A）。

患者先站立位，视诊阴囊，Ⅲ度精索静脉曲张患者常可见患侧阴囊松弛下垂，在阴囊部位可见到突出于皮肤的扩张扭曲呈团块状的精索蔓状静脉丛，触诊可触及弯曲的血管团。然后患者改平卧位，原发性精索静脉曲张患者之前曲张的静脉可有所缓解。

对于亚临床型和Ⅰ、Ⅱ度精索静脉曲张患者，常规阴囊视诊和触诊后，需采用Valsalva 动作试验检查，其目的是增加腹压，以便更好地检查精索静脉。具体方法如下：患者取站立位，深吸气后紧闭声门，再用力做呼气动作，必要时辅以手压患者腹部，以加大腹压，达到更好的效果，此时再视诊和触诊阴囊。

所有患者进行专科体检时，还需认真检查两侧睾丸的大小与质地、附睾和输精管情况。患侧睾丸变小、质地变软是睾丸功能不全的征象。

（三）影像学检查

1. 彩色多普勒超声检查

（1）检查意义：目前，彩色多普勒超声检查已成为精索静脉曲张的首选影像学检查手段。彩色多普勒超声检查一方面能清楚地显示精索静脉的内径，静脉内有无血液反流及反流部位、程度，以及与呼吸、Valsalva 动作的关系等，用以明确精索静脉曲张的诊断并进行分度，其诊断敏感性和特异性分别可达 97% 和 94%。另一方面，可通过了解相关器官的解剖结构（包括睾丸、附睾等），以及通过超声弹性成像检查（ultrasound elastography）获得睾丸弹性指数，了解睾丸的相对硬度及功能，以初步评估精索静脉曲张对睾丸造成的损害。特别是对于无法进行精液检测的青少年，彩色多普勒超声检查对评估睾丸功能具有重要价值。

（2）检查步骤

1）检查方法：对于程度较轻或可疑精索静脉曲张的患者，宜采用平卧位和立位分别进行超声检查以提高检出率。中度和重度患者可采用平卧位超声检查，对于观察静脉反流及其程度有帮助。应对患者进行双侧检查，同时在自主呼吸和 Valsalva 动作期间进行。

2）阴囊根部纵断扫查：可见精索、附睾头部附近出现迂曲的管状结构，或多数小囊聚集成的蜂窝状结构；管壁薄而清晰；管腔内呈无回声或见烟雾状活动的低回声；管径增宽。

3）测定平静呼吸试验时的精索静脉内径（推荐）；测定 Valsalva 动作时的精索静

脉内径和直立体位的超声检查（可选）。

4）测量静息时和 Valsalva 动作时的反流持续时间（推荐）：有些研究认为仅测定内径就已足够，而有些研究认为反流相关指标的测定比内径更有意义。精索静脉的反流时间是精索静脉曲张分类的关键指标，故反流持续时间是必要的测量参数，反流速度的测量为可选。以站立位、Valsalva 动作时，反流持续超过 2 s 视为异常。

5）睾丸、附睾（推荐）：同时精确的测量睾丸的 3 个径线，使用公式：睾丸体积＝睾丸长度（mm）× 宽度（mm）× 厚度（mm）×0.71，获得睾丸体积，并获得睾丸的总体积。也有文献提示，可同时根据睾丸弹性指数评价睾丸的功能。

6）左肾静脉、下腔静脉：仅在平卧位后精索静脉曲张不缓解、高龄或青少年中重度精索静脉曲张时考虑。

7）应详细记录患者体位（站立及仰卧位）、患者状态（静息状态及 Valsalva 动作）、测量部位（腹股沟区、睾丸上方、睾丸周围、睾丸内部）。

（3）精索静脉曲张的超声诊断标准：国内有研究认为，按照临床及超声诊断可将精索静脉曲张分为临床型与亚临床型，其中临床型分为 3 度。

1）亚临床型精索静脉曲张：临床触诊阴性而超声平静呼吸检查最大内径 1.8～2.1 mm，但无反流，在 Valsalva 动作时有反流，反流时间 1～2 s。

2）临床型精索静脉曲张Ⅰ度：临床触诊阳性且超声平静呼吸检查最大内径 2.2～2.7 mm，在 Valsalva 动作时有反流，反流时间 2～4 s。

3）临床型精索静脉曲张Ⅱ度：临床触诊阳性且超声平静呼吸检查最大内径 2.8～3.0 mm，在 Valsalva 动作时有反流，反流时间 4～6 s。

4）临床型精索静脉曲张Ⅲ度：临床触诊阳性且超声平静呼吸检查最大内径≥3.1 mm，在 Valsalva 动作时有反流，反流时间≥6 s。

需要强调的是，在解读彩色多普勒超声检查报告时，应考虑到不同医疗单位的检查设备、检测方法、环境温度、检查时患者体位和 Valsalva 动作标准度，以及不同操作人员之间可能存在一定差异等因素，故应紧密结合患者病史和体格检查结果进行综合判定。

2. CT、MRI（可选）　CT、MRI 可明确左肾静脉与肠系膜上动脉关系及其受压情况，明确左肾肿瘤、腹膜后肿瘤性质，了解左肾静脉是否存在癌栓。因此，对于怀疑肾静脉受压综合征合并精索静脉曲张，以及继发性精索静脉曲张的患者，在寻找病因及鉴别诊断时可选。

3. 血管造影（可选）

（1）血管造影的价值：血管造影不但可进行诊断和分度，还可同时进行栓塞治疗。但由于需要特殊的设备和技术，目前仅限于特殊人群使用，如复发患者，可用于分析复发原因，了解是否存在漏扎。如发现漏扎，也可对漏扎的血管进行栓塞。

（2）精索内静脉造影下的分度：根据精索内静脉造影的结果可分为 3 度：①轻度，造影剂在精索内静脉内反流长度达 5 cm；②中度，造影剂反流至腰椎 4～5 水平；③重度，造影剂反流至阴囊内。

（四）睾丸功能评估

1. 睾丸发育情况　睾丸大小、质地易受主观因素影响。睾丸大小可通过 Prader 睾丸测量器或彩色多普勒超声测量，但前者易高估睾丸体积，特别是在患者为小睾丸的情况下。一般认为彩色多普勒超声的测量更精确。采用睾丸测量器测量的中国正常成年男性的睾丸容积为 15～23 ml，若<12 ml，则提示睾丸功能不良。超声睾丸正常大小约为 3.83 cm×2.46 cm×1.92 cm。对于青少年精索静脉曲张患者，睾丸萎缩指数是重要的评估指标。睾丸萎缩指数=（健侧睾丸体积－患侧睾丸体积）/健侧睾丸体积 ×100%。睾丸萎缩指数>20% 可认为一侧睾丸存在萎缩。对于睾丸萎缩指数在 10%～20% 的患者，睾丸可能呈现追赶性生长，需进行密切监测。

睾丸超声弹性成像技术可提供睾丸硬度信息，从而评估睾丸发育情况。检测方法主要分为应变弹性成像和剪切波成像技术。应变弹性成像技术是利用组织在轻微压力下的位移来计算成像组织应变；剪切波弹性成像技术是测量横穿组织的剪切波速度，并用其创建组织刚度的图像。

2. 精液检查　对不育患者或有生育要求者推荐进行精液检查，精液检查前需禁欲 2～7 天。鉴于精液质量存在波动，建议至少进行 2 次精液检查。检测项目应包括精液量、液化时间、pH、精子浓度、精子总数、前向运动率、正常形态精子百分率等（推荐）。

根据患者具体情况可选择精子 DNA 碎片指数、精液活性氧水平、精子功能检测、精浆生化检查、精浆微量元素（锌、硒等）、顶体酶活性等检测（可选）。

3. 睾酮（可选）　若精索静脉曲张患者表现为少、弱、畸形精子症或不育，可考虑筛查。精索静脉曲张可使得总睾酮及游离睾酮下降，这种下降可以被手术逆转。另有文献报道，血清睾酮/雌激素比例比单独测定睾酮更有意义，但仍有争议。

4. 生殖相关激素检测（可选）　若精索静脉曲张患者表现为少、弱、畸形精子症或不育，可考虑筛查。在一般的精索静脉曲张患者中可观察到抑制素 B 的下降及卵泡刺激素（follicle-stimulating hormone，FSH）和黄体生成素（luteinizing hormone，LH）的升高。在青少年患者中，特别是当无法获取精液或促性腺激素和雄激素没有指导意义时，抑制素 B 的筛查具有重要意义。促黄体素释放激素（luteinizing hormone releasing hormone，LHRH）刺激试验可用于评估青少年精索静脉曲张患者的睾丸功能损伤。

5. 睾丸活检　一般不推荐，应从严掌握适应证，仅在使用上述方法后仍不能充分评价睾丸生精功能时使用。

六、鉴别诊断

精索静脉曲张通过体格检查、彩色多普勒超声检查基本可以确诊。但由于其与阴囊不适、疼痛、生育、雄激素之间的关系具有不确定性，故应注意鉴别是否有精索静脉曲张合并引起上述症状的其他疾病，如慢性盆腔疼痛综合征，特别应注意与以躯体症状为主要表现的心理疾病或心身疾病进行鉴别。慢性前列腺炎/慢性盆腔疼痛综合征常与精索静脉曲张以"共病"形式存在，应引起注意。

此外，在做出精索静脉曲张诊断时需鉴别是原发性还是继发性。

七、治疗

原发性精索静脉曲张的治疗应根据患者是否伴有不育或精液质量异常、有无临床症状、静脉曲张程度等情况区别对待。治疗方法包括一般治疗、药物治疗和手术治疗。继发性精索静脉曲张首先应积极寻找和治疗原发病。

（一）一般治疗

一般疗法包括生活方式和饮食的调节、物理治疗等。

1. 生活方式和饮食的调节　控制烟酒、饮食清淡、避免增加腹压的运动，可在一定程度上延缓疾病和症状的加重。

2. 物理疗法　包括降温疗法、低频电刺激（电生理技术）等，后者可单独使用，也可用于手术后的加速康复。

（二）药物治疗

1. 针对精索静脉曲张的药物

（1）七叶皂苷类：代表药物为迈之灵，其具有抗炎、抗渗出、保护静脉管壁胶原纤维等作用，可逐步恢复静脉管壁的弹性和收缩功能，增加静脉血液回流速度，降低静脉压，从而改善由精索静脉曲张所引起的症状，如睾丸肿胀、疼痛等。有文献报道，迈之灵能延缓精索静脉曲张的进展，还能改善部分精索静脉曲张患者的精液质量。

（2）黄酮类：代表药物为柑橘黄酮片，为微粒化纯化黄酮，是地奥司明（90%）和其他活性黄酮类化合物（10%）的微粒化混合物，其小肠吸收率是非微粒化黄酮类药物的2倍。药理实验证明，微粒化纯化黄酮具有改善静脉张力和微循环，以及减轻局部炎性反应和促进淋巴回流的作用。可改善临床型精索静脉曲张引起的疼痛症状，延缓亚临床型精索静脉曲张向临床型进展。

2. 改善症状的其他药物　对于局部疼痛、不适患者，一线治疗包括非甾体抗炎药如洛索洛芬钠片、塞来昔布、依托考昔片等，能够在一定程度上缓解由精索静脉曲张引起的阴囊及其内容物的疼痛、不适等相关症状。还可使用麻醉药物或肉毒毒素精索局部注射以缓解阴囊疼痛，尤其是睾丸痛。

3. 改善精液质量的药物　对于合并生殖功能损害且有生育要求的精索静脉曲张患者，可使用促进精子发生、改善精液质量的药物（具体用药参考本书"男性不育诊断与治疗指南"章节）。

4. 中药治疗　精索静脉曲张在中医学中属于"筋瘤""筋疝"等病症范畴，主要与肾虚、湿滞、血瘀等有关。

（1）肾虚：先天禀赋不足，或后天失养导致肾虚，精索静脉曲张的肾虚以肾气亏虚或元阳虚衰较为常见。

（2）湿滞：湿滞分为湿热下注和寒湿凝滞。情志所伤，肝气郁结，郁久化热，循经下注，或过食肥甘辛辣，嗜酒，化生湿热，流注于囊中，致湿热蕴结于下。外感寒湿，或肾阳亏虚，无以温煦，或脾虚无以运化水湿，致寒湿之邪凝滞，阻于下焦。

（3）血瘀：阳气亏虚，无以推动气血运行，或湿邪困阻于经脉，均可导致血瘀；瘀血又可成为疼痛、下坠等血脉不通症状的致病因素。

在导致精索静脉曲张的病机中，以上3种病机较为常见，但不限于此。肾虚、湿滞、血瘀等病因可单独致病，但临床上更常见的是多种病机兼挟致病，肾虚、湿滞、血瘀等病因可同时存在。瘀血阻滞经络，往往贯穿精索静脉曲张发病的始终。

使用中成药治疗精索静脉曲张，亦应在明确证候的情况下对症治疗。

（1）肾虚：阴囊绵绵冷痛、腰膝酸软、畏寒肢冷、喜热饮、大便溏薄、小便清长者，用右归丸或金匮肾气丸。

（2）湿滞：湿热下注者，表现为阴囊潮湿、大便黏腻、肛周潮湿或灼热、小便黄赤，用龙胆泻肝丸；寒湿凝滞者，表现为阴囊湿冷、喜热恶寒、不欲饮，用五苓散。

（3）血瘀：阴囊刺痛或隐痛不适、牵引少腹，口唇色暗者，用桂枝茯苓丸或少腹逐瘀丸。

临床有学者使用基于中医体质及经络穴位的经皮低频电刺激（电生理）技术治疗精索静脉曲张获得一定效果，值得进一步探索。

（三）手术治疗

手术治疗是指使用外科方法，针对发病机制阻断精索静脉内血液反流，或者重建精索静脉的回流，改善局部微环境，从而达到保护或改善生殖功能和/或缓解症状的目的。

精索静脉曲张的手术治疗仍是目前最常见的男性不育外科治疗手段之一。

1. 手术适应证

（1）成年临床型精索静脉曲张

1）同时具备以下3个条件：①存在不育；②精液质量异常；③女方生育能力正常，或虽患有导致不孕的疾病，但可能治愈（推荐）。

2）对于拟行辅助生殖或经过辅助生殖治疗仍未成功妊娠的夫妇，如有以下2种情况之一可考虑行手术治疗：①对于因女方因素计划行辅助生殖的夫妇，若男方精液异常且伴有精索静脉曲张，可考虑行精索静脉曲张手术，等待男方精液质量改善后再行辅助生殖，以提高辅助生殖成功率；②对于经过1~2个辅助生育周期未能成功，且其原因为精卵结合异常导致，并计划继续行辅助生殖技术的夫妇，若男方精液质量异常且伴有精索静脉曲张，可考虑行精索静脉曲张手术，等待男方精液质量改善后再继续行辅助生育（可选）。

3）虽暂无生育需求，但多次检查均发现精液参数异常者（可选）。

4）精索静脉曲张伴发阴囊及其内容物疼痛、不适，影响日常生活，经一般治疗和药物治疗改善不明显者，与患者及家属充分交流后可考虑行手术治疗（可选）。

5）Ⅱ度或Ⅲ度精索静脉曲张患者，血睾酮水平明显下降，排除其他原因所致者（可选）。

6）Ⅲ度精索静脉曲张伴非梗阻性无精子症患者。有文献报道，手术治疗可提高精液中出现精子的比例，提高睾丸活检获取精子的比例及其妊娠率。

（2）成年亚临床型精索静脉曲张：对于仅一侧为亚临床型精索静脉曲张患者，或者双侧均为亚临床型精索静脉曲张患者，一般不推荐行手术治疗；而对于一侧为亚临床型，另一侧为临床型精索静脉曲张的患者，有手术适应证时，可行双侧手术治疗（可选）。

（3）青少年型精索静脉曲张

1）Ⅱ度或Ⅲ度精索静脉曲张（推荐）。

2）精索静脉曲张合并睾丸萎缩，患侧睾丸体积低于健侧 20% 者（推荐）。

3）睾丸生精功能下降（具体见睾丸功能评价部分）（推荐）。

4）精索静脉曲张伴发阴囊及其内容物疼痛、不适，影响日常生活，经一般治疗和药物治疗改善不明显者，与患者及家属充分沟通后可考虑行手术治疗（可选）。

5）双侧可触及的精索静脉曲张（可选）。

2. 手术方式　精索静脉曲张的手术方法包括开放手术、腹腔镜下手术、显微镜下手术、介入手术。具体手术途径和术式有经腹股沟途径、经腹膜后途径、经腹股沟下途径传统精索静脉结扎术、显微镜下腹股沟途径或腹股沟下途径精索静脉结扎术、腹腔镜精索静脉结扎术、显微镜下精索静脉分流或转流术（精索回流血管重建术）等。虽然多项荟萃分析显示，近年显微手术越来越受到关注，但在选择术式时应充分考虑患者的具体情况、医院条件、术者的擅长和经验等因素，需要与患者充分沟通并尊重患者的意愿。

3. 手术并发症　除一般手术可能发生的并发症，如出血、伤口感染、伤口脂肪液化等，以及腹腔镜手术相关的皮下气肿、高碳酸血症、腹腔脏器损伤、术后肠粘连等以外，精索静脉曲张术后的并发症还包括睾丸鞘膜积液、睾丸萎缩等。

（1）睾丸鞘膜积液：睾丸鞘膜积液是精索静脉曲张术后最常见的并发症，发生率为 3%～39%，平均为 7%，淋巴管损伤或被误扎是引起鞘膜积液的主要原因。有文献报道，腹腔镜手术后出现睾丸鞘膜积液的患者比例高于平均水平。

（2）睾丸萎缩：精索静脉曲张术后睾丸萎缩的发生率较低，多数是由手术时结扎或损伤供应睾丸的动脉引起。由于睾丸的动脉供应一般有 3 条，多数患者单纯结扎或者损伤精索内动脉时一般不会出现睾丸萎缩。随着显微技术的应用，如术中发现结扎或者损伤睾丸动脉，建议立即重建。

（四）手术复发的判断与处理

精索静脉曲张患者无论采取何种外科治疗方式，都可能复发。精索静脉曲张的复发率为 1.9%～17.2%。有报道显示，经过规范的培训和良好的显微外科技术治疗有助于降低术后的复发率。精索静脉曲张复发的原因包括遗漏结扎较细的精索内静脉及其分支、精索外静脉、引带静脉，以及术后新建立的侧支循环静脉功能异常等。

目前对于判断精索静脉曲张是否复发尚缺乏统一标准，一般认为应综合术后 6 个月以后的体格检查和彩色多普勒超声检查结果，当两者都达到临床型精索静脉曲张的诊断标准时，考虑存在复发；必要时可采用静脉造影术。需要注意的是，精索静脉曲张术后精索静脉内径可能长时间处于扩张状态，超声检查应重点观察结扎平面是否存在明确的静脉反流，同时需要关注精索静脉相关的各项数据，不能轻易得出精索静脉曲张复发的超声诊断。

复发性精索静脉曲张的治疗必须遵循精索静脉曲张的一般治疗原则，再次手术的适应证需要符合前述手术适应证，根据患者及疾病的具体情况、手术史、医院条件、术者擅长，并在与患者和／或家属充分沟通后，综合考虑，选择合适的手术方法、途径和术式。

八、预后

关于精索静脉曲张手术治疗的疗效，不同时期、不同人群、不同研究方法的文献结果不完全一致。多项研究显示，对于精液质量下降的临床型精索静脉曲张患者，手术治疗可明显改善其精液参数，而且随着临床分度的增加，精子浓度和精子活力的术后提升效果愈加显著，甚至对于非梗阻性无精子症患者亦同样具有改善作用。另有研究报道，精索静脉曲张手术治疗可提高不育夫妇的自然受孕率，亦可改善少精子症患者接受辅助生殖技术的生育结局。但需要注意的是，对于仅有亚临床型精索静脉曲张的患者，手术治疗并不能显著提高其自然受孕率。对于青少年精索静脉曲张患者，手术治疗可显著增加患侧睾丸体积及精子浓度。

对于精索静脉曲张伴有睾丸疼痛的患者，手术治疗仍被认为是最有效的缓解疼痛措施，其有效率可达80%。睾丸疼痛性质和持续时间均可作为手术治疗效果的预测因素，睾丸钝痛、持续时间超过3个月的患者接受手术治疗的效果更佳。但考虑到仍有部分患者术后持续存在睾丸疼痛，故术前应充分进行医患沟通，积极排查其他导致睾丸疼痛的病因，如慢性前列腺炎或慢性盆腔疼痛综合征等。

有荟萃分析结果显示，精索静脉曲张手术可显著提升生育力下降合并性腺功能减退患者的血清睾酮水平。另有研究报道，精索静脉曲张手术可能会改善睾丸间质细胞功能。

九、随访

对于精索静脉曲张患者，无论是否采取治疗措施都应进行随访。随访的目的是评估自然进展和治疗效果，尽早发现与治疗相关的并发症并提出解决方案。随访内容包括病史询问、体格检查、阴囊及其内容物彩色多普勒超声检查、精液分析、疼痛评分等。

（1）对于未行手术治疗的成年患者，精液质量正常，有生育要求者，至少应每1～2年随访1次；对于未行手术治疗的青少年患者，若睾丸大小正常，至少应每年随访1次。

（2）对于接受药物治疗的患者，随访时限为3～6个月。第一次随访可在用药后2～4周进行，3～6个月再进行疗效评估，若无确切疗效，精液分析显示精子质量仍异常、相关疼痛症状仍较为严重，可推荐手术治疗。

（3）对于接受手术治疗的患者，第一次随访可在术后1～2周进行。主要随访内容是了解术后恢复情况及有无近期手术相关并发症；此后每3个月随访1次，至少随访1年或至患者配偶成功受孕，以及阴囊坠胀疼痛症状消失。

（4）在对精索静脉曲张伴有不育患者的治疗和随访过程中，还要关注其伴侣的情况，如女方年龄、生育能力状况等因素，并充分考虑夫妇双方在生育方面的需求和意愿，共同作出后续的治疗选择。

指南编写组成员

编写顾问：邓春华（中山大学附属第一医院）、商学军［南京大学医学院附属金陵医院（东部战区总医院）］

组长：孙祥宙（中山大学附属第一医院）

副组长（按姓氏拼音排序）：戴继灿（上海交通大学医学院附属仁济医院）、刘国昌（广州市妇女儿童医疗中心）、涂响安（中山大学附属第一医院）

编写成员（按姓氏拼音排序）：董强（四川大学华西医院）、方平（南方医科大学珠江医院）、郭巍（西宁市第一人民医院）、金晓东（浙江大学医学院附属第一医院）、荆涛（青岛大学附属医院）、孙祥宙（中山大学附属第一医院）、李铮（上海交通大学医学院附属第一人民医院）、李宏军（北京协和医院）、李明磊［首都医科大学附属北京儿童医院（国家儿童医学中心）］、李彦锋［陆军军医大学大坪医院（陆军特色医学中心）］、王传航（中日友好医院）、王亚轩（河北医科大学第二医院）、吴旻［上海市儿童医院（上海交通大学医学院附属儿童医院）］、许松［南京大学医学院附属金陵医院（东部战区总医院）］、张伟［南京大学医学院附属金陵医院（东部战区总医院）］、赵善超（南方医科大学第三附属医院）

编写秘书（按姓氏拼音排序）：韩大愚（中山大学附属第一医院）、欧阳斌（广州市第一人民医院）

参考文献请扫二维码查阅

（本文刊载于《中华男科学杂志》2022 年 8 月第 28 卷第 8 期第 756-767 页）

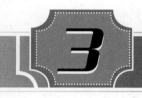 **男性生殖相关基因检测专家共识**

中华医学会男科学分会
男性生殖相关基因检测专家共识编写组

不孕不育已成为一个全球性的社会问题，影响着全世界约 10% 的育龄夫妇，其中男性不育约占 50%。遗传学异常是男性不育的重要病因之一，涉及多种疾病，如由于染色体异常或基因变异导致的非梗阻性无精子症（non-obstructive azoospermia，NOA）可高达 25%。随着二代测序（next-generation sequencing，NGS）技术开始应用于男性生殖领域，其比例逐年升高。遗传学检测已进入欧美多个男性生殖相关临床指南和共识，这些指南与共识均建议对严重少精子症和无精子症患者进行 Y 染色体微缺失筛查，对先天性双侧输精管缺如患者进行 *CFTR* 基因检测等。对致病基因进行检测，可明确男性不育病因，有助于治疗药物选择，预测睾丸外科取精成功概率及判断辅助生殖技术治疗预后，并为患者提供遗传学咨询。鉴于此，为了规范男性生殖相关基因检测的临床应用，中华医学会男科学分会组织本领域专家对相关基因检测适应证、检测方法、检测内容和检测意义等方面进行归纳总结，并结合我国的具体临床实践形成共识。

一、非梗阻性无精子症和重度少精子症

NOA 和重度少精子症占男性不育患者总数的 10%～20%。其中，染色体核型异常和 Y 染色体微缺失可解释 15%～20% 的 NOA 和重度少精子症病因。除此之外，近年已有较多研究证实多个单基因变异可导致 NOA。

（一）Y 染色体微缺失

Y 染色体长臂上存在着控制睾丸发育、精子发生及维持的区域，称为无精子症因子（azoospermia factor，AZF）。该区域易发生同源重组，从而导致缺失或重复，引起少精子症或无精子症。AZF 微缺失可解释 7.8% 的 NOA 和重度少精子症。根据缺失模式，AZF 主要划分为 AZFa、AZFb 和 AZFc 3 个区域。最常见的缺失类型为 AZFc b2/b4 亚型，占 60.32%。

1. 临床意义　AZFa 区完全缺失导致纯睾丸支持细胞综合征（sertoli cell only syndrome，SCOS）；AZFb 区及 AZFbc 区完全缺失会导致 SCOS 或精子成熟阻滞（maturation arrest，MA）。以上两类患者通过手术获得精子的概率几乎为零。AZFa、AZFb 区部分缺失类型可保留基因全部或部分编码区，有可能正常产生精子。AZFc 区缺失患者临床表现异质性高，50% 的 NOA 患者可通过睾丸手术取精获得精子。AZFc 区缺失将

遗传至男性后代，缺失区域可进一步扩大。AZFc 缺失患者的精子数目有进行性下降的趋势，应及早生育或冷冻保存精子。

2. 检测方法　对于精子浓度少于 $5×10^6/ml$ 的患者，推荐进行 Y 染色体微缺失检测。Y 染色体微缺失检测推荐以下 6 个基础位点检测，包括 sY84 及 sY86 对应 AZFa 区、sY127 及 sY134 对应 AZFb 区、sY254 及 sY255 对应 AZFc 区。为了区分部分缺失和完全缺失，建议在 6 个基础位点检测基础上进行拓展位点检测。Y 染色体微缺失检测方法包括但不局限于实时荧光定量聚合酶链反应（quantitative PCR，qPCR）、毛细管电泳（capillary electrophoresis，CE）、NGS 等。

Y 染色体 AZF 区域缺失的推荐检测位点主要根据欧美人群建立，是否完全适用于中国人群尚无定论。鼓励有条件的医疗机构通过高通量检测技术（如 NGS）进行深入研究。

（二）单基因致病变异

NOA 和重度少精子症的致病基因主要与精子发生相关。睾丸病理学表型包括 MA 及 SCOS。

1. 致病基因　致病基因涉及精子发生的多个生物学过程，包括且不局限于精原细胞增殖及分化（如 *NANOS1*、*SOHLH1*）、联会复合体形成（如 *SYCE1*、*SYCP2*、*SYCP3*、*TEX11*、*MEIOB*）、同源重组修复（如 *TEX15*、*FANCM*）、细胞间桥形成（*TEX14*）等，以上基因变异均可造成精子发生障碍。其中，*TEX11* 变异可解释约 2% 的 NOA 病因，其他基因所占比例尚不明确。

2. 检测意义和方法　上述基因变异导致的 NOA 患者，临床上通过手术获得精子的成功率较低。但临床病例积累尚不足，鼓励有条件的医疗机构进行相关研究，进一步积累变异和病理对应关系。推荐对 NOA 患者在手术取精前，使用 NGS 对无精子症相关致病基因进行检测。

二、梗阻性无精子症

（一）先天性输精管缺如

先天性输精管缺如（congenital absence of the vas deferens，CAVD）是梗阻性无精子症的重要病因之一，占不育男性的 1%～2%。CAVD 分为先天性单侧输精管缺如（congenital unilateral absence of the vas deferens，CUAVD）和先天性双侧输精管缺如（congenital bilateral absence of the vas deferens，CBAVD）。CBAVD 和部分 CUAVD 被认为是囊性纤维化的轻度临床表现。目前认为，CUAVD 伴肾脏发育不良或缺如与囊性纤维化无关。

1. 致病基因　*CFTR* 是囊性纤维化的致病基因。多项中国患者人群研究表明，*CFTR* 变异可解释 68%～80% 的 CBAVD 病因，以及 46%～67% 的 CUAVD 病因，这部分患者的 CAVD 被认为是囊性纤维化的轻度表现。除 *CFTR* 外，*ADGRG2* 基因可解释约 2% 的 CBAVD 病因，另外 18%～30% 致病因素仍然未知。

2. 检测意义和方法　CBAVD 患者和不存在肾脏异常的 CUAVD 患者应筛查 *CFTR*

基因，如存在变异，应继续筛查配偶 *CFTR* 基因，以判断后代患囊性纤维化风险。由于中国 CAVD 患者人群不存在高频率热点变异（如 F508del），推荐直接筛查 *CFTR* 基因全部编码区和 IVS9-5T。另外，推荐同时筛查 *ADGRG2* 基因，如存在变异，患者男性后代无遗传风险，女性后代为变异携带者。

（二）常染色体显性遗传多囊肾病

常染色体显性遗传多囊肾病（autosomal dominant polycystic kidney disease，ADPKD）的男性患者可出现精囊腺、附睾、前列腺部位等生殖道囊肿，引起严重少精子症、弱精子症、死精子症，甚至梗阻性无精子症，进而导致不育。

1. 致病基因 *PKD1*、*PKD2* 和 *GANAB* 基因变异可引起 ADPKD，分别占比80%~85%、15%~20% 和 0.3% 左右。

2. 检测意义和方法 *PKD1* 基因存在 6 个具有极高序列相似性的假基因，需要优化 NGS 捕获探针和 Sanger 测序验证引物，以达到准确检出目的。由于 ADPKD 为常染色体显性遗传性模式，遗传概率为 50%，建议进行遗传咨询，在生育时建议采取产前诊断或胚胎植入前遗传学检测（preimplantation genetic testing，PGT），避免疾病遗传给后代。

三、畸形精子症

畸形精子症（teratozoospermia），指精子正常形态所占百分比<4%。畸形精子症的表型具有明显异质性，不同患者的异常精子形态不同。特殊类型畸形精子症是指精子形态表现为某种高度一致性的畸形。现已明确的特殊类型畸形精子症主要包括精子尾部多发形态异常（multiple morphological abnormalities of the sperm flagella，MMAF）、大头多尾精子症（large-headed multiflagellar spermatozoa）、圆头精子症（globozoospermia）、无头精子症（acephalic spermatozoa syndrome）。

（一）精子尾部畸形

精子尾部畸形主要分为 MMAF 与原发性纤毛运动不良症（primary ciliary dyskinesia，PCD）两类。MMAF 主要表现为精子尾部形态异常，目前主要分为无尾、短尾、卷尾、折尾及尾部不规则增粗，其中短尾精子约占 50% 以上。由于精子尾部畸形影响精子运动能力，从而导致 MMAF 患者往往还伴发严重的弱精子症。PCD主要表现为呼吸道纤毛运动不良导致的慢性呼吸系统炎症（支气管扩张和鼻窦炎），如果合并胚胎节纤毛运动不良导致的内脏转位则称为卡塔格内综合征（Kartagener syndrome）。PCD 患者与 MMAF 患者在精子鞭毛形态异常表型相似，但 PCD 患者除了精子鞭毛形态异常之外，常伴有呼吸道感染及肺部感染等症状。

1. 致病基因 Ben 等首次提出 MMAF 概念并报道了第一个致病基因——*DNAH1*。截至目前，共报道了超过 20 个致病基因，可以解释约 60% 的 MMAF 致病原因。另外，已发现约 40 个 PCD 相关致病基因。PCD 与 MMAF 致病基因有所重叠，如 *CCDC39* 基因除了导致 PCD 之外，同时也被证实与 MMAF 表型有关。

2. 检测意义和方法 一般而言，遗传原因导致的 MMAF 不建议药物治疗，使用单精子卵细胞质内注射（intracytoplasmic sperm injection，ICSI）可有效帮助患者实现生育。因此，需要通过 NGS 进行 MMAF 相关基因检测。另外，部分报道表明，不同基因变异导致的 MMAF 可能导致不同的 ICSI 结局，但目前研究样本有限，鼓励有条件的中心开展不同基因变异导致的 MMAF 与 ICSI 结局的关系。

（二）精子头部畸形

精子头部畸形主要有大头精子、圆头精子、无头 / 大头针状精子、双头精子、梨形头精子及无定型头精子，而通常单一畸形精子超过 85% 的患者，基因异常概率较高，混合畸形精子症的患者出现基因异常的可能性较小。目前的研究主要针对大头精子症、圆头精子症和大头针状精子症的遗传基因有了比较明确的认识，而其他类型的头部畸形目前仍未找到明确的基因异常。

1. 大头多尾精子症　大头多尾精子症患者精液中精子头部形态 100% 异常，主要表现为精子形态异常（大头、多头、多尾、顶体异常），精子染色体荧光原位杂交（fluorescence in situ hybridization，FISH）提示精子染色体异常，从单倍体到四倍体不等。

（1）致病基因：*AURKC* 是目前导致大头多尾精子症的唯一明确基因，致病变异可使中期染色体错配，导致减数分裂失败和多倍体。

（2）检测意义和方法：通过基因检测明确为 *AURKC* 基因变异的大头多尾精子症患者，由于精子染色体大多呈非整倍体，辅助生殖技术治疗预后较差。

2. 圆头精子症　圆头精子症主要特征表现为顶体缺失，精子头部形状呈圆形。精子头部顶体缺失使得精子无法附着并穿过卵子透明带从而导致原发性不育。

（1）致病基因：遗传因素是导致圆头精子症的主要原因，现已报道的致病基因包括 *DPY19L2*、*PICK1*、*SPATA16* 等，其中 *DPY19L2* 基因变异或缺失是最常见的遗传因素。

（2）检测意义和方法：明确由于基因变异导致的圆头精子症患者，其生育后代的唯一途径为 ICSI，一般需结合卵母细胞激活完成受精，但其治疗结局有时依然并不理想。

3. 无头精子症　无头精子症主要表现为精液中有大量活动的大头针状精子，少部分精子有头部，但也与尾部呈不规则折角连接。由于这些精子几乎头尾完全分离，使其几乎不可能完成自然生育。

（1）致病基因：无头精子症一般为单基因隐性遗传模式，现已报道的致病基因包括 *SUN5*、*PMFBP1*、*BRDT*、*TSGA10* 等，其中 *SUN5* 和 *PMFBP1* 是导致无头精子症的最常见致病基因。

（2）检测意义和方法：无头精子症患者几乎无法完成自然生育，ICSI 是此类患者获得后代有效的方法。部分报道表明，不同基因变异导致的无头精子症可能导致不同的 ICSI 结局，但研究样本数有限。

此外，现已明确几种特殊畸形精子症的致病基因均为常染色体隐性遗传，没有明显热点突变，并非 PGT 适应证，但需告知患者遗传风险。

四、性发育障碍

男性性发育障碍（disorders of sexual development，DSD）主要以外生殖器男性化不足为特征，可有性腺发育异常，伴或不伴米勒管结构。根据患者染色体情况，分为46,XY DSD、46,XX DSD 及性染色体异常导致的 DSD。患者临床表现复杂多样，如46,XY DSD 患者外生殖器可表现为完全女性化到完全男性化。

46,XY DSD 发病率约为 1/6000，根据具体的发病原因分为睾丸发育不良、雄激素合成障碍、雄激素作用异常（如完全和部分雄激素不敏感综合征），其他原因如米勒管永存综合征和单纯性尿道下裂等。46,XX DSD 根据具体病因分为卵巢发育异常，母亲或胎儿雄激素过量及其他原因（如米勒管发育不良）导致的 DSD。性染色体异常主要是由于 47,XXY（Klineflter 综合征及变异型）、45,X/46,XY 或者 46,XX/46,XY 镶嵌导致的 DSD。

（一）致病基因

DSD 遗传背景复杂，包括多种基因变异。34%～45% 的 DSD 患者可明确致病基因。*NR5A1* 基因变异是 46,XY DSD 较为常见的病因，占 10%～20%。尿道下裂作为 DSD 的严重临床表现，约 50% 患者能检出 *SRD5A2* 或 *AR* 变异。

（二）检测意义和方法

不同基因变异导致的 DSD 的治疗方式和预后差异较大。例如，*SRD5A2* 异常可导致睾酮转化双氢睾酮障碍，可通过雄激素替代、外用双氢睾酮等方式治疗。*AR* 异常则提示激素替代治疗预后差或无效。推荐使用 NGS 对非染色体异常原因的 DSD 患者进行基因检测以明确病因。

五、特发性低促性腺激素性性腺功能减退症

特发性低促性腺激素性性腺功能减退症（idiopathic hypogonadotropic hypogonadism，IHH）是由于下丘脑促性腺激素释放激素（gonadotropin-releasing hormone，GnRH）合成、分泌或作用障碍，导致垂体分泌促性腺激素减少，进而引起性腺功能不足的疾病。临床根据患者是否合并嗅觉障碍，将 IHH 分为两类，即伴有嗅觉受损者的卡尔曼综合征（Kallmann syndrome）和嗅觉正常的 IHH（normosmic IHH，nIHH）。

（一）致病基因

目前已发现超过 30 个基因可导致 IHH，可解释约 50% 的病例，其中 2.5% 的患者可发现 2 个或 2 个以上的基因变异，即存在寡基因致病模式。IHH 可伴发其他身体异常，如联带运动（*ANOS1*）、牙发育不全（*FGF8/FGFR1*）或听力损失（*CHD7*）等，应在临床检查中加以关注，以降低漏检率。中国人群 IHH 患者中常见的基因异常有 *PROKR2*、*CHD7*、*FGFR1*、*ANOS1* 等，推荐优先进行筛查。IHH 新致病基因仍在不断被发现，用于临床诊断时应该评估临床证据是否充分。

（二）检测意义和方法

IHH 致病基因遗传模式各有不同。例如，*ANOS1* 基因为 X 染色体隐性遗传，而

FGFR1 和 *PROKR2* 为常染色体显性遗传。需注意的是，部分常染色体显性遗传的 *IHH* 基因存在外显率不全，即使变异遗传给后代，也可能不发病或症状较轻微，在遗传咨询时需加以说明。基因检测结果可用于提示 IHH 治疗，例如，GnRH 受体基因 *GNRHR* 发生变异，可能预示 GnRH 脉冲治疗预后差；*PROKR2* 变异患者可能人绒毛膜促性腺素（human chorionic gonadotropin，hCG）治疗预后差，但上述证据尚不充分，鼓励有条件的医疗中心进行相关研究。推荐使用 NGS 对 IHH 致病基因进行检测。

六、基因检测结果对临床管理的影响

基因检测可明确不育症的具体病因，以此判断药物治疗效果、显微取精或辅助生殖技术治疗的预后，并预测后代遗传风险。然而，多数基因变异的发生率低，且有很多变异致病性尚不明确，需不断积累相关基因诊断和临床数据，以进一步提高基因检测临床使用价值。

（一）减少尝试性治疗

对于原因不明或特发性男性不育症，患者可能经历多次无效的试验性治疗。基因检测可帮助部分患者明确病因，从而选择合适的治疗方案。具体包括以下几方面。

1. 减少不必要的药物治疗　例如，*DNAH1* 基因变异可导致精子尾部畸形率高，药物治疗无效，可建议行 ICSI，有文献证明其妊娠结局良好。

2. 判断显微取精手术预后　AZFa 或 AZFb 区完全缺失的 NOA 患者，通过显微取精手术几乎不可能获得精子；*TEX11* 基因变异可导致减数分裂停滞而引起 NOA，通过显微取精手术获得成熟精子概率较低。

3. 辅助生殖技术治疗预后　由 *AURKC* 基因变异导致的大头多鞭毛精子，其基因组为多倍体，ICSI 妊娠结局差；部分 MMAF 相关基因如 *DNAH17*、*CFAP65* 等发生变异可能导致 ICSI 预后不良，但由于研究病例数较少，证据尚不充分。

（二）遗传咨询

部分由于遗传异常导致的男性不育患者可通过促性腺激素（gonadotropic hormone，GTH）或 GnRH 补充治疗或替代治疗、显微取精手术等方式成功生育生物学后代。该类患者需重视遗传咨询，防止子代出现相同症状。在明确基因诊断结果和临床意义后，对于符合适应证的患者可建议产前诊断或 PGT。

七、基因检测方法对结果准确性的影响

基因检测技术发展至今已有多种方法，它们因其各自的优势和劣势，一般存在最佳适用场景。目前，在临床基因检测中比较常见的技术主要包括 Sanger 测序、实时定量 PCR、NGS 等。Sanger 测序和实时定量 PCR 的适用范围相似，主要应用于单碱基位点变异或者小片段插入缺失的检测，其优势在于准确性高、检测速度快，但缺点是检测通量较低。NGS 的出现弥补了此缺点，极大降低了对多个基因区域同时进行测序的时间和费用，数据准确性高，已被临床广泛用于遗传病诊断，同时更快推动了疾病的研究进展（表 3-1）。

表 3-1　常用基因检测技术的比较

	Sanger 测序	实时定量 PCR 技术	NGS
适用范围	适用于少量位点的检测，可检测已知与未知变异	适用于少量位点的检测，只能检测已知变异	适用于全基因组检测，可检测已知与未知变异
检测通量	每个反应只能检测一条序列	受限于可用荧光通道数，只能检测少数位点变异	高通量检测
准确性	准确性高	准确性高	确性较高
检测费用	少量位点检测成本较低，但如在单个样本内检测位点较多时，成本极高	采用荧光显色法，单位点成本高	总体费用较高，但单位点检测成本低
临床应用	较多用于 NGS 结果的验证	主要用于单个基因或少数位点的基因检测	主要应用于单基因遗传病的诊断

注：PCR. 聚合酶链反应；NGS. 二代测序。

　　由于男性不育遗传病因学极为复杂，涉及基因较多，且变异大多未经报道，建议使用 NGS 同时对多个相关基因进行检测，推荐使用 NGS panel 对本共识推荐的致病基因进行变异检测。相对于全外显子组测序（whole exome sequencing，WES），NGS panel 具有以下优点：①仅检测具有明确临床证据的基因，避免误诊；② NGS panel 可通过增加探针覆盖，检测有明确临床意义的非外显子区域，这些区域在 WES 检测中会被遗漏；③在检测成本低于 WES 的前提下，NGS panel 可获得更高测序深度和均一性，从而保证检出敏感性和特异性，有利于提示镶嵌变异。

　　需要注意的是，当检测目标基因区域存在特殊性，可能导致检测结果错误或漏检：①同源假基因的影响。男性生殖相关基因中，相当一部分存在同源假基因，如 ADPKD 致病基因 *PKD1*，IHH 致病基因 *ANOS1*，与 DSD 相关的先天性肾上腺皮质增生致病基因 *CYP21A2*，其假基因同源性>90%，部分外显子区域同源性>98%。同源性高的区域会严重影响基因检测结果，因此，应该对该类基因在实验方法或生物信息学算法上进行优化以区分真假基因，找到真正的致病位点。推荐在文库构建过程中，通过加入抑制探针，抑制假基因的扩增，从而对真基因/功能基因进行富集，提高基因检测对真假基因的识别能力。②拷贝数变异影响。拷贝数变异特别是杂合型、镶嵌型拷贝数缺失，需优化 NGS panel 探针设计或补充其他检测方法，以避免假阳性或漏检；当存在某些复杂类型的结构变异时，需优化生物信息学算法，以避免遗漏真实存在的变异导致假阴性。

　　此外，鉴于男性生殖相关基因的高度遗传异质性，鼓励有条件的医疗机构在中华医学会男科学分会统筹协调下，协作建立中国人群特有男性生殖相关基因数据库和与之对应的表型数据库，以便为后续的临床基因诊断和遗传咨询提供坚实的数据支撑。

　　总之，遗传学检查对于指导男性生殖相关疾病诊疗有重要意义，基因检测适应证及处理策略需要在临床中不断完善。随着检测技术飞速发展及更多临床研究的开展，基因检测在男性生殖相关疾病诊断中的应用也将更加深入与规范。

专家共识编写组成员

编写顾问：邓春华（中山大学附属第一医院）、谷翊群（国家卫生健康委科学技术研究所）

组长：商学军［南京大学医学院附属金陵医院（东部战区总医院）］

副组长：李铮（上海交通大学医学院附属第一人民医院）、孙斐（南通大学医学院）

编写成员（排名不分先后）：杨晓玉（江苏省人民医院）、史轶超（常州市第二人民医院）、颜宏利（海军军医大学长海医院）、卢慕峻（上海交通大学医学院附属仁济医院）、张峰彬（浙江大学医学院附属妇产科医院）、金晓东（浙江医科大学第一附属医院）、傅强（山东省立医院）、张志超（北京大学第一医院）、彭靖（北京大学第一医院）、杜强（中国医科大学附属盛京医院）、高勇（中山大学附属第一医院）、刘贵华（中山大学附属第六医院）、王瑞（郑州大学第一附属医院）、王涛（华中科技大学同济医学院附属同济医院）、刘刚（中信湘雅生殖与遗传专科医院）、周兴（湖南中医药大学第一附属医院）、李和程（西安交通大学医学院第二附属医院）、蒋小辉（四川大学华西第二医院）、安淼（上海交通大学医学院附属仁济医院）

执笔专家：杨晓玉（江苏省人民医院）、刘贵华（中山大学附属第六医院）、安淼（上海交通大学医学院附属仁济医院）

参考文献请扫二维码查阅

（本文刊载于《中华男科学杂志》2020 年 9 月第 26 卷第 9 期第 844-851 页）

4 精子鞭毛多发形态异常诊治专家共识

中华医学会男科学分会
精子鞭毛多发形态异常诊治专家共识编写组

畸形精子症是导致男性不育的主要原因之一。随着高通量测序等遗传学技术的发展，近年特殊类型畸形精子症的研究日趋深入和完善，但其诊断与治疗亟需规范。鉴于此，中华医学会男科学分会组织本领域专家对精子鞭毛多发形态异常（multiple morphological abnormalities of the sperm flagella，MMAF）的精子形态学特点、基因诊断及治疗方法等方面进行归纳总结，并结合我国的具体临床实践制定本共识，以供临床参考。

MMAF 是一种特殊类型的弱、畸形精子症，表现为精子鞭毛的多种形态异常，如鞭毛缺失、弯曲、卷曲、短小或口径不规则。该疾病在 2014 年被定义，之前通常被称为短尾精子症。目前国内外尚无发病率方面的统计。MMAF 患者的精子鞭毛常表现出与轴丝微管 "9+2" 排列有关的超微结构异常，如缺乏中央微管对、轴丝紊乱、纤维鞘（fibrous sheath，FS）和线粒体鞘异常等，进而影响精子的运动能力，导致男性不育。

一、病因与遗传学研究

MMAF 主要由遗传致病基因突变所致，如 *DNAH1*、*DNAH2*、*DNAH8*、*DNAH10*、*DNAH17*、*CFAP43*、*CFAP44*、*CFAP47*、*CFAP58*、*CFAP65*、*CFAP69*、*CFAP206*、*WDR66*、*FSIP2*、*TTC21A*、*TTC29*、*SPEF2*、*QRICH2*、*DZIP1*、*DRC1* 等基因是 MMAF 已明确的致病基因。

二、诊断

（一）临床表现

MMAF 患者通常以原发不育就诊，除部分伴原发性纤毛运动障碍或伴卡塔格纳综合征（Kartagener syndrome）等全身性疾病外，一般无其他特殊临床症状。

（二）MMAF 精子形态学特征

1. MMAF 精子大体形态学　可通过光学显微镜对 MMAF 进行精子形态学的初步诊断（图 4-1）。精子出现严重的鞭毛异常，包括弯曲、短小、卷曲、缺失、鞭毛宽度不规则的特征。精子浓度正常或低于正常参考值（15×10^6/ml），运动精子占比通常<5%（实际通常接近或等于 0），前向运动精子占比接近或等于 0，正常鞭毛形态占比<4%。

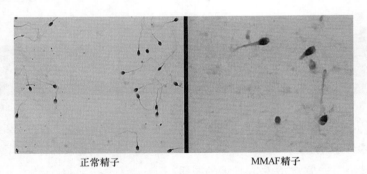

正常精子　　　　　　　　　　　MMAF精子

图 4-1　光学显微镜下人类正常与 MMAF 精子形态图（改良巴氏染色法，×100）

2. MMAF 精子超微电镜形态学　精子鞭毛的作用是维持精子运动活力。鞭毛由轴丝组成，轴丝内包含 9 个双联微管和 1 对中央微管，以 "9＋2" 模式组织起来。外围的双联微管（peripheral microtubule doublets，DMT）通过连接蛋白 - 动力蛋白调节复合物相互连接，并通过被称为辐条（radial spokes，RS）的多蛋白 T 形结构连接到中央微管。动力蛋白调节复合物不仅赋予轴丝结构稳定性，还充当信号分子的支架用以调节鞭毛摆动。内动力蛋白臂（inner dynein arm，IDA）和外动力蛋白臂（outer dynein arm，ODA）的多蛋白 ATP 酶复合物构成了运动蛋白复合物，是鞭毛摆动的关键要素。IDA 和 ODA 连接到每个双联微管中的 A 型微管，并通过锚定至相邻双联微管中的 B 型微管提供轴丝滑动和鞭毛运动。精子鞭毛分为中段、主段和末段 3 个主要区域。中段包含线粒体鞘和外周致密纤维（outer dense fiber，ODF）；主段部分包括 FS 和 2 个大的纵向柱，连接到双联微管 3 和 8 上，部分置换 ODF，并通过半圆形肋条连接；末段仅由轴丝组成，没有任何轴丝周围结构。

在超微水平上通过透射电镜分析 MMAF 患者精子鞭毛结构发现，MMAF 的精子轴丝和轴丝周围结构的严重紊乱有关，包括缺乏中央微管和 / 或 DMP、缺失动力蛋白臂、以 FS 增厚为表现的 FS 发育不良等（图 4-2）。

3. 辅助检查　MMAF 患者的精液常规参数存在差异，通常伴有少、弱精子。精浆生化、精子存活率、性激素、生殖系统检查、核型分析等对诊断和鉴别诊断有一定价值。

4. 基因诊断　目前已发现多个基因变异可导致 MMAF，其中 *DNAH1*、*DNAH2*、*DNAH8*、*DNAH10*、*DNAH17*、*CFAP43*、*CFAP44*、*CFAP47*、*CFAP58*、*CFAP65*、*CFAP69*、*CFAP206*、*WDR66*、*FSIP2*、*TTC21A*、*TTC29*、*SPEF2* 和 *QRICH2* 在多篇论文、不同人种或在多个研究中心中被报道，是已明确的致病基因。目前，基因诊断的方法是全外显子组测序或全基因组测序联合 Sanger 测序进行验证。由于目前 MMAF 的致病基因并未完全发现，为了增强基因诊断能力和通量，不建议只用少数基因 panel 进行捕获测序来寻找 MMAF 的致病基因突变。

（1）*DNAH1*：是第一个被发现的人类 MMAF 致病基因，并以常染色体隐性遗传模式致病。在中国人群中 *DNAH1* 基因突变可解释 31%～57% MMAF 的致病原因。*DNAH1* 突变导致 RS 与 IDA 之间的锚定作用减弱，并进一步削弱 RS 与中央微管之间

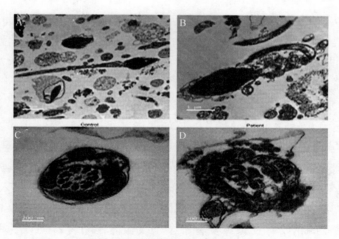

图 4-2 人类精子鞭毛电镜图（透射电镜，×10 000）

注：A 和 C. 正常精子；B 和 D. MMAF 精子。引自 Sha YW, Liu WS, Wei XL, et al. Biallelic mutations in sperm flagellum 2 cause human multiple morphological abnormalities of the sperm flagella（MMAF）phenotype. Clin Genet, 2019, 96（5）: 385-393.

的附着力，导致中央微管的缺失，引起 MMAF。

（2）*DNAH2*：以常染色体隐性模式致病。*DNAH2* 突变引起中央微管和 IDA 缺失，以及线粒体鞘的缺陷。通过研究 *DNAH2* 基因敲除小鼠发现 *DNAH2* 缺乏会影响发育中精细胞的鞭毛延伸和区室化（compartmentalization），最终导致成熟精子发生MMAF。

（3）*DNAH8*：以常染色体隐性遗传模式导致 MMAF。在中国人群中，*DNAH8* 基因突变可解释约 2% MMAF 的致病原因。*DNAH8* 突变引起中央微管和 DMT 的缺失、ODF 的错位及 ODA 的拆解或缺失。

（4）*DNAH10*：以常染色体隐性遗传模式导致 MMAF。在中国人群中，*DNAH10* 基因突变可解释 0.78%MMAF 的致病原因。*DNAH10* 编码 IDA 重链成分，*DNAH10* 基因突变的男性精子缺乏 IDA。研究人员在 *DNAH10* 敲除或表达 MMAF 对应突变的小鼠模型中重现了 MMAF 表型。

（5）*DNAH17*：以常染色体隐性遗传模式导致 MMAF。*DNAH17* 基因突变在 MMAF 中所占百分比未见报道。*DNAH17* 基因突变可导致 ODA 缺失，第 4～7 位的 DMT 缺失概率增高。*DNAH17* 基因敲除小鼠也表现出 MMAF 表型，以及完全紊乱的轴丝结构。该小鼠中还存在许多细胞核形状畸形的伸长精子及未完成精子发生并凋亡的精子细胞。

（6）*CFAP43* 或 *CFAP44*：以常染色体隐性遗传模式导致 MMAF。在中国人群中，这 2 个基因突变可解释 13%～38% MMAF 的致病原因；在北非国家、中东国家和法国人群中，这 2 个基因突变可解释 12%～21% MMAF 的致病原因。透射电镜观察到携带这 2 种突变的患者精子中央微管缺失、FS 肥大增生。*CFAP43* 或 *CFAP44* 基因敲除小鼠的精子均可重现出人 MMAF 表型特点。

（7）*CFAP47*：以 X 染色体连锁的遗传模式导致 MMAF。所有携带半合子 *CFAP47* 变异的男性都表现出典型的 MMAF 表型，超微结构显示轴丝异常，包括 ODF 排列错误、DMT 和中央微管缺失。*CFAP47* 突变小鼠模型中雄性不育、精子活力降低、鞭毛形态和运动异常。

（8）*CFAP58*：以常染色体隐性遗传模式导致 MMAF。在中国人群中，*CFAP58* 基因突变可解释 3.6%～5.6% MMAF 的致病原因。透射电镜发现携带 *CFAP58* 基因突变患者的精子呈现明显轴丝和线粒体鞘畸形。*CFAP58* 基因敲除小鼠出现雄性不育，并出现严重的鞭毛缺陷，与 MMAF 患者精子表型一致。

（9）*CFAP65*：以常染色体隐性遗传模式导致 MMAF。在中国人群中，*CFAP65* 突变可解释 6.7%～6.8% MMAF 的致病原因。精子超微结构和免疫染色分析显示携带 *CFAP65* 基因突变的精子存在顶体发育不全、线粒体鞘断裂、FS 增生和中央微管缺失等严重缺陷。*CFAP65* 基因缺失小鼠的精子表型与人 MMAF 相一致。

（10）*CFAP69*：以常染色体隐性遗传模式导致 MMAF。在中国人群中，*CFAP69* 突变可解释 5.7% MMAF 的致病原因。*CFAP69* 纯合突变的精子中大多数检测到中央微管的缺失，精子"9+2"结构异常。*CFAP69* 基因敲除小鼠的精子可重现人 MMAF 表型。

（11）*CFAP206*：以常染色体隐性遗传模式导致 MMAF。在中国人群中，*CFAP206* 突变可解释 0.6% MMAF 的致病原因。*CFAP206* 编码的蛋白是 RS 与 IDA 之间的微管对接接合器蛋白。患者精子细胞免疫染色实验显示，WDR66 和 RSPH1 蛋白缺乏，表明 RS、钙调素和 RS 相关复合物缺陷严重。纯合 *CFAP206* 基因敲除小鼠表现出雄性不育，精子鞭毛表现为卷曲和弯曲。

（12）*WDR66*：以常染色体隐性遗传模式导致 MMAF。*WDR66* 又被称为 *CFAP251*，其编码产物是一种轴丝蛋白，定位于径向辐条 3 底部的钙调蛋白和辐条相关复合物，与 DNAH1 蛋白定位相邻。在中国人群中，*WDR66* 突变可解释约 5% MMAF 的致病原因。*WDR66* 的缺失影响了线粒体鞘的形成，并导致 ODF 和 DMT 异常定位和组装。

（13）*FSIP2*：以常染色体隐性遗传模式导致 MMAF。在中国人群中，*FSIP2* 突变可解释约 5% MMAF 的致病原因。透射电镜结果显示，携带突变患者的精子鞭毛呈现 FS 完全紊乱。免疫荧光染色证实中央微管、IDA 和 ODA 结构均发生异常。

（14）*TTC21A*：以常染色体隐性遗传模式导致 MMAF。在中国人群中，*TTC21A* 突变可解释约 5% MMAF 的致病原因。携带该基因突变患者除了表现为 MMAF 典型特征外，还包括精子头与鞭毛连接异常。*TTC21A* 编码一种鞭毛内转运相关蛋白。*TTC21A* 基因突变小鼠表现为精子鞭毛的结构缺陷以及连接段的异常。

（15）*TTC29*：以常染色体隐性遗传模式导致 MMAF。在中国人群中，*TTC29* 突变可解释 3.8% MMAF 的致病原因。所有携带 *TTC29* 突变的患者都表现出典型的 MMAF 表型，以及轴丝或其他轴丝周围结构的显著紊乱。*TTC29* 突变的雄性小鼠也表现出精子活力降低、鞭毛超微结构异常和雄性生育能力低下。

（16）*SPEF2*：以常染色体隐性遗传模式导致 MMAF。在中国人群中，*SPEF2* 突变可解释约 5% MMAF 的致病原因。透射电镜分析显示患者精子轴丝结构紊乱、线粒体鞘缺损。

（17）*QRICH2*：以常染色体隐性遗传模式导致 MMAF。在中国人群中，*QRICH2* 基因突变可解释 MMAF 的百分比尚不清楚，但其他国家的研究结果显示，*QRICH2* 基因突变或可解释约 1% MMAF 的致病原因。*QRICH2* 基因敲除雄性小鼠呈现 MMAF 表型和不育。体外实验表明，*QRICH2* 通过稳定和增强与精子鞭毛发育相关蛋白的表达，参与精子鞭毛的发育。此外，*QRICH2* 基因杂合变异与 MMAF 发生无关。

（18）*DZIP1*：以常染色体隐性遗传模式导致 MMAF。在中国人群中，*DZIP1* 突变可解释约 3% MMAF 的致病原因。*DZIP1* 突变患者呈现严重的 MMAF 表型，主要体现在无鞭毛的高畸形率＞90%。*DZIP1* 基因敲除小鼠的精子呈现出鞭毛缺失、细胞质残留和头部异常等表型。

（19）*DRC1*：以常染色体隐性遗传模式导致 MMAF。在中国人群中，*DRC1* 突变可解释约 2% MMAF 的致病原因，患者的精子表现出典型的 MMAF 特征。*DRC1* 突变的雄性小鼠呈现 MMAF 表型和不育。

（20）其他：除了上述 20 个 MMAF 致病基因外，研究者们在人或小鼠中还发现了其他 MMAF 相关基因，包括 *CFAP70*、*CFAP91*、*ARMC2*、*CEP135*、*AK7*、*DNAH6*、*WDR19*、*IFT74*、*STK33*、*LRRC8A*。但由于这些基因及突变与 MMAF 之间的因果关系尚不足够充分，需要更多的证据支持这些基因突变与人 MMAF 之间的关系。

5. 睾丸组织病理学　睾丸组织病理学检查对诊断 MMAF 的临床价值不大，不作为常规推荐。

三、治疗

（一）药物治疗

MMAF 患者药物治疗效果尚不明确。

（二）辅助生殖

关于不同致病基因突变与单精子卵细胞质内注射（intracytoplasmic sperm injection，ICSI）结局的关系，有研究表明，MMAF 患者行 ICSI 能成功妊娠并生出健康后代。但具体到携带不同基因突变的患者，其 ICSI 结局可能会有差异。

根据目前已有研究总结如下：携带 *DNAH1*、*DNAH2*、*CFAP43*、*CFAP44*、*CFAP70*、*TTC29* 基因突变的 MMAF 患者有较好的 ICSI 辅助生育结局；携带 *DNAH17*、*CFAP65*、*CEP135* 基因突变的 MMAF 患者的 ICSI 结局较差，但需要更多证据进一步证实；携带 *DNAH6*、*SPEF2* 等基因突变的 MMAF 患者的 ICSI 结局尚不明确。

（三）遗传咨询

遗传咨询对于 MMAF 患者十分必要。如果通过基因诊断找到致病基因，应建议 MMAF 患者的配偶也进行相应的基因检测。如果配偶亦被发现在相同基因上携带 MMAF 相关突变，医师应建议配偶行胚胎植入前遗传学检测，避免再次出现 MMAF 患病后代。

专家共识编写组成员

　　组长：商学军［南京大学医学院附属金陵医院（东部战区总医院）］

　　编写成员（按姓氏拼音排序）：安庚（广州医科大学附属第三医院）、陈浩（南通大学医学院生殖医学研究院）、陈厚仰（江西省妇幼保健院）、李达（中国医科大学附属盛京医院）、李琳［首都医科大学附属北京妇产医院（北京妇幼保健院）］、罗韬（南昌大学生命科学研究院）、沙艳伟［厦门大学附属妇女儿童医院（厦门市妇幼保健院）］、商学军［南京大学医学院附属金陵医院（东部战区总医院）］、杨慎敏［南京医科大学附属苏州医院（苏州市立医院）］、杨晓玉（南京医科大学第一附属医院）

　　执笔专家：沙艳伟［厦门大学附属妇女儿童医院（厦门市妇幼保健院）］、李琳［首都医科大学附属北京妇产医院（北京妇幼保健院）］、杨晓玉（南京医科大学第一附属医院）

参考文献请扫二维码查阅

（本文刊载于《中华男科学杂志》
2021 年 10 月第 27 卷第 10 期第 948-953 页）

中华医学会男科学分会
圆头精子症诊治专家共识编写组

　　畸形精子症是导致男性不育的主要原因之一。随着高通量测序等遗传学技术的发展，近年特殊类型畸形精子症的研究日趋深入和完善，但其诊断与治疗亟需规范。鉴于此，中华医学会男科学分会组织本领域专家对圆头精子症（globozoospermia）的精子形态学特点、基因诊断及治疗方法等方面进行归纳总结，并结合我国的具体临床实践制定本共识，以供临床参考。

　　圆头精子症是一种临床罕见的导致男性不育的特殊类型畸形精子症，在男性不育症中的发生率约为 0.1%。圆头精子症的主要特征为精子头部呈圆形且伴顶体缺失。由于圆头的精子缺乏顶体，无法穿越透明带并使卵母细胞受精，进而导致不育。圆头精子症的主要病因是遗传因素，参与顶体形成过程的关键基因突变，导致顶体缺失，形成圆头精子症，但其病因尚未完全阐明。根据圆头精子所占的比例，圆头精子症可分为两型：①Ⅰ型又称完全型，即精液中 100% 为圆头精子；②Ⅱ型又称部分型，精液中圆头精子比例超过 80%，但有一部分正常顶体或小顶体精子。目前尚无有效方法治疗圆头精子症，单精子卵细胞质内注射（intracytoplasmic sperm injection，ICSI）是患者生育后代的唯一可能途径。

一、病因与遗传学研究

　　精子顶体形成历经高尔基体期、顶体帽期、顶体期和成熟期。细胞内质网合成的前顶体颗粒运输到高尔基体加工，加工后释放为顶体小囊，再由蛋白运输到细胞核前端，这些小囊互相融合形成一个大的囊泡称为顶体。顶体形成过程中，通过顶体支架细胞骨架蛋白和精子核膜紧密连接。在小鼠动物模型上，已经发现超过 50 个基因与顶体形成有关（http://www.informatics.jax.org），包括 *Gopc*、*Atg7*、*Spata16*、*Dpy1912*、*Zpbp1*、*Pick1*、*Spink2*、*Ccdc62*、*Ccdc136*、*C2cd6*、*Ccin*、*C7orf61*、*Dnah17*、*Ggn*、*Hrb*、*Csnk2a2*、*Gba2*、*Hsp90b1*、*Vps54*、*Fads2*、*Spaca1*、*Galnt3*、*Sirt1*、*Gm130*、*Au040320*、*Tmf1*、*Ara60*、*Nhe8*、*Mfsd14A*、*Setd2* 和 *Vps13b* 等。

　　*PICK*1、*SPATA*16 和 *DPY*19L2 等基因致病变异已证实会导致人类精子顶体完全缺失和圆头精子。其他报道的人圆头精子症相关基因还包括 *SPACA1*、*ZPBP1*、*SPINK2*、*CCDC62*、*C2CD6*、*CCIN*、*C7orf61*、*DHNA17* 和 *GGN4*。PICK1 是一种小鼠和人的组织中普遍表达的外周膜蛋白，定位于小鼠睾丸源自高尔基体的顶体前囊泡，参与从高

尔基体到精子顶体的囊泡运输，其功能缺失导致圆头精子症。SPATA16 是一种睾丸特异表达蛋白，其导致圆头精子症的机制尚不明确。DPY19L2 是一种睾丸特异表达的跨膜蛋白，定位于精子细胞的内核膜，连接精子顶体膜和核膜，其功能缺失导致在精子变形阶段精子顶体与细胞核分离。

二、诊断

（一）临床表现

圆头精子症患者通常表现为不育，与正常人群相比无其他特征性临床表现。

（二）精子活力和浓度

与正常男性相比，圆头精子症患者的精子活力明显下降，这可能与圆头精子的钙通道缺失、钙离子调节能力下降、细胞内钙离子浓度降低有关。但也有学者认为，圆头精子症患者的精子活力与正常人群无明显差异。一般认为圆头精子症患者的精子浓度及总数与正常人群无显著差异，但 Eskandari 等对 30 例圆头精子症进行检测发现其精子浓度显著低于正常人群。圆头精子症患者的精子活力和浓度的特征仍需大样本研究进一步证实，特别是结合致病基因和突变位点进行分析。

（三）精子形态学特征

精子形态学分析对圆头精子症的诊断有决定性意义。

1. 精子大体光镜形态学 Ⅰ型圆头精子症光镜下最突出的特征是精子头部均为小圆头。Ⅱ型圆头精子症除了有一定比例的圆头精子外，还存在部分尖头和不定型头，甚至有头部形态正常的精子（图 5-1）。

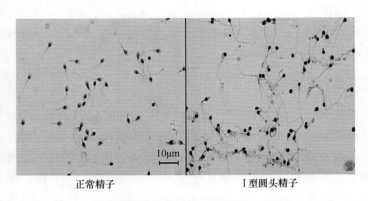

正常精子 Ⅰ型圆头精子

图 5-1 精子大体光镜形态学（Diff–Quik 染色法，×100）

2. 精子超微电镜形态学 电镜下可观察到精子核质松散及核区空泡化现象，这可能与组蛋白替代不完善、染色质浓缩异常有关；颈部线粒体明显减少且排列杂乱；部分精子鞭毛微管"9＋2"结构排列混乱甚至缺失（图 5-2）。

3. 遗传学诊断 目前发现的人类圆头精子症遗传模式均为常染色体隐性遗传疾病。*DPY19L2* 定位于 12q14.2，目前被认为是人类圆头精子症的主要致病基因，其缺失或突变的发生率为 19.0%～77.8%，其中大片段缺失占 *DPY19L2* 相关的圆头精子症

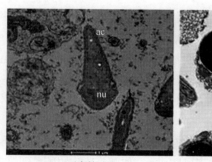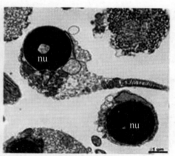

正常精子　　　　　　　　　Ⅰ型圆头精子

图 5-2　精子超微透射电镜图形态学（×10 000）

注：ac. 精子顶体；nu. 精子细胞核。

的 80.4%，这是由于该基因两端存在两段大小约 28 kb 低拷贝数重复序列在减数分裂时非等位基因同源重组造成的。*DPY19L2* 点突变位点大多发生在该基因的 8～11 号外显子。对圆头精子症患者的遗传学诊断建议先进行 *DPY19L2* 基因缺失和 / 或点突变的筛查。如果没有发现 *DPY19L2* 基因致病变异，则建议行基因 panel 或全外显子组基因测序。

三、治疗

完全圆头精子症患者的精子缺少有功能的顶体，导致其无法自然生育。目前认为 ICSI 是其生育后代的唯一可能途径。自 1994 年瑞典学者首次报道圆头精子症患者通过 ICSI 生育一对双胎以来，陆续有一些关于圆头精子症患者通过辅助生殖成功生育的个案报道，但 ICSI 受精率较低，完全受精失败机会较高，可能是由圆头精子顶体缺乏磷脂酶 Cζ（PLCζ）导致卵子激活失败所致。近年来，虽然 ICSI 联合卵子激活（artificial oocyte activation，AOA）技术的应用显著提高了圆头精子的受精率，但部分患者依然完全不受精。

部分圆头精子症患者的精液中存在一部分小顶体和 / 或正常顶体的精子，但其 IVF 或 ICSI 的受精率仍低于其他不育人群，其中 ICSI 的受精率要高于 IVF。由于小顶体精子及正常顶体的精子仍可能含有卵母细胞激活物质，故常规 ICSI 仍作为部分圆头精子症的首选方案，但对于受精率低下或完全受精失败的患者，ICSI 联合 AOA 有助于提高卵母细胞的受精率。

（一）不同致病基因突变与 ICSI 结局的关系

DPY19L2 基因纯合缺失或点突变是引起圆头精子症的主要病因，因此，国内外报道的圆头精子症患者通过 ICSI 成功生育的案例大多是该基因突变携带者。有国外学者比较了 *DPY19L2* 基因缺失或突变与没有该基因突变导致的圆头精子症患者的 ICSI 结局发现，这两类圆头精子症患者的辅助生殖结局并无明显差异。*SPATA16* 基因突变导致的圆头精子症患者目前只有 1 例成功生育的报道。其他基因突变导致的圆头精子症辅助生殖结局鲜有报道。

（二）如何提高 ICSI 妊娠率

尽管圆头精子症患者通过 ICSI 联合 AOA 明显提高了辅助生殖的受精率，但其配偶的妊娠结局仍不容乐观。形态选择性单精子卵细胞质内注射（intracytoplasmic morphologically selected sperm injection，IMSI）联合 AOA 可能改善圆头精子症患者的辅助生殖结局。

（三）遗传咨询

对圆头精子症患者进行遗传诊断和遗传咨询非常重要。若圆头精子症患者检测到相关基因突变，建议其配偶也行相关基因检测。如果配偶也检测到携带相关基因突变，建议行胚胎植入前遗传学检测，避免再次出现圆头精子症后代。此外，圆头精子症干扰精子染色质的稳定性和完整性，易导致减数分裂异常引起精子的染色体数目或结构异常。

专家共识编写组成员

组长：商学军［南京大学医学院附属金陵医院（东部战区总医院）］

编写成员（按姓氏拼音排序）：李琳［首都医科大学附属北京妇产医院（北京妇幼保健院）］、刘明兮（南京医科大学生殖医学国家重点实验室）、沙艳伟［厦门大学附属妇女儿童医院（厦门市妇幼保健院）］、商学军［南京大学医学院附属金陵医院（东部战区总医院）］、史轶超（南京医科大学附属常州第二人民医院）、田汝辉（上海交通大学医学院附属第一人民医院）、王雄（烟台毓璜顶医院）、吴欢（安徽医科大学第一附属医院）、杨晓玉（南京医科大学第一附属医院）、张欢（中信湘雅生殖与遗传专科医院）

执笔专家：杨晓玉（南京医科大学第一附属医院）、李琳［首都医科大学附属北京妇产医院（北京妇幼保健院）］、沙艳伟［厦门大学附属妇女儿童医院（厦门市妇幼保健院）］

参考文献请扫二维码查阅

（本文刊载于《中华男科学杂志》2021 年 11 月第 27 卷第 11 期第 1035-1038 页）

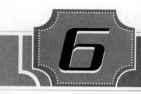
无头精子症诊治专家共识

中华医学会男科学分会
无头精子症诊治专家共识编写组

　　畸形精子症是导致男性不育的主要原因之一。随着高通量测序等遗传学技术的发展，近年来，特殊类型畸形精子症，如无头精子症的研究日趋深入和完善，但其诊断与治疗亟需规范。鉴于此，中华医学会男科学分会组织本领域专家对无头精子症的精子形态学特点、基因诊断及治疗方法等方面进行归纳总结，并结合我国的具体临床实践制定本共识，以供临床参考。

　　无头精子症是一种非常罕见的严重畸形精子症，指精液中大部分精子表现为无头的精子尾或无尾的精子头，以及少量头尾连接松散的精子。在无头精子症的研究历史中，该疾病亦被称为大头针样精子（pinhead sperm）和断头断尾精子（decapitated and decaudated spermatozoa syndrome，DDS）。目前国内外尚无发病率方面的统计。

一、病因与遗传学研究

　　无头精子症主要由遗传致病基因突变引起。在中国人群中，已确定头-尾连接的关键基因突变是无头精子症的致病因素，其中 *SUN5*、*PMFBP1*、*TSGA10*、*BRDT*、*HOOK1*、*CEP112*、*SPATC1L* 和 *ACTRT1* 是已报道的致病基因。

二、诊断

（一）临床表现
　　无头精子症患者通常以原发不育就诊，一般无特殊的临床症状。
（二）精子形态学特征
　　1. 精子大体形态学　正常精子由头部、颈部和尾部鞭毛组成。头部由细胞核和顶体组成。鞭毛分为中段、主段和尾段，其中中段由外到内由线粒体鞘（mitochondrial sheath）、外周致密纤维（outer dense fiber，ODF）和纤维鞘（fibrous sheath，FS）包裹。颈部亦称为连接段（connecting piece），连接头部和鞭毛，由小头（capitulum）、中心粒和节柱（segmented columns）组成。小头呈弯曲的板状结构，由致密纤维样结构组成，小头前与核后端植入窝（implantation fossa）处的基板（basal plate）相接，将颈部与精子头相连；后将近端中心粒的前侧包围。近端中心粒外侧被节柱包裹，而节柱的远端附着在鞭毛中段的 ODF 上。基板、小头和节柱共同组成头-尾偶联装置（head-tail coupling apparatus，HTCA）（图 6-1）。

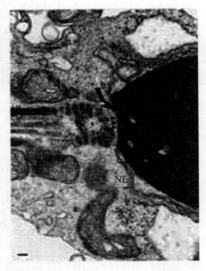

**图 6-1　正常精子头尾部连接的透射电镜图
（×10 000）**

注：精子胞核浅凹处为植入小窝（粗弧状箭头指示），在植入小窝处的核膜（NE）无核孔和呈现收缩核周囊泡，在植入小窝处靠近核膜外侧为基板（箭头指示），近端中心粒（星状），近端中心粒周围的节柱［图片引自 Chemes HE，Puigdomenech ET，Carizza C，et al. Acephalic spermatozoa and abnormal development of the head-neck attachment a human syndrome of genetic origin. Hum Reprod，1999，14（7）：1811-1818］。

无头精子症可通过光镜进行精子形态学初步诊断（图 6-2A 和 B）。精液中30%～100% 的精子为头部缺失、头部与尾部断开或连接松散。鞭毛前端有一"极小头"，看起来像不透明的小点。根据《WHO 人类精液检查与处理实验室手册》（第 5 版）提供的改良巴氏染色后，"极小头"呈淡粉色，与正常精子细胞核呈现的深紫色形成鲜明对比，这表明"极小头"中无细胞核，缺乏精子头部特征。大部分的尾部可以活动，但只有极少数可以前向运动。

2. 精子超微电镜形态学　无头精子症在 HTCA 中具有典型的超微结构异常（图 6-2 C～F）。根据超微结构观察精子颈部的断裂位点，可分为Ⅰ、Ⅱ和Ⅲ 3 种亚型：①Ⅰ型无头精子在两个中心粒之间断开，其缺陷的遗传机制和病因尚不明确；②Ⅱ型无头精子的断裂点在细胞核与近端中心粒之间；③Ⅲ型无头精子的断裂点在远端中心粒和精子鞭毛中段之间。一些断裂的头部后端凸起，缺少植入窝和基板。早期的电镜研究会提示

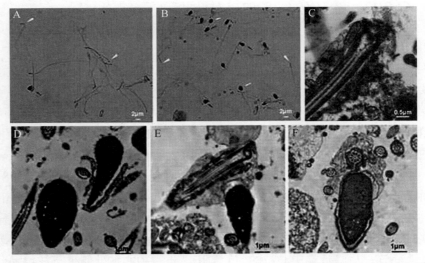

图 6-2　人类无头精子光镜（改良巴氏染色法，×100）和电镜（透射电镜，×10 000）形态图

注：A～B. 初步形态；C～F. 超微结构异常［引自 Zhu F，Wang F，Yang X，et al. Biallelic SUN5 mutations cause autosomal-recessive acephalic spermatozoa syndrome. Am J Hum Genet，2016，99(4): 942-949］。

无头精子发生的可能机制。研究表明在精细胞阶段，高尔基复合体在中心粒和顶体之间膜泡系统的过量产生，可能影响精子的头-尾附着。鞭毛向细胞核后端的迁移和定位，或者一些干扰植入窝和基板形成的细胞核缺陷也是导致无头精子产生的原因。此外，连接段中节柱的缺失可引起近端中心粒和远端中心粒之间分离，进而导致头-尾分离。这些早期超微电镜观察到的机制也与近年通过人类遗传学手段鉴定到的基因突变对应的致病机制相吻合。

3. 辅助检查 无头精子症患者的精液常规参数存在差异，较多表现为少、弱精子，精子参数在正常范围的患者亦存在。

4. 基因诊断 目前已发现多个基因可导致人类无头精子症，其中 *SUN5*、*PMFBP1* 和 *TSGA10* 在多篇论文或不同人种中被报道，是已明确的致病基因。目前，基因诊断的方法是全外显子组测序或全基因组测序联合 Sanger 测序进行验证。由于目前无头精子症的致病基因并未完全发现，为了增强基因诊断能力和通量，不建议只用少数基因 panel 进行捕获测序来寻找无头精子症的致病基因突变。

Ⅰ型无头精子症的遗传机制和病因尚不明确，有待进一步研究。目前已证实 *SUN5*、*PMFBP1* 和 *HOOK1* 3 个基因的突变与Ⅱ型无头精子症的发生有关。

SUN5 是第一个被发现的人类无头精子症致病基因，并以常染色体隐性遗传模式致病。*SUN5* 的 Sad1 和 UNC84 结构域（*SUN5/SPAG4L*）位于精子头尾连接处，可能介导中心体束缚到核膜。*SUN5* 基因特异性表达于睾丸中，是基底小体对面核膜上的跨膜蛋白，具有促进植入窝与基底小体之间的连接和相互作用，确保头部锚定在精子尾，其缺失会导致核膜与 HTCA 之间的连接断裂，进而引起无头精子症。*SUN5* 基因突变可解释 30%～45% 无头精子症的致病原因。

PMFBP1 是另一个重要的无头精子症致病基因，并以常染色体隐性模式致病。*PMFBP1* 基因突变可解释 10%～30% 无头精子症的致病原因。免疫荧光染色发现 PMFBP1 蛋白位于 SUN5 和 SPATA6 蛋白之间，形成"三文治"结构。PMFBP1 可能作为脚手架蛋白连接 HTCA 与精子核膜。

HOOK1 基因属于 HOOK 蛋白家族成员，是一种独特结构的微管，可有效连接颈部微管和鞭毛结构。HOOK1 蛋白的功能不仅与转运有关，而且与精子头尾耦合有关，在精子发生过程中调节中心体和核膜之间的附着。

Ⅲ型无头精子症已经证实与 *TSGA10* 和 *BRDT* 突变有关。*TSGA10* 双等位基因突变亦被多项研究报道可导致无头精子症。TSGA10 蛋白在人类精子中高表达，免疫荧光染色发现 *TSGA10* 基因突变的无头精子的断裂点位于精子尾部中段，线粒体鞘断成两部分，一部分连着头部，另一部分连着尾部，使得断开的头部和尾部均连有线粒体。TSGA10 可能参与中心粒的装配和功能，并且在精子头尾连接过程中发挥作用。轴丝中的中央微管和周围双联微管缺失，表明 *TSGA10* 突变可能导致轴丝的损伤。*BRDT* 基因位于染色体 1p22.1，由 21 个外显子组成，在人和小鼠的睾丸中均特异表达，*BRDT* 功能受损会影响精子核膜处的结构与功能。通过对 1 例近亲结婚家系的无头精子症患者的研究发现，*BRDT* 基因突变可能通过上调胞内运输相关基因的表达，进而引起高尔基体复合物的过量产生，从而最终导致无头精子症。

除了上述无头精子症致病基因外，研究者们在无头精子患者中发现了 *CEP112*、*SPATC1L* 和 *ACTRT1* 基因突变。CEP112 是调控中心体相关蛋白，其与无头精子症发病机制不明；SPATC1L 主要在精子的头尾连接处表达；*ACTRT1* 基因敲除小鼠表现出类似无头精子的表型。尚需更多的研究来支持这些基因与无头精子症之间的关系。

此外据报道，一些基因如 *Prss21*、*Oaz3*、*Odf1*、*Cntrob*、*Spata6*、*Rimbp3* 可在小鼠中引起无头精子样表型，但尚无在人无头精子症患者中这些基因存在突变的报道。

5. 睾丸组织病理学　睾丸组织病理学检查对诊断无头精子症的临床价值尚不明确。

三、治疗

（一）药物治疗

无头精子症患者的药物治疗效果尚不明确。

（二）辅助生殖

1. 不同致病基因突变与单精子卵细胞质内注射（intracytoplasmic sperm injection，ICSI）结局的关系　无头精子症患者常无法自然生育，ICSI 是该类患者获得生物学后代的主要方法，可通过将头尾连接异常的精子或无尾的头部和断头的尾部一起注射到卵细胞的胞质内。研究表明，无头精子症患者行 ICSI 能获得良好的妊娠结局。然而，具体到携带不同基因突变的患者，其 ICSI 结局可能会有差异。

因 *SUN5*、*PMFBP1* 和 *HOOK1* 基因导致的 II 型无头精子症比其他亚型获得更好的 ICSI 结局，已有妊娠和活产婴儿出生。已有多项研究表明，携带 *SUN5* 基因突变的精子通过 ICSI 技术与配子结合可获得良好的妊娠结局，表明 *SUN5* 基因突变患者的无头精子不会影响辅助生育的结局。同样，通过 ICSI 技术能让携带 *PMFBP1* 基因突变男性患者的配偶成功妊娠并分娩健康婴儿。携带 *HOOK1* 基因突变的患者通过 ICSI 技术实现了婴儿活产。然而，也有研究报道 *HOOK1* 基因突变可能影响 ICSI 的受精率。

对于 *TSGA10* 及 *BRDT* 基因突变导致的 III 型无头精子症，常常因父系中心粒的缺陷导致胚胎发育停滞，进而引起临床妊娠的失败。男方携带 *TSGA10* 基因突变的 ICSI 结局尚不明确。Sha 等报道因胚胎质量差而失败，Liu 等虽然报道成功妊娠，但最终结局未明。大多数学者认为，ICSI 的失败很可能与 TSGA10 蛋白参与中心粒结构或功能有关。因为近端中心粒在人胚胎精卵原核联合过程中至关重要，若中心粒发生缺陷，后续胚胎发育会受到严重影响。但也有研究认为，具有 *TSGA10* 基因突变的患者预期具有良好的 ICSI 结局。

有研究报道，携带 *SPATC1L* 基因突变的患者经过 4 次 ICSI 尝试均未产生可移植的胚胎，提示 *SPATC1L* 缺陷可能影响早期胚胎发育。而携带 *ACTRT1* 基因突变患者的配偶仅通过人工授精已成功临床妊娠。

对于 I 型无头精子症，由于缺乏远端中心粒，ICSI 结局不佳。但这些结果还需要进一步观察研究。

值得注意的是，采用 ICSI 治疗时，成熟的精子头部在射精或获能后从尾部脱落，如果患者射出精液中没有精子头部，可从睾丸中收集精子进行 ICSI；即使此类患者的正常形态精子百分率是 0，仍可找到数个有完整头部的精子或松散的无尾精子头部。当然，确定高比例和单一类型精子畸形患者无头精子症相关的基因变异和形态学亚型在临床上仍有一定意义。

2. 遗传咨询　　遗传咨询对于无头精子症患者很有必要。对于无头精子症患者，如果通过基因诊断找到致病基因，那么女方也应进行相应的基因检测。如果女方亦被发现在相同的基因上携带无头精子症相关突变，医师应建议其配偶行胚胎植入前遗传学检测以避免再次出现无头精子症后代。

专家共识组编写成员

组长：商学军［南京大学医学院附属金陵医院（东部战区总医院）］

编写成员（按姓氏拼音排序）：谷龙杰（华中科技大学同济医学院附属同济医院）、黄翔［山西省儿童医院（山西省妇幼保健院）］、李琳［首都医科大学附属北京妇产医院（北京妇幼保健院）］、刘贵华（中山大学附属第六医院）、沙艳伟［厦门大学附属妇女儿童医院（厦门市妇幼保健院）］、商学军［南京大学医学院附属金陵医院（东部战区总医院）］、田二坡（成都西囡妇科医院）、严令华（上海桐树生物科技有限公司）、杨晓玉（南京医科大学第一附属医院）、杨镒豇（四川大学华西第二医院）、朱复希（安徽医科大学第一附属医院）

执笔专家：李琳［首都医科大学附属北京妇产医院（北京妇幼保健院）］、杨晓玉（南京医科大学第一附属医院）、沙艳伟［厦门大学附属妇女儿童医院（厦门市妇幼保健院）］

参考文献请扫二维码查阅

（本文刊载于《中华男科学杂志》
2021 年 12 月第 27 卷第 12 期第 1140-1144 页）

7 大头精子症诊治专家共识

中华医学会男科学分会
大头精子症诊治专家共识编写组

畸形精子症是导致男性不育的主要原因之一。随着高通量测序等遗传学技术的发展，近年特殊类型畸形精子症的研究日趋深入和完善，但其诊断与治疗亟须规范。鉴于此，中华医学会男科学分会组织本领域专家对大头精子症的精子形态学特点、基因诊断及治疗方法等方面进行归纳总结，并结合我国的具体临床实践制定本共识，以供临床参考。

一、定义

大头精子症（macrozoospermia）是一种罕见的男性不育症，精液中接近 100% 的精子表现为大头、中段异常、多鞭毛和精子核为多倍体。大头精子症亦被称为大头多鞭毛多倍体精子（large-headed multiflagellar polyploid spermatozoa）、大核精子（macronuclear spermatozoa）或多尾精子（multi-tailed spermatozoa）。

二、病因与遗传学研究

大头精子症的遗传致病因素主要是 *AURKC* 的双等位基因突变，但仍有部分病例中未发现 *AURKC* 基因突变，表明可能存在其他机制导致的大头精子症。

三、诊断

（一）临床表现

大头精子症患者通常以原发性不育就诊，一般无特殊的临床症状。

（二）精子形态学特征

1. 大头精子光镜形态学　大头精子症可通过光镜进行精子形态学初步诊断，建议观察时使用标准显示屏、带有标尺的可测量精子头大小的 CASA 系统观察。近 100% 的精子表现为形态异常，具有超大不规则的头、异常的顶体和中段，以及多鞭毛（平均有 3.6 个，可高达 6 个）；大多数精子为多倍体，且精子细胞核体积上呈现 3 倍的增加，部分精子伴有尾部与头部分离（图 7-1）。

2. 大头精子超微电镜形态学　电镜分析显示大头精子存在一系列超微结构异常，主要包括细胞核体积成倍增加、顶体过度发育且畸形（图 7-2）。

3. 辅助检查　大头精子症患者的精液伴有严重少、弱精子症，精浆生化、精子存

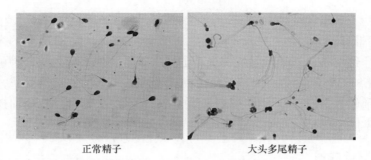

正常精子　　　　　　　　　大头多尾精子

图 7-1　正常精子和大头精子光镜图（Diff–Quik 染色法，×100）

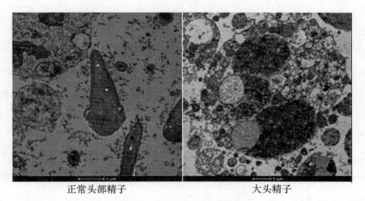

正常头部精子　　　　　　　　大头精子

图 7-2　正常头部精子和大头精子电镜图（透射电镜图，×10 000）

活率、生殖激素、生殖系统检查及染色体核型分析等对诊断和鉴别诊断有一定价值。

4. 基因诊断　*AURKC* 是第一个也是目前唯一被发现的人类大头精子症的致病基因，呈常染色体隐性遗传模式。*AURKC* 基因突变可解释 50%～100% 大头精子症的致病原因。所有确定因 *AURKC* 突变导致的大头精子症患者，其精子近 100% 为大头精子；然而，无 *AURKC* 突变的大头精子症患者，其大头精子占比普遍偏低（＜75%）。目前，对 *AURKC* 第 3 个和第 6 个外显子进行测序是适用于所有出现大头精子症患者的一线遗传学检测手段。全外显子组测序亦可作为一种替代性检测方法。

5. 睾丸组织病理学　睾丸组织病理学检查对诊断大头精子症临床价值不大，不作为常规推荐。

四、治疗

（一）药物治疗

大头精子症患者药物治疗的效果尚不明确。

（二）辅助生殖技术

1. *AURKC* 基因突变的大头精子症　研究表明，即使经过非常精准的形态学选择，也不应尝试对 *AURKC* 突变患者行单精子卵细胞质内注射（intracytoplasmic sperm injection，ICSI）治疗，因为对大头精子进行荧光原位杂交技术（fluorescence in situ hybridization，FISH）分析发现，所有精子均为非整倍体。因此，因 *AURKC* 基因突变所致的大头精子症患者可寻求供精助孕或收养方式。

2．未携带 *AURKC* 突变的大头精子症　对于未携带 *AURKC* 突变的大头精子症患者，预后并非绝对不良。尽管其配偶受孕的概率很低，但不应忽视这种可能性。应对此类患者行精子 FISH 检测以评估整倍体的比例。如果其配偶自然受孕，建议做好产前诊断及产前筛查。对于行辅助生殖技术的患者，有必要行胚胎移植前遗传学检测技术，筛选正常胚胎移植，避免其配偶流产或生育畸形儿。

专家共识编写组成员

组长：商学军［南京大学医学院附属金陵医院（东部战区总医院）］

编写成员（按姓氏拼音排序）：高勇（中山大学附属第一医院）、李琳［首都医科大学附属北京妇产医院（北京妇幼保健院）］、刘文生（南方医科大学珠江医院）、卢少明（山东大学附属生殖医院）、陆金春（东南大学附属中大医院）、聂洪川（中信湘雅生殖与遗传专科医院）、沙艳伟［厦门大学附属妇女儿童医院（厦门市妇幼保健院）］、商学军［南京大学医学院附属金陵医院（东部战区总医院）］、严令华（上海桐树生物科技有限公司）、杨晓玉（南京医科大学第一附属医院）、张峰彬（浙江大学医学院附属妇产科医院）

执笔专家：沙艳伟［厦门大学附属妇女儿童医院（厦门市妇幼保健院）］、李琳［首都医科大学附属北京妇产医院（北京妇幼保健院）］、杨晓玉（南京医科大学第一附属医院）

参考文献请扫二维码查阅

（本文刊载于《中华男科学杂志》
2022 年 5 月第 28 卷第 5 期第 471-473 页）

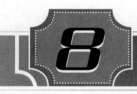

早泄诊断与治疗指南

中华医学会男科学分会
早泄诊断与治疗指南编写组

随着人民对美好生活的需求日益增长，早泄也得到越来越多的关注，相关领域诊疗进展迅速。中华医学会男科学分会组织相关领域专家进行了新版早泄诊断与治疗指南的编写。编写组群策群力，集思广益，力求使本书保持中国特色，增加了更多中国原创临床研究成果，同时也注意吸收世界先进研究、应用、进展内容。同时，对指南的部分结构进行调整，偏重临床诊疗，适合广大男科医师临床应用。

一、定义与分类

（一）定义

早泄（premature ejaculation，PE）是常见的男性性功能障碍，必须包含 3 个要素：①较短的射精潜伏期；②缺乏射精的控制能力；③由上述两方面对患者和 / 或性伴侣造成的困扰和人际交往障碍。

国际疾病分类 11 版（international classification of diseases-11，ICD-11）和精神障碍统计及诊断手册 - Ⅴ（diagnostic and statistical manual of mental disorders- Ⅴ，DSM-Ⅴ）对早泄均有最新修改的定义。

国际性医学会（International Society for Sexual Medicine，ISSM）于 2013 年 4 月修订了旧指南，制定了《国际性医学会 2014 年版早泄诊治指南》，进一步明确了原发性和继发性早泄的定义：①从初次性交开始，经常或总是在插入阴道后 1 min 左右射精（原发性早泄），或者射精潜伏期有显著缩短，通常小于 3 min（继发性早泄）；②总是或几乎总是不能延迟射精；③消极的身心影响，如苦恼、忧虑、沮丧和 / 或躲避性生活等。

《国际性医学会 2014 年版早泄诊治指南》对继发性早泄的定义给出了客观数据来界定，并注明该定义仅适用于阴道内性生活类型。

因《国际性医学会 2014 年版早泄诊治指南》对于早泄的定义具有循证医学基础，同时对原发性和继发性早泄进行了界定，故作为本指南的推荐定义。

（二）新分类

基于对数个版本的早泄指南尤其是 DSM- Ⅴ（ISSM 修订版）及 ICD-11 的归纳整理，将早泄分为以下 4 类，即原发性早泄、继发性早泄、自然变异性早泄及主观性早泄。

该分类涵盖了不同的病理生理学基础，有利于为患者提供不同的治疗方案（表 8-1）。

表 8-1 早泄分类

属性	原发性早泄	继发性早泄	自然变异性早泄	主观性早泄
阴道内射精潜伏期	很短（1 min 左右）	短（<3 min）	正常	正常或延长
症状	持续性	新出现的早泄，继发于某个已知的病因；既往射精时间正常	不一致	主观上的早泄，尽管射精时间正常
病因	神经生物学的及遗传的	医学的或心理的	境遇性	心理的
治疗	药物伴咨询	药物伴心理治疗	心理教育	心理治疗必要时辅以药物治疗
患病率	低	低	高	高

二、对生活质量的影响

在性交过程中，早泄患者较难达到放松的状态，他们对性生活和性关系的满意度不及射精时间正常的男性，性生活频率也更低。目前，关于早泄对患者及性伴侣生活质量影响的研究虽然在设计方法和评估手段上存在差异，但结果一致表明，早泄给患者和性伴侣带来更明显的个人苦恼情绪。早泄对患者的自信心、自尊心及两性关系存在负面影响，可能给患者带来焦虑、尴尬甚至抑郁情绪。早泄甚至在一定程度上已成为单身男性寻找新伴侣的阻碍之一。

（一）女性性伴侣对早泄的影响

女性性功能障碍可能增加性伴侣发生早泄的风险，但女性性功能障碍是否会导致早泄目前尚不明确。与之相反的是，已有较多证据显示，男性早泄可能对女性性功能产生负面影响。早泄患者的性伴侣发生女性性功能障碍的风险更高，其性欲、性唤起、性高潮等方面均受到一定影响，从而降低其对性生活的满意程度，继而产生对性关系的苦恼情绪。女性性伴侣的不满和双方整体生活质量受影响已经成为早泄患者就诊的重要原因之一。因此，临床医师应将早泄视为伴侣双方共同的问题。尽管目前尚无对照研究明确女性性伴侣在早泄治疗中的作用，但女性性伴侣共同参与早泄患者的治疗过程是较为重要但非必需的因素之一。

（二）早泄的流行病学与病因

1. 流行病学 尽管人们对早泄的认识已经超过 100 年，但其患病率至今尚不清楚。不同流行病学研究报道的早泄患病率差异巨大，其主要原因在于既往长期缺乏早泄的准确定义，并且早泄涉及个人隐私，其敏感性影响调查结果的可靠性、个体和文化差异导致对早泄的认知不同。

早泄作为一种"最常见的男性性功能障碍"，其患病率为 20%～30%。但由于该结论缺乏客观标准，因而对于该病的患病率也具有巨大争议。从目前较低的早泄就诊量分析，早泄患病率不太可能高达 20%～30%。在 2 项关于普通男性人群阴道内射精潜伏期（intra-vaginal ejaculatory latency time，IELT）的五国（美国、英国、土耳其、荷兰和西班牙）研究中，IELT中位值分别为 5.4 min（0.55～44.10 min）和 6.0 min（0.1～52.7 min），其中 2.5% 的男性 IELT<1 min，6.0% 的男性 IELT<2 min，基于该数据和 ISSM 的早泄定义，满足 IELT 为约 1 min 的原发性早泄患病率很可能不超过总人群的 4%。由于多数早泄男性未寻求治疗，故早泄的患病率和就诊量之间存在显著差异。在就诊的早泄患者中，有 36%～63% 为原发性早泄，16%～28% 为继发性早泄。

2. 病因　早期研究对早泄认识模糊。经典理论认为早泄具有心理因素或人际关系基础，很大程度上是由于焦虑或早期仓促性经验导致的调节性改变。近 20 年来，已经初步建立了早泄病因学的体细胞和神经生物学假说。目前解释早泄的多种生物因素包括中枢神经系统 5-羟色胺（5-hydroxytryptamine，5-HT）神经递质紊乱、阴茎头敏感性过高、遗传变异、勃起功能障碍（erectile dysfunction，ED）、前列腺炎、甲状腺疾病、心理因素、内分泌因素等。

三、诊断与评估

（一）病史

早泄的诊断主要依据病史，特别是性生活史。详细询问病史可以区分原发性、继发性、自然变异性和主观性早泄。询问内容应包括 IELT、早泄发生的时间（从第一次性生活开始一直都早泄或某个时间点后出现早泄）和是否为自然变异性（在某种特定环境下或与某一特定伴侣）。此外，还应注意射精的控制力、双方的满意度、性刺激程度、对性活动和生活质量的影响、药物的使用和滥用的情况。病史采集时需要询问其勃起功能、性欲、性高潮等其他性功能特征，也需要询问排尿状况、会阴部疼痛情况等症状，与 ED、慢性前列腺炎等疾病相鉴别；同时应注意，ED 和慢性前列腺炎经常合并早泄，注意在这些患者中询问早泄情况（推荐）。

（二）阴道内射精潜伏期

IELT 的定义是阴茎插入阴道至射精开始的时间，可通过秒表测量。在日常门诊工作中，自我评估的 IELT（eIELT）或秒表测量的 IELT（sIELT）均可用于区分早泄类型，但针对正常男性性生活时间的评价中，eIELT 比 sIELT 有过高的趋势，不推荐直接替代应用。单用 IELT 还不足以定义早泄，因为早泄患者和正常人群在 IELT 上存在显著的重叠。在早泄的三要素中，IELT 对自我控制有显著的直接影响，对相关个人苦恼和性交满意度无显著影响，但秒表测量的 IELT 仍是临床试验必需的（推荐）。

最近国内有研究发现，射精前阴道内抽动次数（number of intravaginal thrusts before ejaculation，NITBE）对早泄的评价要优于 IELT，但有待于临床更多研究来证实。

（三）早泄评估问卷

目前常用的评估问卷有 3 种，分别是早泄量表（the premature ejaculation profile，PEP）、早泄指数（the index of premature ejaculation，IPE）、早泄诊断工具（premature ejaculation diagnostic tool，PEDT）。这 3 种量表中，PEDT 的使用更为广泛。国内一项多中心研究发现，PEDT 量表具有良好的内部一致性、信度和效度，对我国早泄患者有

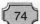

良好的预测能力（推荐）。

由于早泄定义三要素中，早泄患者有苦恼、困扰、挫折和人际关系困难，故早泄患者常常伴有心理异常，对于早泄患者的心理健康问卷也很有必要。有研究对 1010 例早泄患者采用 PEDT、国际勃起功能指数问卷表（international index of erectile function，IIEF）-5、广泛性焦虑障碍量表（general anxiety disorder-7，GAD-7）和患者健康问卷（patients health questionnaire-9，PHQ-9）等量表进行评估。结果发现，82.07% 的早泄患者伴有焦虑症状，74.68% 伴有抑郁症状。有条件的单位可选择性应用各类心理量表，对于伴有严重心理疾病的早泄患者，建议到专业精神或心理医师处进一步评估和处理。

（四）体格检查（推荐）

重点是男性外生殖器和第二性征检查，是否伴随包皮过长、包茎、阴茎头包皮炎、阴茎弯曲畸形、阴茎海绵体硬结症等生殖器异常，另外还应检查其他血管、内分泌和神经系统，排除其他慢性疾病、内分泌疾病、自主神经病、慢性前列腺炎等。

（五）实验室检查（可选）

有文献报道，血清睾酮水平与早泄严重程度呈明显正相关，特别是游离睾酮在早泄患者中可有升高。黄体生成素、催乳素、促甲状腺素等其他激素水平对其也有一定影响。早泄患者血清 5-HT 浓度明显低于正常男性。

（六）辅助检查

1. 阴茎神经电生理检查　使用阴茎神经电生理检查可以测定会阴部各类感觉阈值、诱发电位、阴茎交感神经皮肤反应，并可辅助判断阴茎头、阴茎背神经、交感神经兴奋性（可选）。

2. 阴茎生物感觉阈值测定　可以初步判断阴茎头、体部神经反应性，但检测时应尽量除外主观因素（可选）。

3. 球海绵体反射潜伏时间测定　特异性较差（不推荐）。

4. 经直肠超声检测精囊　增大的精囊使精液更易进入后尿道，从而产生更大的压力，进而加速射精。有研究发现，早泄与精囊平均宽径之间呈正相关（可选）。

5. 脑功能磁共振成像（functional magnetic resonance imaging，fMRI）　通过 fMRI 来测定大脑某些区域活动度及脑皮质厚度可能有助于早泄的诊断（可选）。

（七）早泄的诊断流程

早泄的诊断流程见图 8-1。

（八）早泄诊断的循证水平及推荐级别

早泄诊断的循证水平及推荐级别见表 8-2 和表 8-3。

表 8-2　循证医学推荐分级及证据分级水平

推荐等级	证据等级	依据
A	I a	相关随机对照研究的系统评价或 meta 分析
	I b	至少有 1 个设计合理的随机对照研究结果

（待　续）

（续　表）

推荐等级	证据等级	依据
B	Ⅱa	至少有1个设计合理的非随机对照研究结果
	Ⅱb	至少有1个设计合理的单向队列研究
	Ⅲ	设计合理的非实验性研究，如对照研究、相关研究、病例分析等
C	Ⅳ	专家委员会的报告、意见或临床经验

表8-3　早泄诊断的循证水平及推荐级别

项目	证据等级	推荐等级	项目	证据等级	推荐等级
病史	Ⅰa	A	血清5-HT	Ⅳ	C
体格检查	Ⅰa	A	阴茎神经电生理检查	Ⅲ	C
IELT	Ⅱa	B	阴茎生物感觉阈值测定	Ⅳ	C
患者报告结果：PEP、IPE、PEDT量表	Ⅱb	B	经直肠超声检测精囊	Ⅳ	C
实验室检查	Ⅲ	C	脑功能磁共振成像	Ⅳ	C
性激素	Ⅳ	C			

注：IELT. 阴道内射精潜伏期；PEP. 早泄量表；IPE. 早泄指数；PEDT. 早泄诊断工具；5-HT. 5-羟色胺。

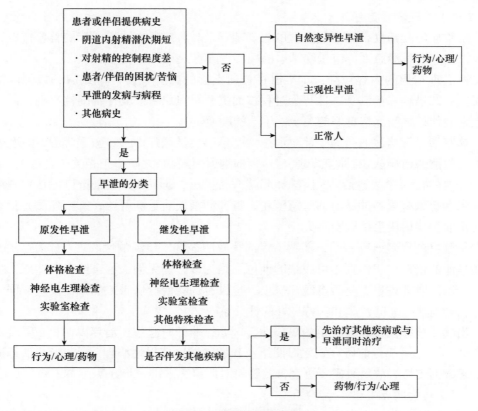

图8-1　早泄诊断流程图

四、治疗

（一）总论

在明确诊断与分类的基础上，在医师指导下与患者及配偶共同制定治疗目标及治疗方案。

早泄治疗的目标是延长时间，提高控制力，改善性生活满意度，不应该简单追求时间的延长，也不能忽视伴侣间感情及身体的交流。与患者及其伴侣讨论治疗期望，轻松和谐、消除焦虑有助于提高早泄治疗的效果。

早泄的治疗方法包括药物治疗、行为疗法、性心理干预。综合治疗对提高疗效和依从性应受到更多关注。早泄患者应在医师指导下进行自我健康管理，并长期治疗。治疗方案尽可能个性化，如治疗初期和病情较重时可多种治疗联合使用，病情好转和稳定时可减少或减量治疗，治疗的调整应在不影响疗效的前提下，依次梯度减少，最终达到以最小的代价获得最大的治疗效果。病情出现反复时可恢复或调整治疗。规律性生活和规律给药有助于早泄的治疗。继发性早泄以治疗病因为主，可同时针对早泄进行药物治疗。主观性早泄和自然变异性早泄，原则上先进行伴侣指导和教育。对于主观性早泄，当患者及伴侣要求强烈时，也可进行口服药物治疗。早泄药物治疗时应考虑生育的需求。

（二）心理和行为疗法

从临床经验角度，患者及配偶的心理辅导及教育应排在早泄治疗的首要位置，所有寻求治疗的早泄患者都应接受基本的性心理教育或辅导（表 8-4）。

性心理指导的内容包括：①早泄在普通人群的患病率及平均 IELT，以消除早泄的误区；②描绘和谐满意的性行为过程从而提高早泄患者及其伴侣的性兴趣，同时鼓励患者和伴侣之间保持良好的关于性生活的沟通。

这些指导策略目的是为了让早泄患者有信心尝试医疗干预，减少焦虑，并改变以往对性生活的错误认知，同时改善与伴侣的沟通模式。

经典的行为疗法包括动 - 停法和阴茎头挤捏法：①动 - 停法是指伴侣帮助刺激阴茎，患者感到有射精冲动时即示意停止，待冲动消失后重新开始；②挤捏法是指在患者射精前，伴侣用手挤压阴茎头。

尽管目前许多研究表明，药物治疗的疗效明显优于单纯的性心理 - 行为疗法，但其在早泄的治疗中仍占据不可或缺的地位，因为该方法无创，不会给患者造成伤害或痛苦，不需要考虑患者是否有既往病史，也没有药物治疗所带来的不良反应，同时还促使患者与伴侣之间建立和保持良好的性关系。

当然，该疗法也存在一定的局限性，例如，非即时起效、治疗周期长、需要双方配合等，同时由于目前研究缺乏对照组及长期随访，使得性心理 - 行为疗法的远期疗效缺乏数据支持，故后续需要更完善的随机对照研究来进一步证实。

（三）药物联合心理 - 行为疗法

虽然单用心理 - 行为疗法的疗效尚未有足够的证据支持，但已有多项比较药物联

合心理 - 行为疗法与单纯药物疗法的对照研究支持联合疗法的优越性。这些研究中使用的药物种类存在差异，包括达泊西汀、帕罗西汀、西酞普兰、氯米帕明等，但联合疗法均在改善 IELT 及相关量表评分上相较于单纯使用药物发挥更显著的作用。在 ED 的治疗中，已经有证据显示药物联合心理 - 行为疗法的疗效优于单纯药物疗法或单纯心理疗法。

表 8-4　早泄的评估和治疗推荐（性心理方法）

评估推荐	强度等级	评估推荐	强度等级
性生活史和性心理发育	强	治疗推荐（性心理方法）	
焦虑、人际焦虑；聚焦控制问题等	强	应用行为、认知和 / 或夫妻疗法	弱
尽可能纳入伴侣；检查早泄对伴侣的影响	强		

（四）药物治疗

1. 达泊西汀　达泊西汀是一种 5-HT 再摄取抑制剂（selective serotonin reuptake inhibitor，SSRI），能结合阻断突触前膜上的 5-HT 再摄取受体，增加突触内 5-HT 浓度，达到延长 IELT 的作用。达泊西汀具有快速的达峰时间（T_{max} 为 1～2 h）和短半衰期（24 h 后清除率为 95%），是一种能被快速吸收和清除而适合按需治疗早泄的药物。由于短效 SSRI 药物达泊西汀起效快、安全性和耐受性可接受，已在全球多个国家和地区被批准用于按需治疗早泄，是国内第一个也是至今唯一获批早泄适应证的口服药物。达泊西汀治疗初始剂量建议 30 mg，可于性交前 1～3 h 用一杯水送服，每天最多服药 1 次，一般 4 周内使用 6 次后评价，效果不佳且可耐受 30 mg 时可增加剂量到 60 mg。

一项由 6081 例受试者参加的 III 期临床试验已证实达泊西汀治疗早泄的有效性和安全性。结果显示，应用达泊西汀现有剂量（30 mg 和 60 mg）后，患者 IELT 分别延长 2.5 和 3.0 倍，PEP 总分及各项指标均明显改善；而对基线 IELT＜0.5 min 的患者，能增加 IELT 达 3.5～4.3 倍。

接受达泊西汀 30 mg 或 60 mg 治疗后恶心、头晕、头痛、腹泻、嗜睡、疲劳和失眠的发生率分别为 17.3%、9.4%、7.9%、5.9%、3.9%、3.9% 和 3.8%，不良反应的发生率具有一定剂量依赖性。尽管血管迷走神经性晕厥在 III 期临床试验中的发生率很低，在上市后的研究中也未发现晕厥事件，但在开始治疗前仍应进行直立性反应检查（平卧和站立位血压和脉搏），如确定或怀疑具有直立性反应病史，则应避免使用达泊西汀。现有数据尚未发现达泊西汀对生育有不良影响。

2. 其他 SSRI 类药物　1970 年，应用帕罗西汀治疗早泄文章的发表后，人们对早泄的认识也有较大的进展。SSRI 能延迟射精从而治疗早泄，口服长效 SSRI 增加突触间隙 5-HT，使 5-HT1A 和 5-HT1B 受体脱敏。射精延迟可能出现在用药数天后，但通常须给药 1～2 周才能起效，因为受体脱敏需要时间。常用的 SSRI 包括西酞普兰、氟西汀、氯氟沙明、帕罗西汀和舍曲林，这些药物具有共同的药理作用，但没有获批治疗早泄的适应证。SSRI 被认为能使 IELT 增加 2.6～13.2 倍。帕罗西汀的疗效优于氟西汀、氯米帕明和舍曲林，舍曲林优于氟西汀，而氯米帕明的疗效与舍曲林、氟西汀无显著差异。各种药物的剂量（帕罗西汀 20～40 mg，舍曲林 25～200 mg，氟西汀 10～60 mg 和氯米帕明 25～50 mg）和疗效无显著关系。尽管 SSRI 的有效性可以维持数年，但快速耐药反应可能发生在 6～12 个月。

SSRI 常见的不良反应包括疲乏、困倦、打哈欠、恶心、呕吐、口干、腹泻和出汗，这些症状通常很轻微，并在用药 2～3 周后逐渐改善。此外，性欲降低、性感缺失病、不射精症和 ED 也有报道。因为可能发生 SSRI 停药综合征，应注意交代避免突然停药或快速减量。另外，尝试备孕者应避免使用 SSRI，已有数据提示其可能对精子有不利影响。需要注意的是，合并抑郁症的早泄诊疗建议首先征求专科医师意见。

3. 局部麻醉药　外用局部麻醉药可降低阴茎头敏感性，延迟 IELT，从而延长性高潮到达时间来治疗早泄。目前有凝胶、乳膏、喷剂等多种剂型，成分包括利多卡因、丙胺卡因或与其他药物配伍构成的不同组合，一般在性生活前 5～10 min 使用，涂抹或喷雾于阴茎前端。

常用的局部麻醉药有复方甘菊利多卡因乳膏 / 凝胶、利多卡因 / 丙胺卡因喷雾剂等。一项荟萃分析表明，含有利多卡因（25 mg/g）和丙胺卡因（25 mg/g）的局部麻醉药乳膏比安慰剂延长 IELT 到约 6 min。Mark 等应用一种新型利多卡因喷雾剂，因其独特的共晶作用，能快速渗透皮肤起效，且可维持 1.0～1.5 h，经过 2 周的治疗，不影响感觉且 IELT 显著延长，双方性生活质量评分显著增加。近期一项前瞻性、单中心、随机对照研究显示，复方甘菊利多卡因凝胶在性生活前 5 min 使用即可起效，具有起效快的特点；而且麻醉效力适中，多数患者无明显阴茎麻木感，不影响性体验，具有较好的耐受性。

局部麻醉药常见的不良反应包括阴茎麻木、ED、过敏反应，以及伴侣阴道不适感等。有生育需求应避免使用外用局部麻醉药。

4. 其他药物治疗

（1）5 型磷酸二酯酶抑制剂（phosphodie-sterase type 5 inhibitor，PDE5i）：对于伴有 ED 的原发性早泄或 ED 继发早泄患者应使用 PDE5i 联合早泄治疗药物。有研究表明，在中枢神经系统内，PDE5i 可能通过增加 NO/cGMP 水平抑制中枢交感神经冲动外传从而抑制射精在外周，PDE5i 可能通过 NO/cGMP 信号通路抑制人精囊、输精管、前列腺和尿道的收缩反应从而抑制射精。一项随机、双盲、安慰剂对照的研究，比较西地那非与安慰剂对男性早泄的影响。结果显示，尽管 IELT 并未得到明显改善，但西地那非增强了患者的信心，也增强了射精控制的感觉和总体性满足感，减轻了焦虑，并减少射精后再次勃起的难治时间。另一项随机对照试验也证明，每天 1 次使用 5 mg 他达拉非，6 周可有效改善患者报告结局（patient-reported outcomes，PROs），并且对早泄患者有很好的耐受性。

多项开放性研究和荟萃分析表明，对应早泄合并或不合并 ED 患者，与 SSRI 或 PDE5i 单一疗法相比，SSRI 和 PDE5i 的联合使用可能更有效。

应注意联合治疗的不良反应。Sun 和 Bai 等进行荟萃分析后显示，联合治疗更有效，不良反应的发生率也更高，但多数是可接受的。

（2）α₁受体阻滞剂：多项临床研究显示，α₁受体阻滞剂如赛洛多辛、多沙唑嗪、特拉唑嗪、阿夫唑嗪能使 50%～67% 的患者主观延迟射精，对治疗早泄具有一定疗效，分析认为可能因降低精道交感神经紧张，从而延迟射精。Bhat 等最近报道，对达泊西汀无反应或不耐受的早泄患者男性应用赛洛多辛是一种有效的挽救治疗方法，但还需要设计全面的安慰剂对照研究来进一步评估其治疗早泄的临床实用性，也要注意其不射精、逆行射精等药物不良反应。

（3）曲马多：具有阿片受体激活及 5-HT 和去甲肾上腺素再摄取抑制双重作用。多项荟萃分析指出，曲马多可改善早泄症状，但由于成瘾和其他不良反应（恶心、呕吐等）的风险，推荐在其他疗法失败后可考虑使用曲马多。同时曲马多不能与 SSRI 联合使用，因为存在致命性的 5-HT 综合征可能性。

综上所述，早泄的药物治疗包括获批适应证的治疗方法，如按需服用达泊西汀（一种口服短效 SSRI）、局部应用利多卡因乳膏或喷雾剂（局部脱敏药），或其他 SSRI 等（每天/按需）（Ⅰa）。早泄药物治疗推荐等级见表 8-5。

表 8-5 早泄药物治疗推荐等级

推荐	强度等级
优先或者同时治疗 ED、其他性功能障碍或泌尿生殖道感染（如前列腺炎）	强
达泊西汀、利多卡因喷雾剂/乳膏作为原发性早泄的一线疗法	强
使用适应证外的局麻药作为 SSRI 口服治疗的可行性替代方法	强
按需使用曲马多作为 SSRI 的次选替代方法	弱
无 ED 的早泄患者可单独使用 PDE5i 或与其他疗法联合使用	弱
心理/行为疗法与药物治疗联合治疗获得性早泄	弱

注：ED. 勃起功能障碍；SSRI. 5-HT 再摄取抑制剂；PDE5i. 5 型磷酸二酯酶抑制剂。

（五）中医药治疗

早泄在中医学中称为"见花谢""鸡精"。隋·巢元方《诸病源候论》中就有："肾气虚弱，故精溢也"的记载。中医学认为早泄的发生与脑、心、肾、精室等脏腑的功能失调有密切关系，其中脑、心主司神明，肾主闭藏，共同调控精室开阖，"脑 - 心 - 肾 - 精室轴"失调可致精室藏泄失司，导致本病。中医治疗以辨证论治为基础，还可配合外治法如针灸、中药外洗等手段。

1. 辨证治疗

（1）肝气郁结型

1）证候特点：情志不畅，会阴部或者睾丸不适，口苦咽干，胸胁胀满，舌紫黯，脉弦。

2）治则：疏肝理气。

3）推荐方药：柴胡疏肝散、逍遥丸等加减。

（2）肾气不固型

1）证候特点：射精无力，腰膝酸软，面色无华，夜尿频多，舌淡白，脉沉弱。

2）治则：补益肾气。

3）推荐方药：伊木萨克片、金锁固精丸加减。

（3）肾阴虚亏型

1）证候特点：性欲亢进，五心烦热，头晕耳鸣，潮热盗汗，舌红苔少，脉细数。

2）治则：滋阴潜阳。

3）推荐方药：左归丸、大补阴丸加减。

（4）下焦湿热型

1）证候特点：小腹或会阴部胀痛，小便黄赤，阴囊潮湿，肛门灼热，舌红苔黄腻，脉弦数。

2）治则：清泻湿热。

3）推荐方药：龙胆泻肝汤、八正散加减。

（5）心肾不交型

1）证候特点：心烦心悸，失眠多梦，腰膝酸软，潮热盗汗。

2）治则：交通心肾。

3）推荐方药：交泰丸。

（6）肾虚肝郁型

1）证候特点：腰膝酸软，胸胁胀痛，心情抑郁，性欲低下、健忘、头晕耳鸣，胸闷善太息。

2）治则：补肾疏肝。

3）推荐方药：翘芍方。

2．外治法

（1）针灸疗法：针灸治疗主要强调心肾同治，针刺取穴以心肾经、任督脉为主，重视调神的作用，选用主穴为肾俞、气海、关元、三阴交、内关、神门，若伴肾阴亏虚加大赫、太溪，若湿热下注加中极、阴陵泉，肾阳虚加命门、阳池，肝气郁结加太冲、合谷，每天或者隔天1次针灸，行捻转补泻法，留针30 min，也可配合艾灸疗法，操作简便，容易实行。

（2）中药外用：常用五倍子、蛇床子丁香中药水煎后用热气熏阴茎头部，待温度适宜后浸泡阴茎，每天1次或使用酒精将药物浸泡3～7天，取上清液贮存，性生活前30 min喷涂于阴茎头部、冠状沟部、包皮系带等部位，要求喷涂均匀，使其自然吸收，性生活前用水清洗干净。20天为1个疗程。

（3）中西药联合治疗：可考虑在中医药治疗的基础上进行中西医结合治疗，如达泊西汀联合伊木萨克片、翘芍方、柴胡疏肝散和疏肝益阳胶囊等。有证据显示达泊西汀联合中医药的治疗效果更优，安全耐受性良好。

（六）手术治疗

参照《中国阴茎背神经选择性切断术专家共识》，早泄的手术治疗主要指行阴茎背神经选择性切断术，其治疗原理是针对射精过程中感觉传入环节，减少感觉传入、提高患者感觉阈值，从而延长IELT、提高患者及其伴侣性生活满意度。

该手术的适应证为原发性早泄患者，稳定性伴侣、规律性生活 6 个月以上，心理状态稳定，且具备如下条件：①勃起功能正常；②阴茎头兴奋性 / 敏感性升高；③性生活严重影响夫妻感情；④自愿放弃非手术疗法，手术治疗意愿强烈者。由于患者阴茎背神经个体局部解剖变异，故该手术在术后疗效和并发症方面存在较大差异。

阴茎背神经选择性切断术是一种不可逆转的神经破坏性手术。目前该手术的疗效还缺乏足够的循证医学证据，应认真分析患者病情和客观检查后，谨慎选择。

指南编写组成员

编写顾问：邓春华（中山大学附属第一医院）、梁朝朝（安徽医科大学第一附属医院）、商学军［南京大学医学院附属金陵医院（东部战区总医院）］

组长：张志超（北京大学第一医院）

副组长：毛向明（南方医科大学珠江医院）、陈斌（上海交通大学附属仁济医院）、郭军（中国中医科学院西苑医院）、张春影（哈尔滨医科大学附属第二医院）

编写成员：毛向明（南方医科大学珠江医院）、王沛涛（青岛大学附属医院）、王瑞（郑州大学附属第一医院）、刘雨（天津市天津医院）、陈俊（中山大学附属第三医院）、陈斌（上海交通大学附属仁济医院）、陈赟［南京中医药大学附属医院（江苏省中医院）］、张亚东（中山大学附属第一医院）、张贤生（安徽医科大学第一附属医院）、张春影（哈尔滨医科大学附属第二医院）、郭军（中国中医科学院西苑医院）、彭靖（北京大学第一医院）、耿强（天津中医药大学附属第一医院）

编写秘书：张亚东（中山大学附属第一医院）

参考文献请扫二维码查阅

（本文刊载于《中华男科学杂志》2022 年 7 月第 28 卷第 7 期第 656-665 页）

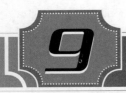

勃起功能障碍诊断与治疗指南

中华医学会男科学分会
勃起功能障碍诊断与治疗指南编写组

一、概念及流行病学

阴茎勃起（erection）是一个由神经、内分泌、血管和海绵体组织共同参与、相互协调完成的复杂生理过程，包括神经递质释放、阴茎动脉充盈、海绵体平滑肌舒张、阴茎静脉闭塞等，精神心理因素对阴茎勃起也有重要影响。

勃起功能障碍（erectile dysfunction，ED）是一种常见的性功能障碍，是指男性不能持续获得并维持足够的阴茎勃起以完成满意的性生活。ED 是一种对身心健康产生严重影响的慢性疾病，对患者及其伴侣的生活质量都有极大影响。ED 同时也是罹患其他慢性疾病的一个预警信号，尤其是心血管疾病（cardiovascular diseases，CVD），ED 通常比 CVD 出现得更早。ED 与 CVD 有共同的危险因素，包括年龄、吸烟、糖尿病（diabetes mellitus，DM）、高血压、血脂异常、下尿路症状（lower urinary tract symptoms，LUTS）、抑郁症和肥胖等。因此，积极的 ED 诊治有助于及早发现或预防 CVD、DM 等慢性疾病。

ED 是成年男性的常见疾病，据估计，全球约 1.5 亿男性受 ED 困扰。在美国，男性人群中 ED 的患病率约为 33.7%；另一流行病学调查显示 40～70 岁男性 ED 的总患病率约为 52%，其中轻、中、重度 ED 患病率分别为 17.2%、25.2% 和 9.6%。我国北京、重庆及广州 3 个地区成年男性 ED 的总患病率为 26.1%；山东省和北京成年男性 ED 的总患病率分别为 25.8% 和 39.1%。一项对全国 30 个省和自治区 40 岁以上男性的调查显示，40 岁以上男性 ED 患病率为 40.6%，其中 40～49 岁、50～59 岁、60～69 岁和 70 岁以上男性 ED 的患病率分别为 18.1%、23.6%、48.4% 和 81.6%。

二、危险因素、病因及病理生理

（一）危险因素

ED 危险因素众多，涉及年龄增长、疾病状态、不良生活方式及遗传易感等多个方面。流行病学研究表明，ED 患病率随年龄增加而升高，年龄是 ED 的独立危险因素。大多数证据表明 ED 与 CVD 密切相关，内皮功能障碍是两者共同的致病机制之一。ED 和 CVD 具有相同的危险因子，如糖尿病、高血压、血脂异常、肥胖、代谢综合征及不良生活方式等，这些危险因素也是判断男性健康面临重大风险的关键因素。

吸烟、酗酒、高脂饮食及缺乏运动等不健康的生活方式也是 ED 的常见危险因素，戒烟、运动及健康饮食有利于降低 ED 的风险。抑郁症可显著增加 ED 的患病风险，是 ED 的重要危险因素之一。研究显示，LUTS 的患病率随年龄增加而增加，并且 LUTS 是老年男性 ED 的独立危险因素。此外，一些横断面研究及回顾性研究表明，牙周炎、心房颤动、高尿酸血症、不育及慢性前列腺炎、基因异常等因素（表 9-1）与 ED 相关，但这些危险因素仍需要前瞻性队列研究来证实。

表 9-1　勃起功能障碍的危险因素

证据等级	危险因素
Ⅰa	年龄、CVD、吸烟
Ⅰb	糖尿病、代谢综合征、抑郁症
Ⅱ	血脂异常、高血压、LUTS、肥胖、缺乏运动
Ⅲ	高同型半胱氨酸血症、阻塞性睡眠呼吸暂停综合征、高尿酸血症、酗酒
Ⅳ	早泄、强直性脊柱炎、前列腺炎/慢性盆腔疼痛综合征、银屑病、慢性牙周炎、HIV 感染、遗传

注：CVD. 心血管疾病；LUTS. 下尿路症状；HIV. 人类免疫缺陷病毒。

（二）病因及病理生理

ED 根据病因主要可以分为 3 类，即器质性 ED、心理性 ED 和混合性 ED。器质性 ED 可分为血管性 ED、神经性 ED、解剖性 ED 及内分泌性 ED；心理性 ED 可分为完全性 ED 和境遇性 ED。然而，大多数 ED 为混合性 ED，故分类时可使用"器质性为主"和"心理性为主"的 ED。需要特别注意的是，某些药物也会引起 ED（表 9-2）。

表 9-2　勃起功能障碍的病因及病理生理

血管性 ED
不良嗜好（如吸烟）
缺乏规律锻炼
肥胖
心血管疾病（如高血压、冠状动脉粥样硬化性心脏病、周围血管病）
代谢综合征（1 型糖尿病和 2 型糖尿病、高脂血症）；高同型半胱氨酸血症
盆腔手术（如根治性前列腺癌手术）或放射治疗（骨盆或后腹膜）
神经性 ED
中枢因素
神经退行性疾病（如多发性硬化、帕金森病、多发性萎缩）
脊髓创伤或疾病
卒中
神经中枢肿瘤

（待　续）

（续　表）

外周因素
1 型糖尿病和 2 型糖尿病
慢性肾功能不全、慢性肝功能不全
多发性神经病
手术（骨盆或后腹膜的大手术）或放射治疗（骨盆或后腹膜）
尿道手术（尿道狭窄、尿道成形术）
解剖性 / 结构性 ED
尿道下裂、尿道上裂或小阴茎畸形
包茎
阴茎硬结症
阴茎癌（以及外生殖器的其他肿瘤）
内分泌性 / 激素性 ED
1 型糖尿病和 2 型糖尿病
性腺功能减退症（任何类型）
甲状腺功能亢进症
肾上腺皮质功能减退症或肾上腺皮质功能亢进症（库欣综合征）
全垂体功能减退症及多发性内分泌疾病
药物性 ED
降压药（如噻嗪类利尿药、β 受体阻滞剂）
抗抑郁药（选择性 5- 羟色胺重摄取抑制剂、三环类药物）
抗精神病药
抗雄激素（促性腺激素释放激素类似物和拮抗药、5α- 还原酶抑制剂）
毒品（如二醋吗啡、可卡因、大麻、美沙酮等）
过量乙醇摄入
精神心理性 ED
完全性（如缺乏性唤起和性亲密情感障碍）
境遇性（如与性伙伴有关，与场地环境或由于困扰而引起）
创伤性 ED
阴茎损伤或断裂（阴茎海绵体白膜破裂）
骨盆骨折

注：ED. 勃起功能障碍。

三、诊断与评估

（一）病史采集

详细而准确的病史采集在 ED 的诊断和评估中具有非常重要的作用，医师不仅要详细询问患者的阴茎勃起功能情况，还应尽可能询问患者是否存在导致 ED 的可能病因和相关危险因素。

为了便于医患沟通，使医师更容易制定治疗方案，病史采集应在轻松舒适的环境下进行，应设法消除患者的羞涩、尴尬和难以启齿的心理状态，这在某些患者不愿主动叙述病史时显得尤为重要。应鼓励患者的性伴侣参与 ED 的问诊。

1. 性生活史

（1）发病与病程：询问 ED 是什么情况下发生的，以及是突发还是逐渐发生的；起病后是每次性生活都存在 ED 还是仅在某些特殊的情况下发生，ED 的发生是否与环境、性伴侣或配偶等情况有关；ED 的程度是否逐渐加重；有无经过规范检查及治疗，疗效如何。

（2）阴茎勃起状况：性交时阴茎勃起状况，性欲有无异常；性刺激下阴茎是否能够勃起，勃起硬度是否足够插入阴道，阴茎是否能够维持足够的勃起硬度直到性交完成；有无早泄、不射精、射精痛等伴发的射精功能障碍；有无性幻想；有无性高潮异常等。

非性交时阴茎勃起状况：有无夜间勃起和晨间勃起，勃起的频率如何，勃起的硬度情况如何等；有无自慰，自慰方式及频率如何，自慰时阴茎勃起硬度、维持等状况如何；性幻想或视、听、嗅、触等刺激下阴茎能否勃起，勃起硬度如何。

（3）婚姻、性伴侣及性交频率：患者伴侣访谈非常有助于临床医师更好地了解患者 ED 程度和病因。从患者伴侣的角度可以了解伴侣关系的质量，以及其他影响伴侣关系的性问题。有研究表明患者的性伴侣若无性功能障碍，患者勃起功能更容易恢复。患者的婚姻状况如何（未婚、已婚、离异），已婚者还需要询问夫妻关系如何，是否缺乏交流，是否互相感到厌恶或不合作等；是否有性交，有无固定的性伴侣，性伴侣情况（如性伴侣性别、性伴侣对患者的求医态度如何）；患者性生活的频率，是同居规律的性生活，还是两地分居仅周末或月中或某个特定的时间过性生活。

（4）精神、心理、社会及家庭等因素：生长发育过程中是否有不良的性经历或精神创伤；是否存在因工作和 / 或生活压力增大导致的焦虑、抑郁、紧张等不良情绪，是否存在因 ED 导致的抑郁、焦虑情绪；性自信如何；是否存在不适当或特殊的性刺激方式；是否存在特殊的社会、家庭环境、宗教、传统观念等导致错误的性知识、性观念或性无知。

2. 伴发疾病史

（1）全身性疾病：心血管疾病、高血压、代谢综合征（高脂血症、糖尿病）、肝功能不全、肾功能不全等。

（2）神经系统疾病：多发性硬化、重症肌无力、脑萎缩、睡眠障碍等。

（3）生殖系统疾病：阴茎畸形、阴茎硬结症、前列腺疾病等。

（4）内分泌疾病：性腺功能减退症、甲状腺疾病、高催乳素血症等。

（5）精神心理性疾病：抑郁、焦虑、恐惧和罪恶感等。

3. 手术、外伤史

（1）盆腔外伤或手术史：有无骨盆骨折尿道损伤史，有无生殖器外伤史，有无盆腔脏器（前列腺、膀胱、肠道）手术或放射治疗史，有无腹膜后淋巴结清扫史，有无生殖器手术史。

（2）中枢神经系统、腰椎和 / 或脊髓外伤或手术史。

（3）其他。

4．药物史

（1）有无服用可能会导致 ED 的药物，如抗抑郁药、抗精神病药、抗雄激素药、某些降血压药物如 β 受体阻滞剂等。

（2）有无硝酸酯类药物服用史。

应注意区别是药物还是药物治疗的疾病引起的 ED。

5．不良生活习惯或嗜好史　吸烟史、嗜酒史、吸毒史、不洁性生活史，饮食习惯、运动等。

（二）勃起功能量表评估与分级

国际勃起功能指数问卷表（international index of erectile function，IIEF）和勃起硬度评分（erection hardness score，EHS）是常用的评估勃起功能状态的量化诊断工具。

1．国际勃起功能指数

（1）IIEF：IIEF 包含 15 个项目，涵盖并量化了 5 个方面的内容，包括勃起功能、高潮功能、性欲、性交满意度和总体满意度。

（2）简化版国际勃起功能指数问卷表（international index of erectile function-5，IIEF-5）及分度（表 9-3）：IIEF-5 是 IIEF 的一个简化版本，使临床医师针对 ED 的评估更加便利。

表 9-3　国际勃起功能指数问卷表 -5（IIEF-5）

请根据你过去 3 个月的性生活实际情况回答以下问题，选择适当评分。

	1	2	3	4	5	得分
①自己如何评价你获得并保持勃起的信心？	很低	低	中等	高	很高	
②当你在性刺激下勃起时，有多少时候阴茎的硬度足以插入阴道？	几乎没有或从来没有	少数时候（远小于一半）	有时（约一半时候）	大多数时候（远超过一半时候）	几乎每次或每次	
③在性交过程中，当你插入阴道后，有多少时候能够维持勃起？	几乎没有或从来没有	少数时候（远小于一半）	有时（约一半时候）	大多数时候（远超过一半时候）	几乎每次或每次	
④在性交过程中，你保持勃起至完成性交有多困难？	相当困难	很困难	困难	有点困难	不困难	
⑤当你尝试性交时，你有多少时候感到满足？	几乎没有或从来没有	少数时候（远小于一半）	有时（约一半时候）	大多数时候（远超过一半时候）	几乎每次或每次	

注：ED 严重程度分为 5 类。IIEF-5 评分≤7 为重度，8～11 为中度，12～16 为轻度至中度，17～21 为轻度，22～25 为无 ED。

2. 勃起硬度评分　EHS 是一个经过验证、目的单一的自我报告工具，应用 4 分制对勃起硬度进行评分（表 9-4）。

表 9-4　勃起硬度评分

评分	阴茎勃起情况	评分	阴茎勃起情况
0	阴茎不增大	3	阴茎硬度足以插入阴道，但并非完全坚硬
1	阴茎可充血增大，但不硬	4	阴茎完全坚硬
2	阴茎变硬但不够坚硬，不足以插入阴道		

（三）体格检查

体格检查对 ED 的诊断非常重要，一般分为常规体格检查和专科检查。常规体格检查包括一般生命体征、精神状态和整体发育情况等。专科检查的重点为第二性征、生殖系统及神经系统检查。50 岁以上男性建议行直肠指检以了解前列腺是否有增生或结节。既往有心血管疾病病史患者建议行血压及心率测定，肥胖患者建议测量腰围和计算体重指数（body mass index，BMI）。

1. 第二性征检查　需重点关注患者皮肤、体型、脂肪分布、骨骼及肌肉发育情况，有无喉结，胡须和体毛分布与疏密程度，有无男性乳腺发育等。

2. 生殖系统检查　注意阴茎形态与发育情况，有无尿道下裂、阴茎弯曲等畸形或阴茎硬结，睾丸数量、大小、位置、质地等是否正常。

3. 局部神经系统检查　注意患者下腹部、会阴、阴茎及下肢的痛觉、触觉、温度觉，必要时需检查球海绵体反射及提睾反射等。生殖器和会阴感觉异常或球海绵体反射异常，可能表明存在与神经系统疾病或糖尿病相关的周围神经病变。

（四）心血管系统评估与分级

ED 是心血管疾病的早期表现，ED 患者发生严重心血管疾病的风险明显高于非 ED 患者。ED 患者即使诊断时没有心血管疾病症状，也应把它当作一潜在的心血管疾病患者对待。根据心血管疾病危险因素分层可将 ED 患者分为 3 类（表 9-5），该分类可用于指导不同危险因素分层 ED 患者的治疗，临床医师也可依据 ED 患者活动耐力水平来评估性活动风险（图 9-1）。

1. 低危组　患者没有与性活动有关的重大心血管疾病风险，患者可进行中等强度的运动，在进行性活动或治疗性功能障碍之前不需要进行心脏检查或评估。

2. 中危组　患者心脏状况不确定，在进行性活动之前需要进行心血管疾病风险的评估和测试。根据评估和测试结果，这些患者可被转移到低危组或高危组。

3. 高危组　患者心脏状况非常严重或不稳定，进行性活动的风险很大。绝大多数高危组患者有中度至重度的心脏疾病。高危组患者应停止性活动，进行心脏评估和治疗，直到心脏状况稳定或心血管科医师认为其可以安全地恢复性活动时为止。

表 9-5　心血管疾病风险分层

低危组	中危组	高危组
无症状、<3 个冠状动脉粥样硬化性心脏病风险因素（除外性别因素）	≥3 个冠状动脉粥样硬化性心脏病风险因素（除外性别因素）	高危心律失常
轻度、稳定型心绞痛（已就诊和 / 或已接受治疗）	中度、稳定型心绞痛	不稳定或反复发作的心绞痛
既往出现心肌梗死但无并发症	近期出现心肌梗死（2～6 周）	短期内出现心肌梗死（<2 周）
左心功能不全 / 慢性心力衰竭（NYHA 分级 I 级或 II 级）	左心功能不全 / 慢性心力衰竭（NYHA 分级 III 级）	左心功能不全 / 慢性心力衰竭（NYHA 分级 IV 级）
冠状动脉成功再通术后	动脉硬化性疾病的非心血管表现（如卒中、外周血管病变）	梗阻性肥厚型心肌病及其他类型的心肌病
高血压控制良好		高血压控制不佳
轻度血管疾病		中到重度血管疾病

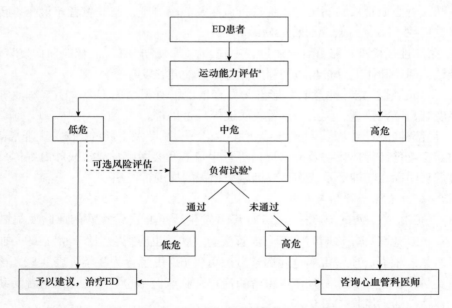

图 9-1　依据 ED 患者心血管疾病风险确定性活动水平的治疗策略

注：ED. 勃起功能障碍；[a] 性活动水平相当于 20 min 内平地行走 1.7 km 或 10 s 内爬 2 层楼梯；
[b] 性活动水平相当于 4 min Bruce 方案的跑步机运动。

（五）精神心理评估

临床资料显示，长期原发性 ED 的年轻患者（<40 岁）进行精神心理评估具有重要意义。然而，对 >40 岁且无明显躯体性致病风险的 ED 患者，心理评估同样非常重要，并且 >40 岁与 <30 岁的 ED 患者存在不同的心理因素，与 ED 的发生相关。ED 患者通过专业量表评估可以明确是否存在心理因素。精神心理评估量表见表 9-6。

表 9-6 精神心理评估量表

量表名称	简介
抑郁症自评量表 （patient health questionnaire-9，PHQ-9）	简便，实用，常规筛查
广泛性焦虑障碍量表 （generalized anxiety disorder，GAD-7）	简便，实用，常规筛查
抑郁自评量表 （self-rating depression scale，SDS）	简单高效，成为一项有效的患者自评工具
焦虑自评量表 （self-rating anxiety scale，SAS）	简单高效，成为一项有效的患者自评工具
症状自评量表 （symptom check list-90，SCL-90）	较好的信度和效度，临床 ED 患者心理状况的初步评估。其各项因子分，通常与患者 ED 严重程度相关
明尼苏达人格测试（Minnesota multiphasic personality inventory，MMPI）	最具权威，但表格复杂，问题繁多，影响了其临床实用性
状态 - 特质焦虑问卷 （state-trait anxiety inventory，STAI）	区分患者不同性质的焦虑情绪及与心理性（中枢性）ED 发病的关系

注：ED. 勃起功能障碍。

（六）实验室检查

实验室检查必须根据患者的主诉和危险因素进行个体化选择。国际性医学学会性医学国际咨询委员会建议，ED 患者的实验室检查包括空腹血糖或糖化血红蛋白（glycosylated hemoglobin，HbA1c）和空腹血脂，以及禁食清晨的总睾酮水平。清晨总睾酮的筛查适用于 ED 伴性欲低下或≥40 岁的男性。

此外，根据患者的个人情况可选择黄体生成素（luteinizing hormone，LH）、卵泡刺激素（follicle stimulating hormone，FSH）、催乳素（prolactin，PRL）、游离睾酮（free testosterone）、甲状腺激素（促甲状腺激素、游离 T_4）、血清尿素氮与肌酐比值（BUN/Cr）、全血细胞计数和尿液分析等作为补充检查。具有某些特定体征和相关症状的患者可考虑进行相应的实验室检查，如＞50 岁或怀疑前列腺癌的患者建议检查前列腺特异性抗原（prostate-specific antigen，PSA），有心血管疾病风险的患者建议检测血清心血管疾病风险指标。尽管大多数 ED 患者无法通过实验室评估获得准确的诊断，却为发现 ED 部分原因及合并症提供了线索。

（七）特殊检查与评估

对于 ED 初诊患者，通过详细的病史询问、体格检查和基本的实验室检查，大多数患者可明确诊断而实施治疗选择。在下述情况下，可根据具体病情选择特殊检查：①常规检查原因不明；②盆腔或会阴部外伤病史；③伴阴茎畸形、阴茎硬结症等，可能需要手术矫正；④严重的精神性障碍；⑤内分泌疾病；⑥神经系统疾病；⑦医学伦理及司法鉴定需要；⑧常规药物治疗无效；⑨拟行阴茎假体置入。

1. 阴茎勃起功能检测 阴茎勃起功能检测主要是通过硬度检测仪实时监测阴茎勃

起的硬度和维持时间，通常分为夜间睡眠监测和视听刺激检测两种模式。

（1）夜间阴茎勃起硬度监测（nocturnal penile tumescence and rigidity，NPTR）：NPTR 是鉴别心理性 ED 和器质性 ED 的重要方法，其判断标准为连续 2 个晚上的监测中，单次阴茎头部勃起硬度超过 60% 的时间≥10 min，即认为是正常勃起。年龄＜50 岁的患者平均每晚勃起次数为 2.37 次，而年龄＞50 岁的患者为 1.49 次。

（2）视听刺激勃起检测（audiovisual sexual stimulation，AVSS）：AVSS 是一种在清醒状态下、结合视听刺激进行的无创性功能检查方式，其判定标准可参考 NPTR 的标准。AVSS 适用于对门诊患者进行快速初步诊断及评估患者对药物治疗的反应情况，也可用于观察患者口服 5 型磷酸二酯酶抑制剂（phosphodie-sterase type 5 inhibitor，PDE5i）后阴茎勃起情况。王涛等通过 1078 例患者口服 PDE5i 来研究 AVSS 中国人标准值，其得到的参考值为：冠状沟部平均硬度为 43.5%，基底部平均硬度为 50.5%；基底部充分勃起后平均勃起硬度＞60%，维持时间＞8.75 min。

2. 阴茎海绵体注射血管活性药物试验和彩色多普勒超声检查

（1）阴茎海绵体注射（intracavernosal injection，ICI）血管活性药物试验：用于评估阴茎血管功能，一般为前列地尔 10～20 μg 或罂粟碱 15～60 mg（或加酚妥拉明 1～2 mg），临床常用 27～29 号注射针在阴茎海绵体内注射。注药后 10 min 内测量阴茎长度、周径及勃起阴茎硬度，阳性反应判定为注射药物后 10 min 内出现Ⅲ级硬度以上勃起，持续时间超过 30 min。反应阳性提示正常的动脉充血和静脉闭塞功能。反应异常则提示需要开展进一步检查。

（2）阴茎彩色多普勒超声检查（color Doppler duplex ultrasound，CDDU）：用于诊断血管性 ED。评估阴茎内血管功能的常用参数有阴茎海绵体动脉直径、收缩期峰值流速（peak systolic velocity，PSV）、舒张末期流速（end-diastolic velocity，EDV）和阻力指数（resistance index，RI）。一般认为，注射血管活性药物后阴茎海绵体动脉直径＞0.7 mm 或增大 75% 以上，PSV≥30 cm/s，EDV≤5 cm/s，RI≥0.8 为正常。PSV＜25 cm/s，提示动脉供血不足；EDV＞5 cm/s，RI＜0.8，提示阴茎静脉闭塞功能不全。PSV 在 25～30 cm/s，提示供血不足可疑。

3. 海绵体血管造影检查　包括计算机体层摄影血管造影（computed tomography angiography，CTA）、磁共振成像（magnetic resonance imaging，MRI）。

（1）阴茎海绵体造影（cavernosography）：主要用于静脉性 ED 的鉴别诊断。尽管阴茎海绵体造影耗时，而且是侵入性检查，但目前仍是静脉性 ED 的重要确诊方法。常规的操作方式为血管活性药物 ICI，注射器内灌注造影剂，在 X 线下连续摄片。由于这种常规方式不能确保阴茎处于完全勃起状态，静脉漏诊断可能出现假阳性。国内有学者采用阴茎海绵体动态灌注测压联合海绵体造影术（penile dynamic infusion cavernosometry and cavernosography），采用高压灌注泵阶梯式高速泵入造影剂，并测定阴茎海绵体内压力（intracavernous pressure，ICP）。当 ICP＞150 mmHg（1 mmHg＝0.133 kPa）并确认为阴茎完全勃起状态，才开始摄片，而且可获得灌注维持速度（flow to maintain，FTM）和海绵体测量压力衰退值（pressure decay，PD）2 个重要参数，对静脉漏的严重程度可以评估。

国内多家单位开展了 CT 三维血管重建进行静脉性 ED 的诊断探索。随着 CT 检查技术更新，更短的扫描时间，更清晰的三维重建血管图像，未来可能在海绵体造影技术上会带来新的变革。

（2）阴茎动脉造影（penile angiography）：对于 ICI＋CDDU 诊断怀疑阴茎动脉供血不足的患者，可以选择数字减影阴茎动脉造影（digital subtraction penile angiography，DSPA）以明确阴茎动脉病变部位及其程度，以及是否存在血管畸形等，并可同时进行球囊扩张血管治疗或支架介入治疗。动脉造影检查可能的并发症包括出血、感染、局部血肿、过敏、动静脉瘘、假性动脉瘤或动脉内膜剥脱等。以前 DSPA 检查主要适用于考虑行血管重建手术的动脉性 ED 患者。由于目前血管重建手术在 ED 上应用较少，故 DSPA 一度被临床忽略。近年来，由于介入技术的进步，各种球囊扩张血管治疗或支架介入治疗在 ED 领域应用增加，DSPA 又逐渐在临床开始应用。国内还有学者尝试进行阴部内动脉的多层螺旋 CT 血管造影成像。

4. 早期血管功能评估　目前研究认为血管内皮功能障碍是 ED 和心血管疾病的共同发病机制，早期血管功能评估有利于发现 ED 的潜在危险因素并控制疾病进展，同时可预防严重心血管事件的发生。早期血管功能评估旨在尽可能利用无创、简便的方法检测亚临床血管病变，主要包括血管内皮损伤标志物、血管解剖结构和血管舒张功能 3 个方面的评估。血管内皮损伤标志物是通过血液检测的方法发现可预测 ED 风险的指标，如糖脂代谢因子、炎症因子、内皮相关因子等。血管解剖结构主要通过影像学检查的方法明确血管结构是否存在早期病变，如血管内膜硬化、管腔狭窄等。血管舒张功能主要利用血流介导的舒张反应来测定，其原理都是通过袖带充气阻断动脉血流后再释放，连续采集血流刺激后血管内径变化数据，用于反映血管内皮功能，如肱动脉血流介导的舒张反应（flow-mediated dilation，FMD）、微循环血管内皮功能（endo-peripheral arterial tonometry，Endo-PAT）和阴茎血管一氧化氮释放试验（penile nitric oxide release test，PNORT）。

早期血管功能评估指标仍在探索阶段，有待于更深入研究以提高诊断或预测 ED 的准确性，而联合应用目前的各项评估指标有利于弥补单一指标在临床应用中的不足。

5. 神经检查（局部神经与中枢神经）　阴茎勃起过程中局部神经和中枢神经均发挥重要作用。

（1）局部神经检查

1）躯体神经检测：阴部神经诱发电位检测技术相对成熟，能检测从外周到中枢的感觉传导通路和从中枢到外周的运动传导通路。主要检查项目包括阴部生殖皮质运动神经诱发电位、阴部生殖骶髓运动神经诱发电位和骶髓生殖反射等。此类检查对神经损伤后 ED 有一定应用价值，是目前神经性 ED 的主要检测手段。

2）自主神经检测：阴茎交感神经皮肤反应可以检测阴部神经 B 类、C 类神经纤维传导功能，主要应用于糖尿病性周围神经损害的检测。

3）痛、温觉和振动觉神经检测：痛、温觉和振动觉神经检测包括痛觉诱发电位、定量温度觉检测、定量振动觉检测等，可检测直径 5 μm 以下有髓纤维及无髓纤维介导的痛、温觉，可根据临床需要和所在单位条件选择性应用。

（2）中枢神经检查：影响中枢神经系统功能的疾病可能与 ED 有关，常规头部 CT、MRI 等检查可除外脑肿瘤、脑梗死、脑出血等器质性疾病，通过病史询问、体格检查如有相应症状、体征，可行相关检查进行排除。

目前对于阴茎勃起中枢功能调控检测开展得不多。近年来，功能磁共振成像（functional magnetic resonance imaging，fMRI）和正电子发射断层扫描（positron emission tomography，PET）等开始尝试用于研究性活动中大脑高级中枢调节机制，但尚未常规临床推广普及，具体可根据所在单位条件和患者需求逐步开展，与神经电生理检测相互补。

表 9-7 总结了 ED 诊断建议等级，图 9-2 总结了 ED 诊断流程，可供临床医师参考。

表 9-7　ED 诊断建议等级

ED 诊断建议	循证等级（LE）	推荐等级（GR）
对每位 ED 患者进行详尽的病史采集和性经历询问	3	A
用有效的 ED 问卷评估 ED 患者的勃起功能状况对后期选择治疗有重要作用	3	B
ED 的初步评估需要进行体格检查以确定与 ED 相关的生理状况	4	B
对 ED 患者进行心血管风险分级评估	3	A
对 ED 患者进行精神心理量表评估	4	B
进行常规实验室检查，包括糖脂代谢指标和总睾酮，来识别和治疗任何的可逆风险因素和可改变的生活方式因素	4	B
对 ED 患者进行阴茎勃起监测	3	B
对 ED 患者进行海绵体血管功能检测	3	B
对 ED 患者进行海绵体血管造影检查	4	C
对 ED 患者进行早期血管功能检测	4	C
对 ED 患者进行神经检测	4	C

注：ED. 勃起功能障碍。

四、治疗

（一）治疗原则与目标

ED 的病因与发病机制复杂，不仅与阴茎局部病变有关，还与各种慢性疾病密切相关。因此，ED 治疗在侧重控制病因、降低危险因素及对症治疗的同时，还应遵循整体健康管理的原则。ED 不但与慢性疾病发生发展相关，还可预警多种慢性疾病，在 ED 的防治中需要贯彻慢性疾病管理原则。ED 既影响性伴侣双方身心健康，也干扰双方的人际交往及家庭关系等社会因素。因此，ED 治疗还要强调身心同治、男女同治等原则。

ED 治疗的最终目标是改善阴茎勃起功能，提高性生活满意度和性伴侣双方生活质量，同时延缓 ED 进展并防治伴发疾病的进展。

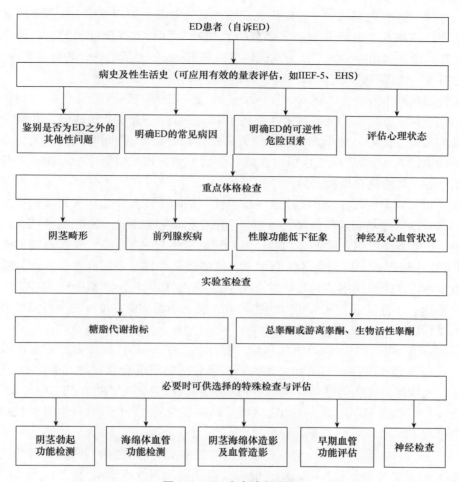

图 9-2　ED 患者诊断流程

注：ED. 勃起功能障碍；IIEF-5. 国际勃起功能指数问卷表 -5；EHS. 勃起硬度评分。

（二）基础治疗

　　ED 可能是全身疾病的前驱症状及局部表现，对 ED 患者伴发的基础疾病、不良生活方式及精神心理因素的有效管理，尤其是基础治疗，必然有利于 ED 的康复。由于生活方式在 ED 及全身疾病发生中的重要作用，改变不良生活方式应在 ED 治疗之前或同时进行，特别是有 CVD 或代谢性疾病（如糖尿病等）的患者。良好的生活习惯（如戒烟戒酒、适度运动及规律性生活等）不仅对勃起功能有益，而且对整体健康有益，部分 ED 患者经过有效的干预或基础治疗，甚至可以恢复正常的勃起功能。

　　1. 生活方式的调整　良好的生活方式对改善勃起功能具有重要意义。适量运动、合理膳食、良好睡眠、控制体重等可改善血管功能和勃起功能，并增加药物治疗效果，如 PDE5i 对勃起功能的改善。

　　对潜在的可改变的危险因素进行干预可改善患者的勃起功能。一项系统综述显示，停止吸烟后，患者勃起功能可得到恢复。增加运动对有久坐习惯的 ED 患者勃起功能恢复有益。一项前瞻性研究调查了患有中度 ED 且无明显 CVD 症状的肥胖男性，在接受规律运动和体重控制的生活方式调整后，其 BMI、体力活动评分均有显著性变化，继而 IIEF 评分也得到显著提高。

研究发现地中海饮食（以水果、蔬菜、坚果、五谷杂粮、鱼、橄榄油为主，少量红肉）与 ED 的发生呈负相关。地中海饮食有利于 ED 患者的心血管功能改善，并减少罹患心脏病的风险。此外，地中海饮食也可改善代谢综合征患者的勃起功能。肥胖是 ED 的危险因素，有 1/3 的肥胖 ED 男性在建立健康生活方式（包括地中海饮食）及规律锻炼 2 年后，可重新获得性能力。

在一项与职业自行车骑行相关的 ED 男性短期临床试验中，将自行车的传统鞍座改为无鼻鞍座可使勃起功能恢复，可能与会阴创伤减轻有关。系列研究表明，生活方式改善可能提高 ED 患者的勃起功能，并对预防或治疗 ED 有益，具体机制可能包括降低 CVD 危险因素、提高血清睾酮水平、情绪改善和自信心提高等。然而，单纯依靠调整生活方式来改善阴茎勃起功能，往往需要较长时间（2 年以上），而在改善生活方式的基础上联合口服 PDE5i 可以快速见效，阴茎勃起功能在治疗 3 个月后即可获得明显的改善。

2. 基础疾病的治疗　ED 发病风险与糖尿病、CVD 和代谢综合征等慢性疾病及患者的一般健康状况存在显著相关性，而大部分疾病是可有效预防及治疗的。因此，对于伴有明确基础疾病的患者，应先于 ED 治疗或与 ED 同时治疗，如 CVD、糖尿病、高脂血症、抑郁症等，还要关注治疗这些基础疾病的部分降压药、降脂药、抗抑郁药可能会引起 ED。

ED 是 CVD 的预警信号，50%～70% 的心脏病患者患有 ED。两者具有共同的危险因素（包括肥胖、高脂血症、缺乏锻炼、吸烟和代谢性疾病），血管内皮功能障碍是共同的病理基础。CVD 的治疗同样也使 ED 的治疗获益，甚至恢复勃起功能。CVD 症状的改善和心血管功能的稳定应早于 ED 的治疗。

男性性腺功能减退症患者的 ED 发病率高，并影响 PDE5i 的疗效，可通过直接补充睾酮或促进内源性睾酮生成（克罗米芬、他莫昔芬、来曲唑、人绒毛膜促性腺激素、精索静脉曲张手术等）的治疗，使血清睾酮达到生理水平，从而改善勃起功能，辅助其他药物（如 PDE5i）以获得更佳疗效。

糖尿病是 ED 的重要危险因素，在新诊断的糖尿病患者中，有 1/3 的患者同时存在 ED，在 6 年以上糖尿病病史的患者中，超过 50% 的患者同时患有 ED。糖尿病常与雄激素部分缺乏并存，使得 ED 的病情加重且治疗变得更加困难，而有效控制糖尿病可以延缓 ED 的发生。

3. 心理疏导　ED 患者更容易出现幸福感降低、自信心和自尊心下降等心理问题。对患者的性教育、咨询、心理疏导、治疗均有助于其性功能的恢复。

在与患者沟通时，应尽量建立良好的互信关系，使患者能够坦陈病情。同时要注意患者情绪，尽量安抚，对可疑伴有抑郁或其他心理障碍者，建议到精神科咨询。心理疏导包括以下 5 个方面：①使患者正确认识 ED 及其发生的原因；②积极帮助患者寻找导致 ED 的诱因及危险因素；③改善或消除焦虑、抑郁等精神因素，避免过度关注疾病，转移注意力；④帮助性伴侣双方进行有效沟通；⑤树立伴侣双方信心，学习性技巧，鼓励多尝试。

对性经验缺乏（新婚或刚经历性生活）的 ED 患者的性教育及 PDE5i 辅助治疗通常可以获得很好的效果。然而，由于许多年轻 ED 患者对疾病具有错误认识，且泌尿男科医师对精神心理疾病的识别率较低，国内性心理咨询及治疗机构缺乏，单纯心理疏导难以达到理想的治疗效果，需要积极的医疗措施配合治疗，同时急需专业的性心理咨询及治疗机构的建立和专业医师的培养。老年患者往往有更多复杂因素，如双方年龄、伴发疾病、身体状况及合并用药、伴侣关系、性生活预期、心理社会因素等，可能需要多学科综合治疗（multi-disciplinary team，MDT）模式来协同诊断和治疗。

4. 性生活指导　应让 ED 患者理解性生活是生活质量（quality of life，QoL）的重要组成部分，并与其性伴侣共同面对这一问题。密切性伴侣感情（尤其是激情）是首先要关注的，适当调动患者及其伴侣对性生活的兴趣，并鼓励他们在心理或药物等治疗下适当增加性生活频率，逐步学习性生活的技巧。

性生活频率因人而异，并随着年龄的增加而逐渐减少。老年患者根据身体健康状况每个月可有 1～4 次性生活，青壮年患者根据自身和性伴侣状况每周可有 2～6 次性生活。伴有 CVD 及其他慢性疾病者的性生活频度，则要根据疾病的风险分析进行评估。

此外，要注意回避不利时机，在患病、疲劳、精神压力大、伴侣感情不和睦、不利环境下尽量回避性生活，以免遭遇失败的尴尬及其对性伴侣双方的身心打击。

（三）口服药物治疗

ED 口服药物主要以 PDE5i 为主，口服 PDE5i 已成为 ED 治疗的首选方式，并且因其使用方便、安全、有效，也易被大多数患者接受。新的 PDE5i 口崩片的上市，在保持其传统药片的活性成分和生物等效性的基础上，同时具有崩解快和起效快的特点，为患者提供了一种新的选择。其他还有针对糖尿病性 ED 等常规 PDE5i 治疗效果欠佳的患者，联合应用的抗氧化应激和 / 或改善微循环的药物。部分患者需要相应专科或多学科联合诊疗。中医药和植物药也在我国临床广泛和有效应用。

1. PDE5i　我国目前已经批准了 4 种选择性 PDE5i 或其仿制剂治疗 ED，分别是西地那非、他达拉非、伐地那非、阿伐那非。PDE5 可催化海绵体组织中第二信使环磷酸鸟苷（cyclic guanosine monophosphate，cGMP）的水解，使其浓度降低，抑制阴茎海绵体平滑肌松弛。PDE5i 主要机制是抑制 PDE5 活性，减少 cGMP 的降解而提高其浓度，通过降低细胞内 Ca^{2+} 浓度促使海绵体平滑肌舒张，进而增加阴茎动脉血流、阴茎海绵窦充血、膨胀，促进阴茎勃起。各种 PDE5i 的药理作用机制相似，但必须注意，应用时需要性刺激来促进勃起。起效的标准包括能产生勃起、足够的硬度和令人满意的性交。4 种主要 PDE5i 作用特点详见表 9-8 和表 9-9。

表 9-8　PDE5i 药动学

参数	西地那非 100 mg	他达拉非 20 mg	伐地那非 20 mg	阿伐那非 200 mg
C_{max}	560 μg/L	378 μg/L	18.7 μg/L	40.4 μg/L
T_{max}	0.8～1.0 h	2 h	0.9 h	0.50～0.75 h
$T_{1/2}$	2.6～3.7 h	17.5 h	3.9 h	6～17 h
AUC	1685（μg·h）/L	8066（μg·h）/L	56.8（μg·h）/L	11.6（μg·h）/L
蛋白结合率	96%	94%	94%	99%
生物利用度	41%	NA	15%	8%～10%

注：C_{max}. 最大血药浓度；T_{max}. 最大血浆浓度达峰时间；$T_{1/2}$. 半衰期；AUC. 药时曲线下面积。

表 9-9　PDE5i 的常见不良反应

不良反应	西地那非	他达拉非	伐地那非	阿伐那非
头痛	12.8%	14.5%	16%	9.3%
面部潮红	10.4%	4.1%	12%	3.7%
消化不良	4.6%	12.3%	4%	不常见
鼻塞	1.1%	4.3%	10%	1.9%
头晕	1.2%	2.3%	2%	0.6%
视觉异常	1.9%	—	<2%	—
背痛	—	6.5%	—	<2%
肌痛	—	5.7%	—	<2%

（1）PDE5i 的使用方法：迄今为止，双盲或三盲多中心研究对比几种广泛应用的 PDE5i 的疗效或患者偏好的相关资料少见。药物的选择主要取决于性交的频率（偶尔或经常，每周 2 次以上）和患者的个人使用经验。患者需要知道药物是短效的还是长效的、可能的不良反应，以及如何服用。一项 meta 分析表明，优先考虑疗效的 ED 患者可服用西地那非 50 mg，而考虑耐受性的患者最初可服用他达拉非 10 mg。

1）按需使用：PDE5i 按需使用是常用的治疗方式。西地那非按需使用的推荐剂量为 50 mg 和 100 mg，给药后 30～60 min 有效，有效率分别为 77% 和 84%，治疗过程中可根据疗效与不良反应调整剂量。他达拉非按需使用的推荐剂量为 10 mg 和 20 mg，给药后 30 min 起效，2 h 后疗效达到高峰，有效率分别为 67% 和 81%。伐地那非按需使用的推荐剂量为 10 mg 和 20 mg，给药后 30 min 起效，多达 1/3 的患者在摄入后 15 min 内达到满意的勃起，有效率分别为 76% 和 80%。阿伐那非按需使用的推荐剂量为 100 mg 和 200 mg，给药后约 15 min 起效，有效率分别为 74% 和 77%。4 种 PDE5i 按需治疗均可显著改善 ED 患者的勃起功能。

2）规律使用：PDE5i 的规律使用是另一种可供选择的治疗方式，规律服用的时间间隔可以是每日或每隔几日，主要是根据患者年龄、剂量和性生活频率等不同。他达拉非具有半衰期长（17.5 h）及有效浓度可维持 36 h 的特点，小剂量每天 1 次（once a day，OAD）已广泛应用于临床。已有临床数据表明 2.5 mg 与 5.0 mg 他达拉非 OAD 治疗均可改善不同程度 ED 患者的勃起功能，且具有良好的耐受性。近年来，有多数研究支持他达拉非 5 mg OAD 可缓解良性前列腺增生（benign prostatic hyperplasia，BPH）引起的 LUTS，因此，小剂量 OAD 治疗方案对 ED 合并 LUTS 患者可能具有一定优势。

Mathers 等研究发现，不同剂量的西地那非或伐地那非每日服用或规律服用 1 年后，NPTR 及 IIEF 评分均有显著改善，且停药 4 周后仍有效果。小样本临床研究显示，每日连续服用西地那非 50 mg，共 4 周，可改善阴茎海绵体动脉血流及血管内皮功能，且停药后血管内皮功能仍有改善。Rosano 等发现心血管风险升高的 ED 患者隔日一次服用他达拉非 20 mg，4 周后，血管内皮功能有显著改善，且停药 2 周后效果仍持续。Santi 等发现每日 2 次服用伐地那非 10 mg 连续 6 个月后，可改善糖尿病性 ED 患者的勃起功能及血管内皮功能。西地那非与伐地那非 2 种药物的半衰期较短，连续或规律治疗是否较按需治疗更有优势，仍需更多的循证医学证据。

动物实验表明，长期规律使用 PDE5i 可明显改善或阻止由于年龄、糖尿病或手术所造成的海绵体结构改变，但目前仍缺乏人体研究数据。一些研究表明，长期规律应用 PDE5i 可能改善患者的血管内皮功能并保护心血管系统。

（2）PDE5i 的安全性

1）心血管安全性：临床试验和上市后的资料证实，接受 PDE5i 治疗的患者没有增加心肌梗死的发生率；对稳定型心绞痛患者，在运动试验中不影响总的运动时间和缺血时间；根据目前已有证据，西地那非也不影响心肌收缩、心肌耗氧量、心排血量。

所有 PDE5i 的禁忌证：①在过去 6 个月内患有心肌梗死、卒中或危及生命的心律失常的患者；②低血压（血压<90/50 mmHg）或高血压（血压>170/100 mmHg）的患者；③不稳定型心绞痛或充血性心力衰竭的患者。伐地那非可引起轻度 QT 间期延长，禁止与Ⅰα类（奎尼丁、普鲁卡因胺）或Ⅲ类（胺碘酮）抗心律失常药合用。对有 QT 间期延长病史的患者慎用。

2）抗高血压药物：PDE5i 与硝酸盐类药物合用是绝对禁忌，这是因为有机硝酸盐（如硝酸甘油、单硝酸异山梨酯、硝酸异山梨酯等）与 PDE5i 合用可导致 cGMP 蓄积，引起顽固性低血压；PDE5i 与其他抗高血压药物合用可产生轻微的协同作用，一般而言，即使服用多种抗高血压药物，也不会增加不良反应。

3）α受体阻滞剂：所有 PDE5i 与α受体阻滞剂有一定的相互作用，在某些情况下可能导致直立性低血压。服用α受体阻滞剂（特别是多沙唑嗪）的患者应谨慎使用 50 mg 或 100 mg 的西地那非。患者使用α受体阻滞剂治疗后再服用西地那非，4 h 内更有可能发生低血压。

4）视觉障碍：除他达拉非外，西地那非、伐地那非对 PDE6 有选择性抑制作用，可致视觉异常，主要表现为眩光、蓝视。前述不良反应通常是轻微、短暂的。发生任何视觉障碍时，首先建议患者停药，并去眼科就诊。

5）肌痛、背痛：服用他达拉非后，少数患者可能出现肌痛、背痛，其病理生理机制不明。

6）生殖安全：多项随机对照研究证实，PDE5i 对健康男性的精液量、精液黏稠度、精子浓度、精子活动力及精子正常形态百分率无明显影响。尽管如此，对于正在备育的 ED 患者，若需要长期使用 PDE5i，应充分告知药物生殖安全风险。

有关 PDE5i 更多的安全性信息，详见各药物说明书。

（3）PDE5i 治疗无效及其处理策略：PDE5i 治疗无效是指在 3 个月以内且至少需要 6 次尝试服用某种药物，仍然无效才能诊断，处理策略取决于明确发生原因。其中，药物的不正确使用或病情严重且复杂是 2 个最主要的原因。

正确、足量服用 PDE5i，勃起功能无改善者才可视为无效。首先，检查药物是否为医师开具的正确处方，以及患者是否正确使用。不能正确使用药物的主要原因是医师没有给予足够的诊疗咨询。不正确用药最常见的原因是：①没有性刺激或性刺激不充分；②使用剂量不足；③在服用药物后没有等待足够的起效时间就尝试性交。其次，检查是否使用了正规药物。PDE5i 不同仿制品中活性药物的含量差别很大。再次，糖尿病患者由于周围神经病变导致一氧化氮（nitric oxide，NO）生成减少，这被认为是其 PDE5i 治疗失败率较高的原因，临床为提高这类患者的疗效可联合抗氧化剂和改善微循环的药物。另外，口服 PDE5i 达到最大血药浓度（C_{max}）的时间存在较大差异。尽管在低于 C_{max} 的血浆水平下就具有药理活性，但服药后仍有一段时间药物是无效的。一方面，这 4 种药物在某些患者口服后 15～30 min 都有起效，但大多数患者需要更长的药物起效等待期。且西地那非、伐地那非和阿伐那非的吸收都会受高脂膳食、乙醇的影响而延迟。他达拉非的吸收受影响较小，食物对其生物利用度的影响可以忽略不计。另一方面，有的患者在所服用药物半衰期之后才尝试性交，这也常导致药物无效。最后，还有特殊类型 ED（如雄激素缺乏或高催乳素血症引起）或严重器质性病因、心理因素或伴侣因素等。

患者教育有助于挽回 PDE5i 治疗无效者。在强调了服用足够剂量、药物起效时间和足够性刺激的重要性后，再次服用相关的 PDE5i，部分患者的勃起功能可有效恢复。具体包括：①指导患者正确使用 PDE5i；②针对原发器质性病因的治疗；③更换其他 PDE5i 或连续应用 PDE5i；④联合治疗，如改善雄激素水平、抗氧化应激、改善微循环等；⑤性心理治疗或性伴侣配合治疗；⑥联合或改用其他治疗，如海绵体注射、负压吸引、低能量冲击波治疗、手术等。

2. 雄激素补充治疗　各种原因所致的原发性或继发性男性性腺功能减退症患者往往合并 ED，对此类患者给予雄激素治疗除可增强性欲，亦可改善勃起功能。对睾酮水平较低的 ED 患者，雄激素补充治疗能改善初次对 PDE5i 无反应者的勃起功能，且与 PDE5i 合用可能有增强效应。

目前用于 ED 治疗的口服雄激素主要为十一酸睾酮胶囊，常规剂量为每天 80 mg，每天 2 次，一般餐后服用会提高有效生物利用度；也有十一酸睾酮注射剂或贴剂，可以更方便地应用。睾酮治疗禁忌用于红细胞增多症、未治疗的严重睡眠呼吸暂停综合征患者，以及严重的肝衰竭、心力衰竭患者。BPH 伴有下尿路梗阻、可能发展为前列腺癌的高危患者是其相对禁忌证。

3. 抗氧化剂和改善微循环的药物　随着年龄增长，以及某些代谢性疾病如糖尿病，体内多处于氧化应激状态，造成 NO 减少和血管内皮素 -1（endothelin-1，ET-1）增加，引起阴茎海绵体平滑肌舒张性减弱和收缩性增强，同时引起小血管的血管内皮功能性和器质性的损害，从而加重 ED 的程度，这部分患者在单用 PDE5i 效果欠佳时，可考虑联合应用抗氧化剂和改善微循环的药物。

（1）维生素 E：维生素 E 作为一种抗氧化剂，可改善血管的内皮功能。有文献报道，维生素 E 联合 PDE5i 可有效治疗年龄相关性 ED、阴茎硬结症引起的 ED 和糖尿病性 ED。

（2）左卡尼汀：有研究显示，应用西地那非治疗无效的 ED 患者血清左卡尼汀水平较有效患者显著降低，而左卡尼汀联合西地那非治疗糖尿病性 ED 的疗效要显著优于单纯西地那非治疗，可能的机制是左卡尼汀通过增强 eNOS 的活性，增加血管内皮细胞 NO 的释放，改善血管的舒张功能。动物实验研究显示，左卡尼汀可通过减少 ROS、清除氧自由基及改善抗氧化系统（提高血清 SOD 水平，降低丙二醛水平），预防糖尿病引起的氧化应激损害，改善糖尿病性 ED 大鼠的勃起功能。

（3）硫辛酸：硫辛酸能有效抑制氧化应激水平，改善胰岛 B 细胞、血管内皮细胞功能。基础研究显示，硫辛酸可明显提高糖尿病性雄性大鼠阴茎海绵体局部 nNOS、eNOS 含量，从而改善血管内皮功能。临床研究显示，2 型糖尿病合并 ED 患者在经过 3 周的硫辛酸治疗后，体内氧化应激水平降低，IIEF-5 评分升高。硫辛酸联合他达拉非治疗糖尿病性 ED 的患者 12 周后，患者的勃起及射精功能改善均优于单用他达拉非组。

（4）胰激肽原酶：胰激肽原酶是血管扩张药。临床上主要用于改善糖尿病合并的微循环障碍性疾病。胰激肽原酶水解激肽原生成激肽，激肽与受体结合后，可提高氮氧化物、cGMP 的水平，从而发挥改善血管内皮功能的作用。动物实验显示胰激肽原酶可通过改善海绵窦内皮和平滑肌功能，提高 eNOS 和 cGMP 含量，显著改善糖尿病性 ED 大鼠的勃起功能，并且胰激肽原酶联合西地那非的疗效要优于单独使用胰激肽原酶或西地那非。

4. 其他药物

（1）阿扑吗啡：阿扑吗啡是一种多巴胺 D_2 受体激动剂，其机制是刺激脑室旁核的多巴胺受体，从而激活下丘脑 - 海马 - 缩宫素能通道，经脊髓传入阴茎，使阴茎的动脉扩张，血流量增加而勃起。该药常用于勃起试验，部分研究证明其对 ED 的治疗是安全和有效的。

（2）其他：育亨宾能选择性地阻断突触前的 α_2 受体，使海绵体神经末梢释放较多的去甲肾上腺素，减少阴茎静脉回流，利于充血勃起，目前临床应用较少。曲唑酮（trazodone）发挥作用的机制可能是阻断 α_2 受体，松弛血管及海绵体平滑肌，从而使阴茎海绵体内的血供增加，从而导致阴茎勃起。目前应用尚有争议。

（四）物理治疗

物理治疗（如负压吸引与微能量等）作为 ED 治疗的辅助手段，对于单纯使用口服药物疗效欠佳的患者，可选择或联用恰当的物理治疗。

1. 真空勃起装置（vacuum erectile device，VED） 对于口服或局部血管活性药物治疗无效或疗效差的患者，可选择真空勃起装置治疗。VED治疗的原理是真空勃起装置在阴茎周围产生负压，增加动脉血流，使其充血，然后抑制静脉血液从阴茎海绵体中流出，以保持勃起的效果。这种治疗不会产生真正的生理性勃起，其充血的血液主要是静脉血，可满足多数患者的性交过程。

VED适合于动静脉性、糖尿病、前列腺癌术后（预防阴茎萎缩）、骨盆骨折尿道断裂术后及脊髓损伤所致的ED患者，也可用于PDE5i治疗无效的患者。已有文献报道，VED对各种原因的ED均有疗效，满意率为27%～94%。但对患者随访2年后，VED的长期使用率降至50%～64%，主要是因操作不便。最常见的不良事件包括疼痛、不能射精、阴茎淤伤和麻木。VED禁忌在有出血障碍或接受抗凝治疗的患者中使用。

2. 低强度体外冲击波疗法（low-intensity extracorporeal shock wave therapy，LI-ESWT） 冲击波原理主要是压力波通过压力瞬间释放的机械效应产生作用，通过损伤细胞，招募休眠干细胞，修复组织。LI-ESWT作为ED的治疗方法之一，可供临床应用。研究提示，LI-ESWT设置参数或治疗方案的变化对勃起功能的恢复有积极作用。针对血管性ED，LI-ESWT可改善轻度ED患者的IIEF-5和勃起硬度评分，但其对于神经性、药物性、解剖异常等非血管源性ED的疗效尚不明确。同时，对PDE5i无反应或反应不佳的重度ED患者，LI-ESWT在改善勃起质量方面的作用有限。最近研究也发现LI-ESWT在改善阴茎勃起的同时，对于阴茎硬度仪检测的客观指标同样有改善作用。部分研究结果显示，LI-ESWT短期效果明确（6个月内），而在初期有效的患者中，其2年后有效率降至53.5%，重度ED和糖尿病患者效果更差。另外，临床应用LI-ESWT的过程中出现阴茎水肿、疼痛、局部灼热感等不良反应，故该疗法还需大规模临床研究证实，来标准化冲击波的参数及详细的治疗方案，以减少其不良反应。

3. 低强度脉冲超声波（low-intensity pulsed ultrasound，LIPUS） LIPUS的原理是利用超声波的温热效应和空化效应等物理特性，不损伤细胞，招募激活休眠干细胞，修复组织，从而促进新生血管和神经形成的生物学效应。LIPUS是我国自主创新的ED治疗仪器，也是近期国内外治疗ED的新方法。

LIPUS可改善阴茎勃起功能，同时可逆转糖尿病大鼠阴茎的病理变化，从而有可能成为未来临床预防和治疗糖尿病性ED的一种新的、非侵入性的治疗方法，同时未发现与治疗相关的不良反应。研究发现，LIPUS可通过神经营养因子的增加、细胞信号的激活等多种机制促进阴茎周围神经的再生，因此，LIPUS有望成为治疗神经损伤性ED的新疗法。

最新研究表明，LIPUS能有效治疗轻、中度ED，无明显不良反应，而且LIPUS能修复阴茎海绵体内病变，这与LIPUS的机械作用力有关，目前疗效令人鼓舞，但治疗普及程度不足，未来还需要随机对照试验和长期随访验证。总之，LIPUS是近期治疗ED的一种很有前途的替代治疗方法，应进一步对其进行探索研究。

4. 其他 如电生理技术（electrophysiological techniques，ET）。李铮等总结了众多利用电刺激成功诱导阴茎勃起的临床与实验研究，发现成功诱导阴茎勃起的电刺激频率大多采用 10～24 Hz 或 30 Hz，使用的脉宽为 0.4 ms、0.8 ms、5 ms、250 ms、500 ms，显示了勃起反应对电刺激频率的依赖性。近年来，不断有关于电生理技术治疗 ED 的临床随机对照研究报道，其结果显示电生理技术可改善 ED 患者的勃起功能和生活质量，值得进一步深入研究。

（五）海绵体内血管活性药物注射

海绵体内血管活性药物注射作为 ED 治疗的二线方案，在患者口服药物无效时可以考虑。常用的药物有前列地尔、罂粟碱、酚妥拉明等，常采用联合治疗的方法，旨在提高疗效的同时降低各药物的不良反应。目前罂粟碱、前列地尔、酚妥拉明 3 种药物联合应用的有效率最高，可达 92%。

1. 适应证和禁忌证　对于口服药物治疗无效或不能耐受口服药物的 ED 患者，可采用海绵体内血管活性药物注射，其有效率高达 85%。对于精神不稳定、有阴茎异常勃起病史、严重凝血障碍或未控制的心血管疾病患者，以及无法施行注射者、对注射药物过敏和单胺氧化酶抑制剂使用者不宜采用 ICI。

2. 注射方法　注射时尽量选择细针头，在阴茎两侧、避开表面血管进针。注射后局部压迫止血 2 min，全部操作过程遵循无菌原则。采用注射笔可降低操作难度和患者对注射的恐惧感。第一次注射应在医师指导下完成，本人无法注射者可由其伴侣完成。药物注射剂量因人而异，力求用最小剂量达到满意性生活。通常每周注射不超过 3 次，若注射后阴茎勃起超过 4 h 应立即就医。医师应定期与患者交流，根据注射治疗的情况做相应的指导和调整，尽可能减少不良反应的发生。

3. ICI 药物

（1）前列地尔（alprostadil）：前列地尔也称为前列腺素 E_1，其是通过平滑肌细胞表面受体刺激产生腺苷酸环化酶，促使 ATP 转化为 cAMP，使阴茎海绵体平滑肌细胞内钙离子浓度下降，导致平滑肌松弛。前列地尔是国外第一个也是唯一获得批准用于 ICI 治疗 ED 的药物，也是目前最有效的单用药物，联合其他药物可提高疗效。勃起一般在注射后 5～15 min 出现，持续时间与注射剂量有关，而且个体差异性较大。

（2）罂粟碱（papaverine）：罂粟碱是非特异性磷酸二酯酶抑制剂，通过阻断 cGMP 和 cAMP 降解，使细胞内钙离子浓度下降，导致海绵体平滑肌松弛。由于单独使用不良反应率较高，一般与其他药物联用。

（3）酚妥拉明（phentolamine）：酚妥拉明为 α 受体阻滞剂，单独使用疗效很差，常与前列地尔或罂粟碱联合使用。

（4）血管活性肠肽（vasoactive intestinal peptide，VIP）：也称舒血管肠肽，神经递质的一种，可起到舒张平滑肌的作用。目前国外批准的方案中可与酚妥拉明联用，有效率>80%，特点是极少发生疼痛及阴茎异常勃起。

（5）联合用药：表 9-10 列出了常见的联合用药组合。联合用药试图利用不同药物的作用特点和降低单一药物的用量来增加疗效和降低不良反应。但仍有 5%～10% 的患者对海绵体内联合药物注射治疗无明显反应。

目前有一些新的海绵体内注射方法用来治疗 ED，例如，应用新的血管活性药物、干细胞和基因治疗等，但这些方法尚缺乏大规模、双盲、安慰剂对照的随机试验来证明其临床疗效。

表 9-10　血管活性药物及其特点

药物	剂量	有效率	不良反应
前列地尔	5～40 μg	约 70%	疼痛、阴茎异常勃起、纤维化
罂粟碱	2～80 mg	<55%	转氨酶升高、阴茎异常勃起、纤维化
酚妥拉明	/	一般与其他药物联合使用，单独使用疗效很差	低血压、鼻黏膜充血、胃肠道不适
罂粟碱＋酚妥拉明	（7.5～45）mg＋（0.25～1.5）mg	约 90%	与前列地尔单用类似，疼痛发生率更低
罂粟碱＋酚妥拉明＋前列地尔	（8～16）mg ＋（0.2～0.4）mg ＋（10～20）μg	约 92%	与前列地尔单用类似，疼痛发生率更低
血管活性肠肽＋酚妥拉明	25 μg ＋（1～2）mg	约 80%	与前列地尔单用类似，无疼痛

4．并发症处理与预防

（1）疼痛：自限性，可通过局部麻醉或添加碳酸氢钠减轻症状。

（2）海绵体纤维化：通常来源于小血肿，中断注射数月后可消失。然而白膜的纤维化可能是阴茎硬结症的早期表现，可考虑停止继续注射。

（3）阴茎异常勃起：血管活性药物 ICI 后阴茎持续勃起超过 4 h 应立即就医。急性缺血性阴茎异常勃起是急症，需要立刻处理。早期给予海绵体内去甲肾上腺素（去氧肾上腺素）注射，大部分患者可以缓解，病情复杂者可参考阴茎异常勃起诊疗指南。

（4）低血压：极其少见，可能与药物剂量过高有关。

（六）经尿道给药

经尿道给予血管活性药物主要基于减少阴茎创伤的考虑。目前常用药物为前列地尔。有以下 2 种不同给药方法。

1．与促进渗透作用的乳膏制成混合物，涂在尿道外口，以促进前列地尔吸收 其临床使用数据非常有限。在轻度至重度 ED 患者中，与安慰剂相比，用药组 IIEF-EF 评分、阴茎插入成功率（SEP2）、完成性交成功率（SEP3）均有显著改善。不良反应包括阴茎红斑、阴茎灼热和疼痛，通常在使用后 2 h 内自行消失。全身不良反应非常罕见。

2．将前列地尔制剂（MUSE™）置入尿道内 30.0%～65.9% 的患者可获得足够勃起进行性交。最常见的不良反应是局部疼痛（29%～41%）、尿道损伤、感染及低血压引起的头晕（1.9%～14.0%）。

（七）手术治疗

手术治疗是 ED 的三线治疗方法，用于一、二线治疗无效的中至重度 ED 患者。阴茎血管手术因远期疗效欠佳，应严格选择手术适应证，并进行充分的术前沟通；在没有禁忌证的情况下，阴茎假体手术具有良好的安全性和有效性，但仍应注意防范术中、术后并发症的发生。

1. 阴茎血管手术治疗　对于明确的静脉性 ED 和动脉性 ED 可采用阴茎血管手术治疗，但其疗效尚存争议，尤其是静脉性 ED 手术，目前这些方法在欧美国家已应用不多。

（1）静脉性 ED 的手术治疗：静脉性 ED 指静脉闭塞功能障碍（静脉漏）导致的 ED，表现为阴茎海绵体的回流静脉在勃起时闭塞不全，使阴茎无法维持充分的勃起状态。

静脉性 ED 手术治疗的原理就是采用各种方法阻断或减少海绵体的静脉回流；综合目前的研究结果来看，其远期疗效欠佳。

（2）动脉性 ED 的手术治疗：动脉供血不足也会导致 ED，临床上阴茎动脉供血不足的常见原因为先天性动脉狭窄、外伤后动脉狭窄、动脉粥样硬化等。

对于有局灶性盆腔动脉或阴茎动脉闭塞的年轻 ED 患者，如无全身血管疾病和静脉闭塞功能障碍，可进行阴茎动脉重建术，以增加阴茎海绵体的血供，促进阴茎勃起。

虽然目前有多种手术方式可供选择，但由于选择标准、疗效评价不统一，其效果也尚存争议，腹壁下动脉与背深静脉吻合因操作相对容易而较常用。此外，也有学者开展了通过介入方法治疗动脉性 ED 的研究，并取得了一定的效果。

2. 阴茎假体置入治疗　阴茎假体置入术是通过置入人工辅助装置来恢复患者勃起功能的治疗方式，随着手术技术、假体材料的改进和机械稳定性的提高，逐渐成为 ED 患者的一种有效的治疗方法，手术成功率达 95% 以上，患者和配偶的满意度分别达到 97% 和 92%。

（1）适应证：①口服药物及其他治疗无效的患者；②不能接受或不能耐受已有治疗方法的患者；③充分沟通后患者同意手术治疗。

（2）禁忌证

1）绝对禁忌证：①存在未控制的全身、皮肤或尿道感染者；②患有严重的心肺功能疾病而不能耐受麻醉者；③合并严重的凝血功能障碍性疾病者。

2）相对禁忌证：①存在阴茎严重畸形、尿道狭窄、阴茎发育不良的患者；②未有效治疗的精神心理障碍患者。

（3）阴茎假体和术式的选择：阴茎假体通常可分为半硬性假体和可膨胀性假体(二件套和三件套)。半硬性假体通常也指半硬棒状柱体，其适合于不能灵活操作者（如帕金森病、高龄虚弱等）或难以负担可膨胀性假体的高昂费用者，以及性交频率较低的老年人，其并发症发生率低于可膨胀性假体。尽管半硬性假体在美国的使用量大大低于可膨胀性假体，但在世界范围内的特定患者群仍有重要存在价值。可膨胀性假体（典型代表为三件套）适合于年龄较轻、社交活动多、性生活频繁的患者，或阴茎硬结症患者，以及合并神经病变的患者。

阴茎假体置入术可在局部麻醉或全身麻醉下进行。手术路径主要有两种，即阴茎阴囊交界部和耻骨下。路径的选择通常由假体类型、患者解剖条件、手术史和术者习惯决定。储液囊最常见的置放位置是膀胱前间隙，对于有盆腔手术史，如前列腺癌根治术（radical prostatectomy，RP）后，或者膀胱前间隙分离困难者，可将储液囊安放于腹横筋膜与腹直肌之间。

（4）阴茎假体置入术并发症的防治：尽管假体置入术的满意度＞85%，但仍有并发症的发生，阴茎假体置入术的常见并发症包括感染、机械故障、尿道损伤或侵蚀假体穿出阴茎头或阴囊皮肤，还包括阴茎头膨胀感差、阴茎长度和粗度变小、渗漏、液泵体或储液囊移位等，其中最主要的并发症为感染和机械故障。

1）感染：是阴茎假体置入术破坏性较大的并发症之一。拟接受阴茎假体置入术的患者，术前准备的主要目的是降低感染风险。患者手术区域应无皮炎、伤口或其他表皮损伤。对于糖尿病患者，术前应严格控制血糖。为了减少假体感染概率，在围术期需预防性使用抗生素。通常于术前 0.5～1.0 h 预防性使用，并维持到术后 24～48 h，国内部分中心维持抗生素达 1 周。较常用的抗生素包括氨基糖苷类、万古霉素、头孢菌素类和喹诺酮类，抗菌谱应包括革兰阳性菌和革兰阴性菌。术中使用抗生素盐水冲洗海绵体腔和假体部件。术中精细操作联合使用合适抗生素预防革兰阴性菌和革兰阳性菌感染，可使感染率降到 2%～3%。使用抗菌涂层技术和亲水涂层技术，可使感染率降至 1%。糖尿病是感染的高危因素。在脊髓损伤患者中，假体感染和糜烂发生率可达 9%。使用革兰阴性菌和革兰阳性菌都适用的广谱抗生素可有效延长置入物的使用期。对于非抗生素涂层的假体结构，应在拆除封袋后保存在抗生素生理盐水中，术中使用抗生素盐水冲洗伤口和置入物对预防术后感染也至关重要。感染一旦发生，应取出所有阴茎假体部件并使用抗生素，为减少阴茎长度损失和易于海绵体扩张，应于感染控制后 2～3 个月再次行假体置入。

2）机械故障：随着设计的不断改进，最常用的三件套阴茎假体 5 年、10 年机械故障率＜5%。某些产品增加了关闭阀门，以防止自发膨胀。相关研究发现，改进型假体自发膨胀发生率 1.3%，而无关闭阀门假体的自发膨胀率为 11%。

（八）中医药治疗

中医学将该病称为"阴痿""筋痿""阴器不用"，明末始有"阳痿"病名，一直沿用至今。在近现代，"阳痿"与"阳萎"通用。《黄帝内经》已经对阳痿的病因病机和治疗原则有了完整的论述，后世医家在治疗上不断完善，积累了极为丰富的临床经验。中医药治疗阳痿强调整体观念和辨证论治，根据不同证型，在增强阴茎勃起功能的同时，改善全身症状。中药对于阳痿作用机制的现代研究，主要集中在调节下丘脑 - 垂体 - 性腺轴、改善微循环、抗衰老、抗氧化等方面。

常见证型如下。

1. 肝气郁结　勃起痿弱，郁郁寡欢，胸胁胀满，嗳气，善太息。常用中成药有逍遥丸、加味逍遥丸、四逆散、柴胡舒肝丸等。

2. 命门火衰　阳痿不举，性欲低下，阴囊湿冷，腰膝酸软，畏寒肢冷。常用中成药有右归丸、金匮肾气丸等。

3. 肾阴亏虚　勃起痿软，五心烦热，腰膝酸软，足跟疼痛。常用中成药有六味地黄丸、左归丸，阴虚火旺者用知柏地黄丸。

4. 瘀血阻滞　阳事痿软，少腹或阴囊刺痛或胀痛。常用中成药有桂枝茯苓丸、少腹逐瘀颗粒、大黄䗪虫丸等。

5. 湿热下注　阴茎痿软，阴囊潮湿，小便余沥，茎中疼痛，大便黏腻。常用中成药有龙胆泻肝丸、八正散、萆薢分清丸等。

临床上较多见2种以上证候同时出现，如肝郁肾虚、肾虚血瘀、肝郁湿热、肝郁肾虚血瘀等，可同时使用2种以上的中成药治疗。以上所列中成药均为经典中药处方，有些中成药没有标明阳痿适应证，但临床上可以根据证候用药。

针法、灸法、脐疗、贴敷、推拿、导引、食疗等传统疗法，临床上亦可适当选用。可根据患者体质，在饮食、起居、情志等方面进行个体化指导。

对单纯西医或中医治疗的疗效不太满意的患者，可以考虑中西医结合治疗，往往可以取得较好的疗效。

（九）特殊类型勃起功能障碍的治疗

1. 盆腔手术后勃起功能障碍的治疗　常见的男性盆腔手术如RP、膀胱癌根治术、直肠癌根治术后，由于可能损伤支配勃起的神经血管束而导致ED。各种手术导致ED的病理生理机制相同，可采用与RP术后ED相同的康复治疗方案来促进阴茎勃起功能的康复。

随着保留神经血管束的前列腺癌根治术（nerve-sparing radical prostatectomy，NSRP）的出现和不断完善，RP术后ED的发生率有所降低，但仍高达12%～96%。RP术后ED的发生与海绵体神经损伤、海绵体纤维化、动脉灌注减少、缺氧等有关。RP术后勃起功能康复治疗不同于ED治疗，其目的在于改善海绵体组织病理状态，增加患者术后勃起功能恢复的概率。RP术后恢复勃起功能的治疗方式包括PDE5i、VED及ICI等。

（1）PDE5i是RP术后勃起功能康复的常用方式。其恢复勃起功能的机制包括改善海绵体氧供及防止海绵体重塑等。

可能影响PDE5i治疗效果的因素包括：①血管神经束是否保留；②患者年龄（<60岁患者效果较好）；③药物剂量；④术后开始治疗时间（早期干预效果较好）；⑤用药方式等。他达拉非5 mg OAD规律使用较他达拉非20 mg按需治疗对NSRP术后ED患者的勃起功能恢复和减少阴茎短缩更有优势，但药物洗脱之后各组的IIEF没有差异。通过RigiScan进行NPTR检测证实每晚西地那非治疗对于RP术后勃起功能改善不优于按需治疗。Meta分析认为PDE5i可以治疗ED，但不能促进勃起功能的自发性恢复。

（2）VED治疗可单独或与其他治疗方式联用。其治疗机制包括改善海绵体氧含量和阴茎长度等。VED治疗NSRP术后ED患者，70%的患者能进行性生活，并且VED治疗能较好地维持疲软状态阴茎长度，避免阴茎缩短，而对照组仅有29%的患者能进行性生活。有报道NSRP术后联用PDE5i和VED，能更好地改善ED患者的勃起功能和阴茎长度。

（3）对于口服药物治疗效果不佳的RP术后ED患者，还可选用经尿道给药或ICI

治疗或联合治疗。据报道，前列地尔 ICI 治疗 RP 术后 ED 的有效率约为 67%，而非治疗组约为 20%。

（4）对于以上治疗效果不佳或不能耐受者可选择阴茎假体置入术。对于行 RP 前存在 ED 或预测手术后患者将丧失勃起功能者可考虑在 RP 同时行阴茎假体置入术。

2. 骨盆骨折尿道损伤后勃起功能障碍的治疗　骨盆骨折尿道损伤（pelvic fracture urethral injury，PFUI）后所致的 ED 是创伤后 ED 的最常见类型，文献报道发生率为 27.5%～72.0%，与血管、神经等损伤有关。ED 严重程度与骨盆及尿道的损伤部位、手术方式、损伤时间、年龄、损伤前勃起功能等因素有关。PFUI 后 ED 治疗与 RP 术后的 ED 治疗类似，可选用 PDE5i、VED、ICI 联合治疗及阴茎假体置入术。

3. 脊髓损伤后勃起功能障碍的治疗　脊髓损伤（spinal cord injury，SCI）患者不仅有肢体感觉及运动功能障碍、排尿及排便功能障碍，也存在不同程度的性功能障碍（包括勃起、射精等），将严重影响 SCI 男性患者的生活质量。

SCI 男性患者能否恢复性功能主要取决于其 SCI 部位和严重程度，也与患者和性伴侣关系、发病前的性经历与态度、发病后对性训练的开放与否等有关。Tsuji 等报道，80% 的患者在 SCI 后 2 年恢复部分勃起功能。Biering-Sorensen 等调查了 279 例 SCI 10～45 年患者的性功能残留情况，发现 75% 的患者能勃起，44% 的患者能射精，其特点是年龄较轻。

脊髓完全性损伤和不完全性损伤的区别在于骶段残留的感觉与运动功能。骶反射可证明其残留与否。骶反射主要包括球海绵体肌反射、肛门黏膜皮肤反射、肛门反射等。在治疗 SCI 患者的性功能障碍前，可先通过这些局部神经反射评估患者的性潜能，以此来指导后续的治疗。

脊髓损伤后 ED 的治疗包括心理治疗、口服 PDE5i、海绵体内注射血管活性药物、经尿道给药、VED、阴茎假体置入术及骶神经调节等。

尽管 SCI 后 ED 的治疗方法较多，但口服 PDE5i 仍是目前的首选治疗方式；不论损伤平面及严重程度，常见 PDE5i 的疗效都优于安慰剂。上运动神经元病变患者的疗效较好，且用药剂量较小。骶髓以上高位 SCI 患者单用 PDE5i 可获得较好效果；对低位的骶髓 SCI 患者，采用 ICI 或联合治疗的效果较好；对于 PDE5i 无效患者，尤其是用于脊髓低位如圆锥及马尾损伤的患者，可使用 ICI。Chochina 等应用 meta 分析提示，713 例 SCI 患者采用 ICI 治疗的总有效率为 88%。ICI 治疗时应注意阴茎异常勃起等并发症。

4. 高催乳素血症继发勃起功能障碍的治疗　内分泌紊乱很少引起 ED，ED 患者中高催乳素血症的发生率为 1%～5%。Buvat 报道在 3265 例 ED 患者中，显著高催乳素血症［其高催乳素血症的定义为血清催乳素水平异常升高（＞35 ng/ml）］的发生率仅为 0.76%，垂体腺瘤发生率为 0.40%。高催乳素血症可由垂体 - 下丘脑肿瘤及药物等引起，导致 ED、第二性征减退、性欲下降和精子质量低下。如果患者的血清催乳素水平＞250 ng/ml，则可能存在催乳素瘤。如果催乳素水平＞500 ng/ml 则提示存在巨大催乳素瘤。约 1/3 的高催乳素血症患者可能患有垂体巨大腺瘤，这些患者通常表现出多种症状，如头痛和视野缺损。

高催乳素血症通过抑制下丘脑促性腺激素释放激素的分泌，损害脉冲式 LH 的分泌，从而影响睾酮的产生，引起性腺功能减退，导致 ED、性欲下降和精液质量差。高催乳素血症还可通过作用于睾丸支持细胞和间质细胞中的催乳素受体直接影响精子发生和类固醇生成。与循环睾酮水平无关的高催乳素血症患者的性功能障碍，特别是性欲丧失的另一个可能机制与睾酮向双氢睾酮（dihydrotestosterone，DHT）的外周转化受到干扰有关。对于高催乳素血症的治疗，应首先去除诱发 ED 的其他因素，如停用毒品、雌激素、吗啡、镇静药和抗精神病药物等，然后根据病因选择疗法。通过纠正血清催乳素水平后，性欲及勃起功能常可恢复正常。症状严重的性功能障碍且患病时间较长的患者，可同时配合使用 PDE5i 治疗。

高催乳素血症首选的治疗药物是多巴胺受体激动药——溴隐亭或卡麦角林，能降低催乳素水平，使睾酮恢复正常，并有助于缩小催乳素肿瘤。用药前可进行溴隐亭敏感试验，以判断药物治疗的有效性。如反复治疗效果不佳，可考虑其他多巴胺受体激动药或改变治疗方案。如果垂体肿瘤体积较大或为侵袭性催乳素瘤，对药物治疗缺乏反应或由于视神经压迫导致视觉的影响，则需要行经蝶窦入路切除术或放射治疗。高催乳素血症患者经系统治疗后复发率高，需定期复查血催乳素水平及鞍区 MRI，服用维持量溴隐亭。如有催乳素升高，需再次调整用药。

5. 脑部疾病后勃起功能障碍的治疗　阴茎勃起是神经因素、内分泌因素、血管因素等多种因素共同参与的生理过程，其中任何一个环节出现问题均可能导致 ED。因此，很多脑部疾病后神经系统受损都会出现 ED，如多发性硬化、颞叶癫痫、帕金森病、卒中、阿尔茨海默病及脑外伤等。

这些脑部疾病引起 ED 的机制是多方面的。首先，由于神经系统的直接损伤，影响性冲动的产生或传导，或者影响下丘脑 - 垂体 - 性腺轴的功能，导致雄激素分泌异常，从而对勃起功能产生影响。另一方面，脑部疾病引起身体其他方面的变化也会影响阴茎勃起，如体质虚弱、强直状态、疼痛及大小便异常等。此外，脑部疾病所导致的一些精神、心理变化也会造成 ED，如抑郁、缺乏自信、人际关系障碍等。也有一部分脑部疾病后 ED 的产生不是由于疾病本身，而是由于治疗脑部疾病的药物，如抗癫痫药、抗抑郁药、抗惊厥药、抗痉挛药等。

脑部疾病后 ED 的治疗也是首选 PDE5i。多项研究显示，西地那非可改善帕金森病患者的勃起功能。而在多发性硬化的患者中，西地那非治疗 ED 的效果尚不确定，有 2 项相关的研究得出了不一样的结论，但每天服用他达拉非对于改善多发性硬化患者勃起功能有显著功效。

对于口服药物治疗效果不佳的患者，也可尝试采用海绵体内注射血管活性药物、真空勃起装置或阴茎假体置入术等方法。但这些方法需要一定的操作技巧，对于某些脑部疾病后行动不便的患者，可能需要伴侣的帮助来完成操作。

图 9-3 总结了 ED 的治疗流程，表 9-11 汇总了 ED 治疗证据等级，可供临床医师参考。

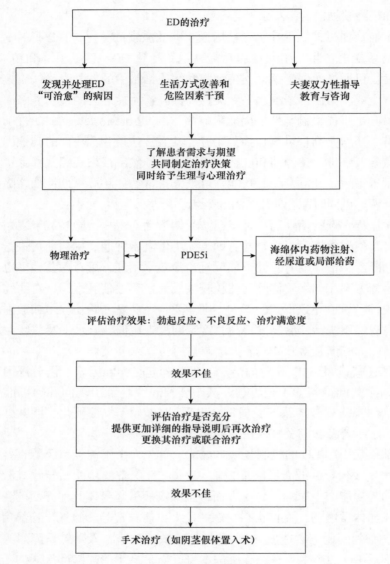

图 9-3 ED 的治疗流程

注：ED. 勃起功能障碍；PDE5i. 5 型磷酸二酯酶抑制剂。

表 9-11 ED 治疗证据等级

ED 治疗证据	循证等级（LE）	推荐等级（GR）
ED 的个性化治疗原则	I b	A
ED 患者伴侣双方同治的原则	I b	A
如果发现明确病因，首先对 ED 病因进行治疗	I a	B
ED 治疗前或治疗时进行生活方式的改善和危险因素干预	I a	A

（待 续）

（续　表）

ED 治疗证据	循证等级（LE）	推荐等级（GR）
ED 治疗前或治疗时进行性生活指导及心理疏导	Ⅱ b	B
PDE5i 是 ED 的首选治疗药物	Ⅰ a	A
对 ED 患者选择 PDE5i 规律治疗方案	Ⅰ a	B
对 PDE5i 无反应者应评估其用药是否合理及是否获得充分的用药前指导	Ⅲ	B
雄激素补充治疗改善 ED 患者勃起功能	Ⅲ	C
服用阿扑吗啡改善 ED 患者勃起功能	Ⅲ	C
抗氧化剂和改善微循环的药物改善 ED 患者勃起功能	Ⅳ	D
手术治疗（动脉、静脉及假体手术）改善 ED 患者勃起功能	Ⅳ	C
真空勃起装置治疗改善 ED 患者勃起功能	Ⅳ	C
体外低能量冲击波治疗改善 ED 患者勃起功能	Ⅳ	C
体外超声波治疗改善 ED 患者勃起功能	Ⅳ	C
海绵体内血管活性药物注射改善 ED 患者勃起功能	Ⅰ b	B
经尿道或局部给药改善 ED 患者勃起功能	Ⅲ	B
外伤后阴茎的康复治疗或 RP 术前干预治疗有助于改善创伤后或手术后 ED 患者的勃起功能	Ⅱ b	A
雄激素补充治疗有利于改善因雄激素缺乏导致的 ED	Ⅰ b	A
降低催乳素水平的治疗有利于改善因高催乳素血症导致的 ED	Ⅰ b	A
心理疏导治疗有利于改善心理因素导致的 ED	Ⅱ b	B
ED 治疗前后积极的 ED 预防措施有利于改善患者的 ED	Ⅰ a	A

注：ED. 勃起功能障碍；PDE5i. 5 型磷酸二酯酶抑制剂。

五、健康管理

ED 的健康管理是以预防和控制 ED 及相关疾病的发生与发展、降低医疗负担、提高生命质量为目的，针对个体及群体进行健康教育，提高自我管理意识和水平，并旨在调动个人、集体和社会的积极性，有效地利用有限的资源来达到最大的健康效果。ED 的健康管理的方法和过程主要包括健康信息采集、健康检测、健康评估、个性化健康管理方案及健康干预等。

1. 建立健康档案　ED 的健康档案需纳入的内容应包括个人基本资料（年龄、身高、体重及腰围等）、生活方式（吸烟、饮酒、运动、饮食及睡眠等）、性生活状况（性生活频率、勃起功能和早泄评分等）、精神心理状况（焦虑及抑郁评分）、健康体检资料（血液生化检测、心电图及超声检查等）、疾病史资料（高血压、糖尿病、高血脂及 CVD 等慢性疾病）、建档医师和建档日期等。

2. 勃起功能障碍的风险评估　通过收集与跟踪反映个人身体健康状况的各种信

息，分析建立生活方式、性生活频率、环境、遗传、心理、血清指标、慢性疾病等危险因素与 ED 之间的量化关系，利用预测模型来确定参与者目前的健康状况及 ED 的发展趋势，使参与者能了解是否有发生 ED 及其相关慢性疾病的危险性。

目前仍缺乏成熟有效的 ED 预测模型，现有文献提示年龄、BMI、生活方式（吸烟、缺乏运动、饮食）、抑郁及焦虑评分、血清心血管风险因子、CVD 等均是 ED 预测模型的重要因素。此外，ED 是男性健康的风向标，其 ED 严重程度与 CVD 严重程度一致，且 ED 发生平均早于冠状动脉粥样硬化性心脏病发病 3～5 年，是未来 CVD 的独立预测因子。慢性疾病如 CVD、糖尿病、心理疾病及 LUTS 等管理对促进 ED 康复和男性整体健康至关重要。

（1）生活方式管理：建立良好的、健康的生活方式和行为，从而达到预防和改善 ED，增进整体健康。ED 的生活方式管理措施主要包括戒烟、体育锻炼和减轻体重、地中海饮食和富含黄酮类饮食，以及保持规律的性生活。虽然研究证实吸烟、缺乏运动及不健康饮食是 ED 的危险因素，但有研究表明咖啡摄入量与 ED 无关，饮酒与 ED 的关联尚不明确。体育活动可以预防 ED 发生，尤其是对于老年人群。如果男性每周运动消耗达到 3000 kcal（1 kcal＝4.184 kJ），可使重度 ED 的风险降低 82.9%，因此，每周的运动消耗从 1000 kcal 增加到 3000 kcal 可降低 ED 的风险。此外，适量运动、合理膳食、良好睡眠、控制体重等除可以直接改善血管功能和勃起功能外，还可增加 PDE5i 的疗效。

（2）性生活管理：性生活频率是指每月性生活次数，反映了性功能状况。适度频率的性生活既可以满足夫妻双方的生理需求，也可以维护夫妻双方的感情，有助于家庭的和睦和稳定。适度频率的性生活可能会降低 CVD 风险和死亡率，但目前仍缺乏严格的循证医学证据。性生活的频率可能可以预测 ED 的发生，研究表明，相比于每周性交 1 次的男性，那些每周少于 1 次性交的男性发生 ED 的患者比例增至 2 倍。此外，研究表明，性生活频率增加对前列腺癌的发生具有保护作用，有利于男性整体健康。

（3）ED 合并 CVD 管理：ED 合并 CVD 患者健康管理的主要目的是改善生活质量，降低重大 CVD 风险。

1）对没有与性活动有关的重大 CVD 风险低危组患者，建议规律服用 PDE5i 来改善阴茎血管功能，提高性生活质量，保持规律性生活。进行综合健康教育、体育锻炼和心理治疗，逐渐养成健康的生活方式，戒烟和健康饮食。建议每周至少做 150 min 的中等强度运动或每周做 75 min 剧烈强度的有氧运动。建议超重和肥胖人群达到健康体重或减至目标重量。

2）对心脏或脑血管状况不确定的中危组患者，在进行性活动之前需要进行 CVD 风险的评估和测试，如处于心脑血管稳定期，建议按需或规律口服 PDE5i 来提高性生活质量。除常规的生活方式管理外，还应根据心血管科医师建议进行血脂、血糖、血压的管理和抗血小板治疗。

3）对心脏病或脑血管疾病非常严重或不稳定高危组患者，进行性活动的风险很大。

绝大多数高危组患者有中度至重度的心脏疾病。高危组患者应停止性活动，进行心脏评估和治疗，直到心脏状况稳定或心血管科医师认为可以安全地恢复性活动时为止。

ED 合并 CVD 的健康管理，应基于 ED 早期防治的一体化诊疗与全流程管理策略，要强调针对全人群的 ED 防线前移，包括健康人群、ED 易患人群、ED 患者及 CVD 高危人群。制定健康管理路径和评估体系时，应提供包括健康信息收集、筛查评估、膳食指导、运动干预、心理疏导、药物治疗甚至手术干预等全方位的健康管理服务指导，可利用多学科协作及互联网＋AI 的信息化诊疗平台，最终实现从疾病治疗转向整体健康维护。

（4）ED 合并糖尿病的管理：ED 是糖尿病最常见的并发症之一。因此，对 ED 合并糖尿病患者要进行全面的风险因子筛查和病情严重程度评估，以便及时干预治疗。

控制血糖是防止糖尿病性 ED 发生发展的关键，应用降糖药物时需要关注不同降糖药的代谢特点和不良反应，在有效控制血糖的前提下，选择和使用对男性生殖系统具有保护作用或不良反应相对较小的药物。对于大多数糖尿病患者的 HbA1c 水平，控制目标应<7%，但也要结合患者的年龄、病程、预期寿命、合并症和并发症严重程度等具体情况确定个体化控制目标。遵循糖尿病饮食（如规律饮食、少食多餐、细嚼慢咽、均衡饮食、低盐低脂少糖饮食）、合理运动（如有氧运动等）及定期复查的原则，对控制糖尿病性 ED 的发展也同样至关重要。

糖尿病性 ED 机制复杂，包括内皮细胞功能障碍、内分泌功能障碍及神经功能紊乱等因素。坚持规律、规范及个体化针对性用药对提高 PDE5i 疗效及延缓 ED 进展具有重要的意义。西地那非对糖尿病性 ED 的有效率为 63%，而在非糖尿病患者中，其有效率可达 83%。对伴有睾酮下降的糖尿病性 ED 患者，补充雄激素有利于增强 PDE5i 治疗反应性。对糖尿病引起微血管损伤的 ED 患者，加用改善微循环的药物（如胰激肽原酶）可作为基础治疗的手段改善全身其他器官的血管损伤状态，同时可能有助于增加 PDE5i 的治疗效果。硫辛酸具有清除活性氧及自由基、保护线粒体功能及调节能量代谢作用，其可能对长期糖尿病引起自主神经及微血管病变导致的 ED 有治疗作用。对于口服药物反应差的糖尿病性 ED 患者可选择海绵体内血管活性药物注射或阴茎假体置入术。

（5）ED 合并精神心理疾病的管理：精神心理疾病如抑郁症、焦虑症、精神分裂症、恐慌症、社交恐惧症、强迫症、创伤后应激障碍及各种人格障碍等都可能产生不同程度的性功能障碍。抑郁症人群中性功能障碍的发生率高达 40%～65%，其中 ED 的发生率高达 40%。因此，治疗并有效控制精神心理疾病对 ED 的加重尤为重要。

抗精神疾病类药物是控制精神心理疾病的首选，但有些药物本身也会引起或加重性功能障碍。治疗抑郁症的选择性 5- 羟色胺重摄取抑制剂（serotonin-selective reuptake inhibitor，SSRI）可导致 25.8%～80.3% 的性功能障碍发生率。抗精神分裂症药物（氟哌啶醇、氯丙嗪、利培酮等）可导致 52% 的患者出现 ED。这些药物的性相关不良反应可能与多巴胺受体被阻断有关。因此，可以选择不良反应小的药物以降低对性功能的影响，也可在精神科医师的指导下逐渐减量或调整药物。精神心理疾病合并 ED 患者可用 PDE5i 来直接改善患者的勃起功能。对于抑郁合并 ED 的患者应用 PDE5i 也能使抑郁得到缓解。

精神心理疾病合并 ED 的患者需要接受"社会化、开放式、综合性"的精神疾病康复措施。首先，引导患者自身保持乐观、开朗、豁达的生活态度，把目标定在自己能力所及的范围内；其次，调适自身对社会和他人的期望值，与周围人建立良好的人际关系；再者，让患者培养健康的生活习惯和兴趣爱好，并积极参加社会活动等。此外，建立以精神卫生专业机构、综合医院、基层医疗卫生机构和精神疾病社区康复机构为依托的精神卫生防治服务网络也需要完善。

（6）ED 合并 LUTS 的管理：LUTS 主要是指男性排尿期、储尿期及排尿后出现的尿道刺激症状。50 岁以上的老年男性和患有 BPH 的患者中 LUTS 最为常见，而此年龄段伴随 ED 的患病率也随之升高，两者都严重影响男性的生活质量。因此，需要有效的措施来加强 ED 合并 LUTS 人群的管理，以便提高此类人群的生活质量和整体健康。

鉴于许多存在 LUTS 的男性并不寻求性功能问题的帮助，同时医师不常咨询患者性生活的问题，临床医师应充分评估 LUTS 患者的 ED 情况。同样，ED 患者就诊时不一定会描述 LUTS，专科医师在问诊阴茎勃起功能情况时，也应评估 LUTS 问题。此外，治疗 LUTS 的药物可能对性功能产生影响。研究显示，α 受体阻滞剂对阴茎勃起功能没有负面影响，但不论 5α- 还原酶抑制剂单独使用还是联合应用，均增加 ED 发生风险。治疗 ED 的 PDE5i 可治疗伴有或不伴有 ED 症状的 LUTS 患者，特别是他达拉非 5 mg 每日服用已成为目前治疗 LUTS 的推荐方案。雄激素补充治疗可能有利于改善 LUTS 合并 ED 患者的生活质量，其主要表现在改善患者的国际前列腺症状评分（international prostate symptom score，I-PSS）、IIEF 评分。因此，LUTS 治疗前应考虑伴随的 ED 问题，应针对 ED 采取一些干预或治疗措施。如果需要考虑药物或手术治疗 LUTS/BPH，同时也要考虑治疗方案本身对阴茎勃起功能可能产生的直接或间接影响。

LUTS 合并 ED 的病理生理机制涉及 NO/cGMP/PKG 通路异常、代谢综合征、慢性炎症因子、激素紊乱及心理因素等，建立起多学科合作的慢性病管理体系可有效治疗并预防疾病的加重。

指南编写组成员

编写顾问：邓春华（中山大学附属第一医院）、商学军［南京大学医学院附属金陵医院（东部战区总医院）］、刘继红（华中科技大学同济医学院附属同济医院）

组长：孙祥宙（中山大学附属第一医院）

副组长（按姓氏笔画排序）：王涛（华中科技大学同济医学院附属同济医院）、李宏军（北京协和医院）、张志超（北京大学第一医院）

编写成员（按姓氏笔画排序）：马良宏（宁夏医科大学总医院）、王瑞（郑州大学第一附属医院）、王传航（中日友好医院）、卢慕峻（上海交通大学医学院附属仁济医院）、孙祥宙（中山大学附属第一医院）、杜强（中国医科大学附属盛京医院）、李彦锋［陆军军医大学大坪医院（陆军特色医学中心）］、张亚东（中山大学附属第一医院）、陈赟［南京中医药大学附属医院（江苏省中医院）］、武志刚（温州医科大学附属第一医院）、金晓东（浙江大学医学院附属第一医院）、赵善超（南方医科大学第三附属医院）、郭建华（上海交通大学医学院附属第九人民医院）、黄燕平（上海交通大学医学院附属仁济医院）、彭靖（北京大学第一医院）、董强（四川大学华西医院）

编写秘书：黄燕平（上海交通大学医学院附属仁济医院）、张亚东（中山大学附属第一医院）

参考文献请扫二维码查阅

（本文刊载于《中华男科学杂志》2022 年 8 月第 28 卷第 8 期第 722-755 页）

10 早泄与勃起功能障碍共病诊治中国专家共识

中华医学会男科学分会
早泄与勃起功能障碍共病诊治中国专家共识编写组

早泄（premature ejaculation，PE）与勃起功能障碍（erectile dysfunction，ED）是男性最为常见的性功能障碍，两者经常共存，相互影响。男性同时存在 PE 和 ED，称为 PE 与 ED 共病。患者先发生 PE、后发生 ED，或先发生 ED、后发生 PE，或 PE、ED 同时发病，其发病机制、临床特征及治疗方案并不完全相同。目前缺乏 PE 与 ED 共病的确切定义，而且 PE 与 ED 共病的发病特征模糊，缺乏对发病特征的系统描述，引起临床诊疗概念的混淆。因此，为规范 PE 与 ED 共病的诊疗，特制定本共识，尝试对 PE 与 ED 共病进行系统的描述，为 PE 与 ED 共病患者提供安全、有效、科学、精准的临床治疗方案，以提高 PE 与 ED 共病患者的治疗效果和生活质量。

一、流行病学

PE 与 ED 在临床常见，多项流行病学研究证实 PE 与 ED 常共同存在，过去 10 年的资料报道高达 50% 的 PE 男性同时患有 ED。因此，最近国外有学者提出勃起和射精控制丧失的概念，将 PE 与 ED 共病作为一个分类实体，但未明确区分 PE 与 ED 的序贯关系。一项来自亚太地区的、针对 4997 例有稳定异性性关系的男性调查发现，有 30% 的 PE 男性同时患有 ED。来自中国的一项研究调查了安徽省的 3016 例男性，发现在 ED 患者中 PE 的发生率为 33.67%，其中 ED 合并原发性 PE 为 23.96%，合并继发性 PE 为 38.36%。一项来自中国台湾地区的报道显示，ED 人群中 PE 的发生率为 19.5%，PE 人群中 ED 的发生率高达 76.3%，且 PE 的发生率随着 ED 的严重程度而增高。然而，已发表的流行病学研究未区分 PE 与 ED 共病的序贯关系。

二、发病特点

关于 ED 与 PE 共病的临床特征，现有文献尚缺乏准确的描述。编写组根据相关文献及临床经验经过反复讨论，依据 ED 和 PE 发生时间的先后、ED 与 PE 共病不同类型的临床特征进行描述。

（一）先 ED 后 PE

初始射精功能和阴道内射精潜伏期（intra-vaginal ejaculation latency time，IELT）正常，ED 发生后，IELT 才逐渐缩短。这类患者的 ED 发生多有明确的病因，如血管因素、精神因素等。

（二）先 PE 后 ED

初始患者的勃起功能正常，PE 发生后，勃起功能才逐渐减退。这类患者 ED 的发生原因往往不如前者明显。因此，对于 PE 病程较长的患者，应注意评估其勃起功能。

（三）PE 与 ED 同时发生或分辨不清

发病时即有 ED，也存在 PE。表现为性生活时阴茎勃起不佳的情况下插入前或插入后很快即射精。临床存在一部分患者认知、表达能力较差，对 ED、PE 发生时间孰先孰后表达不清的情况，也归属到此类型。

在评估 ED 的国际勃起功能指数问卷表 -5（international index of erectile function-5，IIEF-5）和评估 PE 三要素或早泄诊断工具（premature ejaculation diagnostic tool，PEDT）评分量表中，均含有不少情绪及满意度的评价指标，不管是 ED 还是 PE 发生在先，均可导致性生活满意度下降，也可能导致另一个疾病评分值明显下降。因此，在询问患者临床特征时，应仔细甄别 PE 与 ED，认真分辨 PE、ED 症状的先后关系。对于临床上确实无法明确先后关系的病例，可以归为第三类。

三、病因与发病机制及其相关性

（一）病因

PE 的病因包括中枢神经系统 5- 羟色胺神经递质紊乱、阴茎头敏感性过高、遗传变异、甲状腺及其他内分泌疾病等。

ED 的病因可分为器质性、心理性、混合性 3 种。器质性包括血管、解剖性、神经等因素；心理性包括抑郁、焦虑、关系冲突、性心理问题等；混合性则包含了多种致病因素。

（二）发病机制

虽然目前认为这 2 种性功能障碍具有独立的发病机制，但两者也可相互影响。ED 合并 PE 的机制可能是由于中枢、激素、药物诱导和 / 或心理等因素相互作用而介导。目前主流的观点认为，PE 和 ED 共享一个恶性循环，PE 患者试图控制射精，主观上会尽力降低兴奋性，延长性交时长，但这会导致 ED 的出现或加重；而 ED 患者试图实现勃起，通常会加强刺激强度，这又会导致 ED 患者射精过快。此外，轻度 ED 会影响对射精的控制力；射精后会迅速消肿，亦会导致 ED 的发生。有时射精过快，也会掩盖后续出现的 ED；有时 PE 出现持续性焦虑时，ED 症状也会显露得更严重。因此，基于相同发病机制并同时出现的 PE 和 ED 被定义为缺乏控制的勃起与射精。

多数情况下，许多病理生理途径可以共存，且通常都会存在心理成分（性行为焦虑、心理或人际关系问题等）。相关研究也表明，ED 与 PE 共病的风险与抑郁和焦虑等心理因素显著相关，而较少依赖于器质性因素。因此，ED 和 PE 的发生常常并存且程度存在相关性。一项在中国开展的研究表明，IIEF-5 与 PEDT 存在显著负相关（$r = -0.29$，$P < 0.001$），推测 ED 和 PE 共病源于严重心理负担。相关研究表明，不同国家人群中 ED 并发 PE 的概率从 4 倍增加到 11 倍；PE 并发 ED 的可能性几乎是没有 PE 者的 3 倍。因此，PE 和 ED 虽然在发病机制上有所差异，但在疾病进展过程中会相互影响，形成恶性循环。

四、诊断

（一）病史及性生活史采集

现病史及性生活史是诊断 PE 与 ED 共病的重要依据。现病史及性生活史中设法弄清以下几个问题：①详细询问患者是否有勃起困难、勃起不坚或勃起不持久，同时询问患者是射精前疲软还是射精后疲软，用于鉴别患者到底是早泄，还是勃起困难；② ED 是否合并 PE，是 PE 先于 ED 发生，还是 ED 先于 PE 发生，或是 PE 与 ED 同时发生；③ PE 与 ED 共病的严重程度，依据 IIEF-5 和 PEDT 评分初步判断 PE 与 ED 的严重程度。

（二）体格检查

每例患者都必须进行以泌尿生殖系统、内分泌系统、心血管系统和神经系统为重点的体格检查。体格检查可作为男性 PE 与 ED 共病患者初步评估的一部分，包括阴茎硬结症及提示性腺功能减退的体征和症状。

（三）实验室检查

根据患者的主诉、危险因素、迫切需要解决的问题，以及 PE 与 ED 的严重程度进行针对性的检验和辅助检查；对于重度 ED 合并轻度 PE 的患者应该重点针对 ED 做相关的检验和辅助检查；对于重度 PE 合并轻度 ED 的患者应该重点针对 PE 进行相关的检验和辅助检查；对于轻中度 ED 及轻中度 PE 的患者，则两者兼顾进行检验和辅助检查；对于 ED 合并继发性 PE 需要针对导致 PE 的因素进行检验和辅助检查。

（四）血液检测

血液检测包括血糖检测和激素检测。激素检测包括甲状腺激素、清晨的睾酮总量，以及生物可利用的或游离睾酮、催乳素及其他性激素。PE 与 ED 共病患者的心血管疾病危险因素高于单种疾病，故对于共病患者，应更多关注可能存在的心血管疾病风险。最近的研究表明，可通过检测血液中叶酸水平对 PE 于 ED 共病进行诊断。

（五）特殊检查

根据患者的主诉、危险因素、迫切需要解决的问题及 PE 与 ED 的严重程度进行针对性的检查。

1. 评估勃起功能的检查

（1）鉴别心理性或是器质性 ED 可行夜间阴茎肿胀和硬度测试。

（2）评估阴茎血管功能可行海绵体血管活性药物注射试验。

（3）诊断血管性 ED 可行阴茎彩色双功能超声。

（4）仅对考虑行血管重建手术的患者行动脉造影和动态海绵体造影。

2. 评估射精功能　因者病史需要，可行以下检查评估射精功能。

（1）阴茎生物感觉阈值测定。

（2）阴茎背神经体性感觉诱发电位测定。

（3）球海绵体反射潜伏期测定。

研究表明 PE 与 ED 共病患者存在更低的阴茎敏感性。如果患者同时符合以上 PE

和 ED 的检查诊断，可考虑为 PE 与 ED 共病。

五、治疗

基于诊断，PE 与 ED 共病的治疗应根据 PE 和 ED 的病因、两者各自分类、发生顺序实施个性化综合治疗。

（一）治疗目标

同时改善 PE 和 ED 相关症状，终止 PE 和 ED 的恶性循环，提升生活质量。

（二）治疗原则

原发性 PE 合并 ED 者，可同时治疗 PE 和 ED。明确由 ED 导致的 PE，可先治疗 ED 或同时治疗。对于明确由 PE 导致的 ED 或分不清孰先孰后者，应同时治疗 PE 和 ED。治疗时需重视病因治疗，注意对患者及伴侣的心理疏导及相关医学知识教育，建立患者依从性，重视女性对疾病发展和治疗的作用，定期随访评估疗效。

（三）治疗方法

理论上治疗 PE 和 ED 的方法可联合应用于 PE 与 ED 共病的治疗，但在选择时需充分考虑联合应用的疗效和不良反应，特别是药物联合应用时需警惕不良反应，以及部分 PE 治疗方法对勃起功能的潜在影响。

1. 一般治疗　重视病因治疗。无论哪种类型的共病，均应注意对 PE 和 ED 各自风险因素的评估和治疗。生活方式的改善也很重要，包括科学饮食、适量运动、合适的性生活频率等。

2. 心理 - 行为疗法　客观分析 PE 与 ED 共病中相关的心理因素，进行合理的心理状态评估及疏导，必要时请心理科或精神科医师对患者进行治疗。重视女性对患者心理因素的影响，可对患者及性伴侣共同进行心理疏导，共同纠正错误的观念并教育性知识，女性的积极参与和配合有利于患者的治疗及依从性的建立。如果同时存在女性性功能障碍，建议同时由妇科医师对女性进行治疗。常见的行为疗法包括挤压法和停 - 动法，这 2 种方法有助于患者感受中等强度的兴奋度，增加性自信及自尊心，需要循序渐进地进行训练，并且需要女性的配合。

3. 药物治疗　明确由 ED 导致的 PE 可先采取 5 型磷酸二酯酶抑制剂（phosphodiesterase type 5 inhibitor,PDE5i）治疗，若 PE 症状无明显改善，再考虑联合 PE 治疗方法。需要同时治疗 PE 和 ED 者，有学者尝试 PDE5i 联合达泊西汀治疗。一项多中心、双盲、随机对照研究表明，PDE5i 联合按需服用达泊西汀 30 或 60 mg 治疗 PE 与 ED 共病患者 12 周后，联合用药组相较安慰剂＋PDE5i 组的 IELT 从 3.4 min 提高到 5.2 min。另一项非盲单臂研究则发现，按需服用达泊西汀 30 mg/ 西地那非 50 mg 复方药片可显著改善患者 IELT 和 IIEF-5 评分。亦有报道认为 ED 治疗有效的情况下，PE 治疗效果较好，反之则 PE 治疗效果较差。联合用药引起的常见不良反应包括恶心等，需注意的是有联合用药后发生晕厥的报道，联合用药安全性仍需大样本研究评估。在 ED 和 PE 的治疗中均观察到药物联合心理 - 行为疗法较单独药物治疗疗效更好，ED 与 PE 共病治疗时也可选择两者联合治疗。

4. 中医学治疗　尽管 PE 和 ED 是不同的疾病，但中医对有相同病机的患者采取相同的治疗，即所谓"异病同治"。常用药物如下：肾气不固用金匮肾气丸加减；阴虚火旺用知柏地黄汤加减；心脾两虚用归脾汤加减；肝气郁滞用柴胡疏肝散加减；心肾不交用黄连清心饮加减；肝胆湿热用龙胆泻肝汤加减；肝郁肾虚用翘芍方。有报道认为，针灸对 ED 和 PE 的治疗有一定效果，但仍需要更多研究进一步证实。

5. 手术及其他治疗　在手术治疗 ED 方面，除假体置入术外尚无明确长期有效的术式，而 PE 目前尚无良好循证推荐的成功术式，故 PE 与 ED 共病时应慎重考虑手术。治疗 ED 的方法还有低能量冲击波等，而 PE 治疗还包括长效选择性 5- 羟色胺重摄取抑制剂（selective-serotonin reuptake inhibitor，SSRI）的超适应证用药、局部麻醉药按需使用等（需注意这 2 类药物对勃起功能的潜在影响）。目前尚缺乏这些治疗联合应用于 PE 与 ED 共病的临床报道，有待于进一步探索。

PE 与 ED 共病的诊疗流程见图 10-1。

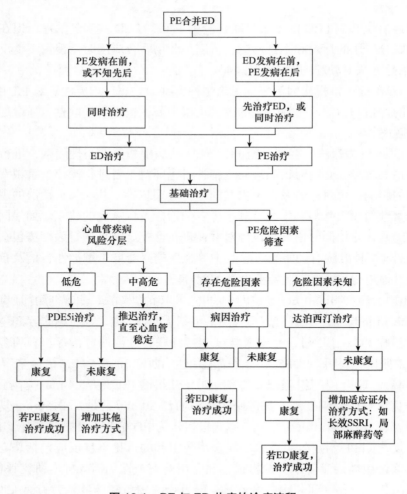

图 10-1　PE 与 ED 共病的诊疗流程

注：PE. 早泄；ED. 勃起功能障碍；PDE5i. 5 型磷酸二酯酶抑制剂；SSRI. 5- 羟色胺选择性重摄取抑制剂。

（四）达泊西汀和 SSRI 联合 PDE5i 治疗 PE 与 ED 共病的有效性

流行病学研究表明，PE 与 ED 时常共存。早期一项研究表明，他达拉非（20 mg）并不影响达泊西汀（60 mg）的药代动力学，西地那非（100 mg）可以轻度改变达泊西汀的药代动力学（药时曲线下面积升高 22%），但这种作用不具有临床意义。同样，达泊西汀也未影响他达拉非或西地那非的药代动力学参数。因此，在药代动力学方面，达泊西汀和 PDE5i 联合治疗在临床上不会引起具有临床意义的相互作用，故能共同发挥其治疗功效。

Mcmahon 等研究纳入了 429 例接受 PDE5i 治疗的 PE 与 ED 共病患者，主要临床结果为 IELT、临床总体印象变化（clinical global impression of change，CGIC）、早泄评估（premature ejaculation profile，PEP）和治疗相关不良反应。与安慰剂组（PDE5i ＋安慰剂）相比，达泊西汀组（达泊西汀＋PDE5i）的 IELT 显著提高（3.4 min *vs.* 5.2 min；$P \leq 0.002$）；与安慰剂组相比，达泊西汀组的 CGIC 描述其 PE 至少"更好"的比例明显更高（35.4% *vs.* 56.5%），且 PEP 的结果指标亦明显好转。DAP-SPEED 研究纳入了 74 例 PE 与 ED 共病患者，53 例患者评估了达泊西汀/西地那非联合用药 4 周后 CGIC、IELT、PEP 和 IIEF 得分。4 周治疗期结束后，患者的平均 IELT 从 22.72 ± 15.16 s 增 至 68.25 ± 82.33 s（$P < 0.001$）， 平 均 PEP 从 0.86 ± 0.72 增 至 2.36 ± 1.13（$P < 0.001$），IIEF 从 13.17 ± 3.33 增 至 24.60 ± 3.96（$P < 0.001$）；CGIC 结果中有 81.13% 的患者对联合治疗的效果感到满意。另一项真实世界研究显示，达泊西汀 30 mg 按需服用与 PDE5i 联合治疗，疗效最高可达 74.6%。

其他长效 SSRI＋PDE5i 的治疗效果也得到了证实。Polat 等的研究表明，对于 PE 患者，与单独使用 SSRI 相比（117.3 ± 67.3s），性交前联合使用帕罗西汀和他达拉非可以延长 IELT [（117.3 ± 67.3）s *vs.*（175.2 ± 60.2）s，$P < 0.05$]；另一项研究也显示，与单独使用氟西汀的 PE 患者相比，氟西汀联合西地那非治疗 PE 患者的 IELT 和性交满意度显著改善（$P < 0.05$）。国内研究也显示，其他 PDE5i 如他达拉非片联合达泊西汀治疗原发性 PE 效果确切，与单药相比，可提高患者性生活满意度，改善其生活质量。

因此，对于 PE 与 ED 共病患者，单药的治疗效果通常不佳，PDE5i 与达泊西汀联合使用疗效优于单一药物治疗，能共同发挥其治疗功效，已经在多个临床试验中证实，故推荐达泊西汀联合 PDE5i 的治疗方式。

（五）达泊西汀联合 PDE5i 使用的安全性及注意事项

达泊西汀联合 PDE5i 治疗 PE 与 ED 共病患者的安全性在可耐受范围内。在药代动力学方面，应用达泊西汀联合 PDE5i 治疗 PE 与 ED 共病不会引起具有临床意义的相互作用。一些临床研究也对达泊西汀联合 PDE5i 治疗 PE 与 ED 共病患者的安全性进行了评估，最常见的不良事件包括恶心、头痛、头晕、腹泻、心慌等，未观察到直立性低血压的不良事件，联合用药没有增加不良反应发生的风险，大多数不良事件对病情只有轻微影响；但研究也观察到了 2 例晕厥的发生，其中 1 例晕厥的发生与患者自身贫血有关，另 1 例可能与药物相关。但因样本量有限，晕厥发生的确切风险仍需进一步的安全性研究进行验证。

研究发现，对于 PE 与 ED 共病患者，单药的治疗效果通常不佳。针对这些患者，推荐达泊西汀联合 PDE5i 的治疗方式。建议使用 PDE5i 联合达泊西汀 30 mg，若达泊西汀连续使用 6 次后疗效不佳，可尝试剂量加倍至 60 mg。在服药时间上，建议 2 种药物可间隔约 1 h 使用。本共识编写组专家发现同时服用 2 种药物并未观察明显的不良反应。但鉴于相关研究结果，建议联合用药前告知患者可能存在晕厥、恶心、头痛、腹泻、心慌等并发症，并在用药时严密观察可能发生的并发症，对潜在器质性心脏病、低血压或精神障碍患者等需谨慎联合用药，以降低联合用药不良反应对患者的影响。

专家共识编写组成员

编写顾问：邓春华（中山大学附属第一医院）、商学军［南京大学医学院附属金陵医院（东部战区总医院）］

组长：张志超（北京大学第一医院）

编写成员（按姓氏拼音排序）：陈斌（上海交通大学附属仁济医院）、陈赟［南京中医药大学附属医院（江苏省中医院）］、范国荣（上海市第一人民医院）、彭靖（北京大学第一医院）、秦卫军（空军军医大学西京医院）、王瑞（郑州大学第一附属医院）、王涛（华中科技大学同济医学院附属同济医院）、张春影（哈尔滨医科大学附属第二医院）

参考文献请扫二维码查阅

（本文刊载于《中华男科学杂志》2021 年 5 月第 27 卷第 5 期第 461-466 页）

中华医学会男科学分会
创伤性勃起功能障碍诊治中国专家共识编写组

创伤性勃起功能障碍（erectile dysfunction，ED）是一种特殊类型的ED，是由外伤或手术损伤了与勃起相关的血管和/或神经、精神创伤、阴茎解剖结构损伤等所致。创伤性ED在临床并不少见，可涉及脑外科、骨科、普通外科及泌尿外科等多个外科专业。临床医师往往重视原发疾病与损伤的诊疗与康复，但忽略患者性功能障碍的评估，错过了性功能康复的最佳治疗时机。为了提高外科医师对创伤性ED诊疗的认知，规范临床医师对创伤性ED的评估和治疗，中华医学会男科学分会组织国内19位在该领域有丰富经验的专家，结合文献及临床经验，经过反复讨论共同编写本共识，从流行病学、病理生理、特殊检查、外伤后鉴定及治疗方面进行全面阐述。

一、流行病学

（一）脊柱外伤后勃起功能障碍

脊柱外伤（spinal injury）可导致脊髓损伤，是世界范围内导致死亡或残疾的常见因素之一，也是严重危害人类健康的公共问题。导致脊柱外伤的主要原因是车祸，其次是摔倒、暴力行为及体育活动。在全球每百万人中有236～1298人遭受脊柱外伤，平均年龄为29～43岁，其中男性患者占80%。脊柱外伤会导致许多并发症，除运动障碍外，还可导致感觉异常及复杂的泌尿生殖系统疾病，如性功能障碍和不育，是较为常见的并发症。男性性功能障碍的发生主要是由于ED和射精障碍。ED是脊柱外伤较为严重的并发症。美国一项研究表明，脊柱外伤所致ED的发病率为每百万人130～1124例，患病率为11.5%～53.9%，而脊柱外伤往往是导致40岁以下男性罹患ED重要的病因之一。在脊柱损伤后ED患者中，几乎1/2的患者未婚。脊柱外伤后ED严重影响了男性患者的生理、心理健康，以及生活质量。

控制勃起功能的神经根包括交感节前神经元及副交感神经元，交感节前神经元起源于胸腰椎节段 T_{11}～L_2，副交感节前神经元位于 S_2～S_4；精神性勃起（psychogenic erections）既通过交感神经系统通过胃下丛（T_{11}～L_2）介导，也通过副交感神经骶丛（S_2～S_4）介导。阴茎背神经是阴茎神经的感觉分支，负责直接刺激生殖器区域引起的反射性勃起（reflex erections）。反射性勃起需要完整的骶髓反射弧（S_2～S_4神经根）。完全性上运动神经元损伤者不能发生精神性勃起，但能保留反射性勃起，因为脊髓损伤中断了从大脑到胃下丛（T_{11}～L_2）的通路。完全性下运动神经元损伤患者的反射性勃起和精神性勃起均会消失。

（二）骨盆骨折后勃起功能障碍

骨盆骨折占所有骨折的 3%～8%，可导致男性患者发生 ED。Machtens 等对 1722 例骨盆骨折患者的调查发现，骨盆骨折患者的 ED 发生率约为 11.6%，但文献中未提及患者是否伴有尿道损伤。Johnsen 等调查了华盛顿大学医疗中心的 1554 例男性骨盆骨折患者，排除下尿路损伤、脊髓损伤等因素，最终得到 277 例完整数据，结果发现 27.9% 的患者存在 ED。

很多研究发现，骨盆骨折合并尿道损伤（pelvic fracture urethral injury，PFUI）对 ED 的影响更大。King 等研究了 90 例患者的临床资料发现，未合并尿道损伤的 ED 发病率约为 5%，而合并尿道损伤后的 ED 发生率高达 42%。Harwood 等总结了 13 篇文献 580 例骨盆骨折患者，结果发现，PFUI 患者的 ED 发生率显著高于单纯骨盆骨折或闭合性会阴创伤患者。Feng 等进行夜间阴茎勃起试验（nocturnal penile tumescence testing，NPT）及阴茎多普勒超声检查发现，PFUI 患者的 ED 发生率高达 72%。这表明 PFUI 是骨盆骨折后 ED 发生的重要危险因素。

对于 PFUI 患者的尿道重建手术有即刻和延期 2 种治疗方案，其对 ED 的影响可能尚存争议。多项研究总结后发现，与伤后即刻行尿道重建手术相比，行膀胱造口手术的患者，无论是否延期进行尿道吻合术，其 ED 的发生率均无统计学差异。因此，PFUI 患者行后尿道手术对阴茎勃起功能似乎没有明显的有害影响。

（三）尿道手术后勃起功能障碍

随着微创泌尿外科及内镜技术的发展，通过尿道来诊断和治疗泌尿系统及其疾病越来越常用，如经尿道前列腺切除术（transurethral resection of the prostate，TURP）、输尿管镜下钬激光碎石术；大部分尿道疾病如尿道狭窄、尿道外伤、尿道结石或异物、尿道肿瘤等也可通过相关器械在尿道腔内进行诊断和治疗。

1. TURP 术后 ED　TURP 热损伤可导致海绵体神经损伤、海绵体动脉纤维化、血栓形成等，或者导致男性副性腺感染，最终出现性功能障碍。目前，TURP 导致 ED 的发生率报道不一。有研究报道 TURP 术后 ED 的发生率为 7%～34%。Placer 等研究发现，钬激光前列腺摘除术后，绝大多数患者术后勃起功能无明显变化。

2. 尿道损伤手术术后 ED　尿道损伤引起的尿道狭窄行内镜下尿道狭窄切开术，术后 ED 的发生率为 10.26%～16.00%，开放性尿道狭窄切除尿道端 - 端吻合术术后 ED 的发生率为 26.92%～95.00%，移植物替代尿道成形术后 ED 的发生率为 8.57%。也有作者根据尿道损伤的部位进行研究，研究表明，前尿道狭窄患者术后 ED 的总发生率为 28.5%，后尿道狭窄患者术后 ED 的总发生率为 30%。尿道狭窄患者术后发生 ED 受多种因素影响，包括尿道损伤尿道狭窄手术前是否存在勃起功能、尿道狭窄的直接原因、狭窄的位置和严重程度等。

（四）盆腔手术后勃起功能障碍

盆腔手术主要包括根治性前列腺切除术（radical prostatectomy，RP）、根治性膀胱切除术和根治性直肠切除术等。

1. RP　RP是与ED最相关的盆腔手术之一。RP术后ED的发病率为26%～90%。尽管实施了神经保留手术并成功提高了患者恢复勃起功能的百分率，但ED仍很普遍。在接受保留神经的RP后，20%～80%的患者仍没有勃起到可以插入的程度。在RP中，机器人、腹腔镜和与开放RP的不同术式均存在着术后ED的风险。无论采用哪种方法，ED仍困扰着患者。3种RP手术方式的术后ED发生率无明显差异。

2. 根治性膀胱切除术　根治性膀胱切除术后ED的发生率为10%～90%。不同术式ED的发生率各不相同。保留性神经手术后ED的发生率为10%～30%，传统手术后ED的发生率为高达80%～90%。接受保留性神经根治性膀胱切除术的患者，其术后勃起功能恢复比标准根治性膀胱切除术更好。

3. 根治性直肠切除术　根治性直肠切除术后ED的发病率为5%～90%。机器人全直肠系膜切除术与腹腔镜全直肠系膜切除术术后ED的发生率较低。

4. 盆腔淋巴结清扫术　对于RP，尚未发现进行盆腔淋巴结清扫术与无盆腔淋巴结清扫术患者在勃起功能恢复方面存在显著差异。对直肠系膜切除术加扩大盆腔外侧淋巴结清扫术比经直肠系膜切除术术后ED的发生率高。

（五）创伤性脑损伤后勃起功能障碍

创伤性脑损伤是指由于外力对颅骨或大脑及其框架造成的任何损伤，即头部被物体撞击或大脑进行加速或减速运动造成的创伤。创伤性脑损伤后，患者可能会存在认知、生理和心理等变化。对患者生活的重要方面，如性功能等方面可能造成严重影响。虽然性功能障碍在普通人群中相对常见，但在伴有创伤性脑损伤的人群中的发生率明显更高。有研究表明，36%～54%的中重度创伤性脑损伤患者的性功能障碍表现为性活动频率减少、性欲低下、难以达到高潮、自卑、人际交往困难、抑郁状态、异常性行为等。虽然文献表明，创伤性脑损伤后个体对性欲望降低，但Kreuter等发现，超过58%的创伤性脑损伤受试者认为性欲与外伤前没有太多改变。同时，创伤性脑损伤不仅对患者的生活质量有影响，也对其照顾者造成了生活质量的下降。有学者利用数据库来分析亚洲人群中ED和创伤性脑损伤的关系，调整混杂因素后，创伤性脑损伤患者发生ED的风险明显高于普通人群，尤其是器质性ED。这一发现可能提醒临床医师，对于创伤性脑损伤后ED的早期识别和治疗至关重要。目前，动物研究已经证明创伤性脑损伤对性唤起和硬度的负面影响。有研究表明，创伤性脑损伤后性功能改变与继发于下丘脑-垂体神经中枢损伤而导致的内分泌异常有关。

二、病理生理

正常阴茎勃起是在神经和内分泌等多种调节系统的参与和协调下出现的一种血流动力学过程，受心理、激素、神经、血管和海绵体等多重因素影响，其中任一因素的异常都可能引起ED。创伤性ED是指由于各类外伤损害阴茎勃起调控通路相关神经、血管和/或海绵体，导致ED。神经损伤常常伴发相关血管功能降低，包括阴茎动脉供血减少和静脉闭塞功能下降。动脉供血降低又可损害海绵体和白膜功能，造成海绵体平滑肌舒张功能和白膜闭塞功能失调，进而影响局部神经末梢功能，因而，神经性、动脉性、静脉性因素可相互交织、互为因果，加重阴茎勃起功能的损害，最终导致创伤性 ED 的发生。脑部损伤、脊髓损伤、骨盆骨折、盆腔手术、阴茎损伤等常见外伤均可导致 ED。

（一）脑部损伤所致外伤性勃起功能障碍

脑部损伤所致外伤性 ED 的病理生理机制复杂，可能涉及多种因素。

1. 脑实质损伤可引起中枢自主神经通路中缺乏兴奋性信号，或抑制性信号增加而发生神经源性 ED。

2. 脑部损伤后可发生垂体功能减退，从而诱发性腺功能减退。

3. 脑部损伤后使用的预防创伤后癫痫发作的药物可抑制勃起功能。

4. 患者焦虑等精神、心理因素可能与 ED 发生的风险增加有关。

（二）脊髓损伤后勃起功能障碍

脊髓损伤后 ED 可因损伤平面的不同而出现不同表现。

1. 骶副交感神经中枢以上损伤，骶反射弧完整，患者可维持反射性勃起，轻微触觉刺激就可触发该类患者的勃起，但持续时间短，需要持续刺激来维持勃起。

2. 骶副交感神经中枢平面不完全性损伤，患者仍可接受心因性勃起信号的输入，从而维持勃起功能。但如果骶副交感神经中枢受到严重损害，患者反射性勃起丧失，出现严重 ED。

3. 近 10% 的男性脊髓损伤患者并不存在神经系统和勃起器官的病理解剖学变化，而是由于抑郁、自卑等心理原因导致心理性 ED。

（三）骨盆骨折和盆腔手术后勃起功能障碍

骨盆骨折及某些盆腔手术常可破坏盆神经丛、海绵体神经或阴部内动脉分支，从而导致 ED。这类 ED 既有神经损伤因素，也有血管损伤因素。这些神经和血管分支靠近骨盆和后尿道，因此，骨盆骨折可增加局部神经和血管损伤的风险，甚至在不伴严重泌尿系统损伤情况下，局部微小血管和神经组织损伤也会导致 ED。此外，即使行保留神经的耻骨后 RP，也很难完全避免对神经和血管的损伤。研究显示，在骨盆骨折伴后尿道损伤所致的 ED 患者中，69.7% 存在电生理异常，故考虑为神经源性 ED。同时，通过采用双功能超声检测发现，45.8% 的 ED 患者存在血管性因素，其中动脉性占 12.7%，静脉性占 56.4%，动静脉混合性占 30.9%。

（四）心理创伤后勃起功能障碍

心理创伤也是创伤性 ED 发生的病理生理机制之一。脊髓损伤、骨盆骨折患者由于病情恢复周期长，常常出现心理问题。有研究显示，10% 以上的机动车辆交通事故伤者可出现创伤后应激障碍，而 80% 的创伤后应激障碍患者可出现性功能障碍。

三、诊断与鉴别诊断

（一）病史（含评估工具）与体检

详细询问患者的外伤史和手术史、既往性生活史、婚姻状态、内科疾病史、用药史等。使用国际勃起功能指数问卷表 5（five-item international index of erectile function-5,

IIEF-5）评估患者的勃起功能情况，视患者情况选择精神心理量表评估患者精神心理状态。

体格检查重点检查外生殖器和会阴部有无畸形、缺损、瘢痕等。检查会阴部感觉，以及提睾肌反射和球海绵体肌反射能否引出。

（二）一般检查

常规检查如血尿常规、血糖血脂、生殖激素等。

（三）特殊检查

1. 阴茎夜间勃起硬度（nocturnal penile tumescence and rigidity，NPTR）检测

多个学会的 ED 指南均推荐采用 RigiScan 检测仪进行 NPTR 检测作为 ED 的首选检查，以鉴别心理性 ED 和器质性 ED。若 NPTR 检测正常则判断为心理性 ED，无须进行下一步检测；若 NPTR 检测判断为器质性 ED，则根据需要进行神经肌电图、阴茎血管彩超、海绵体灌注测压 / 海绵体造影、动脉造影以判断具体的器质性病因。至少 1 次勃起持续超过 10 min、头部硬度超过 60% 为有效勃起。

2. 阴茎神经电生理测定

（1）阴茎感觉阈生物值测定（penile biothesiometry）：可评价体神经传入路径的损害，对 ED 的诊断具有重要参考意义。

（2）阴茎背神经躯体感觉诱发电位（somatosensory evoked potential of the dorsal nerve of penis，DNSEP）：阴部诱发电位对 ED 的诊断最为重要，可为判断脊髓运动传导束的功能状态提供客观依据。

（3）球海绵体反射潜伏期测定（bulbocavernosus reflex latency，BCR-LT）：可间接了解反射弧的完整性。BCR-LT、DNSEP 或两者配合可进一步明确 ED 的病因。

3. 阴茎彩色多普勒超声检查　创伤后 ED 患者均建议行阴茎彩色多普勒超声检查，明确是否存在阴茎器质性病变和 / 或血管因素。通常多采用阴茎海绵体注射血管活性药物诱发阴茎勃起后行阴茎彩色多普勒超声检查，一方面可观察阴茎的解剖结构，探查有无海绵体纤维化、硬结和血管壁钙化斑等情况；另一方面可检查阴茎海绵体动脉血流情况，明确是否存在血管性因素。当阴茎彩色多普勒超声检测海绵体动脉收缩期峰值流速＜30 cm/s 时，应考虑动脉性 ED；当海绵体动脉舒张末期流速＞5 cm/s 及阻力指数＜0.9 时提示阴茎背静脉闭合功能不全，当阻力指数＜0.8 时应考虑静脉漏存在。

4. 海绵体造影检查　在常规情况下，对于创伤后 ED 患者不需要开展血管造影检查。但如果拟考虑后续行阴茎血管重建术，可选择性开展阴茎动脉造影及海绵体静脉造影术，明确血管的基本情况。血管造影可选择数字减影血管造影或三维 CT 血管重建等方式进行。

四、外伤后鉴定

创伤导致 ED 最常见的原因为骨盆骨折伴尿道损伤，其次为脊柱骨折伴脊髓损伤，而颅脑损伤最少；此外，还有部分阴茎直接损伤，如刀刺伤、切割伤。出于"惩罚"

或者"求偿"心理，伤者往往会有意夸大伤情、残情，甚至可能诈称性功能障碍，司法鉴定中 IIEF 调查与司法鉴定结果的吻合率只有 20%～30%。因此，法医学鉴定不以伤者的主诉为依据，而是以客观证据作为支撑，尤其重视实验室检测。

（一）创伤性勃起功能障碍的鉴定

法医学鉴定流程如下。

1. 通过审阅病史资料等，了解其损伤特点、性质，初步判断是否存在损伤导致阴茎勃起功能受损的可能性。

2. 通过 RigiScan 连续 3 晚监测确定是否存在阴茎器质性 ED 或影响阴茎勃起功能，如存在则进一步判定勃起功能受损的严重程度。

3. 通过阴部神经诱发电位、阴茎定量感觉检测、阴茎血流多普勒探查、内分泌激素检测等查找、明确原因，同时充分了解其生育史、既往损伤疾病史，尤其是糖尿病、高血压史，以及有无长期服用对阴茎勃起功能有抑制作用的药物等，结合其损伤部位、实际治疗情况及实验室检测结果，全面分析、综合判断损伤与 ED 之间的关系。

（二）勃起功能障碍的分度

法医学上所谓阴茎有效勃起，是指应用 RigiScan 监测，能够记录到阴茎存在勃起现象，同时最大勃起时阴茎头部及根部的平均硬度≥60%，且持续时间≥10 min。

根据 GB/T 37237-2018《男性性功能障碍法医学鉴定》的分度方法，将阴茎勃起功能受损程度分级为重度、中度、轻度、严重影响、影响。具体分度判定标准如下。

1. 重度 ED　阴茎最大勃起时头部与根部的平均硬度及周径均无改变。

2. 中度 ED　阴茎最大勃起时头部与根部的平均硬度>0，但<40%。

3. 轻度 ED　阴茎最大勃起时头部与根部的平均硬度≥40%，<60%，或者≥60%，但持续时间<10 min。

4. 严重影响阴茎勃起功能　连续监测 3 晚，平均每晚阴茎有效勃起≤1 次。

5. 影响阴茎勃起功能　连续监测 3 晚，平均每晚阴茎有效勃起≤2 次。

（三）创伤性勃起功能障碍的判定标准

创伤性器质性 ED 的判定必须有病因学支持，包括病史、临床表现、实验室检测互相印证。

1. 神经性 ED　应同时具备以下条件：①有明确的神经系统外伤、手术史；②有阴部神经功能障碍的临床表现；③有阴部神经电生理学传导障碍；④阴茎硬度监测显示阴茎最大勃起时头部及根部的平均硬度<60%，或者虽然平均硬度达 60%，但持续时间<10 min；⑤无其他器质性原因可以解释。

2. 血管性 ED　应同时具备以下条件：①有明确的阴部或阴茎血管系统外伤、手术史；②有阴茎血液循环不良，如动脉粥样硬化等临床表现或者海绵体纤维化；③阴茎血管功能检测结果异常；④阴茎硬度监测显示阴茎最大勃起时头部及根部的平均硬度<60%，或者虽然平均硬度达 60%，但持续时间<10 min；⑤无其他器质性原因可以解释。

3. 内分泌性 ED　应同时具备以下条件：①有明确的内分泌系统外伤史；②有内

分泌系统功能紊乱的临床表现；③血液生化检测显示血糖及血液性激素水平，包括睾酮、黄体生成素、卵泡刺激素、催乳素及雌二醇等显著异常；④阴茎硬度监测显示阴茎最大勃起时头部及根部的平均硬度<60%，或者虽然平均硬度达60%，但持续时间<10 min；⑤无其他器质性原因可以解释。

4. 注意事项

（1）对于损伤后阴茎器质性ED的认定，须通过3个晚上连续RigiScan监测来评估。

（2）对于阴茎夜间勃起现象不显著的病例，必要时联合动态睡眠监测，评估其睡眠质量，排除睡眠质量影响。

（3）损伤所致ED的鉴定应在伤后6个月后进行。

（4）小于16周岁的未成年人原则上暂不进行阴茎勃起功能鉴定。

5. 伤病关系判定　当损伤与影响勃起功能的自身疾病（如糖尿病、高血压、多发性硬化等）共存时，应分析损伤与后果之间的因果关系。根据损伤在后果中的作用力大小确定因果关系的不同形式，可依次分别表述为完全作用、主要作用、同等作用、次要作用、轻微作用、没有作用。

五、治疗

（一）治疗原则

创伤性ED的治疗原则是早关注、早治疗，提高医师、患者和家属关注勃起功能的意识。医师在治疗原发创伤或疾病时应注意保护患者的性功能，减少医源性损伤，并尽早开始康复治疗，促进功能恢复。尽早评估患者的勃起功能，一旦诊断ED，可采用各种方法进行治疗。

（二）康复治疗

1. 定义　阴茎康复是针对前列腺癌治疗所致并发症之一——ED的一种治疗理念，它是指在前列腺癌治疗时或之后，积极使用药物、器械或设备治疗，最大限度地恢复或保存阴茎勃起功能。

2. 目的　阴茎康复作为一种治疗ED的积极理念，有2个目的：①防止阴茎海绵体组织结构的退化；②最大限度地提高勃起功能恢复的可能性。

3. 影响因素　影响阴茎康复预后的因素包括患者年龄、术前勃起功能状态、合并症、前列腺根治性切除术的方式、ED治疗开始时间、治疗反应等。阴茎康复总体有2个策略：①早期性刺激；②增加阴茎血流。对于RP术后患者，策略的实施应在术后尽快开始，可在拔除尿管后即刻开始，可在改善ED的同时延缓阴茎萎缩。各种非手术治疗方式包括5型磷酸二酯酶抑制剂（phosphodie-sterase type 5 inhibitor，PDE5i）、真空负压、尿道内给药、阴茎海绵体注射、低能量冲击波等，单独或联合应用，观察12～18个月。除此之外，阴茎康复还有一些探索性的治疗方式，包括药物治疗和手术治疗等。

阴茎康复是一种理念，并非结果。实施治疗要积极，干预要早、方式可联合、频次可增加，同时创伤应尽量小或无创，以使患者的勃起功能恢复达到最大可能。阴茎康复作为一种源于 RP 术后恢复勃起功能的干预策略，可广泛应用于所有创伤性 ED 的治疗过程中。

（三）药物治疗

从机制而言，PDE5i 如要在创伤后 ED 的治疗中发挥作用，需要相对完整的阴茎神经血管系统。因此，不同的创伤程度决定了患者对 PDE5i 治疗反应不同。一项前瞻性、随机对照研究比较了西地那非和安慰剂对脊髓损伤后 ED 患者的治疗效果及安全性。该研究发现，80% 的患者报告服用西地那非可改善他们的性功能，而安慰剂组只有 10% 的改善率。因此，PDE5i 可有效治疗脊髓外伤后 ED。同样，有多中心、随机双盲安慰剂对照研究证实，他达拉非按需治疗可有效治疗脊髓损伤所致的 ED。此外，Shenfeld 等对 29 例 PFUI 后 ED 患者给予西地那非治疗，其中 47% 的患者对西地那非按需治疗有效，而且神经性 ED 患者治疗后的提高率（60%）高于血管性 ED 患者（20%）。有学者进一步证实，PFUI 后 ED 患者应用 PDE5i 规律给药的治疗方案优于按需口服的治疗方案。然而，PFUI 后 ED 患者多属于器质性 ED，药物治疗对半数以上患者的效果不佳。不同的试验证实，行保留双侧血管神经束的 RP 术后 ED 患者对西地那非的反应率达 35%～75%，而不保留血管神经束的 RP 术后患者反应率仅为 0～15%。

（四）真空勃起装置

真空勃起装置（vacuum erection device，VED）是利用负压吸引，使海绵体被动充血，并在阴茎底部放置缩窄环，使血液保留在海绵体内维持勃起完成性交的一种物理治疗方法。相关数据显示，就勃起对性交的满意度而言，其有效性高达 90%，而且针对动脉性、静脉性、糖尿病、RP 术后、骨盆骨折尿道断裂术后，以及脊髓损伤所致各种原因引起的 ED，患者满意率为 27%～94%。然而，大多数男性不能在 3 个月内坚持使用 VED。VED 的长期使用率在 2 年后下降到 50%～64%。最常见的不良反应包括疼痛、射精困难、瘀斑、发绀和麻木等。如果患者在 30 min 内取下收缩环，可避免严重的不良反应，如皮肤坏死、阴茎海绵体损伤等。VED 禁止用于有凝血功能障碍或抗凝治疗的患者。VED 是对性交不频繁或需要使用无创和非药物治疗的老年患者的首选治疗方法。

（五）阴茎血管重建术

1. 适应证　阴茎勃起需要有足够的血供，阴茎的血供主要来自由阴部内动脉分出的阴茎背动脉和海绵体动脉。阴茎血供不足可能会导致 ED。临床常见的原因包括先天性动脉狭窄、外伤后动脉狭窄、动脉粥样硬化等。对于有局灶性盆腔动脉或阴茎动脉损伤或闭塞的年轻 ED 患者，如果无全身血管疾病和静脉闭塞功能障碍，可行阴茎血管重建术。不同报道显示，阴茎血管重建术的近期有效率为 9%～90%，其中，年轻人骨盆骨折或会阴损伤引起动脉性 ED 的手术效果较好。由于缺乏大规模研究，手术的长期效果目前仍不确切。

2. 手术禁忌证　老年、糖尿病、高脂血症、重度吸烟、全身性血管疾病、阴茎静脉漏。

3. 术式选择　阴茎血管重建手术中供血动脉主要选择腹壁下动脉或股动脉。腹壁下动脉由于易于解剖，成为临床上最常选择的供血动脉。目前，常用术式为腹壁下动脉 - 阴茎背动脉吻合术、腹壁下动脉 - 背深静脉端侧吻合术、腹壁下动脉 - 背深静脉端端吻合术等。其中腹壁下动脉 - 背深静脉吻合手术的优势在于，一方面使静脉倒流变成"动脉"，增加了阴茎血供；另一方面减少了静脉回流，有利于增加勃起硬度。

4. 并发症　术后常见的并发症包括阴茎或阴茎头过度充血、阴茎疼痛、阴茎感觉障碍、阴茎缩短、水肿或血肿、吻合口闭塞、感染、出血等。其中，阴茎或阴茎头过度充血主要见于背深静脉动脉化手术。术后阴茎头充血的发生率为7%～13%，严重者如未得到及时减压处理，可导致阴茎头缺血坏死。

（六）阴茎假体置入术

1. 适应证　创伤性 ED 包括骨盆骨折后尿道损伤、RP 术后、膀胱癌根治术后等，是阴茎假体置入术的主要适应证之一。特别是对于经阴茎功能康复（如 PDE5i、真空负压吸引、海绵体药物注射等）治疗无效的患者，假体置入术是目前国内外指南推荐的治疗方式。国际上也有同期进行前列腺癌根治术和阴茎假体置入术的报道。同期手术适用于术前已经伴有严重 ED，同时前列腺癌肿瘤级别较高（cT2c 或 cT3）或者侵犯前列腺包膜，不合适行保留神经的前列腺癌根治术。该方法可减少 2 次入院手术和麻醉，性功能恢复快。但总体报道例数偏少，需要对更多患者进行随访观察。

2. 处理原则　对于骨盆骨折、后尿道狭窄造成的创伤性 ED，原则上先处理骨盆骨折和尿道狭窄，再进行阴茎假体置入。通常建议优先处理尿道损伤，待排尿完全通畅并稳定再考虑行阴茎假体置入术，以降低假体感染和尿道再狭窄的风险。但也有文献报道可同期进行尿道成形术和阴茎假体置入术，手术时延长耻骨上引流管的留置时间并不增加尿道再狭窄和假体感染的风险。但即便是尿道成形术后稳定期再置入阴茎假体，也可能增加并发症的发生风险，特别是尿道缺损较长时置入假体应该谨慎。此外，单纯的阴茎假体三件套置入也可能增加尿道狭窄的风险。骨盆骨折后尿道损伤 ED 假体置入导致并发症风险增加的原理可能与假体压迫尿道组织引起缺血、糜烂有关，故如何降低并发症值得关注。

3. 假体类型　阴茎假体主要分为半硬性假体和可膨胀性假体两大类，其中三件套的可膨胀性假体更接近正常阴茎的勃起和疲软状态。阴茎假体置入术具有良好的长期疗效（10 年机械有效率为 68%～89%），同时患者和伴侣满意度都较高（分别为 92%～100% 和 91%～95%）。

4. 并发症　阴茎假体置入手术前充分与患者沟通很重要，需要让患者了解手术带来的获益和潜在的并发症。阴茎假体置入术的并发症主要包括伤口感染、机械故障、阴茎头塌陷、阴茎缩短、白膜破裂、假体穿出尿道和腐蚀等。并发症的发生与手术医师的技巧、手术时间、术前准备及伤口消毒护理等有关。术前控制血糖、治疗尿路感染、围手术期抗生素预防使用、尽可能缩短手术时间、注意术中无菌操作、术后阴囊位置、负压引流及保持尿道通畅等都是预防手术并发症的重要措施。

专家共识编写组成员

编写顾问：邓春华（中山大学附属第一医院）、商学军［南京大学医学院附属金陵医院（东部战区总医院）］

组长：张志超（北京大学第一医院）

编写成员（按姓氏拼音排序）：陈赟［南京中医药大学附属医院（江苏省中医院）］、董治龙（兰州大学第二医院）、傅强（山东第一医科大学附属省立医院）、高培蓉（西安交通大学第二附属医院）、胡建新（贵州省人民医院）、李和程（西安交通大学第二附属医院）、李彦锋［陆军军医大学大坪医院（陆军特色医学中心）］、卢慕峻（上海交通大学医学院附属仁济医院）、孙祥宙（中山大学附属第一医院）、王瑞（郑州大学第一附属医院）、王涛（华中科技大学同济医学院附属同济医院）、王飞翔（司法鉴定科学研究院）、王亚轩（河北医科大学第二医院）、袁亦铭（北京大学第一医院）、朱朝辉（华中科技大学同济医学院附属协和医院）

编写秘书：彭靖（北京大学第一医院）

参考文献请扫二维码查阅

（本文刊载于《中华男科学杂志》2021 年 6 月第 27 卷第 6 期第 557-566 页）

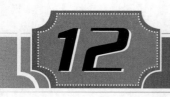

阴茎假体置入及使用管理专家共识

中华医学会男科学分会

阴茎假体置入及使用管理专家共识编写组

勃起功能障碍（erectile dysfunction，ED）指男性无法获得或维持足够的阴茎勃起硬度，因而不能得到满意性生活的一种疾病。ED 在 40 岁以上男性中的发病率接近 50%。

导致 ED 的原因有很多种，并且 ED 通常可能是某些处于亚临床状态疾病的早期表现。正常的勃起过程涉及心理状态、激素水平、神经传导及阴茎动静脉血液出入的平衡。上述环节中任何一个过程异常均可能最终导致阴茎动脉供血和静脉回流出现不平衡，进而发生 ED，包括多种心理精神疾病、激素水平异常、肥胖、血脂异常、神经系统疾病、外伤、脊柱和盆腔手术、心脑血管疾病、阴茎硬结症等。目前，导致 ED 最常见的原因是动脉粥样硬化和糖尿病；某些不良生活习惯，如抽烟、酗酒、熬夜也与 ED 相关；此外，许多药物也能引起 ED（如治疗高血压的药物等）。

一、勃起功能障碍的治疗原则

ED 的治疗需要综合考虑患者的受教育程度、宗教信仰、社会背景、家庭状况、病理生理状态等因素，是循证医学指导下的个体化治疗，必要时可采用联合治疗，并按慢性病进行管理。治疗 ED 应尽可能安排夫妇双方共同参与。保持健康的生活方式和心理调适是 ED 整体管理的基本要素。当非手术治疗无效、有非手术治疗禁忌证或者患者不愿采用非手术治疗方式时可应用手术治疗。

治疗 ED 的手术方式主要包括阴茎假体置入术和阴茎血管手术。

阴茎假体置入术最早于 1973 年由 Scott 报道。术后患者夫妻性生活满意度高。阴茎假体置入术的主要并发症是感染和机械故障。

阴茎动脉重建适合于年轻的、因创伤导致阴茎动脉血管损伤的患者。1973 年，Michal 等报道了将腹壁下动脉与阴茎海绵体吻合，随后多次改进，具有一定疗效，但远期效果不佳。

阴茎静脉结扎术曾用于先天性阴茎海绵体静脉异常引流的患者，但其长期随访效果不佳，现已不再推荐。

二、阴茎假体的种类和选择

自 20 世纪 70 年代阴茎假体用于治疗 ED 以来，通过不断地改进和发展，其可靠性、使用寿命和手术的有效性已得到显著提高。阴茎假体仅替代阴茎海绵体功能，不影响排尿及阴茎皮肤的感觉。由于硅胶不会对人体产生排斥反应，故阴茎假体均由硅胶制作而成。目前，阴茎假体主要有半硬性假体和可膨胀性假体两种。随着阴茎假体设计与材料的不断完善、阴茎假体置入手术技术的日趋成熟、术后并发症逐渐减少及患者术后性生活满意度的不断提高，国内接受阴茎假体置入的患者也在逐年增加。

（一）半硬性阴茎假体

半硬性阴茎假体由一个内置的银制或不锈钢制螺旋线和一个硅胶外壳组成。目前常用的 4 种假体分别是 Mentor Malleable 假体、Mentor AccuForm 假体、AMS 650 型假体和 AMS 600M 型假体。

半硬性阴茎假体便于患者使用，外科置入简便，因磨损而失去功能的概率很小，而且价格便宜。但其非自然勃起、缺乏隐蔽性、不能调整粗细等缺陷使许多患者不愿应用。实际上，由于可膨胀性假体的发展，目前半硬性阴茎假体的使用已显著减少。由于使用半硬性阴茎假体并不需要熟练的技巧，性伴侣不会使用可膨胀性装置，或者患有严重关节炎或手部活动受限的患者就可能选择此类型阴茎假体；有轻度精神障碍、因神经性损害而不能操纵可膨胀性假体的患者也可选择此类型阴茎假体。然而，应用半硬性阴茎假体，不论是患者还是其性伴侣都不能达到最佳的性生活满意度。

（二）可膨胀性阴茎假体

可膨胀性阴茎假体目前有 3 种，即单件套、两件套及三件套假体。目前临床常用的是三件套可膨胀性阴茎假体，其包括成对的圆柱体、储水囊和泵 3 个部件。其工作原理是利用水压实现勃起。按液泵阀（开关）后，储水囊内的生理盐水流至空心圆柱体内，与此同时，空心圆柱体会因生理盐水的流入而膨胀，从而实现勃起。在使用完后，按下液泵阀上的排水按钮，生理盐水就会从空心圆柱体流回储水囊里，之前膨胀的空心圆柱体收缩，从而使阴茎恢复到自然疲软状态。三件套假体的出现及随后的改进和完善使 ED 手术治疗发生了革命性变化。由于三件套假体的粗细、长短及硬度均可调节，达到了外观最接近自然勃起，且因其良好的松弛度使其隐蔽性更理想，患者满意度更高，是迄今为止最成功的阴茎假体。三件套假体压缩后呈现良好的松弛状态，使阴茎海绵体所受压力减小，也减小了置入困难的假体发生腐蚀的机会。目前，国际上使用较多的三件套假体是 AMS 700 系列及 Coloplast Titan 系列等。近年来，亲水涂层和加抑菌涂层假体的出现降低了阴茎假体置入术后的感染概率。此外，有学者将球形或圆柱形储水囊设计为扁圆形，可放置于腹壁下，可应用于放射治疗或盆腔手术导致耻骨后间隙闭塞及骨盆内有移植肾的患者。

一般除存在明显禁忌证的 ED 患者外，所有准备行阴茎假体置入的 ED 患者首先推荐使用三件套假体，而其他假体目前主要应用于特定的患者群。严重周围神经疾病和截瘫患者可考虑置入单件套假体。两件套假体一般用于储水囊放置有困难或有禁忌患者，如放射治疗或盆腔手术导致耻骨后间隙闭塞及骨盆内有移植肾的患者。由于目前单件套、两件套假体极少应用，在此不再赘述。现主要介绍国内临床常用的三件套可膨胀性假体 AMS 700 系列。

1. AMS 700CX 假体　长度规格有 12 cm、15 cm、18 cm 和 21 cm，膨胀直径可达 18 mm。

2. AMS 700CXR 假体　其结构设计与 AMS 700CX 假体一致，但圆柱体的膨胀直径缩小（14 mm）。这种假体的长度规格有 10 cm、12 cm、14 cm、16 cm、18 cm。这种型号主要适用于因为阴茎异常勃起或感染假体摘除后海绵体纤维化的患者，以及严重阴茎纤维性海绵体炎患者。

3. AMS 700LGX 假体　其在圆柱体完全膨胀到直径为 18 mm 时，长度可增加 25%，尤其适合比较在意阴茎勃起长度的患者。

三、术前评估

阴茎假体置入术的术前评估十分必要。充分的术前评估能降低手术风险，提高患者术后满意度。术前评估主要包括以下内容。

（一）一般情况和病史评估

除了外伤后 ED，行阴茎假体置入术的患者多为中老年男性，故首先需要全面了解患者的一般情况，如饮酒、吸烟、运动锻炼情况及性伴侣情况，其他还包括患者心肺功能、糖尿病病史、高血压病史、心脏病病史等慢性病情况，以及重要脏器手术史，盆腔、尿道会阴手术史等。应特别关注患者的性生活史和 ED 的发展经过。

（二）精神心理评估

精神心理评估至关重要，焦虑抑郁量表可作为初筛或常规应用以评估患者精神心理状况，必要时联合精神心理科进行评估，严重者应到精神心理科就诊。

（三）阴茎及勃起相关评估

术前需对阴茎的发育及病变情况进行评估。体格检查对阴茎的长度、直径（周长）、有无勃起弯曲、阴茎海绵体纤维化情况及阴茎周围皮肤情况进行评估。

还可做性激素和勃起功能检查（RigiScan 检测、阴茎海绵体血管活性药物注射试验、阴茎神经电生理检测、阴茎彩色多普勒超声、MRI 等）可明确病因和海绵体纤维化程度，进行 IIEF-5 评分、性交满意度、总体性生活满意度的调查可了解患者性生活基本情况，并对可能存在的手术及术后风险做出评估。

四、术前药物及器材准备

1. 盐酸万古霉素与硫酸庆大霉素注射液（用于切口及海绵体腔冲洗）。
2. 各种型号的阴茎假体及配件包（平头针头）。
3. 会阴环形牵开器及配套拉钩（用于会阴部切口的暴露）。
4. 2 个 50 ml 注射器和 2 个 10 ml 注射器（用于填充和冲洗假体组件）。

5．蚊式止血钳数把（如配备尖套，可用于夹持连接管）（保护套）。

6．阴茎海绵体扩张器（Hegar 系列：7～14 mm）。

7．穿针器（Furlow）插入工具（用于测量，并将拉线穿过阴茎头）。

8．阴茎假体快速连接组装工具（仅适用于无线窗式接头）。

9．阴茎假体尾端的延长帽（不同长度的延长帽：0.5 cm、1.0 cm、2.0 cm）。

10．全套开放手术器械，各种缝线包括 1-0、2-0、3-0、4-0 可吸收缝线。

五、术前患者准备

1．医患充分沟通，了解手术的必要性和疗效、可能的风险及并发症，以及手术后的检查及维护。

2．在阴茎假体置入术前，须告知患者手术本身将破坏阴茎残存的勃起功能，RigiScan、阴茎多普勒超声、血管活性药物注射试验等可确定 ED 的存在及严重程度。

3．排查有无可能影响手术的内科性疾病，如高血压、糖尿病，心、脑血管疾病，严重肺部疾病、凝血功能障碍及神经精神性疾病等。糖尿病是阴茎假体置入术后感染的独立危险因素，故术前需要严格控制糖尿病。根据 2019 年版《中国住院患者糖尿病管理专家共识》，要求空腹血糖控制在 4.4～6.1 mmol/L，餐后血糖在 6.1～7.8 μmol/L。

4．排查有无可能影响手术的外科性疾病，如尿路梗阻、尿道损伤、尿路感染、前列腺疾病等，并采取适当措施加以控制。必要时，可由手术医师在术前行膀胱尿道镜检术。

5．长期吸烟者，术前 2 周禁止吸烟。术前 6～8 h 禁食禁饮。视情况普通灌肠及进手术室前排空大小便。术前晚充分休息及睡眠，必要时口服镇静催眠药物。

6．术前 30 min 预防性应用抗生素，糖尿病患者应注意真菌感染。彻底清洗会阴部与包皮腔。备皮及皮肤消毒可在手术室进行。

7．预估术后勃起阴茎大小。握住阴茎头并将其拉伸至最远处，测量阴茎长度。阴茎牵长可预估置入假体后勃起时阴茎的大小。

8．阴茎康复。对于阴茎血供不足而出现阴茎变短的患者，可先采用阴茎真空泵（负压吸引装置）进行阴茎康复，每天治疗 10 min 左右，持续 8～12 周，以增加进入阴茎的血流，可一定程度上恢复阴茎长度。预先拉伸康复还可使阴茎组织在手术过程中的操作更容易，并减少术后恢复时的疼痛感。

六、对开展手术医院的技术准入和术者的资质技术要求

（一）对开展手术医院的技术准入要求

阴茎假体置入术对手术医院要求相对较高，目前主要在国内部分大医院开展。从未开展过该手术的医院应作为新技术按Ⅳ级手术归类管理。此手术建议在二级以上医院开展。

（二）手术者的资质技术要求

1. 至少从事泌尿外科、男科主治医师岗位工作3年以上。

2. 掌握泌尿外科手术基本技术，具备男科手术，特别是阴茎手术的技术能力，能独立熟练开展Ⅲ级阴茎手术。

3. 掌握阴茎的解剖学相关知识，具备充分的理论基础，特别是ED诊断和治疗的基本知识。

4. 能够对手术的常见并发症做出处理。

5. 掌握围手术期的患者管理方法。

七、术前沟通要点及手术知情同意书参考

（一）术前沟通要点

1. 与患者充分讨论ED治疗的所有替代方法，包括5型磷酸二酯酶抑制剂（phosphodie-sterase type 5 inhibitor，PDE-5i）、海绵体内血管活性药物注射、尿道内用药（MUSE）、真空勃起装置、体外低能量冲击波治疗等。

2. 讨论阴茎假体置入术可供选择的不同阴茎假体类型，包括：①半硬性假体；②带储水囊的可膨胀性阴茎假体，即三件套。同时向患者阐明并建议目前可用的治疗选择。强调每种类型的风险和利弊。需要强调阴茎假体置入术是ED治疗的最后选择。患者应明白一旦放置假体，就不可能再重新尝试注射或服用药物治疗。

3. 阐明关于术中及术后可能出现的各种手术风险、手术损害、潜在的死亡风险，以及近期和远期严重并发症。术前需签署知情同意书。

4. 阐明术前术后注意事项，包括：①应严格戒烟，严格控制血糖；②避免阴茎假体在愈合期间发生任何弯曲；③排尿后应小心将阴茎放回背伸位；④通常在术后4~6周才可启用阴茎假体尝试进行性生活；⑤假体启用后，需严格按照操作说明进行控制泵的循环操作，并逐渐熟练掌握；⑥术后避免盆腔或腹部创伤；⑦应谨慎参加身体接触性、冲撞性体育项目和社会活动；⑧避免在局部使用任何注射治疗。

5. 阐明术后如果出现下列异常迹象和症状，应立即联系医师或到医院就诊，包括局部反复或持续疼痛，手术切口或阴茎阴囊区域表面皮肤发红、肿胀或皮疹，手术切口或阴茎头流脓、荨麻疹、发热、排尿异常等。

6. 期望值管理。应深入了解患者的期望值并就假体置入的总体满意度进行交流。术后满意度受心理因素、与配偶的关系、性功能改善情况等多因素影响。不满意主要归咎于阴茎长度缩短、不切实际的期望、感觉不自然、性交不够频繁、延迟射精和伴侣不满意。因而，应通过对手术风险、并发症及术后恢复状态的客观情况深入沟通，充分降低患者过高的预期。同时，评估患者性伴侣的性功能和性欲状态对预计患者置入假体后的满意度也具有重要意义。

（二）知情同意书

阴茎假体置入术知情同意书见以下文本参考示例。

　　我由于在有效性刺激下无法达到阴茎坚硬勃起，无法完成正常性生活，经检查诊断为勃起功能障碍。我已了解或接受过多种非手术方法治疗，包括口服西地那非、他达拉非等 PDE-5i，以及海绵体内注射血管活性药物、应用真空负压勃起装置、或体外低能量冲击波治疗等，效果不佳或不愿意继续接受长期非手术治疗。医师已与我进行充分沟通和讨论，我在全面了解关于勃起功能障碍的各种治疗选择，对各类替代方案进行仔细考虑后，选择进行阴茎假体置入术，以达到有效阴茎勃起，帮助进行性生活。

　　我知道目前国外临床上可供选择的阴茎假体类型有：①半硬性假体；②带储水囊的可膨胀性阴茎假体。目前国内可供选择的仅有带储水囊的可膨胀性阴茎假体。医师已经与我讨论了关于阴茎假体置入后可给我带来的各种益处。本知情同意书的目的是明确告知阴茎假体置入术中和术后可能出现的潜在风险和问题，我已理解并愿意承受该手术可能带来的下列风险。

　　1. 邻近结构的损伤　假体置入需要破坏海绵体，另外，术中可能造成尿道、膀胱、肠道和阴囊的意外损伤。尿道损伤需要进行一期修复并可能终止置入手术。尿道穿孔率为 0.1%～4.0%。有骨盆手术史如前列腺根治术、肾移植或腹腔镜下腹股沟疝修补术等，可能使耻骨后间隙粘连，引起膀胱、肠道意外损伤的风险增加。

　　2. 出血和血肿　阴茎、阴囊和腹股沟区可能出现局部肿胀淤血现象，该现象一般在 1～3 周内自行消失。极少情况下可能出现阴囊血肿。如果血肿越来越大或疼痛加剧，可能需要手术清除血肿。

　　3. 术后疼痛　疼痛症状严重程度因人而异，必要时可通过应用镇痛药控制疼痛。在术后 4～12 周内疼痛可完全缓解。术后早期，建议尽可能少站立，以减少局部肿胀，促进疼痛缓解，便于伤口更快愈合。

　　4. 感染　感染是一种严重并发症。绝大部分情况下，一旦发生感染，通常需要取出假体。待局部经过 6 周至 6 个月的充分愈合后，再延迟更换假体，但这是一项更为复杂的手术，有可能因为瘢痕而无法更换，也可能出现阴茎缩短、感觉和形状改变等相关问题。个别情况下可在对局部进行挽救性处理后，立即重新置入一个新的假体。新假体置入的感染率通常<1%。当假体发生机械故障时，感染率升高至 3%。

　　5. 阴茎缩短和周径减小　假体置入后，可能会出现 2 cm 内的阴茎缩短（根据术前测量的阴茎牵拉长度，放置假体后，实际长度平均损失不超过 1 cm）。由于潜在病理学因素如纤维化、瘢痕或斑块形成，可能导致阴茎永远不会达到青春期阶段的最大长度。术后长度缩短也可能是术前长期缺乏坚硬勃起，导致海绵体弹性组织减少所致，也可能是因患者体重增加、会阴部脂肪增多，导致阴茎外观变短。大多数情况下，圆柱体可满意地扩张并填充阴茎，但如果阴茎组织内有瘢痕，可能会影响海绵体的扩张并导致阴茎变细。

6. 感觉丧失　通常极少发生。部分患者术后需要更长时间的性刺激才可达到性高潮，这可能是因为在没有性唤起情况下简单的膨胀勃起，需要更长时间的性刺激，导致性高潮延迟。

7. 阴茎形状改变　假体本身不会改变阴茎的形状，但如果术前阴茎上有瘢痕，如阴茎硬结症，术后可出现阴茎形状的轻微异常。但由于假体对局部组织的扩张，可能需要6~9个月的时间逐步纠正这些畸形。

8. 假体机械故障　该装置为终身使用而设计，但反复机械损伤可造成管路系统的液体泄漏，从而出现控制泵失灵，导致阴茎勃起不坚或无勃起。既往数据显示，5~10年内发生机械故障的概率为5%~10%，即90%~95%的男性将在10年内拥有功能性假体。

9. 侵蚀或柱状体凸出　如果阴茎头部组织由于阴茎本身疾病或手术影响而变得薄弱，柱状体可能前移，看似即将穿透皮肤或进入尿道。如有该情况，应尽早向医师报告并及时进行纠正。侵蚀的发病率为1.0%~6.0%。

10. 控制泵问题　包括启动或失活困难，以及由于控制泵的移位和与阴囊皮肤固定导致操作困难。该类情况可通过阴囊手术来重新定位控制泵。需要进行该类操作的概率不超过1%。

11. 假体护理相关问题　术后需根据医嘱服用抗生素，减少活动以减轻局部肿胀和促进伤口愈合，必要时服用镇痛药，1~4周内避免在洗澡时浸泡切口。术后少数人出现不自觉的假体充盈和部分膨胀，称为"自动膨胀"。为了防止此问题的发生，通常应在术后4~6周激活假体，并进行假体设备的"循环"操作，即每天进行2次阴茎完全膨胀和完全疲软，维持1个月。在此过程中，假体周围的组织逐渐软化并得到拉伸。同时，通过循环操作熟悉并掌握该操作。阴囊内的控制泵应尽可能避免扭曲，反复扭曲可能影响管路和控制泵的连接，导致假体出现机械故障。

12. 假体移除和翻修的可能性　移除假体的原因包括感染、侵蚀或柱状体凸出、持续不适或疼痛及机械故障。无论出于什么原因，如果需要移除阴茎假体装置，将无法维持勃起。如果第一次手术不成功或有严重并发症，可能需要接受再次手术。

医师已经向我详细解释了自己的病情、相关治疗方案的选择、手术建议及与此手术相关的上述风险。我已经全面了解上述事项的相关信息，理解并愿意承担假体置入术相关的潜在风险。如果在手术过程中发生危及生命的事件，医师将立即采取相应治疗。我对阴茎假体置入术后的结果具有现实、客观的预期。本人已全面阅读及明白本知情同意书的所有信息。

手术医师签字：　　　　　　　　患者签字：

日期：　　　　　　　　　　　日期：

八、适应证

1. 非手术治疗无效的 ED 患者，以及不愿意接收非手术治疗、非手术治疗禁忌或积极要求进行假体手术者（患者、配偶及医师三方讨论决定）。

2. 阴茎硬结症、阴茎异常勃起、海绵体纤维化等阴茎疾病继发的 ED 患者也可选择行阴茎假体置入术。

3. 阴茎再造、整形术后需要获得勃起功能的患者。

九、禁忌证

1. 未控制的泌尿、生殖系统感染性疾病或患全身严重感染性疾病者，糖尿病未控制者。

2. 某些严重阴茎畸形者。

3. 海绵体残缺者、手术或者外伤导致阴茎外形异常者。

4. 患有难以矫治的泌尿生殖系统疾病，如严重尿道下裂、尿道上裂、膀胱外翻者。

5. 伴有严重的全身性疾病，如心、肝、肺、脑、肾等功能不全，晚期肿瘤患者。因性活动会加重原有疾病，甚至危及生命者。

6. 凝血功能障碍及患有其他易出血性疾病者。

7. 膀胱出口严重梗阻性疾病或神经源性膀胱患者。

8. 个人心理素质极差，不能承受手术失败或有时需要再手术或假体维修者，或对手术结果期望过高者，或对预后及术后情况不能正确理解者。

9. 精神病患者、精神心理状态尚不稳定者、严重的智障及本人和配偶有较多思想顾虑者。

十、手术参考步骤及手术要点

阴茎假体置入术要严格遵守无菌原则。推荐手术在百级层流手术室进行，配备专用特殊器械，限定参观手术人数，术前准备各种圆柱体型号、储水囊与液泵阀，必要时准备单根阴茎圆柱体。配置专用拉钩、缝线与针头。根据院内最常见的耐药菌谱，静脉滴注抗生素预防革兰阳性和革兰阴性菌感染。

（一）阴茎假体置入术要点

1. 严格消毒。

2. 切口选择　切口可选择纵形切口、横形切口、弧形切口、阴茎根部切口、阴茎阴囊交界切口，其中阴茎阴囊交界正中切口是常用的选择，留置导尿管后纵向切开。若二次手术者瘢痕严重，可做鱼嘴形切口，将皮肤和肉膜层的瘢痕组织切除，仔细分离至阴茎海绵体白膜。在此过程中，初次手术导致的瘢痕会使解剖层次不清，分离过程困难，此时必须注意对尿道的保护，故常规在术前留置导尿管，术中经常检查导尿管的位置，确定尿道行径，可避免损伤尿道。既往手术时留在海绵体白膜上的不可吸收缝线对辨别阴茎海绵体有一定帮助。白膜上切口的选择，主张仍从原切口进入海绵体腔，原因主要有 2 个：①对于手术瘢痕严重的患者，本区域解剖层次不清，从原缝线中央处剪开损伤尿道的概率较小；②对于二次手术的患者，尤其是阴茎假体装置已取出后的患者，二次手术海绵体腔多伴有节段性狭窄，而狭窄最严重的部位往往就是原白膜切开部位，从此处剪开可同时处理狭窄，为扩张腔隙和阴茎假体放置创造有利条件。

3. 机械故障的阴茎假体取出 去除装置内液体后，原有阴茎假体可顺利从阴茎白膜的切口取出。一般情况下，空虚的液囊取出不会很困难，但有时会因为腹股沟外环口挛缩使液囊取出困难，可以另做腹股沟切口，该部位解剖层次清晰，取出相对容易。患者因车祸后骨盆骨折导致外环口处瘢痕形成，首次放置储水囊即另做腹股沟切口，此类患者取出水囊时应格外注意，切勿损伤周围血管和器官。

4. 阴茎假体再置入术 与第一次阴茎假体置入时相比，阴茎假体再置入手术出血明显减少，术者可以更加从容。遇到瘢痕等不健康的组织应尽可能清除，白膜上不能彻底切除的瘢痕组织要细心分离、修剪。对二次置入的阴茎假体装置的长度和粗度要重新评估，新的液泵阀一定要放置在重新建立的阴囊前正中肉膜下腔隙内。将放置好的液囊与液泵阀连接，确保坚固套住接头不会脱落，然后测试确认勃起与回落效果良好。在此期间，对手术野一定要用万古霉素或庆大霉素液反复多次冲洗，尤其是放置阴茎假体的阴茎海绵体腔和腹直肌耻骨后间隙，可降低术后感染的风险。

5. 术后处理 阴茎阴囊加压包扎，同时装置设置在半勃起状态减少出血，常规应用抗生素静脉给药，留置导尿管，放置负压引流管（或加压包扎）。阴茎水肿退去后告知患者液泵阀位置和方向，示教如何正确操作，并门诊随访。

（二）可膨胀式三件套阴茎假体置入术参考步骤

1. 麻醉 根据需要采用全身麻醉、硬膜外阻滞麻醉等。

2. 体位 取平卧位，臀部稍垫高，两腿略分开，可使阴茎阴囊部位暴露较充分，方便术中阴茎海绵体远端的扩张。

3. 消毒 术区备皮，术前戴手套消毒，常规铺单。

4. 固定 术前插入 F16 号 Foley 双腔导尿管，便于术中辨认尿道海绵体及解决麻醉后的排尿。拉直并固定阴茎，有利于切口的准确定位。

5. 切口 阴茎阴囊交界处下纵形切口 4～5 cm，也可选择横形切口。纵形切口较易解剖海绵体，切口不宜过小，因为过小可能影响手术视野。

6. 预留缝线 白膜两侧纵向各预留 2～3 针 2-0 缝线，从预留缝线中做 2～3 cm 纵形切口。预留缝合线可避免切口闭合时缝针刺破圆柱体，提高手术安全性。白膜切口的高低关系到手术的成败，应特别注意，切口离阴茎脚根部 5～6 cm，切口过于靠近阴茎头，易造成连接管受压引起机械故障，或凸向阴茎体表影响性交。

7. 扩张 用扩张器在靠近白膜腔外侧从小到大逐步充分扩张海绵体，以近远端长度之和选择圆柱体的长度（测量的比例约近端 1/3，远端 2/3）。若扩张不充分，选择圆柱体偏短，容易造成阴茎头塌陷。

8. 置入圆柱体 抗生素液冲洗白膜腔淤血，检验尿道有无损伤（若尿道受损，为防止感染，手术只能终止，等待合适时机再行置入术）。排出液泵阀与圆柱体组件内空气，用穿针器的导引针经白膜腔内从尿道口两侧 1～2 cm 处穿出，牵引圆柱体至远端，圆柱体连接管夹角处必须朝上，将尾部放入近端。安放圆柱体必须平整，避免扭曲。

9．置入储液囊　推开精索，找到外环口并扩大，经腹股沟管后壁筋膜达到腹直肌耻骨后间隙，用手指或者无齿卵圆钳将储液囊送入该间隙。按需修剪多余的连接管，然后在储液囊中注满无菌生理盐水，放置准确后做测试。对于接受过置入补片的疝修补术或盆腔手术（如根治性前列腺切除术、根治性膀胱切除术及骨盆手术等）的患者，可将储水囊放在腹直肌后方，或髂前上棘内侧腹膜后间隙。

10．连接泵阀与储液囊　确保坚固套住连接头（坚固套住接头直接关系到手术的成败，须特别注意），然后测试勃起与回落效果 2 次以上，确认勃起与回落良好。

11．测试　测试完好后，将预留的 2～3 针缝合线打结，关闭白膜切口，将液泵阀置于阴囊前正中肉膜下间隙。

12．引流与关闭切口　引流管从下腹部引出（引流管的放置与手术安全有关，应尽可能放置于下腹部）。若观察切口出血较少，患者身体情况好，也可不放置引流管。术后将阴茎处于半勃起状态或适当勃起状态，逐层缝合切口。

十一、并发症预防及处理

阴茎假体置入术的常见并发症分为术中并发症和术后并发症。术中并发症主要为海绵体白膜穿孔、圆柱体交叉、尿道损伤及阴茎头成角畸形；术后并发症主要为血肿、疼痛、感染、侵蚀、泵或储液囊移位、假体机械故障。术者应充分了解上述并发症并做好术前预案。

（一）术中并发症的预防及处理

1．海绵体白膜穿孔　海绵体白膜穿孔包括近端穿孔（自阴茎脚穿入会阴）和远端穿孔（穿入阴茎头、舟状窝或尿道）。穿孔常发生于扩张海绵体或放置圆柱体时。穿孔原因包括使用扩张器的方向不当、扩张困难、白膜薄弱及海绵体纤维化等。术中穿孔可表现为扩张时突然失去阻力，有突破感或落空感，此时测量两侧近端海绵体深度差值通常＞1 cm。也可以向海绵体内注入灌洗液，如出现泄漏可提示穿孔。对于近端穿孔，如果穿孔裂口较大，建议修补；对于远端穿孔，如果一侧海绵体已成功完成扩张，则可将假体放置在没有穿孔的一侧。尿道的远端穿孔通常需要终止手术，并等待 3 个月后再次手术。伴有白膜纤维化的患者可用锐性分离或对口切开的方法打开海绵体腔，切忌盲目暴力扩张。

2．圆柱体交叉　通常出现在扩张或圆柱体放置过程中，由海绵体间隔膜穿孔引起。为避免圆柱体交叉，应注意使扩张器远离隔膜。扩张后应在两侧海绵体内同时放入扩张器检查阴茎干，以确保其平行对准。在置入圆柱体前应确认海绵体间隔完整。

如术中发现圆柱体交叉，应在未穿孔侧置入扩张器，在扩张器的指引下于穿孔侧重新置入扩张器。随后在穿孔侧阴茎海绵体置入圆柱体，移除对侧扩张器并在对侧阴茎海绵体置入圆柱体。

3．尿道损伤 尿道损伤较为罕见，文献报道其发生率为0.1%～4.0%。为避免尿道损伤，应注意扩张时方向朝外，并使扩张器远离尿道。同时在穿刺时注意保护阴茎头，切勿选择过大的圆柱体。如出现远端尿道损伤，可终止手术并保留已置入的一侧圆柱体，并置入尿管，同时行耻骨上膀胱造瘘4～8周。

4．阴茎头成角畸形 阴茎头成角畸形通常是由假体置入不当引起。海绵体远端扩张不充分导致圆柱体位置不好，或圆柱体尺寸选择不正确（圆柱体过短）而无法为阴茎头提供支撑，均可导致阴茎头成角畸形。阴茎的解剖异常，如海绵体过短、无法达到阴茎头部，或海绵体-阴茎头韧带松弛，也可引起成角畸形。成角畸形的发生率在未行包皮环切术的患者中更高。如手术中发现阴茎头成角畸形，在置入时进行修复，再扩张后置入尺寸适当的圆柱体；若在手术后出现成角畸形，则采取局部手术进行阴茎头固定。

（二）术后并发症的预防及处理

1．血肿 术后血肿通常在阴囊处较明显，其发生率为0.2%～3.6%。其来源为阴茎海绵体切口的出血、行阴囊分离放置水泵的出血及放置储液囊时的出血。处理措施主要为：①术中止血要彻底，术后加压包扎；②术后假体保持适度膨胀，以压迫海绵体止血；③放置切口闭式引流16～24 h。

2．疼痛 术后患者会经历3～4周的疼痛，主要发生在阴囊阴茎附近、泵周围。围手术期可应用对症药物处理，如出现持续疼痛应考虑潜在并发症，如隐性感染、圆柱体尺寸过大、海绵体内圆柱体变形等。

3．感染 感染是阴茎假体置入术常见且最具破坏性的并发症，初次置入术的感染率为1%～4%。感染主要与患者的合并症及手术因素有关。合并糖尿病、脊髓损伤、长期卧床所致的开放性褥疮、手术时间过长（假体修复手术或置入术同时行阴茎重建术）或长期应用激素类药物是感染的危险因素。此外，服用抗排斥药物的患者应在术前评估并调整用药剂量。

降低感染风险的主要措施有：①确保尿液培养阴性；②清洗外生殖器；③术前合理应用抗生素；④推荐麻醉诱导开始后术中备皮；⑤术中尽量避免接触阴囊皮肤；⑥术中以抗生素生理盐水浸泡假体并冲洗术区；⑦术后减少住院时间，避免院内感染。

术后出现以下症状则应考虑感染，如发热、肿胀、红斑、触痛及反复疼痛、流脓、泵与阴囊粘连。出现感染后，应首先留取标本进行培养，根据培养结果给予针对性抗生素治疗。如抗生素治疗效果不佳，或治疗时症状反复则应考虑外科介入。挽救手术推荐按照Mulcahy报道的方案进行（取出感染的假体，用抗生素溶液仔细冲洗，更换手套及器械后置入新的假体），其总体有效率可达84%。如出现败血症、酮症酸中毒、尿道糜烂、组织坏死，则建议取出假体。

4．侵蚀 侵蚀主要由阴茎海绵体扩张过度、圆柱体尺寸过大、长期未回缩、器械感染等引起。如怀疑侵蚀则需及时评估治疗，否则可导致病情恶化及组织的感染和丧失。侵蚀通常由圆柱体引起，有3种类型：①穿出白膜未穿出皮肤；②穿出白膜和皮肤；③穿出白膜进入尿道。此外，阴囊处的管道也可在术后数年引起侵蚀并穿出皮肤。

为避免侵蚀，需在术中仔细测量，选择合适的假体。此外，脊髓损伤的患者由于感觉缺乏、排尿功能障碍，侵蚀的风险更高。穿出皮肤或尿道的侵蚀通常伴有持续的疼痛及阴茎头畸形。对于暴露在外的置入物，考虑取出所有组件，并按 Mulcahy 方案进行挽救手术。对于部分侵蚀，如果为圆柱体过大引起，考虑采用正确的尺寸替换，建立新的通道置入圆柱体，并行远端海绵体成形术；对于白膜缺陷的患者可考虑进行补片移植。

5. 移位　水泵移位通常由阴囊袋关闭不全或术后血肿引起，泵可能在阴囊内朝上迁移并造成以下并发症：①性交/插入困难；②患者难以摸到/操作泵。为使泵迁移降到最少，需在术中采用 3-0 缝线连续吻合关闭泵袋，术后推荐患者在前几周轻轻向下拉泵，以维持在正确的位置。发生泵迁移后可能需要进行修复手术，以重新放置泵的位置，并使其正常工作。储液囊移位通常罕见，可能由储液囊放置于错误位置或腹压过高引起。

6. 假体机械故障　可能由假体放置不当、引起圆柱体与泵之间连接管打折导致勃起困难，或因未使用无损伤技术钳夹、缝合时穿破假体等操作失误引起。术中要注意操作细节。术后应教育患者正确的使用方法，以免因暴力、错误的性生活体位等原因造成假体损坏漏液。如出现机械故障，则需更换假体。

十二、术后常规处理

阴茎假体置入术后的处理直接影响手术的成败，在整个阴茎假体置入过程中有至关重要的作用，完整的术后处理包括以下几个方面。

1. 留置导尿管　可避免患者术后因疼痛或异物不适导致的排尿困难或尿潴留，同时还可避免尿液污染切口继发感染。术后留置导尿管一般不超过 24 h。前列腺癌根治术同期行阴茎假体置入者，留置导尿管至少 1 周。

2. 阴茎阴囊加压包扎　假体置入后阴茎处于半勃起状态，建议适当加压包扎。

3. 切口引流　根据术中渗出情况，酌情放置引流管。

4. 预防性使用抗生素　为术后常规，一般为期 2～3 天，可降低初次置入假体患者的感染率。较常用的抗生素有氨基糖苷类、万古霉素、头孢菌素与喹诺酮类。其间须严密监测肝肾功能变化。

5. 疼痛处理　对于部分疼痛严重者，术后酌情使用镇痛药。

6. 适应性训练　出院后 4～6 周练习使用阴茎假体，每天充盈假体 1～2 次，每次充盈时间 10～20 min，预防术后瘢痕挛缩。注意假体充盈程度宜逐渐加大，最后达到勃起的理想大小，切忌一开始就将假体充盈过度。术后 4～6 周可根据恢复情况征求手术医师意见后开始尝试性交，注意忌用暴力。

7. 糖尿病等基础疾病的控制　糖尿病是阴茎假体置入术后感染等并发症的高危因素，术后必须高度重视，积极将血糖控制在合理范围内。

十三、术后疗效、满意度评估及随访计划

（一）术后疗效、满意度评估

阴茎假体置入作为一种有效的 ED 治疗选择，有综述总结，各类型假体置入后性交成功率达到 70%～90%；患者中位满意度为 76%（43.2%～100%），性伴侣中位满意度为 63%（23.6%～100%），总体中位满意度达 83%（55.9%～96.5%）。

（二）随访计划

阴茎假体置入术后随访目的包括评估手术疗效、追踪患者及性伴侣的性生活改善情况、发现并发症并及早干预。目前对于随访时间和内容尚无统一标准，一般建议术后第 1、2、4、6、12 周门诊复诊，然后每 6 个月随访一次。

国际勃起功能指数问卷表（ international index of erectile function，IIEF）、勃起功能障碍治疗满意度调查表（erectile dysfunction inventory of treatment satisfaction questionnaire，EDITS）、治疗满意度量表（treatment satisfaction scale，TSS）及阴茎假体术后生活质量评估问卷（ the quality of life and sexuality with penile prosthesis questionnaire，QoLSPP）是用于评估手术疗效、患者及性伴侣满意度最常用的工具。主要随访内容包括阴茎长度变化、假体使用难易度、性生活频率、是否达到性高潮、患者及性伴侣性生活满意度、并发症发生情况。

十四、患者科普教育

阴茎假体置入术是 ED 的有效治疗方法，对患者及其家属进行充分的科普教育，告知其手术的必要性及术中术后的注意事项十分必要。

（一）针对手术优势的科普教育

阴茎假体置入术在国内外已经较为成熟，手术并发症较低。患者及性伴侣的总体满意度较高。假体较为隐蔽，很难从外观上发现，不会额外增加患者的心理负担。同时该手术一般不影响患者的生育能力。

（二）针对适应证、禁忌证和并发症的科普教育

年轻患者，尤其是初次进行性生活的患者不应过多忧虑，不必急于行阴茎假体置入术，可尝试先进行心理和药物等非手术治疗。

阴茎假体置入术作为一种有创的治疗方案，患者在术前应与术者充分沟通，深刻理解手术风险（如术后阴茎外观尺寸的可能变化及其不可逆性），权衡利弊后再做决定。

（三）针对术后注意事项的科普教育

患者术后有一系列需要注意的事项。

1. 阴茎假体置入术因要置入体内异物，故预防感染极为重要。患者术后应注意防止尿路感染和其他可能导致伤口感染的因素。

2. 避免做带有骑跨等动作的运动，如骑自行车、摩托车等，防止压迫和损伤假体。

3. 术后减少剧烈的性活动，尽量避免左右前后剪切运动。

4. 避免饮酒。饮酒可能会导致伤口部位充血，术后 2 周应避免饮酒。

5．注意会阴部位卫生，关注尿路感染发生情况，如有尿路感染应及时诊治。

（四）针对手术认识误区的科普教育

对于适合行阴茎假体置入术的患者，解除患者对置入手术的恐惧心理十分必要。目前阴茎假体置入术在技术上已经很成熟，患者的满意度较高，假体耐用性已得到认可。一味地逃避和拖延反而容易引发患者自身心理问题和社交恐惧，甚至影响与配偶的关系，最终严重影响患者及家人的生活。及时就医并判断是否需要、是否可以手术是 ED 患者和家属应当直面的选择。

（五）针对性伴侣的科普教育

应与患者的伴侣进行沟通交流和科普教育。患者的性伴侣在决定治疗的适当性和有效性方面起着关键作用。在临床实践的过程中，时常会出现患者伴侣对阴茎假体置入术治疗的不理解和不支持，甚至强烈抵触和反对。因此，如果患者有性伴侣，则应尽可能地评估性伴侣对 ED 及其治疗方法的看法，并在深入沟通后综合伴侣的性观念、伴侣的个人健康和性问题、双方的社会人际关系等选择适当的诊疗策略。

专家共识编写组成员

编写顾问：邓春华（中山大学附属第一医院）、商学军［南京大学医学院附属金陵医院（东部战区总医院）］

组长：王忠（上海交通大学医学院附属第九人民医院/上海市浦东新区公利医院）

副组长：刘继红（华中科技大学同济医学院附属同济医院）、宋涛（中国人民解放军总医院）、马良宏（宁夏医科大学总医院）

编写成员（按编写章节先后顺序）：徐罡（曜影医疗）、马良宏（宁夏医科大学总医院）、杨槐（中国人民解放军南部战区总医院）、王为服（海南省人民医院）、张亚东（中山大学附属第一医院）、刘智勇（上海长海医院）、蓝儒竹（华中科技大学同济医学院附属同济医院）、王忠（上海交通大学医学院附属第九人民医院/上海市浦东新区公利医院）、郭建华（上海交通大学医学院附属第九人民医院）、李彦锋［陆军军医大学大坪医院（陆军特色医学中心）］、夏海波［赤峰市肿瘤医院（赤峰学院第二附属医院）］、张春影（哈尔滨医科大学附属第二医院）、李铮（上海交通大学医学院附属第一人民医院）、宋涛（中国人民解放军总医院）、王国耀（浙江大学宁波医院）、沈柏华（浙江大学医学院附属第一医院）、宋宁宏［南京医科大学第一附属医院（江苏省人民医院）］

编写秘书：包杰文（上海交通大学医学院附属第九人民医院）

参考文献请扫二维码查阅

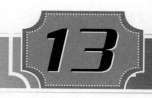

阴茎异常勃起诊断与治疗指南

中华医学会男科学分会
阴茎异常勃起诊断与治疗指南编写组

阴茎异常勃起（priapism）是指与性刺激无关，持续或长时间的阴茎勃起状态，无法疲软，是泌尿男科的急症之一，延误治疗将严重影响患者的勃起功能。阴茎异常勃起是一种少见的阴茎病理性勃起状态，可以发生于任何年龄段。阴茎异常勃起可引起严重后果，包括勃起功能障碍（erectile dysfunction，ED）、阴茎海绵体纤维化和阴茎畸形等。为了更好地指导阴茎异常勃起的规范化诊治、减少近期和远期并发症，中华医学会男科学分会组织有丰富的男科急症处理经验的男科专家，结合国内外文献进展及自身临床经验制定本指南，为广大泌尿男科及一线急诊医师能快速、准确诊断阴茎异常勃起并给予及时有效的治疗提供参考或指导。

一、分型

阴茎异常勃起可分为缺血性（低流量型、静脉型）阴茎异常勃起、非缺血性（高流量型、动脉型）阴茎异常勃起和间歇性阴茎异常勃起（反复发作性），其中以缺血性阴茎异常勃起最常见。但随着病程进展和治疗，阴茎异常勃起的类型可能会发生转化。

（一）缺血性阴茎异常勃起

缺血性阴茎异常勃起是临床上最常见的阴茎异常勃起类型。其特点是阴茎海绵体静脉血流出量减少，血液滞留，导致海绵体内压力增高，动脉血流入量减少，甚至停滞，阴茎海绵体出现缺氧和酸中毒，临床表现为阴茎持续坚硬勃起和疼痛，需要紧急处理。

（二）非缺血性阴茎异常勃起

非缺血性阴茎异常勃起是由于阴茎海绵体动脉损伤致动脉-海绵体瘘形成，动脉血流持续注入阴茎海绵体引起的阴茎异常勃起状态。

（三）间歇性阴茎异常勃起

反复出现长时间的阴茎坚硬勃起和疼痛，勃起可自行消退，勃起持续时间短于缺血性阴茎异常勃起。

二、流行病学

阴茎异常勃起发生的高峰在 5～10 岁和 20～50 岁。超过 95% 的阴茎异常勃起为缺血性阴茎异常勃起，非缺血性异常勃起是少见的类型，仅见少数病例或个案报道。目前缺乏间歇性阴茎异常勃起的流行病学研究。

三、病因

（一）缺血性阴茎异常勃起

缺血性阴茎异常勃起的病因主要包括血细胞性和血栓性因素、药物因素、肿瘤、神经因素，以及炎症和感染等因素。

1. 血细胞性和血栓性因素　镰状细胞病是最常见的儿童缺血性阴茎异常勃起的原因，占儿童患者的 63%。主要是由于镰状红细胞阻塞白膜下小静脉，导致静脉回流障碍所致。珠蛋白生成障碍性贫血及球形红细胞增多症可引起血液黏滞性过高，阴茎静脉回流受阻而引起阴茎异常勃起。白血病也是引起阴茎异常勃起的原因之一，可能与白细胞数目增多引起血液黏稠度增加有关。此外，白血病的肿瘤细胞可能直接浸润海绵体，造成血管破坏。过敏性紫癜、肾病综合征、红斑狼疮均可存在高凝状态，有较强的血栓形成倾向，从而诱发阴茎异常勃起。

2. 药物因素　药物因素是最常见的成人缺血性阴茎异常勃起的原因。由于阴茎海绵体内药物注射的应用，缺血性阴茎异常勃起的发生率明显增加到 5%～21%。国内报道 34.5% 的阴茎异常勃起源于血管活性药物的海绵体内注射，其中以阴茎海绵体注射罂粟碱或其他血管活性药物发生阴茎异常勃起的概率最高，但类似情况在国外仅占 5%。注射前列腺素 E_1 引起的阴茎异常勃起少见，仅占 1%。某些抗抑郁药、镇静药、抗高血压药物、肝素、藻酸双酯钠，以及滥用可卡因、大麻、乙醇（酒精）等，也可引起阴茎异常勃起。

3. 肿瘤　一些盆腔肿瘤也可导致阴茎异常勃起，如膀胱癌、前列腺癌、尿道癌和转移至阴茎的肿瘤等。阴茎癌的直接浸润及腹膜后纤维化，均可压迫血管，阻断阴茎静脉回流，导致阴茎异常勃起。

4. 神经因素　传染病（如梅毒）、脑瘤、癫痫、中毒，以及脑、脊髓损伤（特别是高位脊髓损伤）等可能影响神经系统的勃起中枢，从而引起阴茎异常勃起。极少数椎管狭窄患者，如马尾压迫综合征，可发生间歇性阴茎异常勃起。

5. 炎症和感染　盆腔感染导致血管神经束受压是引起缺血性阴茎异常勃起的原因之一。

6. 特发性因素　30%～50% 的缺血性阴茎异常勃起为特发性，原因不明。

（二）非缺血性阴茎异常勃起

非缺血性阴茎异常勃起分为创伤性阴茎异常勃起、神经性阴茎异常勃起、分流术后阴茎异常勃起 3 种类型。其中创伤性阴茎异常勃起最常见，主要是会阴部或阴茎外伤所致，包括骑跨伤、骨盆骨折、阴茎或会阴部踢伤、性交创伤等。神经性阴茎异常勃起常见于急性脊髓损伤。分流术后阴茎异常勃起主要是因为转移性阴茎恶性肿瘤、镰状细胞病等缺血性阴茎异常勃起治疗后并发非瘘管性动脉异常勃起。

四、病理生理

（一）缺血性阴茎异常勃起

缺血性阴茎异常勃起导致阴茎海绵体内淤血，出现缺氧和酸中毒，进一步导致平滑肌功能障碍。阴茎海绵体内氧分压、二氧化碳分压和酸碱度的改变呈时间依赖性，在 4 h 内海绵体内处于高流量状态，当勃起持续超过 4 h 后海绵体内氧含量显著下降，随着缺血时间的延长，阴茎海绵体病理改变逐渐加重。持续勃起 12～24 h，出现间质细胞和小梁水肿、较轻的内皮细胞损害、平滑肌细胞变性；持续勃起 24～48 h，则表现为内皮细胞破坏、血小板凝集、平滑肌细胞变性坏死；持续勃起超过 48 h，则表现为明显的血栓形成、白细胞浸润、平滑肌组织坏死纤维化，继而出现永久性 ED。

（二）非缺血性阴茎异常勃起

非缺血性阴茎异常勃起的病理生理机制为海绵体动脉解剖结构被破坏、动脉 - 海绵体瘘形成，动脉血持续流入形成血液的高灌注 - 低流出状态，导致阴茎海绵体过度充盈。因此，非缺血性阴茎异常勃起表现为较高的海绵体血氧水平和较低的海绵体压力，一般不出现组织缺氧或酸中毒。神经性非缺血性阴茎异常勃起，如脊髓损伤的患者，可能是由于损伤导致阴茎动脉血流失去交感神经支配，副交感神经输入不受控制，动脉流量增加所致。分流术后非缺血性阴茎异常勃起是在缺血性阴茎异常勃起逆转后，海绵体动脉出现新的高流量血流，但并未发现动脉瘘管的证据，这种阴茎异常勃起类型的病理生理机制目前还未被阐明。

五、诊断

对阴茎异常勃起者可进行以下 4 个方面的评估，包括病史、体格检查、实验室检查及影像学检查。通过病史和体格检查基本可以明确诊断，关键在于判断是否存在缺血性改变及缺血的持续时间。缺血性阴茎异常勃起及早处理可减轻阴茎海绵体纤维化等严重后果，故尽早进行分型、诊断至关重要。

（一）病史

病史资料应包括以下内容。

1. 阴茎异常勃起的持续时间及变化情况。

2. 疼痛的性质及程度。

3. 以往异常勃起的发作次数、发作原因、治疗方法和疗效。

4. 与阴茎异常勃起相关的药物使用情况，如抗高血压药物、抗凝血药、藻酸双酯钠及阴茎海绵体内注射的血管活性药物等。

5. 骨盆、生殖器或会阴部外伤，特别是会阴部骑跨伤史。

6. 镰状细胞病或其他血液疾病史。

7. 其他疾病病史，如肿瘤病史、神经系统疾病病史（癫痫、脑动脉瘤、椎间盘突出、损伤性截瘫等）。

8. 长期肠外高营养病史。

9. 既往阴茎勃起功能状态。

（二）体格检查

1. 阴茎检查 阴茎硬度、温度、触痛程度和颜色变化等是阴茎异常勃起的重要体征。体格检查要注意阴茎上是否可触及海绵体搏动。缺血性阴茎异常勃起患者的阴茎勃起硬度为 4 级，皮温较低、颜色暗紫，疼痛明显，很少能触及海绵体搏动；而非缺血性阴茎异常勃起患者阴茎勃起硬度多为 2～3 级，皮温稍高，阴茎上可触及海绵体搏动，疼痛不明显。

2. 腹部、会阴部检查和直肠指诊 偶尔可发现这些部位的创伤或恶性肿瘤的证据。

（三）实验室检查

1. 血液学检查 白细胞计数和分类、血小板计数检查可发现血液病患者，同时可判断是否存在急性感染；镰状细胞病患者的网织红细胞计数升高；血红蛋白电泳有助于诊断镰状细胞病或其他血红蛋白病。

2. 阴茎海绵体内血气分析 是区分缺血性阴茎异常勃起和非缺血性阴茎异常勃起的可靠诊断方法之一，应尽早检查（表 13-1）。

表 13-1 缺血性阴茎异常勃起和非缺血性阴茎异常勃起阴茎海绵体血气分析结果比较

来源	氧分压（mmHg）	二氧化碳分压（mmHg）	酸碱度
正常动脉血（室温）（结果与非缺血性阴茎异常勃起类似）	＞90	＜40	7.40
正常混合静脉血（室温）	40	50	7.35
缺血性阴茎异常勃起（第一次海绵体抽吸）	＜30	＞60	＜7.25

（四）影像学检查

1. 彩色多普勒超声检查 缺血性阴茎异常勃起患者的海绵体动脉和海绵窦血流速度缓慢或消失；而非缺血性阴茎异常勃起患者的海绵体动脉和海绵窦有正常或高流速的血流，有时可显示海绵体动脉周围高速的动脉血湍流现象和动脉 - 海绵体瘘。彩色多普勒超声可以评估阴茎海绵体结构状态，可能发现阴茎海绵体动静脉瘘或假性动脉瘤，有助于确定损伤部位，为进一步血管造影和栓塞做准备。

2. 动脉造影 是一项有创检查，主要用于非缺血性阴茎异常勃起。目前多采用高选择性阴部内动脉造影术，用于阴茎海绵体动脉瘘和假性动脉瘤的确定和定位诊断，还可同时为需要介入治疗的患者施行动脉栓塞术。

3. 海绵体造影 可作为病情复杂的阴茎异常勃起的检查选择，可显示阴茎内静脉的状态、造影剂排泄情况，有助于鉴别阴茎异常勃起的类型。

4. MRI 检查 可能有 3 个方面的作用：①显示动脉瘘；②发现阴茎海绵体血栓；③发现阴茎海绵体恶性占位病变。

（五）鉴别诊断

1. 结合病史、体格检查初步判断阴茎异常勃起的类型 缺血性阴茎异常勃起和非缺血性阴茎异常勃起的鉴别要点详见表 13-2。海绵体血气分析和超声检查可确诊。

表 13-2　缺血性阴茎异常勃起和非缺血性阴茎异常勃起的鉴别要点

	缺血性阴茎异常勃起	非缺血性阴茎异常勃起
病史	血液系统疾病、药物、阴茎海绵体药物注射等	会阴部或阴茎外伤
海绵体完全硬度	常见	少见
阴茎疼痛	常见	少见
海绵体血气异常	常见	少见
血液学异常	常见	少见
彩色多普勒超声	无血流	血流速度增加
会阴部外伤	少见	常见

2．与其他疾病的鉴别　阴茎异常勃起需要与阴茎转移癌及阴茎脓肿相鉴别。阴茎转移癌是其他部位的肿瘤转移至阴茎海绵体所致，常伴有原发肿瘤的相关症状，必要时可行 MRI，除外阴茎海绵体被肿瘤侵犯；同时，对于少见的恶性肿瘤异位内分泌源性及生殖细胞肿瘤相关的异常勃起，需要进一步检查激素水平和肿瘤标志物。阴茎脓肿是阴茎组织的化脓性感染，除伴有红、肿、热、痛等全身性炎症表现外，表浅部位的脓肿可触及波动感，必要时可行阴茎海绵体穿刺，抽吸脓液引流并进行相关病原学检查以明确诊断。

六、治疗

阴茎异常勃起治疗的基本原则是积极去除或控制原发疾病及诱因，消除持续勃起状态，恢复阴茎海绵体正常血流和挽救阴茎勃起功能。一般推荐采取阶梯式治疗方式，从简单、无创、微创到有创。

首先要明确阴茎异常勃起的类型，以便分型治疗。缺血性阴茎异常勃起一旦确诊需立即治疗，根据病情选择相应的处理方法。非缺血性阴茎异常勃起往往不需要急诊处理，可与患者共同探讨治疗方案，确保患者了解治疗的风险及并发症，再选择恰当的治疗方式。

（一）缺血性阴茎异常勃起

1．病因治疗　对有基础疾病，如镰状细胞病或其他血液系统疾病的患者，应积极处理原发疾病，可视病情决定是否进行阴茎海绵体局部对症处理。

2．一般治疗　镇静、镇痛和阴茎局部冷敷、口服拟交感神经药物收缩血管等对症治疗，能使少部分患者的病情得到缓解或完全解除，同时视病情需要进行全身治疗和专科治疗。

3．阴茎海绵体内注射治疗（表 13-3）　阴茎海绵体内注射拟交感神经药物能显著提高缺血性阴茎异常勃起的缓解率。常用的拟交感神经药物有去氧肾上腺素、依替福林、间羟胺、肾上腺素、麻黄碱及去甲肾上腺素等。其中去氧肾上腺素选择性较高、心血管系统影响较小，可作为首选药物，多与阴茎海绵体穿刺抽吸冲洗序贯进行，总体有效率可达 80%。依替福林也是广泛使用的拟交感神经药物。另外，临床还常用特布他林防治反复发作的长时间异常勃起。

表 13-3　阴茎海绵体内注射治疗常用药物及用法

药物名称	用法
去氧肾上腺素	用生理盐水稀释为 100～500 μg/ml，每 5～10 分钟海绵体内注射 200 μg，每小时总剂量不超过 1 mg
间羟胺	用生理盐水稀释为 2 mg/ml，阴茎海绵体内注射，可每间隔 5～10 min 重复，总量为 6～8 mg
依替福林	2.5 mg 药物溶入 1～2 ml 生理盐水中阴茎海绵体内注射给药
特布他林	口服 5 mg

可在注射前预防性应用抗高血压药物（如舌下含服硝苯地平缓释片 12.5 mg）。患者取平卧位，每次阴茎海绵体内注射 1 ml，而后按压注射点，轻柔按摩阴茎海绵体，若无效，可每间隔 5～10 min 重复给药。建议在阴茎海绵体内药物注射治疗期间密切观察患者病情变化，包括急性血压升高、头痛、面色苍白、反射性心动过速、心律失常等主要不良反应；对于心血管风险较高的患者应慎用，并同时进行心血管监护；对于恶性、难以控制的高血压，以及服用单胺氧化酶抑制剂的患者应禁用。阴茎海绵体内药物注射 1 h 后，如果阴茎异常勃起仍无缓解，则需进一步治疗。

4. 阴茎海绵体抽吸和生理盐水灌注治疗　将会阴部消毒后，阴茎根部阻滞麻醉，用 16 或 18 号动脉套管针或蝴蝶针穿刺阴茎海绵体或阴茎头，吸出积血以降低海绵体内压力或海绵体两侧穿刺冲洗，直至流出的血液颜色变红、阴茎疲软，注意挤压阴茎海绵体脚，并冲洗至阴茎海绵体变软；此后，应定期挤压阴茎海绵体以促进血液回流。此法可重复进行，疗效为 30%～50%。阴茎海绵体注射或减压处理后，阴茎呈半勃起状态即可；可重复处理，并可与阴茎海绵体注射拟交感神经药物联合使用。

5. 手术治疗　进行手术治疗取决于阴茎异常勃起持续的时间及对上述治疗的效果。当阴茎异常勃起时间超过 24 h，缺血和酸中毒损害了海绵体内平滑肌细胞对拟交感神经药物的反应性，可能会使拟交感神经药物的效果明显降低。在上述治疗无效后，可考虑应用海绵体分流术。

手术方法分为远端分流术（Winter 法和 Al-Ghorab 法）、近端分流术（Quackles 法和 Grayhack 法）。建议首选远端分流术，近端分流术使用较少。

（1）经皮远端（海绵体 - 阴茎头）分流术

1）Winter 法：用 Tru-cut 穿刺针在阴茎头部与每一侧海绵体之间建立瘘道。

2）T 形分流：用 10 号刀片在尿道口外侧插入阴茎头，经海绵体尖端进入海绵体内，远离尿道旋转 90°，可双侧操作。

（2）开放远端（海绵体 - 阴茎头）分流术

1）Al-Ghorab 法：是经阴茎头背侧切口切开双侧阴茎海绵体尖端，用可吸收线缝合阴茎头切口。

2）Burnett 技术（蛇形方式）：采用一种改良的 Al-Ghorab 方法，通过阴茎头切口向双侧海绵体腔内逆行插入 7 或 8 号 Hegar 扩张器，拔出扩张器，从阴茎近端（根部）

向远端（阴茎头）挤压，以将血液排出，阴茎疲软后按照 Al-Ghorab 法缝合切口。

（3）开放近端（阴茎海绵体 - 尿道海绵体）分流术

1）Quackles 法：在阴茎根部或会阴部做切口，在近端阴茎海绵体与尿道海绵体之间建立通道。这种方式常见的并发症有尿道 - 海绵体瘘、尿道狭窄和海绵体炎等。采用会阴部入路，与尿道球部的尿道海绵体进行吻合可减少尿道损伤的风险。

2）Grayhack 法：是阴茎海绵体与大隐静脉吻合，或阴茎海绵体与阴茎背深静脉吻合。ED 的发生率为 50%。近端分流术较远端分流术的技术要求高，并发症多，尤其是 ED 的发生率更高，故在临床上采用远端分流技术更为简便、实用。

长时间的阴茎异常勃起可导致海绵体平滑肌出现不可逆的纤维化，即便分流使阴茎疲软，但仍可因海绵体严重纤维化而导致阴茎短缩，给之后行阴茎假体置入术带来困难。因此，为了保留阴茎长度和减少手术并发症，可一期行阴茎假体置入术。一期假体置入术的并发症可能有远端穿孔和海绵体炎。对于缺血性阴茎异常勃起是否立刻行阴茎假体置入术尚没有明确的适应证，相对适应证有：①缺血时间超过 48 h；②抽吸和拟交感神经药物注射失败；③远端分流和近端分流失败；④ MRI 或海绵体活检提示海绵体平滑肌坏死。但由于多为急诊手术、假体费用昂贵、假体置入术对术者技术要求相对较高等原因，建议有条件的单位谨慎使用；若患者确有需要，二期假体置入术更为安全。

围手术期抗凝血是保证手术效果、预防术后复发的重要环节，建议术前口服阿司匹林肠溶片 300 mg ＋肝素 5000 U 皮下注射，术后 2 周每天口服阿司匹林肠溶片 100 mg ＋氯吡格雷 75 mg。

（二）非缺血性阴茎异常勃起

1．病因治疗　对于海绵体动静脉瘘的患者积极处理原发疾病；对于采用阴茎海绵体内血管活性药物注射的患者需停止血管活性药物注射。

2．一般治疗　局部冷敷和压迫。可通过冰袋冷敷会阴部或压迫会阴部特定部位，促使阴茎动脉收缩、血供减少，从而阻止异常动脉血流灌注。大部分轻度非缺血性阴茎异常勃起可自行缓解，尤其是对儿童患者效果较好。采用该治疗方法，部分患者即使动静脉瘘仍然存在，但可完成性交。

3．药物治疗　目前仅有小规模研究报道药物去势治疗，如亮丙瑞林、比卡鲁胺等药物可促使阴茎海绵体动静脉瘘关闭。其有效性仍有待于多中心大样本研究进一步验证。

4．栓塞治疗　对于经非手术治疗无效且持续不能缓解的非缺血性阴茎异常勃起患者，推荐应用高选择性海绵体动脉栓塞术。高选择性海绵体动脉血管造影及栓塞术是目前诊断和治疗非缺血性阴茎异常勃起较为常用、效果明确、安全迅速、预后良好的方法。栓塞材料有不可吸收材料（如金属圈）和可吸收材料（如明胶海绵、自体血凝块）。使用不可吸收材料的阴茎异常勃起缓解率为 78%，术后 ED 的发生率高达 39%；而使用可吸收材料的阴茎异常勃起的缓解率为 74%，术后 ED 的发生率为 5%。因此，推荐使用可吸收材料（如明胶海绵）进行栓塞治疗，但可吸收材料被吸收后被栓塞的血管可再通，故栓塞术后 1～2 周应复查 B 型超声，如有复发可再次进行栓塞治疗。

对于非缺血性阴茎异常勃起，也有文献报道通过手术结扎动脉瘘或切除假性动脉瘤进行治疗，有效率约为 60%。但手术难度较大，术中意外结扎海绵体动脉导致术后 ED 的发生率相对较高，可达 50% 以上。因此，目前不推荐手术治疗作为首选治疗方法。

阴茎异常勃起诊断和治疗流程见图 13-1。

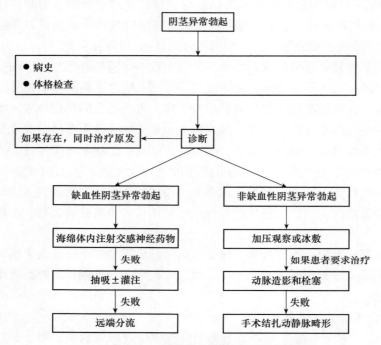

图 13-1　阴茎异常勃起诊断和治疗流程

七、预后和预防

（一）预后

缺血性阴茎异常勃起的预后取决于不同的病因、就诊的时间和不同的治疗手段等。

对于缺血性阴茎异常勃起，非手术治疗效果差。全身治疗有一定效果，但仅通过全身治疗的缓解率为 35%，因此，给予及时的阴茎局部治疗可明显提高疗效。缺血性阴茎异常勃起持续时间少于 24 h 者有 50% 的机会保留一定程度的勃起功能；超过 24 h 者阴茎畸形和重度 ED 的风险超过 90%；如果持续时间≥48 h，则 100% 发展为 ED。

单纯阴茎海绵体抽吸或联合冲洗可使约 30% 的缺血性阴茎异常勃起获得缓解，结合海绵体注射拟交感神经药物可使 43%～81% 的患者得到缓解。近端分流术和静脉吻合术的成功率分别为 50% 和 25%，而远端分流术的成功率为 66%～77%。各种远端分流术的有效率分别为 Ebbehoj 法 73%、Winter 法 66%、Al-Ghorab 法 74%；术后 ED 的发生率分别为 14%、25%、25%。近端分流术由于可能合并尿道损伤、阴茎海绵体炎，尤其是肺栓塞等并发症，其应用已经明显减少。

非缺血性阴茎异常勃起，采用单次超选择性栓塞后的复发率为 30%～40%，选用可吸收材料和非可吸收材料的 ED 发生风险分别为 5% 和 39%，病情缓解率分别为 74% 和 78%。

非缺血性阴茎异常勃起成功治疗后，应随访勃起功能和进行相关的临床检查。推荐患者在治疗前后应用同一标准来衡量其勃起功能，如国际勃起功能指数等，此评估有助于诊断后续可能的复发或是否给予药物辅助勃起等。推荐应用彩色多普勒超声检查来确定是否需要重复栓塞。可选择行阴茎 MRI，有助于发现阴茎远端纤维化，利于临床决策是否早期行介入栓塞治疗。

超选择性海绵体动脉栓塞治疗后推荐 1～2 周进行第 1 次随访，通过体格检查和彩色多普勒超声检查可以评估栓塞是否成功，如不确定，则需要重复动脉造影。推荐栓塞治疗后 2 个月进行第 2 次随访，因为这是非缺血性阴茎异常勃起复发前观察到的最长间隔，通过彩色多普勒超声检查有助于记录血管瘘的消退和栓塞后顺行血流的恢复情况。完全恢复后也推荐每年进行 1 次复查。

（二）预防

阴茎异常勃起是一个相对少见并有可能对阴茎组织和功能造成永久性损伤的急症，故应提高对疾病的认识，早期及时的诊断并给予有效处理可以减轻疾病所带来的损害，预防和减少并发症的发生。

由于目前缺乏对阴茎异常勃起预测的可靠指标，预防的重点应着重于高风险人群的监测，提高相关医务人员对疾病发生的警惕性。例如，白血病、红细胞增多症和镰状细胞病等血液病患者，有较高的阴茎异常勃起发生率；海绵体内注射血管活性药物者，建议在阴茎勃起的 2～3 h 给予拟交感神经药物（如去氧肾上腺素、间羟胺等），以防止阴茎异常勃起的发生；脊髓损伤、盆腔肿瘤压迫或行盆腔手术等，以及会阴或阴茎外伤（如骑跨伤等）者都有发生阴茎异常勃起的可能。

缺血性阴茎异常勃起的每次复发都应给予正确评估和及时处理，每一次都有可能对阴茎海绵体组织造成继发性损伤。许多缺血性阴茎异常勃起的复发可能是初期治疗不彻底所致，故预防的重点应放在减少初期疾病缓解后的再次发作。许多全身药物或局部性的药物可用于预防缺血性阴茎异常勃起的复发，如口服特布他林、巴氯芬、激素制剂（雌激素、抗雄激素）等，但都限于个案或小样本的报道，临床应用时应仔细评估其风险及效益比。对于拒绝或口服药物治疗无效的复发性缺血性阴茎异常勃起的患者，可在每次复发的早期给予阴茎海绵体内拟交感神经药物注射，虽然不能完全预防复发性阴茎异常勃起的发生，但可以减轻阴茎异常勃起的严重程度，并为治疗争取时间。

八、中医学治疗

（一）定义与病机

阴茎异常勃起在中医学上称为"阳强""强中""阳强不倒""纵挺不收"等。肾虚肝实为发病基点，其本在肾，肾阴亏虚多见；其标在痰、瘀、火，病位在肝。常因情志内伤、饮食不节、药石所伤、房劳过度、跌扑损伤等所致。

（二）中药治疗

治疗原则为清肝泻火、清热利湿、滋阴泻火、化瘀通络为基本原则。

1. 肝火内盛证　清肝泻火法，选当归龙荟汤加味。

2. 湿热下注证　清热利湿法，选龙胆泻肝汤加味。

3. 阴虚阳亢证　滋阴降火法，选知柏地黄汤合大补阴丸加减。

4. 经络瘀阻证　化瘀通络法，选虎杖散合红花散瘀汤加减。

5. 痰火郁结证　泻火化痰，疏肝解郁法，选黄连温胆汤加减。

（三）其他中医特色治疗方法

1. 刮痧疗法。

2. 针灸疗法。

3. 穴位放血疗法。

4. 外治法。

由于阴茎异常勃起是男科急诊，对于中医药特色治疗效果不明显的患者，不可长期观察等待，应采用联合西药灌注、手术和栓塞等综合治疗方案，尽快让患者恢复，以免延误病情。

九、间歇性阴茎异常勃起

（一）定义、流行病学、病因、病理生理

间歇性阴茎异常勃起又称为反复发作性阴茎异常勃起，是以阴茎自发的、反复发作性勃起并伴有勃起疼痛为特征，清醒状态下持续勃起，数次阴茎异常勃起之间有自发性的阴茎疲软期。间歇性阴茎异常勃起发病率低，目前缺乏确切的流行病学调查研究。

间歇性阴茎异常勃起是一种特殊的非缺血性到缺血性逐渐演化的阴茎异常勃起，其发病机制有阴茎海绵体静脉闭塞学说。镰状细胞病及慢性粒细胞白血病是引起间歇性阴茎异常勃起最常见的病因，还有一部分是由特发性和罕见的神经系统功能紊乱所导致。

（二）诊断

间歇性阴茎异常勃起是缺血性阴茎异常勃起的复发或间歇性类型。勃起常发生在夜间睡眠状态而清醒时不疲软，发作时疼痛，通常是就诊的原因。阴茎的勃起硬度与缺血性阴茎异常勃起一样，但勃起的持续时间通常短于缺血性阴茎异常勃起。

间歇性阴茎异常勃起的实验室检查和影像学检查与缺血性阴茎异常勃起相同。

（三）治疗

间歇性阴茎异常勃起治疗的首要目的是减少复发和预防转变为缺血性阴茎异常勃起。每次急性发作时的处理参照缺血性阴茎异常勃起的急诊处理方法。在发作早期的非手术治疗包括射精、体育锻炼（以增加心率和静脉回流）、在阴茎上放置冰袋和／或冷水淋浴来刺激去甲肾上腺素能系统，导致平滑肌收缩并最终导致消肿。大部分患者可通过药物来治疗，包括 α- 肾上腺素能药物、抑制循环雄激素类药物，如促性腺激素释放激素激动药、酮康唑、5α- 还原酶抑制剂、抗雄激素、雌激素，但此类药物不应用于尚未达到完全性成熟的患者。另外，还有其他增加海绵体平滑肌松弛的药物，包括5 型磷酸二酯酶抑制剂（phosphodie-sterase type 5 inhibitor，PDE5i）、特布他林、地高辛、加巴喷丁和巴氯芬等。口服 α- 受体激动药，如每天小剂量的伪麻黄碱和麻黄碱，可有效预防复发。低剂量 PDE5i 治疗已成为治疗阴茎异常勃起的有效疗法之一，PDE5i 应在阴茎松弛的情况下开始使用。如果非手术治疗失败，则需进行抽吸血液冲洗联合海绵体内注射 α 肾上腺素能激动药，如去氧肾上腺素。对于患有恶性高血压或血压控制不良的患者，以及同时服用单胺氧化酶抑制剂的患者，禁忌海绵体内注射交感神经药物。如果反复抽血和注射 α- 肾上腺素能激动药失败或导致明显的心血管不良反应，可以考虑二线疗法即外科治疗。外科治疗包括分流手术和假体置入术。

（四）随访

间歇性阴茎异常勃起的随访包括病史和临床检查，以评估在预防或减轻阴茎异常勃起中治疗的有效性，以及评估勃起功能和阴茎海绵体纤维化。

指南编写组成员

编写顾问：邓春华（中山大学附属第一医院）、商学军［南京大学医学院附属金陵医院（东部战区总医院）]、张志超（北京大学第一医院）、李宏军（北京协和医院）、白文俊（北京大学人民医院）、孙祥宙（中山大学附属第一医院）

组长：彭靖（北京大学第一医院）

副组长（按姓氏笔画排序）：王涛（华中科技大学同济医学院附属同济医院）、陈赟［南京中医药大学附属医院（江苏省中医院）]、赵善超（南方医科大学第三附属医院）、董治龙（兰州大学第二医院）

编写成员（按姓氏笔画排序）：邢召全（山东大学齐鲁医院）、刘喜军（山西医科大学附属大同市第三人民医院）、江专新（昆明医科大学第二附属医院）、杨林（西安交通大学第一附属医院）、杨晓波（宁夏医科大学总医院）、陈戈明（浙江大学医学院附属第一医院）、罗龙华（南昌大学第一附属医院）、柳良仁（四川大学华西医院）、郭建华（上海交通大学医学院附属第九人民医院）、崔亮（民航总医院）

编写秘书：齐进春（河北医科大学第二医院）

参考文献请扫二维码查阅

（本文刊载于《中华男科学杂志》2022 年 6 月第 28 卷第 6 期第 560-568 页）

14 慢性前列腺炎 / 慢性盆腔疼痛综合征 诊断与治疗指南

中华医学会男科学分会

慢性前列腺炎 / 慢性盆腔疼痛综合征诊断与治疗指南编写组

慢性前列腺炎 / 慢性盆腔疼痛综合征（chronic prostatitis/chronic pelvic pain syndrome，CP/CPPS）是泌尿男科常见疾病，可对患者身心健康造成不良影响，并严重影响其生活质量。CP/CPPS 的发病机制复杂多样，治疗方案繁杂，且疗效不确定，给临床工作带来极大困扰。近年该领域进展很快，为了规范诊疗方案，更好地指导临床实践，在查阅了最新研究成果，并参考国内外相关指南和专家共识的基础上，中华医学会男科学分会组织专家进行广泛讨论，就 CP/CPPS 相关问题，特别是临床诊治中的原则问题形成共识，编制了 CP/CPPS 诊疗指南，希望能为临床工作者诊治 CP/CPSS 提供有益的指导与帮助。

一、定义、分类、流行病学、病因和发病机制

（一）定义和分类

1995 年美国国立卫生研究院（National Institutes of Health，NIH）根据当时对前列腺炎的研究进展将其分为 4 型，CP/CPPS 属于该分型中的Ⅲ型，是指由多种因素引起的以盆腔区域疼痛或不适、下尿路症状（lower urinary tract symptoms，LUTS）为主的一组综合征。其中根据前列腺液（expressed prostatic secretion，EPS）、精液或前列腺按摩后尿液（voided bladder urine 3，VB3）中白细胞水平是否升高，又将其分为炎症性（ⅢA 型）和非炎症性（ⅢB 型）。但越来越多的研究表明，EPS、精液和 VB3 中白细胞的水平并不能成为 CP/CPPS 的诊断和严重程度的判断标准。

由于 NIH 分类系统过于笼统，并不能充分反映 CP/CPPS 的不同病因和临床表现的异质性。Shoskes 等于 2009 年提出了 UPOINT 分类系统，该系统有别于 NIH 分类系统，它能够较为全面地体现 CP/CPPS 的临床表现，从而更准确地指导临床医师对不同患者进行针对性的综合治疗。UPOINT 分类系统包括 6 个独立因素，即排尿症状（urinary）、社会心理症状（psychosocial）、器官特异症状（organ-specific）、感染症状（infection）、神经 / 全身症状（neurogenic/systemic）、肌痛症状（tenderness of muscles）。既往也有研究将性功能障碍（sexual dysfunction）纳入 UPOINT，即 UPOINT（S），但目前尚有争议（表 14-1）。近年来，国内学者探索了慢性盆腔疼痛的机制并取得了积极的成果，建议将 CP/CPPS 更名为前列腺盆腔综合征，有利于对该疾病的认识和诊疗，但仍需要更多的临床应用与验证。

（二）流行病学

前列腺炎是成年男性的常见疾病，前列腺炎患者占泌尿外科门诊患者的 8%～25%。国外报道的前列腺炎患病率为 2.0%～16.0%，国内报道为 6.0%～32.9%。CP/CPPS 是前列腺炎中最常见、最难治疗的类型，占所有前列腺炎的 90% 以上，且 CP/CPPS 发病趋于年轻化。

研究表明，职业、环境、辛辣食物、饮酒、久坐、憋尿、性生活习惯及精神因素为 CP/CPPS 发病的主要危险因素。某些特殊职业如司机 CP/CPPS 患病率较其他职业明显增高；冬季、气候寒冷、日照时间较短，出现 CP/CPPS 症状可能性较高；辛辣食物及饮酒能诱导炎症因子释放，引起前列腺充血，诱发或加重 CP/CPPS 症状；久坐可引起盆腔静脉充血，加重 CP/CPPS 症状；憋尿与 CP/CPPS 发生明显相关，可能与后尿道压力升高，引起尿液反流入前列腺腺管，导致前列腺化学性炎症有关；长期禁欲、过度手淫、控制射精、性交中断等不良性生活习惯亦会造成前列腺充血，诱发无菌性炎症，加重 CP/CPPS 症状。精神过度紧张、心理负担过重及熬夜，常诱发交感神经兴奋；焦虑、抑郁亦可导致自主神经功能紊乱，出现盆底肌痉挛，排尿功能失调及盆底区域疼痛等 CP/CPPS 症状。

表 14-1　UPOINT（S）分类系统

症状	主要表现
排尿症状	尿频、尿急或夜尿；残余尿＞100 ml；慢性前列腺炎症状指数中尿路症状评分＞4 分
社会心理症状	临床抑郁症；"灾难化"证据（无助、无望）
器官特异症状	特异性前列腺痛；前列腺液中白细胞增加，血精，前列腺内广泛钙化
感染症状	排除 I 型和 II 型前列腺炎；前列腺液中有革兰阴性杆菌或肠球菌
神经 / 全身症状	腹部和盆腔外疼痛；肠易激综合征；纤维肌痛症；慢性疲劳综合征
肌痛症状	盆底和腹部肌肉的痉挛和"扳机点"痛
性功能障碍	勃起功能障碍、早泄、性高潮障碍等

（三）病因与发病机制

CP/CPPS 病因复杂，发病机制尚未完全阐明，存在广泛争议。可能由一种始动因素引起，也可能由多种因素引发，其中 1 种或多种因素起关键作用并可能交互影响；亦有可能是许多难以鉴别的不同疾病，但具有相同或相似的临床表现。目前认为，CP/CPPS 的主要病因与发病机制包括以下几个方面。

1. 病原体感染　虽然 CP/CPPS 患者行常规细菌培养通常不能分离出病原体，但其仍可能与一些特殊病原体感染有关。此外，泌尿生殖道微生态平衡破坏亦可导致 CP/CPPS 发生。

2. 尿液反流　膀胱出口功能障碍、膀胱颈结构异常或尿道内外括约肌及盆底肌肉痉挛引起的排尿时前列腺尿道压升高，易导致前列腺内尿液反流。尿酸等代谢产物随尿液反流入前列腺，将加重 CP/CPPS 症状。

3. 下尿路上皮功能障碍　下尿路上皮潜在的保护因素和损害因素之间平衡被打破所致的功能障碍可能引起 CP/CPPS 的发生。CP/CPPS 患者前列腺上皮钾离子通道表达异常，钾离子通过上皮间隙渗入基质后可刺激神经纤维并引起疼痛等临床症状。

4. 神经内分泌因素　CP/CPPS 患者易发生心率和血压波动，表明其自主神经敏感性增高。CP/CPPS 患者盆底肌肉功能改变与大脑运动皮质及后岛叶异常兴奋有关。交感神经末梢释放的去甲肾上腺素、前列腺素等物质，亦可导致盆底肌肉功能紊乱，引发疼痛症状。

5. 精神心理因素　抑郁和焦虑的男性往往前列腺炎症状评分较高，而经久不愈的 CP/CPPS 患者通常存在明显的精神心理和人格特征改变。使用抗抑郁及抗焦虑药物可改善 CP/CPPS 症状。

6. 盆腔相关疾病因素　研究显示，CP/CPPS 患者合并精索静脉曲张、痔的比例更高，提示盆腔静脉性疾病可能是 CP/CPPS 的病因之一。

7. 炎症与免疫反应　CP/CPPS 可能是一种以细胞因子为中介产生的炎症反应性和 / 或自身免疫性疾病。CP/CPPS 患者外周血 Th1、Th17 细胞比例较健康人群显著升高，使得机体分泌更多的促炎性细胞因子，通过上调趋化因子等表达，进而诱发前列腺局部免疫反应，造成不利影响。

8. 氧化应激　CP/CPPS 患者活性氧（reactive oxygen species，ROS）产生过多和 / 或清除能力相对不足，会导致氧化应激产物和 / 或副产物增加，从而引起症状加重。

9. 遗传易感性　有学者发现，位于 Xq11-13 磷酸甘油酸激酶基因附近的一个短串联重复（short tandem repeat，STR）序列多态性与 CP/CPPS 有关，但遗传易感性是否为 CP/CPPS 的潜在致病因素尚待进一步研究。

二、诊断与鉴别诊断

（一）病史

全面、详细地询问 CP/CPPS 患者的病史，不仅有助于明确诊断，还能协助评估病情、进一步分析病因、针对性治疗及了解预后。病史的采集主要包括主诉、现病史、既往史、个人史 4 个方面。

1. 主诉　包括疼痛或不适症状、LUTS 及性功能障碍症状等，部分患者可伴有精神心理症状，应同时询问以上症状持续的时间。

2. 现病史　应重点询问病程的长短，起病的原因，疼痛的性质、部位、程度等。应详细询问 LUTS、性功能障碍症状、精神心理症状及相关伴随症状。需询问不同症状出现的次序（原发与继发）。例如，抑郁、焦虑情绪与 CP/CPPS 症状出现先后，可用于鉴别是心理问题继发躯体不适，还是 CP/CPPS 导致的情绪异常。

3. 既往史　应重点询问患者是否存在高血压、糖尿病、甲状腺疾病及泌尿生殖道手术等病史。

4. 个人史　应询问患者吸烟、饮酒、熬夜、久坐、疲劳、嗜辛辣食品、憋尿、性交频繁、延迟射精等情况。对患者生活质量、性生活情况和精神心理健康情况的评价也同样重要，因其可影响治疗的选择。

（二）体格检查

CP/CPPS 患者在全身体格检查基础上重点关注以下内容：①下腹部、腰骶部、会阴部、尿道口、阴茎、睾丸、附睾、精索等泌尿生殖系统的检查，注意有无压痛和异常包块，有助于进行诊断和鉴别诊断；②注意附睾炎、附睾结节、精索静脉曲张、精索炎、睾丸肿瘤等疾病引起的类似会阴部胀痛等，需要与前列腺炎进行鉴别。

直肠指检对前列腺炎有一定价值，且有助于鉴别前列腺其他疾病及会阴、直肠、神经病变，同时通过前列腺按摩获得 EPS。直肠指检可了解前列腺大小、质地、有无结节、有无压痛及其范围与程度。CP/CPPS 患者直肠指检前列腺饱满、质软、可能有轻度压痛或增大；病程长者，前列腺缩小、变硬、不均匀，有小硬结。检查盆底肌肉的紧张度、盆壁有无压痛，尤其是肌筋膜疼痛的触发点及可能出现的肌肉牵涉痛。

（三）临床症状及相关评估工具

1. 临床症状　大多数 CP/CPPS 患者病情迁延反复，病程常为 6 个月以上，症状个体化差异较大。多数患者存在疼痛症状、LUTS、精神心理症状、性功能障碍等症状中的 1 种或多种症状。

（1）疼痛或不适症状：主要位于会阴部、睾丸、耻骨区、阴茎及下腹部，其次为尿道、肛周、腰骶部、背部的疼痛不适，还可能出现射精痛、阴茎勃起后疼痛不适。

（2）LUTS：尿频、尿急、尿痛、尿不尽、排尿不畅、尿灼热感等。

（3）精神心理症状：如焦虑、抑郁、睡眠障碍、记忆力下降等症状。

（4）性功能障碍：如勃起功能障碍（erectile dysfunction，ED）、早泄、射精无力或困难、性欲低下等症状。

2. 相关评估工具　CP/CPPS 临床症状表现复杂多变，在实际临床诊疗工作中缺乏客观的诊断评估指标。目前认为，美国国立卫生研究院慢性前列腺炎症状评分表（National Institutes of Health chronic prostatitis symptom index，NIH-CPSI）可相对客观和全面地对 CP/CPPS 患者进行症状评估。NIH-CPSI 包含 3 个分项，分别是疼痛症状、排尿症状和症状对生活质量的影响评分。NIH-CPSI 可作为 CP/CPPS 症状严重程度的辅助诊断评估工具，也可作为 CP/CPPS 治疗随访中重要的疗效评估工具。

CP/CPPS 伴有性功能障碍患者，可以采用国际勃起功能指数问卷表（international index of erectile function，IIEF）-5 评估勃起功能，早泄诊断工具（premature ejaculation diagnostic tool，PEDT）评估射精功能。对于主要是尿频、尿急为主的储尿期症状患者，可以优先或联合使用膀胱过度活动症（overactive bladder，OAB）患者自我评价量表（overactive bladder symptom score，OABSS 评分）进行评估。患者如有焦虑和抑郁等精神症状，可采取汉密尔顿焦虑量表（Hamilton anxiety scale，HAMA）、汉密尔顿抑郁量表（Hamilton depression scale，HAMD）、焦虑自评量表（self-rating anxiety scale，SAS）、广泛性焦虑障碍量表（generalized anxiety disorder-7，GAD-7）进行评估，也可转诊患者到相关科室评估。

（四）实验室检查

1. 尿液检测

（1）尿常规检查：可排除尿路感染、血尿等其他疾病。

（2）前列腺小体外泄蛋白（prostatic exosomal protein，PSEP）检测：PSEP 由前列

腺小体分泌。近年研究发现，CP/CPPS患者尿中PSEP水平升高，PSEP水平与NIH-CPSI评分相关，同时还与EPS中的白细胞浓度相关。PSEP作为一种无创性检查项目，还需要临床进行更多的研究来提供循证医学证据。

2．EPS检查　以前EPS是作为前列腺炎分型与确诊的重要指标，长期以来在临床广泛应用。但越来越多的证据表明，EPS内白细胞的多少不能反映CP/CPPS的严重程度，也不能代表其转归。

采集EPS前，应禁欲2～7天。通常取胸膝卧位进行前列腺按摩，标本及时送检。如需进行微生物检测，应进行无菌操作，按摩前先消毒外阴，并使用无菌容器接取标本后及时送检。如怀疑生殖系统结核、肿瘤或急性感染时，不宜做前列腺按摩。一次检测不宜多次重复按摩前列腺，如按摩后收集不到EPS时，可嘱患者留取前列腺按摩后首段尿液进行分析。

健康成年男性EPS白细胞<10个/HP，卵磷脂小体均匀分布于整个视野，pH为6.4～6.7，偶见红细胞和上皮细胞。炎症性CP/CPPS患者EPS白细胞>10个/HP，非炎症性CP/CPPS者则正常。白细胞的多少与CP/CPPS症状的严重程度不相关。胞质内含有吞噬的卵磷脂小体或细胞碎片等成分的巨噬细胞，也是前列腺炎的特有表现。

3．精液检测　对于获取EPS困难的患者，精液检测可以部分替代EPS检测的临床诊断价值，同时有生育诉求的患者还可了解精液质量。

（1）前列腺分泌功能检测：前列腺分泌液中含有大量的锌、枸橼酸、钙、磷酸盐、脂质、激肽酶、抗氧化酶、多胺和白细胞介素等多种物质。世界卫生组织《人类精液检查与处理实验室手册》（第5版）中指出，精液中锌、枸橼酸或酸性磷酸酶含量是检测前列腺分泌功能的可靠指标，而且这些标志物之间存在很好的相关性。

（2）精液白细胞检测：当精液白细胞浓度>1×10^6/ml时，提示可能存在生殖道炎症。

（3）氧化与抗氧化检测：包括ROS和抗氧化能力检测。

4．病原微生物检测

（1）细菌学检测：CP/CPPS的诊断推荐Meares-Stamey四杯法或两杯法试验，同时建议使用NIH-CPSI问卷来描述疼痛、排尿症状和生活质量方面的疾病特征。

四杯法对首段尿（VB1）、中段尿（VB2）、EPS、VB3分别进行病原体鉴定和白细胞定量。VB1代表尿道，VB2代表膀胱，EPS和VB3代表前列腺。四杯法是CP/CPPS诊断、分型的依据。炎症性CP/CPPS患者EPS和VB3白细胞均升高，非炎症性CP/CPPS者则正常，两者细菌学检测均阴性。

两杯法是一个简化方法，仅包括对VB2和VB3的检测。对于新诊断的患者，两杯法与四杯法具有相似的诊断敏感性。炎症性CP/CPPS患者VB3中白细胞升高，非炎症性CP/CPPS者则正常，两者细菌学检测均阴性。

有学者认为，精液分析可提供生殖道感染的额外信息，这些信息可能在四杯法标本或尿道拭子中无法检测到。研究表明，在分析前列腺感染时，精液比EPS具有更高的敏感性。因此，精液可作为诊断前列腺感染的选择样本，但精液中检测到的炎症标志物或微生物不一定来自前列腺。

（2）其他病原微生物检测：目前临床常见检测有解脲支原体、生殖支原体、人型支原体、沙眼衣原体。其他病原微生物，如寄生虫、真菌、病毒、滴虫等，也有少量检测。

（五）影像学检查及其他特殊检查

影像学检查主要是用来鉴别 CP/CPPS 之外其他可能引起盆腔区域疼痛和 LUTS 的疾病，如泌尿系统感染、结石、梗阻、结核，盆腔脏器肿瘤，以及精囊、射精管和阴囊疾病。常用的影像学检查方法包括超声检查、CT 和 MRI 等，其中以超声检查最为常用，包括经体表超声检查和经直肠超声检查。CP/CPPS 患者的影像学检查大多无阳性发现，超声和 CT 检查有时可能发现前列腺回声或密度不均匀，以及钙化或结石等，但这些影像学表现亦常见于无症状男性，并不能作为确定或排除 CP/CPPS 诊断的依据。

其他特殊检查的主要目的也是为了排查需要与 CP/CPPS 鉴别的疾病，如膀胱出口梗阻、神经源性膀胱功能障碍、膀胱疼痛综合征、膀胱肿瘤、前列腺癌等。这些检查主要包括尿流动力学检查、尿道膀胱镜检查和前列腺穿刺活检等，可根据临床具体情况进行针对性选择。

上述检查中，泌尿系统超声可用于大多数需要与 CP/CPPS 鉴别的疾病排查，超声残余尿量测定和尿流率测定除具有鉴别诊断价值外，对于 CP/CPPS 患者下尿路症状、功能及疗效评估均具有一定价值，推荐用于 CP/CPPS 的诊断。其他影像学及特殊检查为可选择性检查项目。

（六）鉴别诊断

1．与疼痛相关疾病的鉴别

（1）间质性膀胱炎：间质性膀胱炎主要表现为特征性疼痛和尿频，前者即随膀胱的充盈而出现并加重的疼痛，排尿后疼痛可缓解。膀胱镜检查可发现洪纳溃疡（Hunner 溃疡）即可确诊。对于有尿频和特征性疼痛的患者，膀胱镜检查出现红斑症阳性也具有诊断意义。

（2）腺性膀胱炎：腺性膀胱炎和 CP/CPPS 的临床症状常常相似。炎症性 CP/CPPS 患者的 EPS 可表现为白细胞增多、卵磷脂小体明显减少，而腺性膀胱炎患者 EPS 是正常的。此外，腺性膀胱炎的患者膀胱镜检查，膀胱内可以发现三角区滤泡等病变，病理活检可以确诊。

（3）精囊炎：精囊炎常与 CP/CPPS 同时发生，且可能出现下腹、会阴疼痛及排尿不适。精囊炎患者可出现血精及射精疼痛等，直肠指检可触及肿大的精囊，可能有压痛及波动感；精液常规检查可见大量红细胞；经直肠精囊超声检查可以协助诊断，精囊造影可明确诊断。

（4）附睾炎：慢性附睾炎患者查体可触及附睾肿大硬结，压痛不明显，阴囊超声检查可进一步明确诊断。

（5）消化系统疾病：如肠易激综合征，是一种常见的功能性胃肠道疾病，以腹痛及腹部不适为主要表现，可伴有尿频、尿急等肠外症状。此类消化系统疾病症状多与排便有关。

2．与排尿异常相关疾病的鉴别

（1）良性前列腺增生（benign prostatic hyperplasia，BPH）：BPH 临床表现以 LUTS

为主，疼痛不是典型症状。通过直肠指检、前列腺超声、尿流率等检查可与 CP/CPPS 进行鉴别。

（2）OAB：OAB 是一种以尿急症状为特征的综合征，常伴有尿频和夜尿症状，可能伴有急迫性尿失禁。通过尿动力学检查可予以鉴别。

（3）神经源性膀胱：是一类由于神经系统病变导致膀胱和 / 或尿道功能障碍，进而产生一系列 LUTS 及并发症的疾病总称。因此，神经源性膀胱的诊断必须有明确的相关神经系统病史。通过病史、神经系统检查和尿动力学检查可与 CP/CPPS 鉴别。

（4）生殖道感染：CP/CPPS 好发于中青年男性，而中青年男性又是性活动较为频繁的人群。尿道炎患者除 LUTS 外，还可出现尿道口红肿、尿道口分泌物等，可通过尿道分泌物涂片、细菌培养等与 CP/CPPS 鉴别。

（5）前列腺癌：血清前列腺特异性抗原（prostate specific antigen，PSA）、前列腺超声检查、MRI 可予以鉴别，必要时可行前列腺穿刺活检术。

（6）膀胱肿瘤：肌层浸润性膀胱癌和膀胱原位癌常可表现为下腹疼痛和膀胱刺激症状，中年以上、尿常规可见红细胞的患者，应行泌尿系超声检查、CT 及 MRI 予以鉴别，必要时可行膀胱镜检查。

（7）前列腺结石：可表现为不同程度的 LUTS。通过直肠指检可扪及前列腺有结石摩擦感，前列腺超声检查及 CT 可明确诊断。

（8）输尿管下段结石：部分输尿管下段结石患者临床症状不典型，无肾绞痛等明显症状，而仅表现为尿频、尿急等下尿路症候群。行尿常规、泌尿系彩超和 CT 检查可予以鉴别。

（9）后尿道结石：不完全梗阻的后尿道结石多表现为尿频、尿急、尿痛、排尿困难等症状，与 CP/CPPS 类似，行尿常规、泌尿系彩超和 CT 可予以鉴别。

（10）盆底肌功能障碍：由于盆底肌参与男性排尿和生殖系统活动，因此，盆底肌功能障碍常与包括 ED 和 CP/CPPS 在内的多种疾病共存，可行 EPS 等常规检查予以鉴别。

3. 其他相关疾病的鉴别

（1）前列腺、精囊结核：前列腺、精囊结核无明显的临床症状，偶感直肠内和会阴部不适，严重者出现血精、精液量减少、性功能障碍和不育等。直肠指检可扪及前列腺、精囊硬结，多无压痛。EPS 抗酸染色可找到抗酸杆菌，结核分枝杆菌培养可确诊。

（2）腰骶椎、髋关节及运动医学相关疾病：腰椎间盘突出、腰椎滑脱及腰肌劳损等疾病亦可表现为腰骶部不适，髋关节疾病可能表现为同侧腹股沟疼痛，必要时可行 X 线片、CT、MRI 等相关检查予以鉴别。

（3）精神心理疾病：CP/CPPS 患者常伴发焦虑和抑郁等症状，而部分焦虑及心境障碍患者可合并排尿异常症状，目前在鉴别诊断上具有一定困难。必要时可请精神心理科医师会诊协助诊断，辅以相应药物治疗。

三、治疗

（一）治疗原则

1. 积极寻找病因，争取针对病因进行治疗，同时采取对症治疗方案。

2. 对于多数无明确病因且症状显著者，予以对症治疗控制症状，改善患者的生活质量。

3. 多种诊疗方案联合应用，必要时可采用多学科诊疗模式（multiple disciplinary treatment，MDT）。

（二）一般治疗

1. 改善生活方式　良好的生活方式对于 CP/CPPS 患者的治疗能够起到积极作用。长期憋尿、熬夜或夜间工作、吸烟、饮酒、饮食偏好及性生活过频等均是诱发 CP/CPPS 的潜在危险因素。因此，纠正上述因素能够减少 CP/CPPS 的发生，减轻由于上述因素诱发的各种症状。

2. 心理咨询　CP/CPPS 的症状会严重影响患者的心理状况，带来焦虑、抑郁、疼痛灾难化等心理问题。因此，泌尿男科医师应重视 CP/CPPS 患者的精神心理状态，结合临床实际情况给予恰当的心理疏导；也可联合心理科等相关科室进行 MDT 诊疗。应建议患者配偶/伴侣积极配合患者日常活动，保持和谐关系。行之有效的心理咨询往往能使患者的治疗受益更大。

3. 制定自我管理方案　体育活动是 CP/CPPS 患者的一项重要的自我管理内容，研究显示，体育活动与 CP/CPPS 风险呈负相关，提示适度的体育活动能够降低 CP/CPPS 患病风险。此外，规律的性生活也可帮助 CP/CPPS 患者改善自身症状，能够促进前列腺腺体炎性物质排出，缓解前列腺区域的疼痛及排尿异常。

4. 家庭的物理疗法　包括热水坐浴、热敷下腹部等。

（三）化学药物治疗

CP/CPPS 病因多样，临床表现具有异质性，应采取个体化综合治疗提高疗效和生活质量。常用药物有以下几种。

1. 抗生素　炎症性 CP/CPPS 虽没有细菌感染的明确证据，但经验性使用抗生素可改善部分患者临床症状，如左氧氟沙星、环丙沙星、普卢利沙星和莫西沙星等氟喹诺酮类药物，大环内酯类药物（如阿奇霉素）或四环素类药物（如米诺环素）。非炎症性 CP/CPPS 不推荐使用抗生素治疗。

2. α受体阻滞剂　α受体阻滞剂能松弛尿道、膀胱颈和前列腺的平滑肌，是最常用于改善 CP/CPPS 患者疼痛和 LUTS 的药物。常用的 α受体阻滞剂类药物主要有多沙唑嗪、特拉唑嗪、坦索罗辛、赛洛多辛和萘哌地尔等。建议 α受体阻滞剂治疗 CP/CPPS 时疗程应至少 4 周。需要注意该药的不良反应，如直立性低血压、眩晕等。

3. 非甾体消炎药　非甾体消炎药通过抑制环氧化酶起到抗炎、解热镇痛的作用。此类药物的镇痛效果中等，长期服用必须考虑药物带来的不良反应，目前没有足够的证据表明哪种非甾体消炎药更好。

4. 抗抑郁药及抗焦虑药　可选择的药物主要有选择性 5- 羟色胺重摄取抑制剂（serotonin-selective reuptake inhibitor，SSRI）（氟西汀、帕罗西汀、舍曲林等）、5- 羟色胺 - 去甲肾上腺素重摄取抑制药（如度洛西汀）、三环类抗抑郁药（如阿米替林）等。抗抑郁药及抗焦虑药适用于合并抑郁、焦虑等心境障碍的 CP/CPPS 患者，不但可改善患者心理症状，还可缓解疼痛等躯体症状。必须注意这些药物的剂量和不良反应。建议联合精神心理科协同会诊，进行相关评估并指导用药。

5. 其他药物如M受体拮抗剂等　M受体拮抗剂（如索利那新、托特罗定）及β₃受体激动剂（如米拉贝隆）可用于对伴有OAB表现，如尿急、尿频和夜尿增多但无尿路梗阻的患者。5α还原酶抑制剂如非那雄胺可能改善CP/CPPS患者排尿及疼痛症状，但证据尚不足，一般不推荐；如使用单一的镇痛药不能缓解疼痛，可以考虑使用普瑞巴林。

（四）植物药治疗

植物制剂主要是指花粉类制剂与植物提取物，其主要是通过抗炎、抗水肿及解除平滑肌痉挛等发挥作用，缓解CP/CPPS的症状。目前常用的植物制剂有锯叶棕果实提取物软胶囊、普乐安片等。

（五）中医学治疗

中医主张辨证论治同时配合综合治疗，注意生活与饮食调护。CP/CPPS发病多责之于湿、热、寒、瘀、郁、虚六端，其中"瘀"是病机关键，基本治疗原则为清利、补肾、疏肝、化瘀排浊，但应分清主次、权衡用药，切不可一味清利，或过于温补。

1. 湿热瘀阻证

（1）若湿热偏盛，以排尿异常症状明显，尿频、尿急、尿痛、尿道灼热、尿后滴沥、排尿终末或排便时偶有白浊，阴囊潮湿，口干口苦。舌红苔黄或黄腻，脉滑数或弦数。

1）治法：清热利湿，佐以活血。

2）推荐方药：程氏萆薢分清饮、八正散、龙胆泻肝汤加减。

3）推荐中成药：龙金通淋胶囊、宁泌泰胶囊、尿清舒颗粒、血尿安胶囊、前列舒通胶囊、黄柏八味片。

（2）若瘀阻偏盛，以骨盆区疼痛症状明显，会阴、腰骶、睾丸、少腹、腹股沟坠胀隐痛或痛如针刺，时轻时重，久坐时加重，舌黯或有瘀点瘀斑，苔薄黄，脉多沉涩。

1）治法：活血化瘀，兼清湿热。

2）推荐方药：前列腺汤、血府逐瘀汤加减。

3）推荐中成药：前列倍喜胶囊、清浊祛毒丸、双石通淋胶囊、前列欣胶囊。

2. 肝气郁结证　会阴、下腹、外生殖器区、腰骶或肛周坠胀不适，似痛非痛，小便淋漓不畅；伴胸闷、善太息、性情急躁、焦虑抑郁等，症状随情绪波动加重。舌淡红，苔薄白，脉弦。

（1）治法：疏肝解郁，理气止痛。

（2）推荐方药：柴胡疏肝散、逍遥散、金铃子散加减。

（3）推荐中成药：逍遥丸。

3. 寒凝肝脉证　少腹牵引睾丸、会阴等部位冷痛为主，遇寒痛甚，得暖痛减，小便频数，余沥不尽，伴形寒肢冷，舌淡苔白，脉沉迟或弦者。

（1）治法：温经通络，暖肝散寒。

（2）推荐方药：天台乌药散、少腹逐瘀汤。

（3）推荐中成药：少腹逐瘀胶囊。

4. 肾虚血瘀证

（1）若偏于肾阴虚，症见尿后余沥，小便涩滞不畅，或会阴坠胀不适，伴腰膝酸软，头晕眼花，失眠多梦，遗精早泄，五心烦热，口干咽燥。舌红少苔，脉沉细或细数。

1）治法：滋补肾阴，清泄相火。

2）推荐方药：知柏地黄丸、大补阴丸加减。

3）推荐中成药：知柏地黄丸。

（2）若偏于肾阳虚，症见小便频数而清长，滴沥不尽，阳事不举，劳则精浊溢出，性欲低下，腰骶酸痛，倦怠乏力，精神萎靡，手足不温。舌淡苔白，脉沉无力。

1）治法：温补下元，补肾壮阳。

2）推荐方药：济生肾气丸、右归丸加减。

3）推荐中成药：桂附地黄丸、右归丸。

5. 气虚血瘀证 病程日久，肛门坠胀明显，小腹、会阴隐痛或绵绵作痛，劳重息轻，小便无力，精神不振，乏力困疲，少气懒言。舌淡红，苔薄白，脉细沉。

（1）治法：益气健脾，活血止痛。

（2）推荐方药：补中益气汤加减。

（3）推荐中成药：补中益气丸。

研究表明，其他中医特色疗法，如针灸、穴位贴敷、中药直肠滴入等也对CP/CPPS有一定疗效，但还需要开展更多的临床研究。

（六）物理治疗

1. 生物反馈 生物反馈可改善盆底肌的收缩功能，以增加或减少肌肉张力来缓解疼痛。生物反馈治疗CP/CPPS有一定疗效，能明显改善盆腔疼痛不适和排尿症状。生物反馈训练需要长时间的巩固期才能获得长期成功的CP/CPPS治疗，短期症状改善程度较小。

2. 电生理治疗 电生理治疗能改善CP/CPPS患者疼痛和排尿症状。

3. 磁疗 CP/CPPS患者采用体外磁刺激（EMS）治疗，症状较治疗前有显著改善；磁振磁电治疗联合中成药治疗的疗效明显高于单独药物治疗。

4. 微波治疗 热疗可以促进局部炎症的消除，放松逼尿肌和尿道括约肌，缓解痉挛，增加前列腺组织血流量，减少前列腺充血。经直肠微波热疗在短期内缓解患者的症状，但对精子质量有一定影响，结束治疗后逐渐恢复。

5. 低强度体外冲击波与低强度脉冲式超声波治疗 低强度体外冲击波与低强度脉冲式超声波可以明显缓解CP/CPPS患者疼痛，改善患者生活质量，但仍需要进一步临床与基础研究探明其具体作用机制。

（七）心理治疗

临床中部分CP/CPPS患者存在一定的心理问题，常规药物和物理治疗有时难以达到最佳的疗效，而在此基础上辅以心理干预不仅可有效地改善患者心理问题，同时还可以降低患者躯体症状的严重程度。抗焦虑和抗抑郁药物可以改善CP/CPPS患者的负面情绪，但对于存在灾难化认知的患者疗效往往欠佳，故针对这类患者可联合心理干预手段进行综合治疗。针对CP/CPPS患者的心理治疗主要包括以下几个方面。

1. 心理支持　包括耐心解答疑虑，指导患者全面、正确地认识 CP/CPPS 疾病，减轻患者不必要的心理压力。

2. 放松训练　主要目的在于训练患者有意识地控制自身的心理与生理活动，降低其唤醒水平，从而改善机体功能紊乱。

3. 认知行为　主要用于改变患者异常的认知模式，帮助其正确处理异常的情绪；同时纠正患者对疾病的不良认知，减少其负性思维，降低其对躯体疾病的情绪反应，从而有效地改善患者的躯体不适、排尿症状以及心理问题，并提高生活质量。

4. 社会/家庭支持　促进患者与家人的沟通，指导家人理解、鼓励、安慰患者，为其提供一定的心理支持，引导不良情绪的释放。

四、共病处理

（一）CP/CPPS 合并 ED

有研究报道，CP/CPPS 合并性功能障碍的患病率约为 62%，其中合并 ED 占 29%。CP/CPPS 合并 ED 的发病机制涉及多种因素：① CP/CPPS 患者常因久治不愈的疼痛、LUTS 等症状而出现焦虑、抑郁等精神心理障碍，可严重影响勃起和性生活满意度；② CP/CPPS 合并 ED 还可能与盆底肌群功能失调、性腺功能减退、前列腺钙化等因素有关。

关于 CP/CPPS 合并 ED 的共病治疗方案仍缺乏直接、充分的循证医学依据，有以下几点提示：①治疗 CP/CPPS 相关的疼痛、LUTS 等临床症状，可同时辅以精神类药物，不仅可以有效缓解患者的疼痛、LUTS 症状，还可以改善精神心理状态和生活质量。已有研究报道 α 受体阻滞剂、盆底肌群放松训练可在治疗 CP/CPPS 相关症状的同时改善勃起功能。②多项研究证实，5 型磷酸二酯酶抑制剂联合 α 受体阻滞剂可有效改善 BPH 患者的 LUTS 和 ED 问题，但应注意服药时间间隔，以免引起低血压。单独应用他达拉非亦可同时缓解 BPH/LUTS 和 ED 症状。③在 CP/CPPS 合并 ED 共病治疗过程中，还需注意对患者进行积极的健康教育、心理疏导，鼓励患者保持良好的饮食作息习惯、规律性生活等。

（二）CP/CPPS 合并早泄

我国流行病学研究发现，在 CP/CPPS 患者中，早泄的患病率达到 26%。国外研究发现，原发性或继发性早泄的患病率随着 CP/CPPS 患者的盆腔疼痛严重程度而显著增加；在中度至重度盆腔疼痛症状患者中，早泄的患病率可达 45%，其 PEDT 与 NIH-CPSI 评分呈显著正相关；多项中国人群的临床研究也得到了类似的发现。以上研究已证实 CP/CPPS 是继发性早泄的重要器质性病因之一。与健康人群相比，原发性或继发性早泄患者的 CP/CPPS 症状均更为显著；CP/CPPS 经过治疗后，部分患者的阴道内射精潜伏期（intravaginal ejaculation latency time，IELT）显著延长。

CP/CPPS 合并早泄的具体机制尚不明确，可能机制如下：①早泄的重要病因如精神紧张和思想负担过重，常诱发交感神经兴奋，出现会阴区疼痛不适、LUTS、射精疼痛等 CP/CPPS 症状；CP/CPPS 症状又会加重患者的焦虑、抑郁状态，进而加重早泄。② CP/CPPS 可能会影响射精反射中的感觉和调节，而感觉障碍是早泄的重要发病因素之一。

③ CP/CPPS 发病时产生的细胞因子/化学趋化因子刺激前列腺及其周围神经，引起性兴奋阈值下降及调节射精反射的神经功能改变，从而引起或加重早泄症状。④动物实验表明，CP/CPPS 诱导的炎症免疫反应能够显著上调脑室旁核中 N-甲基-D-天冬氨酸受体（N-methyl-D-aspartic acid receptor，NMDA）的表达，通过增强交感神经系统敏感性缩短射精潜伏期从而导致早泄的发生，但此 NMDA 受体表达上调的机制还需进一步研究。

推荐对 CP/CPPS 患者进行早泄的病史采集，同时推荐对早泄患者常规进行 CP/CPPS 筛查。对于已经确诊 CP/CPPS 合并早泄的共病患者，应优先采取针对 CP/CPPS 的治疗。

应用 α_1 受体阻滞剂和/或抗生素及盆底物理治疗 CP/CPPS 时，其伴随的早泄症状可有不同程度的改善。单纯治疗 CP/CPPS 疗效不佳时，则应予以联合早泄的针对性治疗。联用 5-羟色胺重摄取抑制剂，不但可显著改善早泄症状，而且可以缓解患者焦虑、抑郁、躯体疼痛等症状。患者联合用药后，射精次数、IELT、PEDT 评分和 NIH-CPSI 评分等，均显著改善。

（三）CP/CPPS 合并男性不育

男性不育人群中，CP/CPPS 伴发率从 20%～80% 不等。一般认为，由 CP/CPPS 单独导致的男性不育比例通常不到 5%。CP/CPPS 对精液质量有不利影响。

前列腺液部分成分参与调节生育相关的分子通路，涉及控制射精、调节精液凝固和液化、精子活化和获能等过程，还与激发女性生殖道和免疫系统中的基因表达和细胞变化有关。CP/CPPS 影响生育的可能机制包括氧化应激、炎症细胞因子、自身免疫反应、分泌功能受损、精子质量下降等。

对于男性不育合并 CP/CPPS 症状的患者，需与其仔细沟通并建立完整的病史。有些患者没有 CP/CPPS 症状，在实验室检查时发现 EPS/精液中白细胞升高，此时应该鉴别诊断是否存在IV型前列腺炎。

感染和炎症发生在约 15% 的男性不育患者中。前列腺炎对不育的影响一直存在争议。部分 CP/CPPS 患者存在前列腺炎症的证据。一般认为，射精后精子与前列腺液中炎症细胞和炎症介质的接触时间较短，因此，前列腺炎或前列腺精囊炎对精子质量和男性生育力的影响可能与附睾炎或睾丸炎有本质上的不同。

CP/CPPS 合并不育症的治疗应重视消除前列腺液和精液中可能存在的病原微生物，改善炎症和腺体分泌功能，提高精子质量以增强生育力。

（四）CP/CPPS 合并焦虑、抑郁

CP/CPPS 患者往往合并一系列精神心理问题，包括严重的焦虑、抑郁情绪等；普通人群中抑郁和焦虑的男性，CP/CPPS 症状评分较高；抗抑郁、焦虑药物和心理治疗可有效地改善患者的异常情绪和 CP/CPPS 症状。CP/CPPS 和抑郁存在部分共同的发病机制：潜在的心理暗示、激素水平的变化，致炎和抗炎细胞因子的产生，神经内分泌调节的失常，与疼痛有关的中枢神经系统的敏感化等。

结合自评及他评的情绪量表结果，CP/CPPS 患者伴有中/重度焦虑、抑郁情绪或明显自杀倾向者，建议首先转至精神心理科治疗；合并焦虑、抑郁情绪的一般患者，建议在药物治疗的基础上，联合心理治疗，以减轻其不良情绪对疾病躯体症状的影响。

（五）CP/CPPS 合并 BPH/LUTS

CP/CPPS 的发病贯穿男性青春期后的一生；BPH 以中老年人群为主，BPH/LUTS 与 CP/CPPS 的症状有重合。前列腺慢性炎症普遍存在于 BPH/LUTS 患者中，研究发现，炎症程度与 LUTS 症状程度弱相关。在 BPH/LUTS 人群中，有盆腔疼痛或不适等症状的，可能同时存在 CP/CPPS；此人群中，如无 CP/CPPS 相关症状，但因前列腺活检发现炎症者，符合Ⅳ型前列腺炎诊断。

CP/CPPS 与 BPH/LUTS 的治疗，有相似的治疗目标即减轻症状、提高生活质量，BPH/LUTS 患者还需考虑解除梗阻，预防并发症。因此，两者共病时，治疗措施要兼顾上述目标，在一般治疗、药物治疗的基础上联合物理治疗、手术治疗等。CP/CPPS 的治疗方法同样适用于 CP/CPPS 与 BPH/LUTS 的共病处理。5α 还原酶抑制剂对于合并 BPH 前列腺体积较大的 CP/CPPS 患者，效果更显著。手术治疗仅在有 BPH/LUTS 手术适应证时进行。

手术在解除尿路梗阻的同时，引流和消除可能存在的前列腺炎症病灶。围手术期药物治疗有利于减少并发症，促进术后恢复及症状缓解。

五、健康教育

（一）正确认识 CP/CPPS 及其诊治

CP/CPPS 是泌尿外科、男科门诊常见疾病，可引起会阴区域和盆腔的长期疼痛、排尿症状，可能影响性功能及心理健康，从而严重影响患者的生活质量。医患均应认识到，虽然 CP/CPPS 长期伴随部分患者，但不会危及生命和重要器官的功能。CP/CPPS 病因及发病机制目前尚未明确。目前的循证医学证据并没有证实 CP/CPPS 与前列腺增生、前列腺癌及不育存在必然联系。

由于部分患者缺乏获取医学知识的正确渠道，医学知识匮乏或缺乏正确判断，不堪 CP/CPPS 的心理困扰，影响了睡眠、生活、学习和工作，严重者可以出现抑郁、焦虑等心理疾患。对 CP/CPPS 的正确认识必须建立在及时咨询医师的基础上，尤其要听取专科医师的建议。

治疗前，需要医师明确诊断、正确施治，更需要患者耐心配合。治疗期间，医师应针对患者不同症状，对症处理，同时建议患者戒烟酒、忌辛辣，加强自身调养，保持心情舒畅，起居有常，规律性生活，注意保暖，适度锻炼。

（二）运动疗法

CP/CPPS 发病与缺乏运动有一定的关系。缺乏运动意味着坐卧时间可能延长，而久坐可诱发 CP/CPPS；缺乏运动者血液循环相对缓慢，造成盆腔淤血，前列腺等器官充血水肿；缺乏运动者体质下降，机体抗病能力不足；长期缺乏运动使身体内环境不正常，甚至发生内分泌功能失调等。

建议 CP/CPPS 患者进行适度的有氧运动，避免高强度运动引起慢性损伤和外伤。

（三）饮食疗法

CP/CPPS 病程长，易复发，如能在治疗过程或恢复期辅以饮食疗法，对提高疗效和预防复发将起到积极作用。炎症会导致前列腺锌离子浓度降低，影响前列腺的抗病能力。患者可选择苹果、花生等含锌量较高的食物。患者应注意多喝水、避免长时间憋尿；多吃清淡易消化的食物，并维持排便通畅。

（四）心理干预

CP/CPPS 患者产生严重身心负担，特别是患者长期受到病痛的影响，容易产生不良情绪，使临床治疗达不到满意效果。部分患者误认为患有前列腺疾病会受到歧视，影响家庭生活和婚姻幸福。

患者应及时接受专业医师的心理疏导，通过医患双方充分的沟通，使患者对疾病有正确的认知，身心同时治疗，改善病情。研究表明，药物及物理治疗疗效欠佳的 CP/CPPS 患者，进行心理干预可以有效提高疗效，改善心理状态。

指南编写组成员

编写顾问：邓春华（中山大学附属第一医院）、梁朝朝（安徽医科大学第一附属医院）、王子明（西安交通大学第二附属医院）、白文俊（北京大学人民医院）、李宏军（北京协和医院）、张志超（北京大学第一医院）

组长：商学军［南京大学医学院附属金陵医院（东部战区总医院）］

副组长：张凯（北京大学第一医院）、陈赟［南京中医药大学附属医院（江苏省中医院）］、金晓东（浙江大学医学院附属第一医院）、祖雄兵（中南大学湘雅医院）、张勇（首都医科大学附属北京天坛医院）、李和程（西安交通大学第二附属医院）

编写成员（按姓氏拼音排序）：陈刚（重庆医科大学附属第一医院）、陈建淮［南京中医药大学附属医院（江苏省中医院）］、耿强（天津中医药大学第一附属医院）、荆涛（青岛大学附属医院）、柳良仁（四川大学华西医院）、齐进春（河北医科大学第二医院）、茹峰（山西医科大学第一医院）、史轶超（南京医科大学附属常州第二人民医院）、宋大龙（贵州省人民医院）、唐松喜（福建医科大学附属第一医院）、王飞（海南省人民医院）、王军凯［海军军医大学第二附属医院（上海长征医院）］、王祖龙（河南中医药大学第一附属医院）、武志刚（温州医科大学附属第一医院）、邢召全（山东大学齐鲁医院）、张力（安徽医科大学第一附属医院）、周兴（湖南中医药大学第一附属医院）

编写秘书：陈建淮［南京中医药大学附属医院（江苏省中医院）］、王首洋（首都医科大学附属北京天坛医院）、陈显武（浙江大学医学院附属第一医院）

参考文献请扫二维码查阅

（本文刊载于《中华男科学杂志》2022 年 6 月第 28 卷第 6 期第 544-559 页）

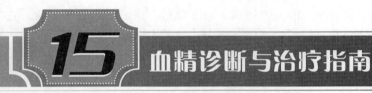

15 血精诊断与治疗指南

中华医学会男科学分会
血精诊断与治疗指南编写组

血精（hemospermia）是泌尿外科及男科门诊较为常见的一种临床症状，可见于性发育后各年龄段。其发病原因和发病机制相对复杂多样，涉及精道远端区域多种先天性或继发性异常改变和疾病。临床对其认识尚不充分。近年来，随着精囊镜技术的出现，在血精诊治方面取得了显著进展，但亦存在诸多不规范和争议性问题。因此，为进一步提高泌尿外科及男科医师对血精病因的认识，规范其诊断评估和治疗，中华医学会男科学分会组织在该领域具有丰富经验的部分国内临床专家，结合国内外相关临床和研究进展，经过反复讨论，共同制定本指南，对血精的常见病因、病理生理机制、诊断评估、治疗和随访，尤其是精囊镜技术应用的适应证、禁忌证、操作技巧和围手术期管理等方面提出了全面的规范性指导意见。

一、概述及流行病学

血精是指性生活、手淫或遗精时排出的精液中含有血液，可分为肉眼血精和镜下血精。前者是指精液中含有肉眼可见的血液，常因性生活时发现精液颜色异常而就诊；后者是指在显微镜下发现精液中存在红细胞，常因各种原因行精液检查时发现。血精约占泌尿外科所有症状的1%，可发生于男性性发育后的任何年龄段，更好发于30～40岁、性活动较活跃的青壮年期。因大多数男性不会经常关注精液性状，故目前其真实患病率尚不明确。有学者报道，在对26 000余例男性进行前列腺癌监测的过程中发现血精的比例为0.5%，在因不育行精液常规检查中发现镜下血精的比例为0.57%～13.80%。血精可单次偶然发作，也可间歇性出现，或持续性存在，因而在临床上表现为偶发性、复发性或顽固性血精。大多数患者的血精症状具有一定自限性，约90%患者的症状可自行消失，平均自然病程约为1.5个月。少数患者的血精呈反复频繁发作或持续存在，病史可超过3个月，甚至达数年，该类患者如果经过1个月以上各类规范药物治疗仍无效，则称为顽固性血精。顽固性血精常给患者造成巨大心理压力，并带来焦虑和恐慌。

二、精道胚胎发育及相关结构解剖生理特征

（一）精道胚胎发育

两性胚胎早期都具有2对生殖管道。一对为中肾管，即沃尔夫管（Wolffian duct），

是男性生殖道的原基，将发育为男性生殖管道；另一对为中肾旁管，即米勒管（Müllerian duct），是女性生殖道的原基，将发育为女性生殖管道。在胚胎发育的第5～6周，由于生殖系统处于未分化的中性状态，此时，两对生殖管道同时存在。胚胎第10周，生殖管道开始分化，男性睾丸间质细胞分泌的雄激素使中肾小管分化为附睾的输出小管，中肾管头形成附睾管，中段形成输精管，尾段成为精囊和射精管。在女性中，中肾管退化，中肾旁管开始融合，逐步形成子宫、输卵管和阴道上端。

（二）精道远端区域解剖学概念

精囊、输精管壶腹部、射精管及前列腺小囊等结构所在区域在解剖学上位于精道的远端，常称为精道远端区域。该区域作为功能上的一个整体结构，形成输精管壶腹-精囊-射精管复合体。与之密切相关的另一解剖概念是泌尿生殖交叉（useminal intersection），即输精管壶腹段-精囊-射精管复合体与前列腺-尿道交叉融合区域，该区域结构精细而复杂，常因先天性或炎症后解剖或功能异常导致输精管壶腹和精囊的排出功能障碍，导致男性不育。该区域常见病变如感染、炎症、发育异常、囊肿及结石等因素引起的另一常见临床表现就是血精。因此，准确认识和理解精道远端区域的精细解剖特征，有助于临床医师准确评估和判断该区域的常见病变，并为安全开展精囊镜技术奠定重要的理论基础。

（三）精囊解剖特征及功能

精囊类似一对长椭圆形囊状器官，主要由迂曲的小管构成。精囊位于前列腺上方，输精管壶腹外侧，膀胱底与直肠之间。左右各一，长3～5 cm，宽约1.5 cm，上端游离，膨大处为精囊底部；精囊中部为精囊体部；下端细直为排泄管，并与输精管末端汇合形成射精管。精囊内部具有丰富的皱襞，形成具有许多憩室和不完全性分隔的囊管状结构。皱襞表面覆盖有假复层柱状上皮，中央以固有膜为支架。精囊的肌层较薄弱，主要由环形肌和少量纵形肌组成，外膜为疏松结缔组织。精囊的血液供应来源于膀胱下动脉、直肠下动脉和直肠下（或中）动脉的分支。其静脉汇集成精囊腺静脉丛，注入膀胱静脉丛，最后汇入髂内静脉。支配精囊与输精管壶腹部肌肉系统的神经包括肾上腺素能神经、胆碱能神经及前脑阿片能神经节。精囊的分泌物为弱碱性灰白色黏稠液体，含丰富果糖，是构成精液的主要成分之一，具有营养和稀释精子的作用。精囊还可分泌前列腺素、凝固蛋白及其他生物活性物质，对于精液凝固、精子在女性生殖道内的运行都具有重要作用。精囊分泌的液体总量占每次射精总量的50%～80%。同时，精囊还参与射精反射的调控，精囊的饱胀程度可能与性功能关系密切。

（四）射精管解剖特征及功能

双侧射精管是由双侧精囊与同侧输精管壶腹部分别汇合而成，略呈近粗远细的漏斗状或圆锥状，进入前列腺后，穿行于中央区内，沿前列腺的后表面浅表走行10～15 mm，然后向前倾斜75°，穿透前列腺实质，在精阜附近，双侧射精管向两侧分开，朝向尿道远端方向斜形开口于后尿道精阜隆起的两侧。射精管在解剖上分为3段，即前列腺外的近段、前列腺内的中段和位于精阜内的末段，全长平均约1.5 cm。双侧射精管在

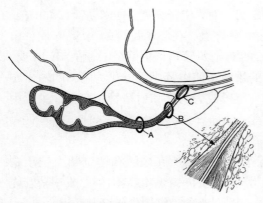

图 15-1　射精管解剖示意图

注：A. 前列腺外的近段；B. 前列腺内的中段；C. 精阜内的末段。精囊壁上厚厚的肌肉层在射精管上逐渐变薄，至前列腺内的中段变得不甚明显。

前列腺内被同一结缔组织鞘所包围。组织学上，双侧射精管内层黏膜被覆单层柱状上皮或假复层柱状上皮，在射精管开口处变为移行上皮，中层为胶原，逐渐变薄，外层纵形肌亦逐渐变薄变细。近段和中段管壁具有完好的纵形肌层，但偶尔仅有一束纵行肌纤维延伸至末端（图 15-1）。不同文献显示射精管近段、中段和末段的管腔直径平均分别为 1.3～2.7 mm、0.6～1.7 mm 和 0.3～0.8 mm，但在轻柔扩张状态下，射精管全程可通过 4～6 F 输尿管导管。射精管的血液供应、淋巴引流及神经支配与精囊相同。其肌纤维亦受肾上腺素能神经支配，性高潮时激发肌纤维做同步的节律性强烈收缩，促使精液喷出。

（五）前列腺解剖特征及功能

前列腺外形似倒板栗状，大小约为 4 cm×3 cm×2 cm，由腺体、平滑肌和疏松结缔组织组成。前列腺在盆腔内位于膀胱以下、尿生殖膈以上、直肠之前、耻骨联合之后。前列腺上部略宽大，与膀胱底部相衔接，为前列腺底部，下部稍细尖，为前列腺尖部。前列腺根据其组织学可分为：①外周区，约占成年腺体组织的 70%；②中央区，射精管穿行其中，约占正常腺体组织的 25%；③移行区，约占正常腺体组织的 5%；④前列腺前方区域还存在一纤维肌肉基质区。前列腺血供及淋巴分布丰富，动脉主要来自膀胱下动脉、阴部内动脉、直肠下动脉，静脉主要汇入前列腺静脉丛并与其他静脉广泛交通。前列腺具有内分泌功能和外分泌功能。内分泌功能包括能分泌 5α- 还原酶调控前列腺组织增生或萎缩；外分泌功能主要为分泌乳白色、稀薄前列腺液，占射出精液量的 15%～30%，呈弱酸性，其中含有多种电解质（如 Zn^{2+}、Ca^{2+}）、多种酶类（如蛋白水解酶和纤维蛋白酶）、多种有机化合物（如精胺等），可使精液液化、营养精子并协助受精。

（六）前列腺小囊解剖特征及功能

前列腺小囊是位于前列腺部尿道正后方、精阜深部的一个潜在椭圆形腔隙，平均长约 9.91（6.42～12.26）mm，宽约 1.98（0.82～3.47）mm，为一胚胎发育残迹。前列腺小囊头端为盲腔，尾端开口于精阜顶部。目前对于前列腺小囊胚胎起源的认识尚有争议。多数学者认为，前列腺小囊的头端起源于中肾旁管，尾端混合起源于中肾旁管、中肾管及泌尿生殖窦。前列腺小囊开口与左、右射精管开口之间常构成正三角形关系，也可呈倒三角形或直线排列，两侧射精管的开口常位于前列腺小囊开口两侧 1～2 mm 处。前列腺小囊和双侧射精管之间存在紧密毗邻关系，常表现为前列腺小囊囊腔侧后方，截石位 4 点和 8 点方位呈薄弱半透明膜状，提示该区域与射精管管壁最为贴近，因此，临床上进行精囊镜操作常可借助前列腺小囊内开窗方式进镜。部分患者可由于先天发育异常或后天继发改变，在前列腺小囊内形成射精管的异常开口。

三、血精的病理生理、常见病因及分类

（一）病理生理

1. 射精的生理学机制　人类性反应周期由 4 个阶段构成，即兴奋期、持续期、高潮期和消退期。射精过程由泌精（emission）和排精（expulsion）2 个连续阶段组成。在泌精阶段，睾丸、附睾、输精管中成熟精子与精囊、前列腺分泌的液体，分泌到前列腺部尿道。此阶段膀胱颈和尿道外括约肌关闭，在尿道前列腺部形成容纳精液的纺锤状封闭空间。当性反应周期由持续期转向高潮期时进入排精阶段，在交感神经支配下的球海绵体肌、坐骨海绵体肌和前部肛提肌肌群产生高强度节律性收缩，将精液由尿道外口射出。在收缩过程中，射精管开口关闭，阻止精液逆流；膀胱颈关闭，阻止精液逆行射入膀胱；尿道外括约肌间歇性收缩以防止精液回流至近端尿道。射精过程中的节律性收缩会产生快感，组成性高潮感觉的一部分。

2. 血精的病理生理机制　根据血精的临床表现和特征，可将血精分为偶发性血精、复发性血精和顽固性血精。

（1）偶发性血精：是指患者没有明显病理性因素，仅由于在某些诱发因素基础上过度性刺激或长时间禁欲后剧烈性交偶然诱发的血精。如过度饮酒或进食辛辣食物后的剧烈性活动或过度性刺激后性交中断等情况常可导致精囊和前列腺过度充血，诱发精囊内毛细血管破裂出血，发生血精。

（2）复发性血精和顽固性血精：通常是由于局部及全身病理性因素导致的血精。常见病理性因素包括炎症与感染、结石、囊性病变、梗阻、肿瘤、血管异常、创伤、医源性损伤和全身性疾病等。感染、炎症、外伤、肿瘤等病理因素可引起血管完整性破坏，某些全身性疾病可引起凝血机制障碍或血管通透性增强。在上述病理性因素的影响下，性交达到高潮时，强烈的神经冲动会促使平滑肌猛烈收缩，引起精囊内压力显著增高，精囊壁上分布的菲薄的毛细血管壁便容易破裂出血，从而出现血精。另外，在射精管发生梗阻后，精囊、射精管、尿道及盆底肌群在射精时的强烈收缩可使精囊内压力急剧异常增高，更易导致精囊内毛细血管发生破裂出血。

（二）常见病因及分类

血精的常见病因及分类见表 15-1。

表 15-1　血精的常见病因及分类

分类	病因	分类	病因
炎症与感染			
炎症	附睾炎	炎症	前列腺炎
	附睾睾丸炎		精囊炎
	尿道炎		肉芽肿性前列腺炎

（待　续）

（续　表）

分类	病因	分类	病因
感染（病原体）	病毒：人类免疫缺陷病毒、塞卡病毒、巨细胞病毒、单纯疱疹病毒、人乳头状瘤病毒	恶性	精囊腺癌
			前列腺癌
			前列腺与精囊肉瘤
			导管内癌
	沙眼衣原体		黑色素瘤
	生殖泌尿系结核		睾丸癌
	血吸虫病		膀胱小细胞癌
	肠球菌等		精囊卵黄囊瘤
	解脲支原体		泄殖腔移行细胞癌
	淋病双球菌	血管异常	
	梅毒螺旋体	血管畸形	前列腺部畸形、后尿道静脉畸形、动静脉瘘
	棘球蚴病		
梗阻		血管瘤	精索海绵状血管瘤、后尿道血管瘤
结石	精囊、射精管和前列腺结石	全身性因素	高血压
	尿道、膀胱和输尿管结石		凝血异常：血友病、血管性血友病
囊肿	射精管囊肿和精囊囊肿		白血病
	前列腺囊肿		淋巴瘤
	米勒管囊肿		坏血病
其他	精囊扩张		慢性肝病
	精囊憩室		淀粉样变性
	射精管梗阻		高尿酸血症
	良性前列腺增生	医源性和外伤性因素	
	Zinner 综合征	医源性	前列腺穿刺活检
肿瘤			高强度聚焦超声
良性			近距离放射治疗
	精囊、前列腺乳头状腺瘤		外照射放射治疗
	精阜腺瘤性息肉		导尿
	精囊子宫腺肌病		阿司匹林
	睾丸血管平滑肌脂肪瘤		睾丸切除术后
	精索或前列腺小囊肿瘤		输精管结扎术后
			前列腺冷冻治疗、注射治疗
		外伤性	会阴、生殖器或骨盆创伤

1. 炎症与感染　泌尿生殖系感染包括附睾炎、附睾睾丸炎、尿道炎、前列腺炎、精囊炎，其中以精囊炎和前列腺炎最为常见。有研究提示，约 2/3 的血精患者具有某些

前列腺炎的证据。引起血精的病原体多种多样，大多数为非特异性细菌感染，如肠球菌引起的前列腺炎和精囊炎，但淋球菌、结核分枝杆菌、衣原体、支原体、病毒（如HIV、寨卡病毒、单纯疱疹病毒、HPV）、寄生虫感染（如血吸虫病、克氏锥虫病等）也可引起血精。感染引起的炎症反应可刺激精囊腺体黏膜及前列腺部尿道黏膜充血、水肿，进而继发出血。尤其对于40岁以下的男性，泌尿生殖道感染是引起血精的最常见病因。非感染性炎症亦可引起血精症状，多见于慢性非细菌性前列腺炎（又称慢性盆腔疼痛综合征）。黄色肉芽肿性前列腺炎是一种罕见的非特异性前列腺炎，其病理学特征是前列腺组织内富含泡沫细胞的肉芽肿，40%的该类患者会出现血精。有研究表明，泌尿生殖道感染和炎症在血精患者中的占比为39%~55%。

2. 梗阻 先天性因素或后天性因素所引起的精道远端区域囊肿，如前列腺小囊囊肿、中肾旁管囊肿、射精管囊肿、精囊囊肿等，可继发射精管梗阻导致血精。如Zinner综合征是一种先天性中肾管发育异常，表现为单侧肾发育不良或缺如、同侧射精管梗阻，引起同侧精囊扩张，易发生血精。精道远端区域结石如精囊结石、前列腺小囊结石、射精管结石、前列腺结石等可引起或加重射精管梗阻，导致血精。其中精囊结石和前列腺小囊内结石较为常见，其形成可能与精囊炎、射精管梗阻或长时间禁欲等因素有关。另外，前述炎症与感染因素亦可继发射精管梗阻，导致血精。少数情况下，尿道狭窄、尿道憩室、良性前列腺增生等因素也可构成精道远端区域梗阻，导致射精时精囊、前列腺内高压，毛细血管破裂引起血精。囊肿、结石、感染或炎症3种因素可独立或同时存在，常互为因果，独立或协同作用最终引起射精管梗阻，导致血精的发生和反复发作。精道内结石成分常为磷酸镁铵结石，提示与感染有关。

3. 肿瘤 附属性腺的肿瘤也是引起血精的病因之一。肿瘤常会破坏囊壁、管壁正常结构或继发炎症、感染和梗阻，几种因素相互作用导致射精时血管破裂出血。常见的良性肿瘤有精囊乳头状瘤、前列腺乳头状瘤、精阜腺瘤性息肉、精囊腺肌病和睾丸血管平滑肌脂肪瘤等，恶性肿瘤有前列腺癌、精囊腺癌、前列腺与精囊肉瘤、精囊卵黄囊瘤和黑色素瘤等。原发于精囊的肿瘤极为罕见，主要为上皮和间质来源性肿瘤，大部分是乳头状腺癌。前列腺癌也可发生血精，但仅占所有血精患者的0.5%。

4. 血管异常 附属性腺及后尿道的血管病变可导致血精，属于血精的罕见病因。包括前列腺静脉曲张、动静脉畸形或动静脉瘘、精索海绵状血管瘤、后尿道血管瘤等。射精过程中射精相关肌肉的剧烈收缩，后尿道压力的急剧变化，可诱发血管瘤或曲张静脉破裂引起血精或射精后血尿。Leary等报道在174例血精男性中，有4.6%的患者是由尿道静脉曲张所致；在Papp等报道的122例血精患者中，有4%~7%的患者是由尿道静脉曲张所致；Huang等报道39例血精合并射精后血尿的患者，经尿道膀胱镜检查证实38例为后尿道血管瘤或静脉曲张，1例为前尿道血管瘤。

5. 全身性疾病 全身性疾病，如高血压、凝血功能异常、高尿酸血症、淀粉样变性、性激素分泌不足等也可导致血精。一般来说，全身性疾病以血精为首发症状的极为少见，如恶性高血压或高血压急症通常先导致中枢神经系统、视网膜或肾脏损害，其发生血精的危险因素包括未行降压药物治疗、血肌酐升高、肾血管病变、蛋白尿等。高尿酸血症与慢性非细菌性前列腺炎的发生有关，可间接引起血精。精囊淀粉样变性常在老年患者精囊活检时发现，该病变导致囊壁变硬，管腔变窄，从而引发患者间断性血精。服用某些药物如阿司匹林、华法林等抑制凝血功能的药物，以及 HIV 蛋白酶抑制剂也可能导致血精。先天性疾病如精囊发育不良、血友病、Von Willebrand 疾病、Zinner 综合征、Klippel-Trenaunay 综合征亦可导致血精。另外，可导致血精的全身性疾病还有白血病、淋巴瘤、紫癜、坏血病、慢性肝病、肾血管疾病等。

6. 医源性因素和外伤性因素　医源性因素是血精常见的病因之一，尤其多见于经直肠前列腺穿刺活检术后。无论是系统性、随机性或影像引导的前列腺穿刺活检，影响血精发生的最显著因素是穿刺针数。此外，一些与前列腺疾病相关的治疗，如经尿道粒子置入、前列腺癌外放射、高强度聚焦超声（high intensity focused ultrasound，HIFU）、前列腺动脉栓塞等均可引发血精。亦有报道睾丸切除术、输精管结扎术、膀胱镜检查、导尿等也可诱发血精。

骨盆、会阴及生殖器创伤会破坏生殖腺血管或继发腺体炎症、感染，从而导致血精，但一般具有自限性。

四、临床表现及诊断

（一）病史及症状特征

1. 精液颜色与性状　精液性状根据其出血时间和含血量不同，可呈鲜红色、暗红色、淡红色、咖啡色或铁锈色等，有时伴有凝血块或血丝，血液可与精液完全混合、部分混合或不混合。同一患者由于其血精发作的持续时间、发作频率及严重程度不同而导致精液性状常有变化。

2. 疼痛　大多数血精是无痛的，少数患者可伴射精痛、阴囊睾丸疼痛、腰骶部或会阴部胀痛不适等，如尿路及生殖道感染患者可伴射精痛、尿痛等，慢性前列腺炎、精囊炎患者可伴慢性盆腔疼痛症状。

3. 血尿　个别患者可出现性生活相关性血尿，主要表现为血精伴射精后初次排尿带血、勃起后初次排尿带血、勃起时尿道滴血，甚至无血精但射精后初次排尿带血。该类患者血精及血尿常表现为鲜红色，可伴凝血块，严重者可引起排尿困难，甚至尿潴留。

4. 其他伴随症状　存在前列腺增生、前列腺炎、精囊炎的患者可伴下尿路症状；泌尿生殖道感染患者可伴有尿急、尿频、血尿等；合并生殖系统结核的患者可伴发热、盗汗等全身症状。

5. 相关病史　近期有无盆腔及生殖系统外伤史；有无前列腺、睾丸穿刺活检，经尿道检查/手术等医源性手术操作史；既往有无生殖道感染，有无高血压、慢性肝病、血液系统疾病、凝血功能障碍性疾病及抗凝药物应用史等。

（二）体格检查

体格检查主要包括腹股沟和外生殖器区域检查。睾丸、附睾、输精管和阴茎部尿道需要仔细检查以了解有无导致出血的病变或异常。如发现皮疹、疱疹、溃疡等皮肤病变的，需要进一步详细询问性生活史（如冶游史、不固定性伴侣、特殊性癖好等）。直肠指诊可了解前列腺和精囊区域有无异常改变，必要时行前列腺按摩取前列腺液检查以了解有无前列腺炎。在前列腺触诊后应检查尿道口有无血性分泌物。部分女性生殖道疾病可表现为性交出血，用避孕套试验可鉴别出血来自男方还是女方。

（三）实验室检查

包括血常规、凝血功能、尿常规、尿细菌培养、尿道拭子培养、肝肾功能等生化常规、精液分析和培养、血清前列腺特异性抗原（prostate specific antigen，PSA）等。这些实验室检查应根据患者病情个体化选择。

1. 尿常规（推荐）及尿细菌培养（可选择）　有助于确认患者是否存在尿路感染和血尿。

2. 尿道拭子培养（可选择）　当怀疑有性病或尿道炎合并血精时，应做淋球菌、支原体和衣原体的尿道拭子培养。

3. 精液常规分析（推荐）、精浆生化（可选择）和病原体全套培养（推荐）　上述精液分析项目包括精液性状、精子数量、精子活力、精浆生化、精液中白细胞评估、各类病原微生物检查等，是有助于明确血精病因学诊断的重要检查，尤其当血精伴有射精量低和/或不育时，应完善此类检查。

4. 血清 PSA（可选择）　对于 50 岁以上的顽固性血精患者，建议常规行 PSA 检查。

5. 凝血功能（可选择）　使用任何抗凝剂或抗纤溶药物的患者，如果出现复发性血精（尤其是病史＞2 个月），一般均与其凝血障碍有关，故凝血功能常规检查是必须的。

6. 血常规及生化常规（可选择）　如果患者既往有慢性疾病，应进行完整的血常规、肝肾功能、电解质等生化常规检查。

（四）辅助检查

1. 经直肠超声（transrectal ultrasonography，TRUS）（推荐）　TRUS 是一种安全、便捷、经济、无辐射、无创的检查手段，可以客观清晰地显示精囊、射精管和前列腺，对复发性或持续性血精的诊断阳性率可高达 83%～95%。作为一项基本和首选的影像学检查，TRUS 对血精的病因学诊断具有重要的参考价值。

引起血精的最常见原因是精囊炎，多为非特异性细菌感染。其 TRUS 影像主要有精囊扩张、萎缩、囊肿、不对称、内部回声不均匀，囊壁粗糙增厚、反射增强等。有研究显示精囊炎伴血精患者 TRUS 影像分为 3 种类型：Ⅰ型，双侧精囊体积均明显增大，偏椭圆形，回声普遍减低且呈颗粒状回声，精囊内可见扩张的管状暗区，囊壁粗糙增厚、血流信号强且血流速度加快；Ⅱ型，双侧精囊腺大小基本正常，回声不均，囊壁毛糙并增厚，囊内有较细密的点状回声；Ⅲ型：双侧精囊大小正常，其内可见钙化斑或射精管管壁钙化。上述 3 种超声表现分别与急性精囊炎或慢性精囊炎急性发作、慢性精囊炎，以及病程超过 10 年的慢性精囊炎患者具有较强的相关性。

前列腺或精囊的囊性病变，其超声影像常呈圆形或椭圆形的无回声暗区，边界清晰，声像形态规则。伴有前列腺小囊内或精囊内钙化或结石的血精患者，表现为前列腺内、射精管或精囊壁高回声，可伴或不伴声影。

综上所述，血精患者 TRUS 下所见的主要影像学改变有：①精囊扩张、囊肿、结石或钙化；②射精管扩张、囊肿或结石；③米勒管残迹（米勒管囊肿）；④前列腺（前列腺小囊）内钙化或结石等，极少数情况下可发现存在前列腺、精囊和膀胱的恶性肿瘤。TRUS 作为一种初筛手段，发现精囊、射精管及前列腺区域的异常改变具有较高的阳性率，但由于其受空间分辨率和软组织对比度的限制，在有限视野内难以对精道区域病变进行准确定位，且超声医师对精道远端区域精细解剖特征的认识存在局限性，导致 TRUS 检查结果误诊率较高，其假阳性率约为 50%，对血精的病因难以做出准确评价，因此，常需结合 MRI 等辅助检查进行判断。

2. CT（不推荐）　CT 在血精病因学诊断中的价值有限，虽然其对前列腺、射精管及精囊区域的囊性及实质性病变有较强的分辨率，并对结石敏感度较强，能明确生殖道有无结石形成，但 CT 对前列腺、精囊内部结构及输精管壶腹、射精管等软组织的显示和分辨能力具有明显局限性，且 CT 具有放射性。因此，CT 检查对血精的病因学诊断价值远不及 TRUS 和 MRI。

3. MRI（顽固性血精推荐）　MRI 影像具有对软组织结构的良好对比度和分辨能力，能清晰显示精道远端区域相关组织结构的多层面三维解剖图像，因此，是男性性腺、附属性腺及其导管系统影像学检查的"金标准"。MRI 可显示精囊的精细结构和信号强度改变，对顽固性血精的病因和定位诊断以及后续治疗选择具有重要参考价值。直肠内线圈 MRI（endorectal coil MRI）具有更好的软组织结构分辨能力。

生理情况下，双侧精囊 MRI 影像学特征显示为长椭圆形的倒"八"字囊状结构，双侧精囊对称，轮廓清晰。T_1WI 下，双侧精囊内部呈对称性均质低信号，与膀胱内尿液信号强度相似。T_2WI 下，精囊内呈均质高信号影，并可见精囊内部具有明显分隔的卷曲管状结构，小管管径常＜5 mm，精囊宽度常＜1.5 cm。

血精患者 MRI 影像常可出现下列几种特征性改变：①精囊内信号强度改变，通常反映精囊内出血情况。②精囊增大或囊性扩张，表现为单侧或双侧精囊呈不同程度的增大或囊性扩张，其精囊宽度＞1.7 cm，或精囊内腺管结构呈囊状扩张，管径＞5 mm，可伴有或不伴有精囊内信号强度的异常改变。③精道远端区域囊肿形成，包括前列腺小囊囊肿、米勒管囊肿、射精管囊肿、精囊囊肿等。前列腺小囊囊肿和米勒管囊肿均位于前列腺中线区域，但通常前者不超越前列腺轮廓，有开口与尿道相通，偶有射精管异常开口出现于小囊内。而后者常超越前列腺后上方边界，一般与尿道、射精管及精囊均无交通，在 MRI 矢状面图像上可呈特征性泪滴状。④精道远端区域结石形成。但 MRI 对结石、钙化的敏感性和分辨率不及 CT 和 B 型超声。

如血精是由于前列腺癌、精囊肿瘤、睾丸肿瘤等少见病因所致，则在 MRI 下可观察到肿瘤相关特征性影像学表现，如精囊肿瘤可在 MRI 影像下观察到精囊区域出现高、低信号强度混合性的不均匀实质性 / 囊性占位性病变，或可在精囊内出现 T_1WI 和 T_2WI 下的低信号强度的不规则乳头状肿块。

4. 精囊镜技术（可选择） 近年来，随着腔道内镜设备与技术的革新和进步，用内镜对精道疾病进行深入诊治成为可能。精囊镜技术是指借助小口径输尿管镜（4.5～6.0 F 为宜）及其相关辅助器械设备，对射精管、精囊、输精管壶腹部及其周围结构进行观察和相应治疗。其优势在于不仅可直接观察射精管、精囊及输精管壶腹部的病变，明确导致血精的病因，还可同时对相应病变进行治疗。因此，精囊镜技术既是一种精道远端常见疾病的病因学诊断技术，又是一种针对病因的微创性手术治疗技术。基于其临床应用的安全性、有效性及其独特的技术优势，精囊镜已经成为射精管梗阻（ejaculatory duct obstruction，EDO）、精道结石、顽固性血精等常见精道远端疾病诊治的新手段。

五、治疗

（一）治疗原则

血精的治疗决策取决于其病因和病变性质。一般主张主要依据发病年龄、血精持续时间与复发频率、相关伴随症状等 3 个方面的因素选择相应的治疗。对于未发现明确病变的偶发性血精患者，注意调整个人饮食和行为习惯，去除导致血精的诱发因素，并行一般性治疗及随访观察。对于复发性血精患者，首先采用针对病因的药物治疗为主，如生殖道感染者进行抗感染治疗，凝血功能障碍者纠正凝血功能。非手术治疗通常适用于由非梗阻、非肿瘤因素引起的血精。对于顽固性血精、经规范的非手术治疗无效者，应通过影像学及其他相关检查明确病因，在排除恶性肿瘤的基础上，可考虑采用精囊镜技术进行去除病灶、解除梗阻等治疗。

总体治疗原则为：①偶发性血精，去除诱因，随访观察；②复发性血精，消除顾虑，对因用药；③顽固性血精，去除病灶，解除梗阻。

（二）治疗方法

1. 一般性治疗

（1）健康宣教和生活指导：若因过度纵欲、频繁性刺激、性交中断、长期禁欲等诱发的血精，一般临床表现较轻，多具有自限性，常无须治疗。若患者心理负担过重，可给予适当健康宣教，消除恐惧心理，缓解焦虑情绪，并指导其进行正确的性生活，包括慎食辛辣刺激性食物，禁烟戒酒，保持规律性生活，避免过度手淫、久而不射、性交中断等不良性行为，注意外阴部清洁及个人卫生，注意劳逸结合，避免久坐等。

（2）观察等待：有明显诱发因素的偶发性血精患者或因医源性因素损伤精囊（如泌尿生殖系器械操作等）者，去除诱发因素后，常可自愈，一般 1～2 个月可自行消失，故其治疗方面仅需观察等待即可。对于长期无规律性生活的老年血精患者，如无相关伴随症状，经相关检查排除前列腺、精囊的恶性病变，亦可选择观察等待。

2．药物治疗

（1）抗感染药物：引起血精的常见病因为微生物所致的感染或炎症，故精道内存在明确病原体感染者，应选择针对性的抗感染药物进行治疗。如前列腺按摩液或精液病原体培养明确为常见普通细菌感染，可根据药敏试验结果选用喹诺酮类、四环素类、氨基糖苷类、甲氧苄啶或磺胺甲噁唑等药物。如有衣原体、支原体等感染，可选择大环内酯类（如阿奇霉素）、四环素类（如米诺环素）、多西环素等药物治疗。如有结核感染或病毒感染，则可选择抗结核治疗及抗病毒治疗。对可疑细菌感染但培养阴性者，可尝试 2 周左右经验性抗生素治疗。

（2）非甾体抗炎药：可减轻局部炎症反应，改善症状。

（3）5α- 还原酶抑制剂：可作为复发性血精、顽固性血精的二线治疗用药，疗程一般为 3 个月，但接受 5α- 还原酶抑制剂如非那雄胺治疗的男性患者可出现性欲减退及勃起功能障碍等不良反应，故对于年轻患者及有生育需求者需慎重选择。

（4）止血药：由血液系统疾病或凝血功能障碍性疾病所导致的血精，可考虑使用止血药进行治疗。

（5）中医药治疗：根据中医辨证进行治疗，阴虚火旺型，治以滋阴降火、凉血止血，予以知柏地黄丸加减；湿热内蕴型，治以清热化湿、凉血止血，予以黄柏八味片；气血亏虚型，治以健脾益气固血，予以归脾汤加减；气滞血瘀型，治以活血化瘀、和血止血，予以桃红四物汤加减等。

（6）其他药物治疗：如伴有内科其他相关疾病如恶性高血压、肝硬化等，考虑为诱发血精的原因，需针对这类疾病进行相应药物治疗；如有凝血功能障碍相关性疾病，需要对原发疾病进行治疗；如因预防性使用抗凝药物导致血精者，需综合权衡该类药物的取舍。

3．精囊镜手术治疗

（1）设备和器械：精囊镜主要用于诊治精道远端疾病，包括双侧精囊、射精管、前列腺小囊及邻近器官相关病变。由于射精管开口狭小，全程纤细，为顺利进镜，避免副损伤，无论采用自然通道进镜还是前列腺小囊内开窗进镜，一般均建议采用小口径（4.5～6.0 F）输尿管硬镜或专用精囊镜。除此之外，开展精囊镜手术尚需配备的其他设备和器械包括高清影像及摄像系统、异物钳、活检钳、取石网篮、钬激光设备、导丝或导管、灌注泵、电切镜等。

（2）进镜方式和操作技巧：精囊镜手术的首要步骤是识别双侧射精管开口和确定病变部位。内镜下通常可清晰显示精阜、前列腺小囊开口及射精管开口。若辨认困难，则可借助经直肠精囊按摩，通过观察精囊液的溢出部位进行识别，并判断和确认血精的来源，从而决定精囊镜进镜的方式和处理的侧别。

双侧射精管的解剖特点是走行于前列腺小囊两侧并在精阜区域向两旁分离，斜行开口于精阜两侧。基于其解剖特征，精囊镜可采用的进镜方式包括经射精管开口自然腔道进镜、经前列腺小囊进镜或射精管远端切开（transurethral resection of ejaculatory duct，TURED）后进镜。

1）经前列腺小囊进镜：可分为两种情况。①经前列腺小囊内异常开口进镜。少数患者可由于精道先天解剖异常或射精管远端反复感染、继发梗阻致单侧或双侧射精管破溃开口于前列腺小囊内，此时在前列腺小囊侧后壁 4—5 点和 / 或 7—8 点方位可见射精管异常开口。遇此情况，可经该异常开口在导丝引导下进镜，从而对射精管及精囊内病变进行观察和处理。②经前列腺小囊内开窗进镜。若前列腺小囊内未见射精管异常开口，常可在该相应区域发现存在局限性半透明膜状薄弱区，此时可用导丝在薄弱区中央戳一小孔并在导丝引导下进镜。若未见该薄弱区，则可应用钬激光对该区域进行烧灼和气化，形成通道后在导丝引导下进镜。若开窗困难，应用钬激光在前列腺小囊侧壁 4—5 点和 / 或 7—8 点方位弧形扩大范围，如在 2—5 点和 / 或 7—10 点方位点状烧灼常可增加成功开窗和进镜的机会。

2）经射精管开口自然腔道进镜：双侧射精管的开口常位于前列腺小囊开口两侧 5、7 点处，三者呈正三角形关系；亦可位于 3、9 点处，甚至 2、10 点处，三者呈直线排列或倒三角形关系。电切镜视野下结合精囊按摩有助于确认射精管开口及其病变部位。精囊镜下显示射精管开口周围常存在黏膜隆起，中间凹陷处多为射精管开口，此时可应用斑马导丝（或硬膜外导管）加压注水扩张射精管开口起始部，在导管或导丝引导下进镜。一旦精囊镜前端进入射精管管腔，多可顺利进入精囊。由于射精管开口狭小且存在诸多变异，精囊镜下常不易发现开口导致进镜困难，故自然腔道精囊镜技术学习曲线较长。

3）TURED 后进镜：若上述方法尝试均未成功，或射精管开口和前列腺小囊开口闭塞，则可采用 TURED，将精阜去顶状切除，切除深度为 3～5 mm。此时，再结合精囊按摩，可显露射精管远端切开后的射精管开口，然后可在导丝引导下进镜。

上述多种进镜方式，哪种方式应作为首选尚存在争议，有待更多的临床研究验证其各自的效果。术者可根据患者具体情况选择进镜方式，并根据病情进行个性化处理。

精囊镜下重点观察射精管有无狭窄或梗阻、扩张，前列腺小囊有无异常增大及异常开口，精囊有无扩张增大，黏膜有无充血或出血，腔内精液颜色，有无血块、结石、新生物，精道远端区域有无解剖异常等。进入精囊后常可见多个蜂窝状腔隙，其中内侧较小腔隙为输精管壶腹部，腔隙内可见环形皱襞并逐渐缩窄，外侧稍大腔隙为精囊，内可见卷曲管状结构，正常时充满灰白色胶冻样精囊液，冲洗后可见囊腔内存在多个皱襞，囊壁呈浅黄色，可见少许血管纹理，病变时一侧或两侧精囊内可见鲜红、暗红、褐色或咖啡色胶冻样精囊液或凝血块，黏膜呈慢性炎症改变。病史较长者常伴有精囊或前列腺小囊内结石形成。

精囊镜检查在明确病因的同时，可行相应治疗。①凝血块和出血：应用生理盐水反复冲洗，将血性精囊液冲洗干净，可采用异物钳或套石网篮取出凝血块。对于精囊黏膜有明显出血病灶者，可激光烧灼止血。②结石及钙化：结石多位于精囊、射精管及前列腺小囊内，可应用套石篮或取石钳取出或利用钬激光粉碎后冲出。③囊肿：较大的前列腺小囊囊肿、米勒管囊肿可切开囊壁减压，或进行囊壁电灼或钬激光烧灼。对于射精管囊肿及精囊囊肿，主要应用精囊镜进行精道扩张，解除梗阻，从而达到治疗目的。④梗阻及狭窄：如果存在射精管口狭窄或梗阻，常采用前列腺小囊内开窗或TURED两种方式达到解除梗阻的目的。⑤其他情况：精道内存在息肉或新生物，疑有精囊肿瘤或结核时，可钳取病变组织送病理检查，同时还可用激光切除息肉。

（3）手术适应证和禁忌证

1）手术适应证：①持续或反复发作的顽固性血精患者，若为存在规律性排精的青壮年患者，病史超过3个月，经规范的非手术治疗无效，可考虑精囊镜治疗；若为排精稀疏的老年患者，在排除肿瘤和其他疾病的基础上，病史超过6个月，经规范的非手术治疗无效且患者存在明显心理顾虑，有强烈进一步治疗意愿者，可考虑精囊镜治疗。②具有显著精液异常，如精液量显著减少，水样精液伴无精子症、少精子症、弱精子症等，经精液常规、精浆生化、超声及MRI检查提示射精管存在梗阻者。③影像学检查显示存在精道解剖异常，如发育畸形、精道远端区域囊肿、继发精道结石形成并伴有明显相关症状，经非手术治疗无效者。④影像学检查显示存在精道远端区域可疑肿瘤性病变，需要进一步活检明确者。⑤具有慢性前列腺炎、精囊炎病史，伴局部慢性顽固性疼痛包括射精疼痛、睾丸疼痛，会阴部、下腹部胀痛不适，经非手术治疗无效者。

2）手术禁忌证

绝对禁忌证：①泌尿生殖系统急性感染或炎症；②存在全身出血性疾病，具有严重出血倾向或长期服用抗凝药物者；③已经明确为前列腺癌或精囊肿瘤引起的血精；④前列腺穿刺活检引起的血精。

相对禁忌证：①精道发育异常，如输精管精囊缺如或精囊发育不良等；②曾患淋菌性尿道炎或非淋菌性尿道炎，未经正规治疗，可能导致后尿道感染引起射精管炎性狭窄或梗阻闭塞者；③对初发、偶发血精或间歇性发作的慢性精囊炎，未经正规非手术治疗者。

（4）精囊镜手术并发症及预防处理措施

1）假道形成和冲洗液外渗：精道远端区域组织结构精细而复杂，精道纤细而脆弱，精囊镜操作对精道存在一定程度的损伤。经前列腺小囊内进镜方式系"破墙而入"，操作较简单，学习曲线短，进镜概率较高，但常需要人为穿透前列腺小囊侧壁。如果小囊内4、8点处缺乏半透明薄弱区，则在导丝试插过程中常易定位不准，形成小囊内假道。如继续在灌注泵冲洗下长时间操作则可能导致冲洗液外渗。经射精管开口自然腔道进镜方式技术难度较高，如操作动作过大、视野不清晰，辨别射精管不准确时易导致进镜失败或假道形成。

预防处理对策：避免导丝反复盲目试插，改为钬激光进行精准气化开孔，成功后可在导丝引导下进镜。避免应用过高的冲洗压力。进行自然腔道进镜操作时，尽量使用较小口径（4.5～6.0 F）的输尿管硬镜或专用精囊镜，对射精管口区域进行脉冲式冲洗以保持视野清晰，避免使用导丝反复试插。

2）精道感染：经射精管开口自然腔道进镜操作对射精管口的扩张和牵扯作用，可能影响精道的抗反流机制，小囊内开窗或TURED方式则人为开放了精道。排尿时尿道内压增加，尿液易反流进入前列腺小囊及精道，增加继发精囊炎、附睾炎的风险。

预防处理对策：无论采取何种进镜方式，操作务必轻柔、细致，以最大程度减少对射精管口或精阜区域黏膜的牵拉撕扯，减少尿液反流入精道的风险。另外，术前务必排除生殖道感染，如有感染，应在充分抗感染治疗后再考虑进行精囊镜操作。同时，选择应用精囊镜专用器械，可进一步减少术中对射精管的撕裂和对射精管口抗反流机制的破坏。

3）精道梗阻和血精复发：射精管口损伤或小囊内开窗通道周围黏膜损伤后，创伤在愈合过程中可能逐渐形成瘢痕并挛缩，从而引起射精管再狭窄甚至闭塞，精道再发梗阻，精液排泄不畅，进而出现血精复发等情况。

预防处理对策：尽量减少对精道远端解剖结构的破坏，这是减少精道梗阻及血精复发的关键。同时，术后应积极进行规律性精囊按摩或嘱患者早期恢复规律性排精，可减少精囊液及积血、积液的潴留，并降低术后早期创伤愈合过程中射精管口或开窗通道再次狭窄和梗阻的概率。亦有学者主张术中在精囊内留置硬膜外导管作为支架，进行引流和冲洗，用于预防精道狭窄和感染，其价值有待临床研究进一步证实。

4）其他：个别接受 TURED 后精囊镜操作的患者可能出现射精无力、射精快感下降、精液量增加、精液稀薄等现象。

预防处理对策：尽量减少或避免采用 TURED 后进镜方式，尤其是针对年轻患者。必须采用 TURED 时，需注意尽可能进行浅表的薄层电切，避免过深、过多对射精管远端造成损伤。

4. 后尿道血管瘤手术治疗

（1）手术方法：手术选择椎管内麻醉或全身麻醉。患者取截石位，电切镜在直视下进镜，观察尿道全程黏膜情况，是否存在充血、出血，是否存在表面血管异常、黏膜隆起及尿道新生物等，尤其进镜至后尿道区域时，重点观察精阜周围及其远端 1～2 cm 有无尿道黏膜的异常隆起及血管瘤样改变，同时注意观察膀胱内全貌，排除其他异常。通过经直肠精囊按摩可观察双侧射精管口溢出乳白色胶冻样精囊液，而非血性液体，从而排除出血来自精道。该类患者典型表现为在精阜远端 0.5～1.0 cm 处、尿道外括约肌平面或略上方、尿道表面 6 点方位可见明显暗红色血管瘤样隆起（图 15-2），部分患者血管瘤表面可见明显破口或活动性出血，少数患者在该区域呈环形异常血管瘤样隆起。应用普通电切环或等离子电切环对该区域尿道黏膜进行电灼、电切或进行钬激光气化烧灼。个别患者在尿道球部、尿道前列腺部或膀胱颈口区域亦存在异常怒张血管，可一并电灼处理。为术中更好显示和分辨尿道血管瘤的情况，有学者建议在术中应用 30 mg 罂粟碱行阴茎海绵体注射以诱导阴茎勃起，然后进镜观察和处理。术后常规留置双腔或三腔气囊尿管引流尿液数日。

（2）术中操作要点及注意事项

1）置入电切镜：电切镜进入尿道口后即应在直视下观察进镜，以便更加确切地观察尿道全程的真实情况。

2）经直肠精囊按摩：通过观察双侧射精管口溢出正常乳白色精囊液，可明确排除

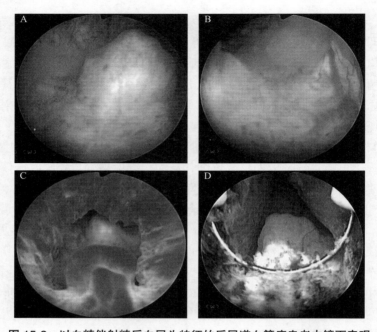

图 15-2　以血精伴射精后血尿为特征的后尿道血管瘤患者内镜下表现

注：A、B. 精囊按摩见右侧和左侧射精管口均有灰白色胶冻样精囊液溢出，提示血精不是来自精道；C. 精阜远端 5 mm 处，截石位 6 点方位可见一明显血管瘤样黏膜隆起；D. 对后尿道血管瘤进行电切、电灼处理。

出血来自精道，提示出血来自尿道。

3）病变部位常邻近尿道外括约肌，电切时易诱发尿道肌肉收缩，导致电切过深，故电切或电灼时宜降低设置功率，并进行敏捷、短促、精准的电灼或电切。烧灼深度应限于病变处黏膜层，避免过深，避免损伤肌层组织等。

4）注意控制电灼范围：以完全破坏血管瘤样区域为准，避免范围过大，伤及双侧射精管开口或尿道外括约肌，从而影响射精、控尿或导致尿道狭窄等。

5）如用罂粟碱诱发阴茎勃起，勃起后可能导致进镜困难，术前需注意评估患者尿道大小，必要时可考虑用较细电切镜或先将电切镜送至尿道球部后，再诱导勃起进行观察，以利于进镜和操作。

6）术后常规留置三腔或双腔气囊尿管，根据术中尿道烧灼的范围酌情考虑留置时间，一般留置尿管 3～5 天后拔除。

（三）血精诊治流程

血精诊治流程见图 15-3。

六、随访和教育管理

（一）随访

有关血精患者的随访，目前国内外尚无统一标准，结合相关文献，本指南建议

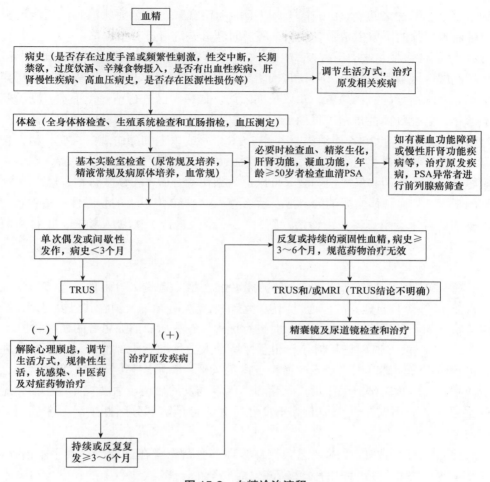

图 15-3 血精诊治流程

注：PSA. 前列腺特异性抗原；TRUS. 经直肠超声；MRI. 磁共振成像。

如下。

1. **偶发性血精** 该类血精患者在详细询问病史、进行基本筛查排除重要疾病的基础上，一般仅需进行健康宣教、生活指导、等待观察或一般性对症治疗。因偶发性血精患者绝大部分可自愈，总体自然病程约为 1.5 个月，故建议该类患者随访观察 2～3 个月，如血精症状消失后不再复发，则无须进一步处理。

2. **复发性血精** 针对该类患者需要通过相关实验室检查及影像学检查，尽可能明确是否存在某种病理性因素，尤其是需要排除泌尿生殖系肿瘤性病变。如病因明确，则选择对因治疗。在治疗过程中，嘱患者规律性排精，经 1～2 个月观察或通过 4～8 次或以上排精，观察患者血精颜色变化，从而了解治疗效果。如治疗后血精好转或消失，常表明治疗措施有效。如 2 个月后患者仍存在血精，则需要重新进一步检查以明确病因，调整治疗措施。如初期诊断病因不明，则应在进行一般治疗和经验性对症治疗的基础上，对患者进行 3～6 个月或以上的随访观察，直至症状消失。随访过程中如出现血精以外的泌尿生殖系统症状，应及时就诊并进行进一步评估。

3. 顽固性血精　这类患者在 MRI 检查中常可发现明显的病理性改变或解剖异常，如精道远端区域囊肿、结石、射精管梗阻等。对于有病理性改变或明确解剖结构异常而选择非手术治疗的血精患者，建议长期随访。如患者已进行精囊镜手术，则需嘱患者术后尽早恢复规律性排精（每周 1～2 次或以上），并随访观察精液变化。血精一般经过多次排精后，在 2～6 周消失。若经 3～6 个月或以上的随访观察，症状消失且不再复发，常意味着血精已经治愈。对于因后尿道血管瘤进行电灼术的患者，术后 4 周内应尽可能避免排精和反复性刺激。待尿道内创伤愈合后，再恢复排精，经术后 3～6 个月的观察，如血精伴血尿消失，常表示治愈。对于 50 岁以上的顽固性血精患者，如病因不明，且未行精囊镜技术诊治，则每 3～6 个月进行一次 PSA 检查，以排除前列腺癌。

（二）教育管理

1. 科普宣教及心理疏导　绝大部分患者的血精具有临床自限性，且多为良性病变，常在 1～2 个月自愈，故应通过向患者宣讲血精科普知识，消除其恐惧心理，缓解焦虑情绪。如确有高危因素，则应及时进行深入排查，从而消除患者的顾虑和担心。

2. 个人生活习惯调整和指导　注意保持个人卫生和会阴部清洁，避免高危性行为，可预防部分因感染因素诱发的血精。避免久坐、憋尿，避免辛辣刺激性食物，合理清淡膳食，可预防部分因生活、饮食习惯因素诱发的血精。适度规律性生活，避免过度手淫、久而不射及性交中断等不良性行为，可预防部分因性生活习惯等因素诱发的血精。

3. 药物治疗后及围手术期患者教育管理　血精患者在药物治疗或手术治疗后，即使精道出血终止，精囊内的血性精液也需要至少 4～6 次或以上的排精方可基本排净，故治疗后 1～2 个月血精颜色逐渐变淡为正常现象。应向患者宣讲该情况并嘱患者勿过于着急和焦虑。精囊镜手术后为减少术后射精管炎性粘连及再梗阻，主张术后 1～2 周尽早恢复排精，宜早期手淫排精或恢复性生活。后尿道血管瘤患者术后则需禁欲至少 1 个月，以利尿道创面愈合。

指南编写组成员

编写顾问：邓春华（中山大学附属第一医院）、商学军［南京大学医学院附属金陵医院（东部战区总医院）］、王忠（上海交通大学医学院附属第九人民医院／上海市浦东新区公利医院）、刘继红（华中科技大学同济医学院附属同济医院）

组长：李彦锋［陆军军医大学大坪医院（陆军特色医学中心）］

编写成员（按姓氏笔画排序）：王瑞（郑州大学第一附属医院）、王军凯［海军军医大学第二附属医院（上海长征医院）］、田龙（首都医科大学朝阳医院）、刘凌云（吉林大学第一医院）、刘智勇（海军军医大学长海医院）、齐进春（河北医科大学附属第二医院）、江专新（昆明医科大学第二附属医院）、苏新军（武汉大学中南医院）、杨林（西安交通大学第一附属医院）、肖恒军（中山大学附属第三医院）、宋涛（中国人民解放军总医院）、张培海（成都中医药大学附属医院）、姚鲲（中南大学湘雅三医院）、秦超（江苏省人民医院）

参考文献请扫二维码查阅

（本文刊载于《中华男科学杂志》
2022 年 1 月第 28 卷第 1 期第 77-87 页）

中华医学会男科学分会
非淋菌性尿道炎诊断与治疗指南编写组

非淋菌性尿道炎（non-gonococcal urethritis，NGU）是指由淋病奈瑟球菌（Neisseria gonorrhoeae，NG）以外的其他病原体，主要是解脲脲原体（ureaplasma urealyticum，UU）、沙眼衣原体（chlamydia trachomatis，CT）、生殖支原体（mycoplasma genitalium，MG）等病原微生物所引起的泌尿生殖道急慢性炎症。近年来，NGU 发病率不断升高，严重影响患者的生活质量。其典型的临床表现为尿道分泌物、排尿困难、尿道口刺痛、瘙痒等，但部分 NGU 患者可无明显自觉症状。轻型或无症状 NGU 患者容易被忽略而导致该病更易传播，故应更重视本病的病程处理。目前 NGU 的临床诊治缺乏规范性，为此，中华医学会男科学分会组织国内男科、泌尿外科、妇产科、皮肤性病科及中医科等相关专业专家全面检索相关文献资料，召开多次专家研讨会，形成 NGU 诊疗指南，规范本病的诊断及治疗，为相关临床工作者提供指导。

一、病原体

NGU 是由除 NG 以外的其他病原体感染所致，这些病原体主要包括 UU、CT、MG、微小脲原体（ureaplasma parvum，UP）、人型支原体（mycoplasma hominis，MH）等；其他病原体包括腺病毒（adenovirus，ADV）、阴道毛滴虫（trichomonas vaginalis，TV）、单纯疱疹病毒（herpes simplex virus，HSV）、流感嗜血杆菌（haemophilus influenzae，HI）等。目前临床上以 UU、CT、MG 及 MH 感染最常见。我国最新研究数据显示，UU 在临床 NGU 患者中检出率最高，达到 18.8%～39.3%，女性患者明显多于男性患者。2016 年欧洲指南报道 CT 感染在 NGU 患者中占比最高，与我国情况不同。UU 容易导致持续反复感染，但即使检测出该病原体，也无法判断其为无症状携带还是致病因素；如果检测出高病原体载量（＞1000 拷贝/ml 首次排空尿），则高度提示 NGU。CT 感染在 NGU 中亦占有重要地位。根据 2019 年和 2020 年发表的 2 项调查研究显示，CT 感染在 NGU 中占比为 30%～34%。2020 年发表的 1 项历时 5 年的调查显示，我国男性 NGU 患者中 MG 检出率为 28.1%；国外同期调查显示，男性 NGU 患者 MG 检出率为 20%。2016 年欧洲 NGU 诊疗指南和 2021 年亚洲泌尿外科协会 - 亚洲泌尿系感染和性传播感染协会（Urological Association of Asia- Asian Association of Urinary Tract Infection and Sexually Transmitted Infection，UAA-AAUS）指南也指出 MG 是持续性或复发性尿道炎最常见的病原体。MH 可以在部分健康人群中定植，但其是否会引起 NGU 尚存在争议。近年研究显示，NGU 患者检出 MH 的同时往往能检出 CT、UU 等其他病原体。2007 年，国际细菌学分类学会将 UU 中的生物 I 型作为一个新物种，称为 UP。UP 和 UU 在生物学特性、系统发生学等存在诸多差异，且 UP 较 UU 更易致病。关于 TV 在 NGU 患者中感染情况的调查较少，而 2013 年日本一项调查在 117 例男性 NGU 患者中仅发现 1 例 TV 阳性。ADV 或 HSV 致病情况我国鲜有报道，国外报道显示占有症状患者的 1%～4%。HI、脑膜炎奈瑟菌、白假丝酵母等很少引起 NGU，EB 病毒是否致病仍存在疑问。

二、诊断

根据流行病学史、临床表现及实验室检查综合分析，做出诊断。

（一）流行病学史

有不安全性行为、多性伴侣或性伴侣感染史，有与 NGU 患者密切接触史，少数患者也可通过贴身衣物、毛巾、坐便器或手接触传播。另外，女性在分娩过程中也可将致病菌传染给新生儿。

（二）临床表现

NGU 的潜伏期为 1～3 周。

1. 男性 NGU 临床表现与淋病类似，但程度较轻。常见症状为尿道刺痒、刺痛或烧灼感，少数有尿频、尿痛；体格检查可见尿道口轻度红肿，尿道分泌物多呈浆液性，量少，部分患者晨起时会发现尿道口有少量分泌物结成的脓膜封住尿道口（糊口现象）或内裤被污染；部分患者可无任何症状或症状不典型；近半数的患者在初诊时易被忽略或误诊，10%～20% 患者可同时合并 NG 感染。

未经治疗或处理不当的 NGU 患者经常伴有并发症，常见并发症包括：①急、慢性附睾炎。在 40 岁以下患有急性附睾炎的男性中，CT 是主要的 NGU 病原体，MG 和 UU 在附睾炎发生中的作用仍有待确定。②前列腺炎。出现膀胱刺激征，如尿频、尿痛，有时还会出现排尿困难等症状；慢性者可表现为无症状或会阴钝痛、阴茎痛。③精囊炎。NGU 病原体可通过尿道蔓延至精囊。有研究表明，MG 和 CT 感染均可能导致精囊炎发生，其典型症状以血精为主。④男性不育。有临床研究显示，CT、UU 及 MG 可能影响精子运动，诱导抗精子抗体的产生，严重者或长期未治疗者可导致输精管部分或完全梗阻，引起少精子症甚至梗阻性无精子症。虽然 MH 能否引发 NGU 仍有争议，但有研究分析表明，MH 被证明与男性不育有关。

2. 女性 NGU 女性 NGU 可表现为尿道口充血、尿频，甚至排尿困难等泌尿系统症状。但女性 NGU 主要累及子宫颈，近半数患者无症状，有症状者亦缺乏特异性，仅表现为子宫颈的炎症和糜烂、分泌物增多，阴道及外阴瘙痒，下腹不适感。

3. 新生儿感染 新生儿经母亲产道分娩时可感染 CT 或 UU，引起结膜炎或肺炎。

（三）实验室检查

1. 样本采集

（1）尿道拭子：清晨排尿前或排尿 2 h 后从距离尿道口 2～4 cm 处进行取材，有时亦可使用无菌钝刮匙。女性取材多自子宫颈取分泌物。在窥阴器下将拭子伸入子宫颈内1～2 cm处缓缓旋转数周让拭子充分吸附分泌物，再旋转退出。

（2）前列腺按摩液或精液：怀疑男性生殖道感染时留取。

（3）尿液：一般仅适用于DNA和RNA检测方法，优点为无创、方便、敏感性和特异性高。

2. 检测方法　首先，可以进行尿道分泌物涂片检查以及初段尿常规检查，检测多形核白细胞是否增多。针对不同的病原体有不同的检测方法。对于考虑NGU的患者，主要检测UU、CT、MG及MH这几种常见病原体；对于以上常见病原体检测结果阴性或治疗后转阴，但症状持续存在的患者，推荐进行TV、HSV、ADV等病原体的检测。NGU病原体存在多样化，检测方法也存在较大差异。常用的检测方法有湿片直接镜检法、培养法、免疫学检测及分子生物学检测等。

（1）湿片直接镜检法：湿片直接镜检法是临床目前最常用的TV检测方法。其特点是快速、简便、直观、特异性高，但湿片法过于依赖检测人员的技术，且易受外界环境因素的影响，敏感性仅有50%～60%。

（2）培养法：培养法目前常应用于UU、MH及HI的检测。液体培养法是目前国内医疗机构进行UU及MH检测的主要手段，主要使用培养液直接检测并同时进行支原体药敏试验。尽管液体培养法检测的敏感性和特异性不如分子生物学检测，也不能区分UU和UP，但该方法能提供药敏试验结果，故在临床上有较广泛的应用。HI多采用血琼脂培养基或MH培养基进行培养，均呈卫星现象。培养法在其他病原体检测上应用较少，CT细胞分离培养法一般仅作为其他方法的参考标准应用。MG培养困难，通常需要数周或数月才能培养出。传统的SP4培养基培养法及Vero细胞培养法均难以在临床应用。TV培养法诊断敏感性为75%～96%，特异性高达100%，但临床应用较少。HSV培养法技术复杂、耗时，对标本的运送、保存要求高，敏感性欠佳，因而不适合临床快速诊断。

（3）免疫学检测：免疫学检测目前常应用于CT、ADV及HSV的检测。CT检测常用的免疫学方法有直接免疫荧光技术（direct immunofluorescence assay，DFA）和酶联免疫吸附试验（enzyme linked immunosorbent assay，ELISA）及胶体金免疫法。其中，DFA及ELA适用于检测CT高流行率人群；胶体金免疫法简单快速，但敏感性较差，抗原含量低时可出现假阴性。ADV检测的免疫学方法有DFA。HSV由于普遍存在潜伏感染，血清抗体检测无法区分潜伏感染和活动性感染，故临床应用受限。TV抗原检测敏感性为82%～95%，特异性为97%～100%。MG与某些微生物（如肺炎支原体）有很多交叉反应的抗原决定簇，故免疫学检测方法受到一定限制，免疫法的敏感性和特异性都比较低。

（4）分子生物学检测：分子生物学检测具有敏感性高、特异性好的特点，在NGU病原体检测领域发挥了重要作用，目前常用于UU、CT、MG、UP的检测。分子生物学检测主要有DNA和RNA两大类。由于RNA在非病毒性病原体微生物细胞中存在多拷贝，与以DNA为靶标的PCR等技术相比，其敏感性和准确性更高，并且可以检测包括尿液在内的各种样本，且不同部位的样本结果一致性很好。研究表明，在男性患者中，尿液和尿道拭子 RNA 检测结果的一致性几乎可达 100%。另外，由于 RNA 只存在于活的病原体微生物中，因此，RNA 检测结果用于疗效判断较 DNA 检测更具有及时性，符合精准医疗的要求。检测 UU、MH、MG 均可以采用 16S rRNA 保守区设计引物，采用核酸检测的方法还可以区分 UU 和 UP。对于 MG 而言，检测其特异性 DNA 或 RNA 的核酸扩增试验（nucleic acid amplification test，NAAT）是唯一可用的诊断方法。近年来，有研究者报道了基于环介导恒温扩增（loop- mediated isothermal amplification，LAMP）和微流控芯片的生殖道支原体检测方法，可以同时对 MG、UU、UP、MH 四种生殖道支原体进行检测。NAAT 已用于 CT 诊断并成为重要的检测方法，基于同步扩增检测技术（simultaneous amplification and testing，SAT）的 RNA 检测因其结果可用于疗效判断而被推荐。在其他病原体检测方面，分子生物学检测也得到了研究和应用。ADV 的分子生物学检测方法包括普通 PCR、实时荧光定量 PCR 及 LAMP 等。PCR 和 LAMP 也已开始应用于 TV 的检测中，NAAT 诊断敏感性和特异性均超过 95%，能用于临床批量检测，可作为体外诊断 TV 感染及流行病学调查的候选方法。应用于 HSV 检测的实时荧光 PCR 具有特异性强、敏感性高、重复性好、速度快、全封闭反应等优点，可为早期临床诊断提供依据，还可了解感染程度并指导临床用药。

（四）检测结果解读

1. NGU 的诊断，首先需排除 NG 感染。

2. NGU 的诊断需结合尿道分泌物中多形核白细胞。多形核白细胞平均每视野≥5 个（油镜 10×100 倍）为阳性，或者初段尿多形核白细胞平均每视野≥5 个（高倍镜 4×100 倍）。

3. UU、MH 为条件致病菌，需要结合患者临床症状、涂片等实验室检查来评估感染风险，确定是否需要治疗。CT、MG 都是致病病原体，阳性结果均需治疗，无论患者有无临床症状。

（五）诊断标准

NGU 的诊断应根据流行病学史、临床表现和实验室检查结果进行综合分析。由于 NGU 患者有 20%～50% 无临床症状，流行病学史有时也较难确定，因此，建议采用敏感性和特异性高的实验室检查以明确诊断。鉴于现在抗生素的不规范使用带来的耐药性增加，培养＋药敏试验方法对于后续治疗仍然不可替代。

1. 疑似病例　符合流行病学史，以及临床表现中任 1 项者。

2. 确诊病例　同时符合疑似病例的要求，以及实验室检查中任何 1 项者。

三、治疗

（一）一般原则

NGU 的治疗应遵循及时、足量、规范用药的原则，如果可以联合治疗泌尿生殖道感染的中药或者中成药，其效果会更好。应根据不同的病情及药物敏感试验结果采用不同的治疗方案，并在治疗后进行随访。性伴侣应同时进行检查和治疗。应注意多重病原体感染，建议患者进行梅毒血清学检测，以及艾滋病的咨询和检测。

（二）治疗方案

1. UU 感染的治疗 目前临床上较常应用的药物主要有四环素类、大环内酯类及喹诺酮类，其中以四环素类药物为首选。一线治疗方案为：①多西环素 0.1 g，每天 2 次，共 10～14 天；②阿奇霉素第 1 天 1 g，次日开始 0.5 g，每天 1 次，共 5 天。有研究发现，UU 对四环素等药物的耐药株在增加，但未发现同时对 3 类药物耐药的菌株。针对耐药菌株，可采用 2 种或 3 种药物序贯治疗可能效果更佳。

2. CT 感染的治疗

（1）一线治疗方案：①多西环素 0.1 g，每天 2 次，共 7 天（ⅠA）；②阿奇霉素第 1 天 1 g，次日开始 0.5 g，每天 1 次，共 3 天（ⅠA）。

（2）二线治疗方案：①米诺环素 0.1 g，每天 2 次，共 10～14 天；②左氧氟沙星 0.5 g 每天 1 次，共 10 天；③克拉霉素 0.25 g，每天 2 次，共 7 天；④莫西沙星 0.4 g，每天 1 次，共 7 天；⑤交沙霉素 0.5 g，每天 3 次，共 10 天。

（3）妊娠期女性患者：①阿莫西林 0.5 g，每天 3 次，连续 7 天；②阿奇霉素第 1 天 1 g，次日开始 0.5 g，每天 1 次，共 3 天。妊娠期忌用四环素类及氟喹诺酮类药物。

3. MG 感染的治疗

（1）一线治疗方案：①多西环素 0.1 g，每天 2 次，共 7 天；②阿奇霉素第 1 天 1 g，次日开始 0.5 g，每天 1 次，共 4 天（ⅠA）。

（2）二线治疗方案：①莫西沙星 0.4 g，每天 1 次，共 7 天；②交沙霉素 0.5 g，每天 3 次，共 10 天。

（3）特殊人群的治疗：妊娠和哺乳期女性 MG 感染的用药需要充分权衡利弊。妊娠期使用阿奇霉素不会增加不良妊娠结局或新生儿出生缺陷的风险，但妊娠期禁忌使用四环素类及莫西沙星。

4. 其他病原体感染的治疗 在针对 CT、UU、MG 等病原体进行针对治疗并且效果不佳时，应怀疑患者是否合并 TV、HSV、ADV 等 NGU 的少见病原体感染，并进行相应的检测和治疗。例如，对于 TV 引起的 NGU，需要使用甲硝唑治疗；对于 HSV 或 ADV 引起的 NGU，需要进行相应的抗病毒治疗；流感嗜血杆菌、脑膜炎奈瑟菌、白假丝酵母菌等病原体可根据患者的药敏试验结果选用针对性的抗菌药物。

5. 中医药治疗 NGU 属于中医学"淋证""淋浊""白浊"等范畴。中医学认为其病因多为房事不洁或感染秽浊之邪，由溺窍逆行而入，阻滞下焦、蕴结膀胱、熏灼尿道，化热化火，导致膀胱气化不利，肝郁气滞，湿热气血瘀阻而致。治疗原则为清热解毒，利尿通淋。可以采用中医药辨证论治，如八正散加减；也可选用具有清热解毒、利尿通淋作用的中成药，如宁泌泰胶囊等。

（三）治愈标准

治愈标准为患者自觉症状和体征全部消失，无尿道分泌物，复查检测结果阴性。

（四）持续感染和复发

持续性 NGU 是指患者由于治疗失败或者再感染后经治疗症状未缓解，15%～25%

的急性 NGU 初治患者可出现持续性 NGU。复发性 NGU 是指急性 NGU 患者治疗后 30～90 天尿道炎症状复发，发生率为 10%～20%。

由以上定义可知，持续性 NGU 和复发性 NGU 均指有症状的患者，持续或复发的原因可能有 2 种，即抗菌药物治疗失败或患者出现再次感染。临床上可能出现患者症状消失但病原体未能转阴的情况，此种情况在各类支原体感染中并不少见，由于部分支原体能够在正常人携带，因此，在判断 NGU 持续或者复发时应更多地考虑临床症状，不能仅根据病原体的检出来判断。

诊断持续或者复发 NGU 时，首先需要评估患者是否完成了全疗程的治疗。有些患者由于不良反应或个人原因未能完成抗菌药物的疗程，对于这些依从性差的患者可重新开始应用原方案治疗。其次需要评估患者性伴侣。NGU 的病原体均为性传播病原体，如果患者在治疗期间继续无保护接触未经治疗的性伴侣，病原体的清除可能受到影响。最后需要评估病原体的检测是否全面。NGU 的病原体种类复杂，并且有可能出现多重感染。对于病原体的评估始终是治疗的重要依据，但各个医疗机构的检测条件并不相同。我国大多数医院对于尿道炎的患者通常给予 NG、CT、UU 的检测，对于 TV、MG 等病原体检测比较少，因此，在持续或复发的 NGU 患者开始治疗前推荐进行更充分的病原体检测。

1. CT 或 UU 导致　如果是 CT 或 UU 导致的持续或复发 NGU，在培养＋药敏的前提下，应根据药敏试验结果指导用药。若无相关药敏试验结果，在明确病原体的情况下，若上次治疗采用一线治疗，可尝试变更治疗方案，例如，本次可采用相应的二线治疗。

2. TV 导致　对于 TV 流行率较高的地区，推荐持续或复发 NGU 的患者进行 TV 的检测。对于女性患者，一般使用湿片法检测，但受检测条件限制，存在假阴性可能。如具备条件，核酸检测 TV 最佳。TV 感染的治疗通常使用硝基咪唑类药物口服，可首选甲硝唑 2 g 单次口服或替硝唑 2 g 单次口服。

3. MG 导致　MG 是另一项需要关注的病原体。我国 MG 检测开展较晚，第一个检测试剂盒在 2015 年上市，故对 MG 的研究尚不充分。UAA-AAUS 指南中建议对复发 NGU 患者应该注意检测 MG。在国外的检测中，MG 易对阿奇霉素、四环素耐药。因此，如果能够进行 MG 耐药检测，可以根据耐药检测的结果进行药物选择；如果不能进行耐药检测，可以考虑采用多西环素序贯莫西沙星的方案进行经验性治疗，治疗方案为：多西环素 100 mg，每天 2 次，共 7 天；然后使用莫西沙星 400 mg，每天 1 次，共 7 天。

（五）并发症的治疗

男性 NGU 常合并附睾炎、前列腺炎、精囊炎等，女性常合并盆腔炎，除针对相关病原体进行抗生素治疗外，需对并发症进行治疗，具体治疗方案可参见相关指南。

参照药敏试验结果或经验性选择西药，同时联合使用中药或中成药有助于提高治愈率，减轻临床症状。对于抗生素多重耐药的支原体感染，中医药也有一定的治愈成功率。

（六）随访

NGU 患者需在治疗后随访。如果在治疗后 3 周内有任何症状持续存在，都应返回复诊；如果确诊为持续性感染，则应选择适当的治疗方案。如为 MG 感染，建议在停药 3～4 周后复查；单纯性 CT 感染的 NGU 患者，应该在治疗后 3 个月再进行复查，以发现可能的再感染。

（七）性伴侣的处理

NGU 患者就诊时，建议性伴侣同时检查，并根据检查结果及症状情况确定治疗方案。

指南编写组成员

编写顾问： 邓春华（中山大学附属第一医院）

组长： 商学军［南京大学医学院附属金陵医院（东部战区总医院）］

副组长： 诸靖宇［浙江中医药大学附属杭州市中医院（杭州市中医院）］、王千秋（中国医学科学院 / 北京协和医学院皮肤病医院）、鲁严（南京医科大学第一附属医院）、刘朝晖［首都医科大学附属北京妇产医院（北京妇幼保健院）］

编写成员（以姓氏拼音排序）： 李建辉（上海市生物医药技术研究院附属上海计生所医院）、李瑞鹏（杭州市第三人民医院）、彭建中（杭州市第三人民医院）、石亮（南京大学医学院附属鼓楼医院）、徐锋［南京大学医学院附属金陵医院（东部战区总医院）］、杨文涛（广西中医药大学附属瑞康医院）、张岱（北京大学第一医院）

编写秘书： 李瑞鹏（杭州市第三人民医院）、李豫［南京大学医学院附属金陵医院（东部战区总医院）］

参考文献请扫二维码查阅

（本文刊载于《中华男科学杂志》2022 年 5 月第 28 卷第 5 期第 456-461 页）

中华医学会男科学分会

附睾睾丸炎诊断与治疗指南编写组

附睾与睾丸炎症有时单独存在，有时两者同时受累，多见于单侧，也可累及双侧。临床根据器官累及的范围，可分为附睾炎、睾丸炎或附睾睾丸炎，是一种以附睾和/或睾丸疼痛、肿胀等炎症反应为主要表现的临床综合征。

一、病程与病因

1. 病程　按照病程长短，可将附睾睾丸炎分为急性、亚急性和慢性，这是目前临床上最常用的分类方法。急性附睾睾丸炎病程一般少于 6 周，若治疗不及时可转为慢性；慢性附睾睾丸炎以附睾受累最为常见，多数患者无急性发病史，少数可由急性附睾睾丸炎迁延不愈所致，病程一般在 3 个月以上。除了在急性发作时有明显症状外常无特异表现，病程介于 6 周和 3 个月之间的为亚急性附睾睾丸炎。

2. 病因　按照病因，可将附睾睾丸炎分为感染性和非感染性两大类。

（1）感染性附睾睾丸炎：其致病因素包括非特异细菌性（大肠埃希菌、变形杆菌、葡萄球菌、肠球菌和铜绿假单胞菌等）、特异性细菌性（结核菌）、病毒性［流行性腮腺炎病毒（mumps virus，MuV）］、性传播性（淋病奈瑟球菌、支原体或衣原体）、真菌性（Candida）及其他少见的病原体，如布鲁菌病（Brucellosis）等，非特异细菌性附睾睾丸炎最为常见。

（2）非感染性附睾睾丸炎：可分为损伤性、免疫性和药物性因素等。损伤性因素可由泌尿生殖道手术或外伤引起；免疫性因素通常为累及附睾睾丸的全身性疾病，如白塞综合征（Behcet syndrome，又称贝赫切特综合征）、过敏性紫癜（Henoch-Schönlein综合征）、结节病（sarcoidosis）等；药物性因素如胺碘酮等。

二、流行病学

调查研究显示，附睾睾丸炎约占泌尿外科门诊男性患者的 1%，其中急性约占20%，慢性约占 80%。急性附睾睾丸炎是常见的阴囊急症。国内有报道，在阴囊急症中，急性附睾炎占 37%，急性睾丸炎占 24.1%，两者可相互影响，可先后或同时发生。96% 的急性附睾睾丸炎为单侧发病，左右两侧发病机会均等，双侧急性附睾睾丸炎仅占 4%。

目前我国急性附睾睾丸炎在普通人群中的发病率仍无大规模流行病学调查，相关文献报道也较少。欧美国家发病率为 0.2%～0.4%。急性附睾睾丸炎好发于中青年，年龄集中在 18～35 岁。近年来，我国报道性活跃年龄段男性的急性附睾炎发病率不断上升。另外，随着经尿道泌尿腔镜手术、导尿操作的增多，医源性急性附睾睾丸炎的发病率有上升趋势，经尿道前列腺手术是导致老年急性附睾睾丸炎发病率升高的重要因素。前列腺手术后急性附睾炎的发生率为 6%～13%，长期留置导尿管患者急性附睾睾丸炎的发生率为 21%～33%，输精管结扎术后急性附睾炎的发生率为 0.4%～6.1%。

慢性附睾炎在普通人群中的发病率目前尚无大规模的流行病学调查。2004 年，加拿大一项回顾性研究报道慢性附睾炎患者在泌尿科门诊患者中的比例约为 0.9%。

需要注意的是，近年数种特殊感染引起的附睾睾丸炎发病率在上升，而且呈现区域性或特定人群发病的特点，需要引起重视。

腮腺炎性睾丸炎是青春期及成年男性流行性腮腺炎最常见的并发症，国外研究报道其发病率高达 15%～30%。我国一项研究显示，流行性腮腺炎合并睾丸炎的发病率为 16.3%。大部分患者年龄为 18～22 岁，60%～70% 的患者仅累及单侧睾丸，30%～50% 的患者可出现不同程度的睾丸萎缩。

2%～20% 的布鲁菌病患者合并附睾睾丸炎。近年来，其发病率也呈上升趋势。结核性附睾炎是一种泌尿生殖系统结核，好发于中青年，约占泌尿生殖系统结核的48.5%。

三、发病机制

（一）急性附睾睾丸炎

急性附睾睾丸炎多数由微生物感染所致，包括细菌、支原体、衣原体与病毒等。最常见的细菌是对泌尿生殖道具有嗜性的大肠埃希菌，其他如金黄色葡萄球菌和链球菌，近期接受过器械检查或留置导尿管的患者容易受到细菌感染。不同年龄患者，其病因可能存在一定差异。14 岁以下未进入青春期的男孩，多数是由于泌尿系统解剖结构异常引起的尿液反流导致；青春期后且年龄为 35 岁以下的性活跃人群，淋病奈瑟球菌和沙眼衣原体是引起急性附睾睾丸炎的重要病原体；35 岁以上人群则多可能为大肠埃希菌感染所致。研究发现，近期（14 天内）有急性呼吸道感染史、全身性病毒感染（如 MuV 等）亦可引起急性附睾睾丸炎。另有研究发现，解脲支原体感染引起的急性附睾睾丸炎，常合并淋病奈瑟球菌或沙眼衣原体感染。

急性感染性附睾炎常始于附睾尾部，然后向附睾体部和头部蔓延。表现为附睾肿胀、充血，部分为化脓病例，可在附睾切面见脓液渗出，或透过表面发现脓性病灶。在组织病理上，开始阶段炎症的附睾表现为水肿，血管充血扩张，血管周围有大量白细胞浸润、血管渗出增加，间质病变明显。附睾管腔内可见大量免疫细胞浸润及吞噬精子现象。附睾炎也可累及睾丸，导致免疫细胞在睾丸内大量浸润，可破坏血 - 睾屏障和生精上皮，从而影响睾丸功能，严重者可能致男性不育。

（二）慢性附睾睾丸炎

慢性附睾睾丸炎的病因较为复杂，其病因学主要分为感染性、非感染性、医源性和特发性等（表17-1）。其发病机制主要是由于致炎因子、病原菌、理化因素等引起血-附睾屏障和血-睾屏障的破坏，精子抗原、病原体抗原及炎性分泌物释放至附睾睾丸间质区域，以致大量免疫细胞浸润。同时，免疫细胞所释放的致炎细胞因子如肿瘤坏死因子（tumor necrosis factor，TNF）-α、白介素（interleukin，IL）-6和IL-17等可进一步破坏附睾上皮和睾丸生精微环境，促进大量精子的凋亡并释放精子抗原，从而引起慢性持续性的组织学炎症和自身免疫反应。慢性附睾炎可导致瘢痕性硬化，残留脓性病灶，使炎症容易复发。慢性附睾组织学炎症常可引起附睾局部的纤维性增生，附睾管纤维化，并可引起附睾管道阻塞。

表 17-1　慢性附睾睾丸炎的病因学分类及发病机制

分类	病因	发病机制
感染性	尿源性致病菌，性传播疾病（如沙眼衣原体、淋病奈瑟球菌等）	病原菌通过输精管逆行感染附睾和睾丸
	病毒（如柯萨奇病毒、EB病毒、HIV、寨卡病毒等）	血行感染等
	真菌（如白假丝酵母菌、组织胞浆菌）	输精管逆行感染
	寄生虫（如阴道毛滴虫）	输精管逆行感染
非感染性（无菌性）	自身免疫性疾病（如白塞综合征）	由系统性自身免疫炎症反应累及附睾、睾丸
	生殖道受损	先天性和获得性的附睾管/输出小管梗阻
	解剖结构异常	无菌性尿液反流
	代谢性疾病	肥胖症、代谢综合征等释放致炎因子（如TNF-α、IL-6、IL-8）引起附睾睾丸炎
	不良生活方式（如酒精依赖、过度训练和运动等）	理化因素可通过输精管、血管、淋巴管或直接通过周围组织的损伤累及附睾和睾丸
医源性	手术干预（如输精管结扎术）	附睾管完全或不完全梗阻，体积增大，伴免疫细胞浸润
	药物（如胺碘酮）	免疫细胞浸润，可见胞吞结晶和颗粒物
特发性	原因不明	无明确病因的组织学炎症，局灶性或散在淋巴细胞浸润，常伴附睾管和生精小管管周纤维化

注：HIV. 人类免疫缺陷病毒；TNF. 肿瘤坏死因子；IL. 白介素。

（三）特殊类型附睾睾丸炎

1. 流行性腮腺炎性睾丸炎　由MuV引起，青春期后男性腮腺炎患者40%合并睾丸炎，睾丸内部组织损伤和炎症反应可导致睾丸软化和萎缩，如累及双侧可导致男性不育。MuV主要由血行传播，部分流行性腮腺炎性睾丸炎并发附睾炎。

2. 结核性附睾睾丸炎　由结核分枝杆菌引起，多数由血行感染所致，少数可由肾到前列腺、精囊，再逆行感染至附睾。结核性附睾睾丸炎是最常见的男性生殖道结核，其中附睾最常受累，也可侵及睾丸。病理特征以中央为红染无结构的颗粒状、大小不规则的干酪样坏死灶，周围绕以结核性肉芽肿性炎症为主。

四、临床表现

（一）症状

急性附睾睾丸炎患者发病急，多为单侧，表现为寒战、高热，阴囊不同程度的肿大，伴有疼痛，且向患侧腹股沟和下腹部放射。部分患者可伴有明显的尿路刺激症状或尿道口分泌物、阴茎刺痛等尿道炎表现。有些患者还伴有排尿困难、疲乏、恶心、呕吐、血尿等症状。

流行性腮腺炎性睾丸炎临床表现多样。初始症状多为头痛和发热，典型的临床表现为腮腺肿大及睾丸肿痛。睾丸肿痛可出现在腮腺肿大的 2～15 天后，也可能在腮腺肿大之前已经伴发了睾丸炎。一般 7～10 天症状消退，常有睾丸萎缩后遗症。

布鲁菌并发附睾睾丸炎大多累及单侧附睾和睾丸。除了表现发热、多汗、乏力等布鲁菌病常见症状外，还可出现不同程度的阴囊疼痛、红肿、下腹疼痛及泌尿系统感染症状。

结核性附睾睾丸炎以附睾结核为最常见，出现无痛性或疼痛性的阴囊肿胀，伴或不伴全身性结核中毒症状。急性发作时阴囊局部出现红肿、疼痛，病程较长时可形成寒性脓肿，当肿物与皮肤粘连时可破溃流脓，形成经久不愈的窦道，同时可伴有泌尿系统或以外的原发结核病灶。

性传播疾病所致附睾睾丸炎患者可表现为尿道炎症状或者尿道内分泌物，也可没有明显临床症状。

慢性附睾炎的症状变异较大，患者可有局部不适、坠胀感或阴囊疼痛，疼痛可放射至腹部及同侧大腿内侧；可发生于单侧或双侧，也可表现为从轻微性、间断性不适到剧烈性、持续性疼痛等程度不一的症状。

（二）体征

急性附睾睾丸炎查体可见患侧甚至整个阴囊皮肤红肿、附睾和/或睾丸肿大，触诊局部皮温升高，压痛明显，可伴有睾丸鞘膜积液。可出现睾丸附睾界限不清，输精管增粗，如形成附睾或睾丸脓肿，可出现波动感，也可自行破溃。可伴有或不伴有尿道分泌物。

慢性附睾睾丸炎查体可触及患侧附睾结节、肿块或变硬，多局限于附睾尾部，附睾体积偏大，伴轻中度压痛，或触及患侧输精管迂曲、增粗等。如累及睾丸，患侧睾丸质地偏硬，可伴有触痛。随着时间推移，患侧附睾可肿大或萎缩。结核性附睾睾丸炎除附睾可触及硬结外，输精管呈串珠样改变，伴或不伴阴囊窦道形成和阴囊皮肤增厚。

五、诊断

（一）急性附睾睾丸炎

1. 病史及体格检查　急性附睾睾丸炎往往急性起病，单侧多见，阴囊肿大及疼痛为主要表现，可伴发热。检查发现患侧阴囊肿大，皮肤红肿。局部触痛明显，精索增粗。如形成脓肿，则有波动感，腹股沟区或下腹部可有压痛。

2. 辅助检查　彩色多普勒超声（color Doppler ultrasonography，CDFI）检查是诊断急性附睾睾丸炎的主要手段，可评估睾丸和附睾的血供，因此，有助于鉴别附睾睾丸炎和睾丸扭转。超声表现包括附睾肿大、血流量增加，伴有低回声、高回声或异质回声，睾丸可受累及。此外，可能存在相关的反应性鞘膜积液和阴囊壁增厚。尽管 CDFI 对附睾睾丸炎的诊断具有较高的敏感性，但当其检测为阴性时，并不能完全排除急性附睾睾丸炎可能。磁共振成像（magnetic resonance imaging，MRI）应用较少，能对睾丸外病变或占位性病变进行评估，可在超声无法诊断时使用。

3. 实验室检查　血常规、红细胞沉降率、C反应蛋白、降钙素原等全身炎症指标常升高。尿常规和尿细菌培养也可出现异常，应作为基本的检查。脓毒血症患者除基本检查之外，应进行血培养检测。必要时可以对尿液或尿道棉签擦拭物进行支原体、衣原体和淋病奈瑟球菌等病原体的检测。

4. 中医诊断　中医诊断在病史、临床表现、体格检查、辅助检查等基础上明确病名诊断，为求进一步辨证论治，结合临床表现进行辨证分型。

（1）湿热蕴结证：单侧或双侧睾丸肿胀疼痛，质硬，拒按，痛牵小腹，延及后背。可伴有发热、咽干、关节酸痛或身倦乏力，纳呆呕恶，阴囊潮湿，大便黏腻不畅等兼证。舌质红，苔薄黄或黄腻，脉滑数。

（2）火毒炽盛证：发病突然，睾丸肿大疼痛，触痛明显，或有跳痛、阴囊色红、灼热，脓成者按之应指、有波动感，可伴有恶寒、发热、口渴、小便短赤等全身症状。舌质红，苔黄腻，脉弦数。

（二）慢性附睾睾丸炎

1. 病史及体格检查　应明确患者有无急性附睾睾丸炎病史、疼痛的定位、程度及发作频率，伴随症状，加重因素及症状对患者生活质量的影响。既往用药情况、手术史（前列腺手术，尤其是阴囊内手术，如输精管结扎等）、其他泌尿系统病史（如结石、尿路感染等）、性生活史（包括避孕措施的类型和性病史）、配偶情况、生育史及其他相关健康情况。

体格检查多无明显症状，重点检查下腹部、外生殖器及前列腺。对阴囊及其内容物的检查，有助于判断疼痛的程度、部位、局部有无肿胀，附睾与睾丸的界限是否清楚，附睾与睾丸的质地和大小有无变化，是否有附睾结节存在，精索有无增粗。同时检查前列腺是否变硬、有无压痛。

2. 辅助检查　CDFI 检查在慢性附睾炎的诊断与鉴别诊断中有重要的临床价值，必要时可行 MRI 检测。

3. 实验室检查　尿常规和中段尿培养应作为常规检查，必要时可行精浆生化等指标检测（如精液白细胞等）。如育龄期男性或慢性附睾炎反复发作，可选择精液细菌培养或精浆细胞因子（如 IL-6 等）指标检测。

4. 中医诊断

（1）痰瘀互结证：起病缓慢，睾丸坠胀，或胀痛或隐痛，检查可见附睾肿大，质地硬，压痛明显，睾丸、附睾界限清楚，也可由急性期未能彻底治愈转化而来。可伴有少腹冷痛，喜食热饮，大便稀溏，手足怕凉。舌淡，苔薄白或有瘀点，脉细或细涩。

（2）气滞血瘀证：多见于慢性睾丸炎，疼痛较轻，迁延日久，常有治疗不规范病史；睾丸稍大，触痛轻微，无全身症状。

（3）气血亏虚证：急性睾丸炎失治误治，成脓破溃，脓液清稀，伴有头晕乏力，面色不华，舌淡，苔薄白，脉细弱。

（三）特殊类型附睾睾丸炎

对于特殊类型附睾睾丸炎，较常见的有流行性腮腺炎性睾丸炎、结核性附睾睾丸炎，而布鲁杆菌、麻风杆菌、真菌和寄生虫性睾丸炎等较少见。

1. 流行性腮腺炎性睾丸炎

（1）病史及体格检查：患者有典型的腮腺炎病史，同时或随后出现单侧或双侧的阴囊胀痛。检查发现患者阴囊红肿，单侧或双侧睾丸肿大，有明显触痛。也有部分病例以睾丸胀痛为首发表现，然后出现腮腺肿大，睾丸局部疼痛相对较轻，触诊睾丸有不同程度的增大。

（2）辅助检查：CDFI 声像图特点为睾丸体积增大、实质回声不均匀，可伴有患侧附睾体积增大。患侧睾丸、附睾内高血流信号，抗感染治疗后复查睾丸、附睾内血流信号明显改善。

（3）实验室检查：急性期尿液中可检测到致病病毒，腮腺炎特异性血清学指标 IgM 抗体可作为诊断流行性腮腺炎性睾丸炎的常规指标。

2. 结核性附睾睾丸炎

（1）病史及体格检查：结核性附睾睾丸炎一般起病缓慢，附睾首先受累，表现为阴囊肿胀（伴随疼痛或无痛）。局部寒性脓肿可引起阴囊皮肤破溃形成窦道。附睾结核还可导致附睾管和近端输精管不全或完全梗阻，表现为少精或无精，影响患者生育。体格检查单侧或双侧附睾尾部较大的结节，质硬，表面不平，压痛多不明显，输精管增粗，呈串珠样改变；侵及睾丸时与附睾界限不清，可伴阴囊皮肤增厚，皮肤与附睾粘连；伴或不伴阴囊窦道形成。

（2）辅助检查：高分辨率超声（high-resolution ultrasonography，HRUS）检查是评估附睾、睾丸、阴囊和输精管的最佳方式，而 MRI 检查是评估前列腺、精囊和射精管的最佳方式。超声检查对诊断附睾结核具有一定的临床价值，超声表现为外形呈欠规整的结节样低回声，回声不均匀，可有小的液性暗区及散在点状钙化，少数表现为增强及杂乱回声的肿块，界限不清。穿刺活检慎用。阴囊区域的增强 CT 检查，有助于区分睾丸和／或附睾结核与其他病因。

（3）实验室检查：血常规可见淋巴细胞增高、红细胞沉降率加快；尿常规可见白细胞，结核菌素试验阳性，干扰素释放试验（T-SPOT-TB）对结核具有较高的敏感性。

六、鉴别诊断

（一）急性附睾睾丸炎

1. 睾丸扭转　多发生于青少年，常在睡眠时或剧烈运动后出现。起病突然，患侧阴囊肿痛。体格检查发现患侧睾丸肿大、触痛，位置抬高，提睾肌反射降低或者消失。患侧睾丸钟摆畸形，呈横位或斜位，附睾位于睾丸前方，精索变粗呈蜗牛或麻花状扭曲。CDFI 检查提示睾丸实质内无血流信号，或较健侧血流减少，而急性附睾睾丸炎一般表现为血流增加。超声检查是鉴别两者的首选方法并可动态观察。如果怀疑睾丸扭转，应紧急手术探查。

2. 嵌顿性斜疝　多数患者有长期腹股沟区或阴囊内可复性肿物病史，肿物位于阴囊内睾丸上方，当疝囊颈小而腹内压突然增高时会出现嵌顿，嵌顿内容物为肠管时，可有腹部胀痛、恶心、呕吐、无肛门排气排便等肠梗阻症状。仔细体格检查可触及肿物与睾丸有一定界限。CDFI 检查可见大网膜或肠管回声有助于鉴别。

3. 睾丸损伤　患者有阴囊外伤史，可出现恶心、呕吐，局部剧痛、肿胀，痛感可放射至下腹部、腰部或上腹部，甚至可发生痛性休克。检查可见阴囊肿胀、皮肤青紫淤血，患侧睾丸肿大质硬，有明显触痛。睾丸破裂时，睾丸界限触不清；睾丸脱位时，阴囊空虚，常在下腹部、会阴部扪及睾丸状肿物。CDFI 检查可见睾丸不规则的低至无回声区、边缘不规则、血流减少或消失、鞘膜积血和阴囊壁增厚；MRI 提示白膜暗信号强度线出现中断，轮廓不规则，是睾丸破裂的特征。睾丸创伤后可并发损伤性附睾睾丸炎或睾丸扭转。

（二）慢性附睾睾丸炎

1. 睾丸肿瘤　比较少见，早期肿瘤较小时临床症状不明显，当肿瘤逐渐增大可有睾丸坠胀疼痛，触诊睾丸表面光滑质硬，有沉重感。少数起病急，睾丸突然出现疼痛性肿块、红肿及发热，考虑为肿瘤出血坏死，较容易误诊为急性附睾睾丸炎。甲胎蛋白（alpha fetoprotein，AFP）和人绒毛膜促性腺激素 -β 亚基（β-human chorionic gonadotropin，β-hCG）等肿瘤标志物检测、超声、CT 或 MRI 检查有助于鉴别。

2. 附睾囊肿　临床常见，多见于 20～40 岁男性，一般无明显症状，偶有阴囊部不适或下坠感，附睾部触及囊性肿物，质较软，界限清，有波动感，挤压不缩小，透光试验阳性。CDFI 检查可在附睾部发现液性暗区。囊肿穿刺出乳白色不透明液体，镜检可见精子、脂肪小体等。当附睾囊肿扭转时，可伴有剧烈疼痛，甚至囊肿坏死，局部皮肤形成蓝或蓝黑色斑块，称蓝点征，而透光试验可见积液呈蓝色，此时需要注意与睾丸扭转相鉴别。

3. 附睾肿瘤　极为少见，多发生于 20～40 岁性功能活跃时期，一般为单侧性病变，多数为良性肿瘤。发病缓慢，好发于附睾尾部或头部，肿瘤一般不超过 3.0 cm 大小，呈圆形或卵圆形，表面光滑，界限清楚，质地有弹性感，无压痛或压痛不明显。附睾恶性肿瘤表面不光滑，结节状，界限不清，质地硬韧，有压痛，生长迅速，容易侵及睾丸及精索。超声、CT 或 MRI 等检查有助于鉴别诊断，术后病理组织学检查可明确诊断。

七、治疗

（一）急性附睾睾丸炎

1. 一般治疗　向患者介绍病情、病程及预期并发症等。嘱患者忌食辛辣刺激性食物、忌烟酒等，注意卧床休息，托起阴囊，早期冰袋冷敷，后期可热敷或温水坐浴。避免性生活，若考虑性传播性感染，性伴侣应同时治疗。

2. 抗生素治疗　对于性传播性感染高风险患者，可选择经验性治疗。对于性传播性附睾睾丸炎，一般采用头孢类抗生素肌内或静脉注射联合多西环素、喹诺酮类抗生素或大环内酯类抗生素治疗，疗程为10～14天。对于衣原体或其他非淋病奈瑟球菌感染者，应用多西环素或喹诺酮类抗生素；对于淋病奈瑟球菌合并衣原体感染者，可应用头孢曲松联合多西环素或氟喹诺酮类抗生素治疗；对于生殖支原体感染者，可应用氟喹诺酮类抗生素或大环内酯类抗生素。

对于性传播性感染低风险患者，可选择氟喹诺酮类抗生素进行经验性治疗，疗程10～14天。如果对氟喹诺酮类药物有禁忌，可选择头孢类或青霉素类抗生素。

在细菌培养及药物敏感试验结果回报后，可根据培养结果选择敏感的抗生素。感染严重的患者应静脉给药10～14天后再口服抗生素2～4周。

3. 抗炎镇痛药物　非甾体抗炎药可缓解急性附睾睾丸炎患者的症状。

4. 精索封闭　对于急性附睾炎患者症状缓解有一定疗效。

5. 手术治疗　对于抗生素治疗后无好转、可触及明显附睾睾丸肿块且超声显示脓肿形成者，则需手术引流或组织清创术。

6. 中医药治疗

（1）中药内服法

1）湿热蕴结证。治法：清热利湿，解毒消痈。处方：龙胆泻肝汤加减。中成药：龙胆泻肝丸、连翘败毒丸等。

2）火毒炽盛证。治法：清热解毒，活血透脓。处方：仙方活命饮加减。中成药：牛黄解毒丸、六神丸等。

（2）中医外治法：急性期以金黄膏或玉露膏外敷，每天换药1次，以解毒消肿；成脓破溃者用五五丹药线或九一丹药线引流；脓尽者用生肌玉红膏外敷，加快创面愈合。

（二）慢性附睾睾丸炎

1. 一般治疗　注意劳逸结合、避免过度劳累，戒酒，合理营养，阴囊抬高。若症状不明显，可不予特殊处理。

2. 抗生素治疗　根据细菌培养及药物敏感试验选择敏感抗生素治疗2～4周。

3. 抗炎镇痛药物　对于疼痛症状明显者可应用非甾体抗炎药治疗。

4. 手术治疗　对于疼痛症状明显、反复发作的慢性附睾炎且无生育需求的患者可考虑手术切除附睾，但部分患者术后症状仍不缓解，应慎重选择。

5．其他治疗　三环类抗抑郁药或精神安定药（如加巴喷丁）可能使部分患者获益，应制定个体化治疗方案。

6．中医药治疗

（1）中药内服法

1）痰瘀互结证。治法：理气活血，化痰散结。处方：少腹逐瘀汤加减。中成药：血府逐瘀颗粒。

2）气滞血瘀证。治法：活血消肿，疏肝行气，清热解毒。处方：桃红四物汤合柴胡疏肝散加减。中成药：前列通瘀胶囊、新癀片。

3）气血亏虚证。治法：补益气血。处方：八珍汤加味。中成药：十全大补丸（浓缩丸）。

（2）中医外治法：以苏木30 g，红花30 g，荔枝核20 g，乳香、没药各15 g水煎，待水温可耐受时，熏洗并热敷患处，每次20～30 min，每天2次；以冲和膏外敷；或用葱归溻肿汤坐浴。

（三）特殊类型附睾睾丸炎

1．流行性腮腺炎性睾丸炎　一般治疗同非特异性急性附睾睾丸炎。

MuV感染多为自限性，目前没有特异性抗病毒治疗药物。干扰素等抗病毒药物的应用存在争议，在不能排除细菌性腮腺炎的情况下应使用广谱抗生素。成年男性患者，流行性腮腺炎早期口服己烯雌酚2～5 mg，每天3次，对预防附睾睾丸炎的发生有一定效果。

2．结核性附睾睾丸炎

（1）一般治疗：急性发作期应托起阴囊、冷敷、避免性交，而对于慢性附睾睾丸炎应注意劳逸结合、合理营养，对于疼痛明显者可对症处理。

（2）抗结核治疗：推荐方案为标准短程方案2HRZ/4HR：前2个月为强化阶段，服用异烟肼300 mg/d，利福平450 mg/d，吡嗪酰胺1500 mg/d；后4个月为巩固阶段，口服异烟肼、利福平，对于复发性结核巩固阶段应为6个月。

3．布鲁菌性附睾睾丸炎

（1）一般治疗：急性发作期治疗方法同非特异性急性附睾睾丸炎。

（2）抗布鲁菌治疗：可应用多西环素100 mg，每天2次，联合利福平600 mg，每天1次的综合治疗方案，应用至少6周。然后根据病情改善情况，考虑是否追加口服上述药物6周；也可根据情况联合应用氨基糖苷类及喹诺酮类抗生素，合并睾丸皮肤瘘者可考虑行睾丸切除术。

八、预后及随访

（一）急性附睾睾丸炎预后及随访

多数急性附睾睾丸炎的患者做出正确诊断后，经过合理有效的治疗可控制和治愈。及时有效地使用抗生素，多数患者的疼痛和肿胀症状可缓解，约2周症状消失，4周或更长时间才能使附睾恢复正常大小和质地。如果在第3天症状没有改善，患者应接受临床复查，并重新评估诊断。对于淋病奈瑟球菌性附睾睾丸炎，治疗完成 3 天后可做一次治愈性培养试验。沙眼衣原体、生殖支原体感染者在治疗 4 周后可行治愈性试验。

少数患者治疗不及时或不彻底可转变为慢性附睾睾丸炎，部分患者 1～2 个月后可出现不同程度的睾丸萎缩。极少数患者会出现睾丸坏死，需切除睾丸。单侧附睾睾丸炎一般不会影响生育，但双侧附睾睾丸炎可使患者生育力下降或导致不育。

（二）慢性附睾炎预后及随访

除疼痛和不育问题外，慢性附睾炎一般无其他严重后果。需定期随访附睾肿大及疼痛情况。

（三）特殊类型附睾睾丸炎预后

1. 流行性腮腺炎性睾丸炎　MuV 感染睾丸的主要危害是引发睾丸萎缩及导致无精子症。睾丸萎缩多发生在流行性腮腺炎性睾丸炎急性期后 1～6 个月。无论单侧睾丸感染还是双侧感染，均存在发生无精子症的风险。

2. 结核性附睾睾丸炎　由于结核产生的纤维化和瘢痕可引起管腔阻塞导致梗阻性无精子症，大约 10% 的生殖器结核患者会发生不育。

3. 布鲁菌性附睾睾丸炎　布鲁菌性附睾睾丸炎患病期间可影响生育，但治愈后是否影响生育，有待进一步研究。

指南编写组成员

编写顾问：邓春华（中山大学附属第一医院）、商学军［南京大学医学院附属金陵医院（东部战区总医院）］

组长：王亚轩（河北医科大学第二医院）

编写成员（按姓氏拼音排序）：段永刚（香港大学深圳医院）、高明（延安大学附属西安大兴医院）、韩振伟（河北医科大学第二医院）、胡政麾（浙江大学医学院附属第一医院）、罗道升［南方医科大学附属东莞医院（东莞市人民医院）］、齐进春（河北医科大学第二医院）、王彬（北京中医药大学东直门医院）、王澍弘（重庆大学附属三峡医院）、王亚轩（河北医科大学第二医院）、武志刚（温州医科大学附属第一医院）、杨罗（四川大学华西第四医院）、张迅（广西医科大学第一附属医院）

编写秘书：韩振伟（河北医科大学第二医院）

参考文献请扫二维码查阅

中华医学会男科学分会
男性下尿路症状诊断与治疗中国专家共识编写组

男性下尿路症状（lower urinary tract symptoms，LUTS）是泌尿外科及男科临床一组常见的症状群，在各年龄段患者中均极为常见。其病因及临床表现复杂多样，可涉及多个学科多种疾病。临床对其诊治尚存在不系统、不规范和诸多困难，因此，为进一步提高泌尿外科医师对 LUTS 的认识，规范其诊断评估和治疗，中华医学会男科学分会组织国内 20 余位在该领域具有较丰富临床经验的专家，结合国内外相关文献、指南和研究进展，经过反复讨论，共同制定本共识，对 LUTS 的定义、流行病学、常见病因、病理生理机制、诊断评估、治疗和随访等方面进行了全面阐述。

一、定义

LUTS 是指一类与下尿路相关的症状群，可能来源于膀胱、前列腺、尿道和 / 或邻近的盆腔器官，也可能来自受类似神经支配的解剖结构，如输尿管下段；精神心理因素、中枢神经系统病变如脑血管硬化、帕金森病等也可能引起 LUTS。LUTS 最早于 1994 年由 Abrams 首先提出。目前在国际上被广泛接受和应用的 LUTS 标准定义是 2002 年由国际尿控协会（International Continence Society，ICS）制定，并于 2019 年进行更新。LUTS 包括三组症状：①储尿期症状，如尿频、夜尿症、尿量过多、膀胱充盈期感觉异常（含尿急，膀胱充盈感提高、降低、丧失）、尿失禁；②排尿期症状，如排尿等待、排尿费力、排尿困难、排尿缓慢或间断排尿、尿无力、尿线变细、尿流分叉或喷洒、终末尿滴沥、尿潴留；③排尿后症状，如排尿不尽感和排尿后再次排尿、尿滴沥、尿急现象等。

由于 LUTS 的特殊性和复杂性，这个专业术语的出现和发展经历了复杂的过程。通过不断更新，现已逐渐形成共识。以往曾经将男性、女性及儿童的 LUTS 归为一类，但单一的 LUTS 定义常常难以涵盖不同性别、不同年龄段患者 LUTS 的全部元素和不同特征。因此，为了更好地指导临床实践和科学研究，本共识将男性 LUTS 单独列出。

二、流行病学

（一）男性下尿路症状的患病率
一项欧美五国的调查显示，62.5% 的男性报告至少存在 1 项 LUTS。最常见的

LUTS 是夜尿症，患病率为 48.6%。男性储尿期 LUTS 的患病率（51.3%）高于排尿期（25.7%）与排尿后症状（16.9%）的总和。一项澳大利亚研究显示，中度 LUTS 的患病率为 18.3%，重度 LUTS 为 3.6%，中重度 LUTS 在 45～49 岁和 80 岁以上人群中的患病率分别为 10.6% 和 35.4%。与年龄相关的储尿期症状增加比排尿期症状增加更陡峭。一项亚洲地区问卷调查显示，男性 LUTS 总患病率为 62.8%，且随年龄增长显著增加。

一项包括 2080 例男性受访者的国内研究显示 LUTS 患病率为 60.3%，存在所有 3 项 ICS 症状组的男性占 24.2%。最令人困扰的症状是终末尿滴沥和夜尿症。根据国际前列腺症状评分（international prostate symptom score，I-PSS），至少存在中度症状的男性占 33.8%；存在膀胱过度活动症（overactive bladder，OAB）症状的男性占 21.4%。另一项在中国 5 个地区包括 1551 例成年男性受试者的横断面调查显示，至少存在 1 项 LUTS 者占 61.2%；储尿期症状（59.8%）的患病率高于排尿期症状（23.6%）与排尿后症状（14.6%）的总和，夜尿症（58.2%）是最常见的 LUTS。即使在青少年人群中，LUTS 也普遍存在。一项中国香港地区中学生的问卷调查结果显示，19.2%（1106/5757）的男性至少存在 1 项 LUTS，并且在青少年阶段，LUTS 的患病率也呈随年龄增长而增加的趋势。一项对 5888 例 50 岁及以上人群的调查显示，具有 LUTS 患者良性前列腺增生（benign prostatic hyperplasia，BPH）的总患病率为 10.66%，70 岁以上人群 LUTS/BPH 的患病率为 14.67%，且随年龄增长而增加。

总之，在全球范围内，男性 LUTS 在各年龄段中均极为常见。不同研究显示整体人群 LUTS 的总患病率为 13%～67%。然而，因存在 LUTS 而就诊的男性患者的比例仅为 26%～38%。

（二）与男性下尿路症状相关的危险因素

现有研究显示，与 LUTS 具有显著相关的危险因素包括年龄、代谢综合征（metabolic syndrome，MS）（如糖尿病、高血压、高血脂、肥胖等相关慢性疾病）、勃起功能障碍（erectile dysfunction，ED）、生活习惯（如酒精、咖啡因、吸烟、缺乏运动）、营养饮食等（表 18-1）。另外，较低社会经济地位、反复泌尿道感染、前列腺相关疾病、种族和遗传，以及药物不良反应等也可能是 LUTS 相关危险因素。

表 18-1 与 LUTS 相关的主要危险因素

危险因素	相关研究结果
年龄	主要危险因素，各年龄段 LUTS 患病率、症状数量和严重程度均随着年龄而增加
代谢综合征	
肥胖	与 LUTS 发展或恶化的风险增加相关联，增加 BPH 的发病风险
糖尿病	与 LUTS 具有直接相关性。对 BPH 具有直接刺激作用，神经和微血管病变综合作用导致患者周围神经病变、感觉障碍、膀胱收缩力下降和排空障碍
高血压	LUTS 的独立危险因素。高血压患者更容易出现 LUTS 刺激症状，且更可能需要接受手术治疗。高血压患者交感神经的过度活动也可引起排尿相关症状

（待 续）

（续　表）

危险因素	相关研究结果
高脂血症	与 LUTS 的发病呈正相关。可刺激前列腺的增生并增加 LUTS 的风险
勃起功能障碍	IIEF 评分与 LUTS 严重程度密切相关，勃起功能障碍男性 LUTS 的患病率为 72%，而没有勃起功能障碍男性 LUTS 的患病率为 38%
生活习惯	体育运动可以降低 LUTS 风险。吸烟增加 LUTS 的发病风险，LUTS 的严重程度与吸烟量呈正相关。重度酒精摄入与 LUTS 的发病风险增加相关
饮食因素	红肉、脂肪、谷类、面包、家禽和淀粉与 LUTS 的风险增加有关，而蛋白、乳制品、蔬菜、水果、多不饱和脂肪酸、亚油酸、类胡萝卜素和维生素 A、C 和 D 与 LUTS 风险降低有关。此外，较低维生素 D 水平和咖啡因摄入与 LUTS 较高风险相关。较高血清维生素 E、番茄红素、硒和胡萝卜素水平与 LUTS 风险降低相关

注：LUTS. 下尿路症状；BPH. 良性前列腺增生；IIEF. 国际勃起功能指数问卷表。

（三）男性下尿路症状的自然病程

　　LUTS 进展缓慢，至今关于其自然病程研究的大宗数据仍较匮乏。芬兰一项为期 5 年的随访研究显示，LUTS 的所有症状均随时间呈显著性波动。最初无症状的男性在 5 年后出现某一特定症状的比例为 1%～13%；而原有不同 LUTS 表现的男性，其症状自行缓解比例为 22%～89%。随着年龄的增长，LUTS 的发生率上升，自行缓解也更加常见，但夜尿症缓解率较低。奥地利一项 5 年以上随访研究显示，患者平均 I-PSS 从 4.6 增加到 5.5，生活质量评分从 0.8 增加到 1.1。I-PSS 的进展与生活质量评分高度相关。I-PSS 无变化者为 19%，恶化者为 50%，改善者 31%。随着时间的推移，储尿期症状具有更明显的自发性改善趋势。日本一项 15 年纵向社区研究显示，在获得有效数据的 135 例男性中，总 I-PSS 评分呈现显著升高，每年平均增长 0.11。随着 LUTS 的自然发展，I-PSS 和生活质量指数呈现恶化，前列腺体积和血清前列腺特异性抗原（prostate specific antigen，PSA）水平升高，最大尿流率下降。一项基于 13 项有关夜尿症自然病程研究的综合分析显示，夜尿症患病率与年龄密切相关。40 岁以下成年人患病率平均为 0.4%，40～59 岁患病率平均为 2.8%，60 岁以上患病率平均为 11.5%，总平均患病率为 4.9%。每年有平均 12.1% 的患者可出现夜尿症状的自行缓解。

三、常见病因

（一）良性前列腺增生

　　BPH 是引起中老年男性排尿障碍最常见的良性疾病之一。其在解剖学上主要表现为前列腺增大，在组织学上主要表现为前列腺间质和腺体成分的增生，在尿流动力学上主要表现为膀胱出口梗阻（bladder outlet obstruction，BOO），在症状上则以 LUTS 表现为主。约有 50% 组织学诊断为 BPH 的男性伴有中度到重度 LUTS。

　　BPH 引起 LUTS 的病理生理学机制复杂。前列腺增大引起的 BOO 增加了尿流阻力，导致排尿症状。BOO 还会引起膀胱过度扩张、缺血、炎症和氧化应激，随后引起去神经超敏反应、逼尿肌特性改变和尿路上皮神经递质（如三磷酸腺苷、一氧化氮、前列腺素和乙酰胆碱）的释放。尿路上皮、神经和逼尿肌的改变及 BOO 导致了 BPH 复杂的储尿期或排尿期症状。

（二）前列腺炎和精囊炎

前列腺炎（prostatitis）是一种复杂的临床综合征。目前，美国国立卫生研究院（NIH）将前列腺炎分为 4 型：Ⅰ型为急性细菌性前列腺炎，Ⅱ型为慢性细菌性前列腺炎（chronic bacterial prostatitis，CBP），Ⅲ型为慢性非细菌性前列腺炎／慢性骨盆疼痛综合征（chronic nonbacterial prostatitis/chronic pelvic pain syndrome，CNP/CPPS），Ⅳ型为无症状的炎症性前列腺炎（asymptomatic inflammatory prostatitis）。前列腺炎可发生在男性任何年龄段。其中Ⅰ型前列腺炎往往起病急骤，症状较重，表现为包括高热、寒战、乏力等全身症状及尿频、尿急、尿道灼痛、排尿困难、下腹部或会阴胀痛等泌尿系症状，部分患者甚至出现尿潴留。慢性前列腺炎（chronic prostatitis，CP）包括Ⅱ型及Ⅲ型前列腺炎，是泌尿男科常见疾病，也是引起 LUTS 的常见病因。国内报道 CP 的患病率为 6.0%～32.9%。其主要症状分为 4 类，包括盆腔疼痛症状、LUTS、精神心理症状和性功能障碍症状。盆腔疼痛症状包括泌尿生殖区疼痛、射精痛、排尿疼痛、腹部／盆腔肌肉压痛等。CP 引起的 LUTS 较为常见，但往往比较轻微。有研究显示，CP 患者的 I-PSS 及膀胱过度活动症评分都较低，表明前列腺炎引起的 LUTS 普遍存在；但与尿路感染（urinary tract infection，UTI）相似，CP 引起的 LUTS 较轻微，LUTS 表现可能无特异性。另外，部分 CP 患者可同时伴有慢性精囊炎，或单独存在慢性精囊炎，也可出现部分 LUTS 症状。

（三）尿路感染

UTI 的症状包括泌尿生殖道相关的症状和体征，如发热、尿频、尿急、尿痛、排尿困难、脓尿等。UTI 引起的 LUTS 往往比较轻微。国内一项研究显示，UTI 患者 I-PSS 总评分、I-PSS 储尿期评分及排尿期评分均低于 BPH 和 OAB 患者。UTI 主要表现在尿路刺激症状方面，在所有因 LUTS 就诊的 UTI 患者中，有 83% 的患者存在尿频症状，存在夜尿症、尿急、尿失禁的患者分别有 70%、78%、9%，而尿路梗阻症状甚微。另有研究发现，UTI 患者 LUTS 的减轻是预测 UTI 好转的重要指标。UTI 患者的 LUTS 虽然较轻微，但其患病率高。

泌尿系特异性感染如泌尿系统结核、非淋球菌性尿道炎也可引起 LUTS。泌尿系统结核早期症状不典型，易误诊为非特异性感染，往往迁延至膀胱才出现典型的临床症状，如尿频、尿急、血尿或脓尿，可伴有低热、体重减轻、乏力和血尿等全身症状。其中无痛性尿频是多数患者出现最早和持续时间最长的症状，开始时夜间明显，逐渐转变为全天性，呈进行性加重，普通抗生素治疗无效。男性非淋球菌性尿道炎患者除尿道分泌物增多、尿痛等典型症状外，部分还存在尿频、尿急等 LUTS 症状。

（四）膀胱过度活动症

OAB 是指一组以尿急（urgency）为特征的症候群，常伴有尿频和夜尿症状，伴或不伴急迫性尿失禁（urge urinary incontinence，UUI），同时没有证据提示 UTI 或其他明确的病理改变。OAB 在尿流动力学上可表现为逼尿肌过度活动（detrusor overactivity，DO），也可表现为其他形式的尿道 - 膀胱功能障碍。OAB 是 LUTS 的一部分。OAB 仅表现为储尿期症状，而 LUTS 既包括储尿期症状，也包括排尿期症状和排尿后症状。

OAB 的症状常是由于逼尿肌在充盈期不自主收缩导致，这些不自主收缩称为DO，是由乙酰胆碱激活的膀胱毒蕈碱受体所介导而产生。据估计，64% 的 OAB 患者有尿流动力学证实的 DO，83% 的 DO 患者提示有 OAB 症状。OAB 可能是一个与性别无关的多因素参与过程，既有膀胱局部结构和功能的改变，也有全身性因素如心血管、代谢和内分泌因素的影响。

（五）夜尿症

夜尿症（nocturia）是一种极为常见的临床症状，是指夜间排尿超过 1 次。其特征是在主要睡眠期需要醒来排尿，每次排尿后都会进入睡眠或有意睡眠。年轻人夜间排尿量超过 24 h 总尿量的 20%，老年人夜间排尿量超过 33%，则定义为夜间多尿症（nocturnal polyuria，NP）。NP 是老年男性夜尿症的重要影响因素之一。过量饮水、抗利尿激素的昼夜节律缺乏，以及应用利尿药是夜间尿量增加的重要原因。夜尿增多相关的 LUTS 在老年男性中更为普遍。此外，老年男性储尿期症状发生的原因还与膀胱容量下降及继发性病理变化有关，如 BOO 引起的膀胱过度活动。夜间尿量过多、膀胱容量下降、OAB 均可导致夜尿症。

（六）神经源性膀胱

神经源性膀胱（neurogenic bladder，NB）是由于调控膀胱功能的各级神经控制机制出现紊乱而导致的逼尿肌收缩亢进或逼尿肌收缩乏力，甚至无收缩等下尿路功能障碍，通常具有较为明确的神经病变证据。各级神经病变都有可能引起神经源性下尿路功能障碍；排尿反射通路的任何部位受损，都将导致储尿和排尿功能障碍。根据神经病变的程度及部位不同，NB 有不同的临床表现，除了引起 LUTS 外，还可能导致多种长期并发症，甚至肾功能衰竭。

（七）逼尿肌功能低下

逼尿肌功能低下（detrusor underactivity，DUA）是引起 LUTS 的常见原因之一。DUA 定义为"膀胱逼尿肌收缩强度和 / 或持续时间减少，导致膀胱排空时间延长和 / 或无法在正常时间内实现膀胱完全排空"。DUA 除了能导致尿潴留、反复 UTI 和肾损害等不良影响外，还可能导致众多排尿期和储存期的 LUTS 症状。在尿动力学诊断为DUA 的男性中，超过一半的患者具有包括夜尿症、日间排尿频率增加和急迫感在内的储尿期 LUTS 症状；同样，超过一半的患者报告了排尿期 LUTS 症状；43% 的患者报告有排空不全的感觉，几乎所有男性患者报告了排尿滴沥症状。

（八）尿道狭窄

外伤、医源性损伤及 UTI 是引起尿道狭窄最常见的 3 个病因。尿道狭窄患者最常见的症状是 LUTS、尿潴留或 UTI，但也可能存在其他更广泛的症状和体征，包括泌尿生殖系统疼痛、血尿、脓肿、射精功能障碍或肾功能衰竭。患者常会出现典型的LUTS 症状，如尿线变细、排尿费力、排尿缓慢、夜尿症、尿频和排尿不尽等。另外，相当高比例的尿道狭窄患者将经历需要泌尿外科急诊处理的严重并发症，如急性尿潴留、导尿困难、或尿道周围脓肿等。

（九）膀胱肿瘤

血尿是膀胱癌最常见的症状，多数患者以无痛性肉眼血尿为首发症状，但部分膀胱癌患者可以尿频、尿急和尿痛为首发症状，常与弥漫性原位癌或肌层浸润性膀胱癌有关。有 LUTS，尤其是排尿刺激症状的患者，应考虑到原位癌的可能性。若膀胱肿瘤侵犯膀胱颈口或后尿道，可引起 BOO，导致排尿困难。与没有 LUTS 的男性相比，有严重 LUTS 的男性患膀胱癌的风险高 64%，同时，存在排尿和储尿功能障碍的男性患膀胱癌的风险显著升高。在新诊断的膀胱癌患者中，LUTS 作为唯一临床症状的比例为 4.1%，提示医师在评估不明原因的 LUTS 患者时，应排除潜在的膀胱癌可能。存在中重度 LUTS 的非肌层浸润性膀胱癌患者有更高的复发率。

（十）输尿管下段结石和膀胱结石

输尿管下段结石是泌尿外科常见疾病，占输尿管结石的 50% 以上。输尿管下段结石，尤其是膀胱壁内段或嵌顿于膀胱开口部位结石，可刺激膀胱三角区自主神经，导致出现以尿频、尿急、尿痛为主的 LUTS。临床上，约 1/3 的输尿管下段结石患者体外碎石后出现膀胱刺激症状，其中大多为男性。输尿管下段结石有时表现为以下腹部疼痛为主，伴轻微 LUTS，男性患者易被误诊为前列腺炎进行治疗，从而造成病情延误，导致肾功能损害。临床上，膀胱结石易引起膀胱尿路上皮尤其是膀胱三角区黏膜水肿、充血等，导致明显的尿频、尿急症状。排尿时，若膀胱结石堵塞尿道内口，可引起典型的排尿中断及尿痛症状。

（十一）膀胱异物

下尿路异物并不少见，各种材料如电线、塑料、笔杆、安全针、磁珠等均有报道。引起下尿路异物的原因有心理因素、医源性因素、外伤性因素等。心理因素包括异常的冲动、精神疾病、人格障碍、性好奇、醉酒后性行为、儿童好奇心等将异物插入尿道。医源性因素如在因盆腔手术、膀胱手术或前列腺手术中，将丝线、纱布及其他异物遗留于膀胱内；输尿管结石术后双 J 管脱落至膀胱内；导尿管断入膀胱内；疝气补片侵蚀到膀胱内等。外伤性因素如子弹等进入膀胱。下尿路异物最常见的是与性相关的因素，如手淫或其他形式的异常性嗜好。患者受异物刺激多表现为 LUTS，但有时也可出现严重的血尿和尿潴留。

（十二）精神心理异常

研究发现，LUTS 人群中存在焦虑情绪的现象较为普遍，这也会造成患者 LUTS 的进一步恶化。其原因可能是焦虑通过精神 - 神经递质 - 神经这一循环路径对泌尿系统产生影响。自主神经系统调节紊乱时，会增高盆底和尿道括约肌交感神经的兴奋度，造成尿道压力增大，导致逼尿肌不能有效运作，进而加重排尿困难。适当地干预焦虑，降低患者的焦虑程度，能够有效地促进患者 LUTS 的恢复。

（十三）其他

除以上常见疾病外，一些临床少见疾病亦可导致男性 LUTS。

1. 间质性膀胱炎 / 膀胱疼痛综合征（interstitial cystitis/bladder pain syndrome，IC/BPS）是一种非细菌性膀胱炎症，伴尿频、尿急、尿痛，部分患者膀胱镜下可见膀胱内 Hunner 溃疡（膀胱内散在出血点）。

2. 腺性膀胱炎　是一种少见的特殊的膀胱移行上皮化生性和增殖性病变，病变源于布鲁恩巢（Brunn 巢）。Brunn 巢中心发生囊性变，囊腔被覆可分泌黏液的移行上皮，继而导致腺性膀胱炎。临床多表现为尿频、尿急及排尿困难等 LUTS。

3. 盆腔脂肪增多症　为乙状结肠和膀胱周围脂肪增多导致乙状结肠和膀胱固定和变形。主要见于男性，临床表现为尿频、尿急及排尿困难，并可继发对称性上尿路扩张积水，损害肾功能。本病具有典型三联征，即膀胱变形伸长、位置抬高、输尿管向正中移位。

4. 肛周脓肿　是肛肠疾病中与男性 LUTS 相关的常见病。多见于 30～50 岁的中青年男性。因直肠位于盆腔，当肛周脓肿位置较深、脓腔较大时，可出现诸如排尿费力、尿频等 LUTS。虽然男性肛周脓肿可出现 LUTS，但疼痛和发热仍是患者最主要症状，其往往掩盖男性 LUTS。

5. 盆腔动脉硬化　是随着年龄增长而出现的一种非炎症性血管病变，可使动脉管壁增厚、变硬，失去弹性、管腔狭窄。盆腔动脉硬化可导致前列腺腺泡细胞和间质细胞的凋亡、减少和各种生长因子的过度表达。随着病变的进展，可出现尿频、尿急及排尿困难等 LUTS。

6. 中枢神经系统（包括脑和脊髓）的病变　可引起调控膀胱功能的各级神经控制机制出现紊乱，导致逼尿肌收缩亢进或乏力甚至无收缩等 LUTS。不同部位病变引起的 LUTS 可有差异，常可表现为尿频、尿急、排尿困难、尿失禁等。

四、发病机制

男性 LUTS 的病理生理学机制相当复杂，并未完全阐明，其中涉及调控前列腺、尿道和膀胱的神经网络，以及对下尿路结构起支持作用的盆腔神经和血管网络。现有研究认为引起 LUTS 的可能机制如下。

（一）信号通路改变

1. NO/cGMP 活性下降　一氧化氮（NO）对下尿路的平滑肌张力有普遍性的抑制作用，故 NO 缺乏可能是引起 LUTS 的原因之一。BPH 患者前列腺局部的氮能神经支配减少，从而抑制 NO 介导的前列腺平滑肌松弛，这也可能是导致 LUTS 的病理生理机制之一。NO/cGMP 信号通路在逼尿肌中的作用尚未完全阐明，但在动物模型中，抑制 NO 合成、加快 NO 清除、抑制可溶性鸟苷酸环化酶及敲除 cGMP 的作用介质（PKG-1），均可引起膀胱活动性增加。此外，NO/cGMP 通路也能影响平滑肌细胞的增殖，前列腺和膀胱平滑肌细胞过度增殖也可能是导致 LUTS 的原因之一。

2. Rho 激酶活性升高　前列腺、尿道和膀胱颈平滑肌的松弛减弱，导致膀胱出口阻力增加，部分原因是钙致敏的 RhoA/Rho 激酶（ROCK）通路激活增加，通过调节肌球蛋白磷酸酶的活性介导平滑肌收缩。盆腔缺血和 / 或动脉粥样硬化与 ROCK 通路上调有关，该通路上调被认为在调节尿道、膀胱的张力和收缩，以及膀胱的不自主收缩中起重要作用。

（二）激素及其受体的变化

1. 性激素及其受体的变化　雄激素可通过多种途径导致前列腺增生，进而导致 LUTS，而外周芳香化酶还可以将睾酮转化为雌激素。睾酮可以增加前列腺体积，还可作用于膀胱逼尿肌的相关受体，影响膀胱功能；而雌激素可以促进前列腺间质细胞的有丝分裂和基质生长。这些激素间的相互作用最终引起膀胱出口结构的改变，从而导致 LUTS。

2. 下丘脑 - 垂体 - 肾上腺轴（hypothalamic-pituitary-adrenal axis，HPA）激素及其受体的变化　精神心理因素与 LUTS 关系密切，下丘脑分泌的促肾上腺皮质激素释放因子（corticotropin releasing factor，CRF）与其在中枢及脊髓的受体结合后可调控应激反应介导的躯体反应，如盆腔痛觉过敏。有研究认为，在 LUTS 患者中，肾上腺能张力增加和下丘脑 - 垂体轴可介导产生抑郁，而反过来，应激反应诱导的抑郁等情绪因素可激活 CRF 途径，从而通过该途径影响膀胱的功能。近年来，已经鉴定出 2 种 CRF 受体，均可能在 LUTS 中发挥作用。CRF 受体 1（CRFR-1）存在于多个脑区，尤其在脑桥排尿中枢（pontine micturition center，PMC）中有高表达；CRF 受体 2（CRFR-2）由尿皮质素（urocortin）激活，并被证实存在于排尿中枢通路和膀胱尿路上皮。CRF/CRFR-1 系统主要参与应激时的中枢行为和排尿变化，而尿皮质素 / CRFR-2 系统主要介导先天免疫反应和膀胱敏感性的变化。

（三）神经兴奋性改变

1. 交感神经过度活跃　研究表明，交感神经系统过度活跃与 BOO 相关的 LUTS 之间存在重要关联。交感神经系统的过度活跃可导致前列腺和膀胱颈平滑肌张力升高，而 α- 肾上腺素能受体（α1-AR）阻滞剂可通过抵消这种影响发挥治疗作用。此外，交感神经系统在调节前列腺生长方面也发挥明确作用。研究发现，儿茶酚胺升高可以降低小鼠前列腺细胞的凋亡率。

2. 传入神经活动增强　有关尿道和前列腺的传入神经活动对 LUTS 的影响少有报道，而膀胱的传入神经通路在 LUTS 发病中的重要作用已被证实。在社会性应激动物模型中的研究证实膀胱传入神经的兴奋性增高，而这种改变可被一种瞬时受体电位香草醛 1（TRPV1）的拮抗剂所逆转，表明传入神经兴奋性增高是精神应激导致 LUTS 的重要机制之一。膀胱的传入神经支配主要是通过小的有髓（Aδ）和无髓（C 纤维）轴突对化学和机械刺激产生反应。膀胱的传入神经元能合成 NO 和其他神经递质及炎症因子，并且传入神经的支配程度或传入神经反应性的改变都可能导致 LUTS。研究发现，伴有 OAB 症状的 BOO 患者尿液中的神经生长因子（nerve growth factor，NGF）水平显著升高，而动物实验表明内源性 NGF 抗体可抑制膀胱感觉神经元的肥大和脊髓传入投射的增加。

（四）其他机制

1. 下尿路动脉粥样硬化和缺血　BPH、LUTS 与动脉粥样硬化危险因素如高血压、糖尿病和心脏病之间存在着很强的相关性。导致下尿路血管功能障碍的可能因素之一是与年龄相关的 eNOS 信号通路的下调；另一个可能机制是下尿路缺血导致的缺氧诱导因子（hypoxia inducible factor，HIF）途径的激活，引起前列腺腺泡细胞和间质细胞的凋亡减少和各种生长因子的过度表达，进而引起 BPH 并出现 LUTS。

2. 炎症　慢性炎症是 BPH/LUTS 和心血管疾病公认的共同危险因素，也是抑郁症和 LUTS 的共同病理生理机制。临床研究表明，慢性心理应激可以诱导中枢神经系统和周围神经系统产生慢性炎症，而产生的炎症因子可通过交互作用进入大脑，并通过影响中枢 5- 羟色胺能通路，上调 HPA 通路及降低副交感神经的活动性而影响排尿中枢。Steers 等推测 5- 羟色胺合成缺陷与抑郁和排尿功能障碍的发生相关。尽管炎症的来源仍有争议，但炎症及随后诱导产生的生长因子和细胞因子在促进前列腺平滑肌细胞生长中具有重要作用。其中，IL-8 被认为是炎症对前列腺内皮细胞和基质细胞增殖产生影响的关键介质。

3. 中枢神经系统病变　研究证实，前内侧额叶皮质损伤或退化是导致阿尔茨海默病患者抑制功能丧失、逼尿肌过度活跃的机制之一。此外，研究发现，帕金森病患者的几个特定皮质区域的厚度和体积与 LUTS 的严重程度显著相关，并且这些皮质区域，特别是楔前皮质区的萎缩，可能是帕金森病患者并发 LUTS 的潜在机制。

五、男性下尿路症状与勃起功能障碍

随着男性老龄化进程的加快，LUTS 和 ED 的患病率均显著升高，两者严重影响男性的生活质量。现有流行病学资料显示，LUTS 和 ED 是与年龄相关的共存疾病。50 岁以上男性性活跃度（性交频率）和 LUTS 的严重程度成负相关；同时，超过 49% 的男性出现不同程度的 ED，其 IIEF 评分与 I-PSS 评分呈反比。

目前 LUTS 与 ED 之间的病因关联尚未证实，但两者在临床发病方面存在紧密的联系。两者共同的病理生理机制可能与 NO/cGMP 信号通路异常、盆底神经及血管功能紊乱、性激素变化及慢性炎症等有关。阴茎、膀胱及前列腺组织均存在 NO/cGMP 系统。当疾病导致 NO/cGMP 系统紊乱，组织内 eNOS、nNOS 减少，导致阴茎海绵体功能受损，前列腺及膀胱组织平滑肌松弛受抑制，进而导致 ED 和 LUTS 的发生。老龄、吸烟及 MS 可引起盆腔神经和血管内皮功能降低，诱发盆底动脉硬化和自主神经活性紊乱，导致动脉供血不足和组织低氧损伤，阴茎、膀胱与前列腺组织平滑肌功能改变，最终出现 LUTS 和 ED。慢性炎症和性激素的变化同样会导致前列腺及阴茎的血管和神经组织异常，诱发 ED 和 LUTS。上述相关机制的研究结果提示，男性 LUTS 和 ED 之间可能互为危险因素。

尽管许多 LUTS 男性患者共患 ED，但由于患者羞于启齿，或就诊意识缺乏，或医师疏于深入询问，临床对 LUTS 和 ED 共病患者的全面认识、准确诊断评估和联合治疗方面远不充分。为此，临床医师应进一步重视评估中老年 LUTS 患者的 ED 情况，同时注意评估 ED 患者的 LUTS 情况。在诊断与评估过程中，除了常规进行 I-PSS 和 IIEF 评分外，MS、心血管疾病及某些影响两者的药物因素等同样需要关

注。治疗 LUTS 的同时，应考虑其可能伴随的 ED 问题，从而同时针对 ED 采取某些药物或非药物的干预，如规律应用 5 型磷酸二酯酶抑制剂（phosphodie-sterase type 5 inhibitor，PDE5i）、减肥和增加运动等，最终使患者在两方面均能获益。如果选择药物或手术治疗 LUTS/BPH，同时应考虑治疗方案本身对勃起功能产生的直接或间接影响。

六、诊断评估

（一）病史和症状评估（推荐）

首先，详细询问患者具有哪些 LUTS 表现及持续时间；其次，询问患者是否存在相关伴随症状，如有无尿痛、有无勃起功能下降、能否完成性生活、有无性欲减退、射精障碍等，以及有无精神心理状态异常，尿量、尿液颜色改变等；最后，询问患者既往病史，如有无盆腔手术或外伤史，有无糖尿病、高血压、血脂异常等 MS 病史，有无性传播疾病、神经系统疾病、与夜尿症有关的心脏疾病、精神心理疾病病史，有无服用影响膀胱出口功能或导致 LUTS 的药物史等；另外，还应了解患者的生活饮食习惯。

对患者主观症状及感受的评估可以借助相关量表进行。I-PSS 是目前国际公认的判断患者 LUTS 严重程度的最佳手段，是 LUTS 严重程度的主观反映（表 18-2），它与最大尿流率、残余尿量（post-voiding residual，PVR）及前列腺体积无明显相关性。生活质量（quality of life，QoL）评分是了解患者对其目前 LUTS 的感受，其主要关心的是患者受 LUTS 困扰的程度及是否能够忍受，故又称为困扰评分（表 18-3）。以上两种评分可帮助医师更好地了解患者的疾病状态，但其局限性是缺乏对尿失禁、排尿后症状及每个单独症状引起的困扰的评估。国际尿失禁咨询委员会男性下尿路症状量表（international consultation on incontinence modular questionnaire for male lower urinary tract symptoms，ICIQ-MLUTS）是根据 ICS 男性调查问卷表创建。该表含有 13 个项目，具有夜尿症和 OAB 的分量表，包括尿失禁问题和每个症状的烦恼，是一个得到广泛使用并获得验证的患者问卷表（表 18-4）。

表 18-2 国际前列腺症状评分（I-PSS）

在过去 1 个月中有无以下症状？	没有	在 5 次中少于 1 次	少于半数	大约半数	多于半数	几乎每次	评分
1. 是否经常有尿不尽感？	0	1	2	3	4	5	
2. 两次排尿间隔是否<2 h？	0	1	2	3	4	5	
3. 是否经常有间断性排尿？	0	1	2	3	4	5	
4. 是否经常出现憋尿困难？	0	1	2	3	4	5	
5. 是否经常出现尿线变细？	0	1	2	3	4	5	
6. 是否经常需要用力才能开始排尿？	0	1	2	3	4	5	
7. 从入睡到早起需要起来排尿几次？	0	1次	2次	3次	4次	>4次	
	0	1	2	3	4	5	
I-PSS=							

I-PSS 患者分类如下：（总分 0～35 分）轻度症状 0～7 分；中度症状 8～19 分；重度症状 20～35 分。

表 18-3　生活质量（QoL）评分

	高兴	满意	大致满意	还可以	不太满意	苦恼	很糟
如果在您今后的生活中始终伴随现有的排尿症状，您认为如何？	0	1	2	3	4	5	6

QoL 评分＝

表 18-4　国际尿失禁咨询委员会男性下尿路症状量表（ICIQ-MLUTS）

在过去 1 个月中有无以下症状？	从来没有	偶尔	有时	多数时候	每次	评分
V1. 你是否需要延迟时间才能开始排尿？	0	1	2	3	4	
V2. 你必须用力才能继续排尿吗？	0	1	2	3	4	
V3. 你描述你的尿流的强度是	正常	偶尔降低	有时降低	多数时候降低	每次降低	
	0	1	2	3	4	
V4. 你排尿时是否不止一次停止和开始？	0	1	2	3	4	
V5. 排尿后，你是否常感到膀胱没有完全排空？	0	1	2	3	4	
排尿症状评分（V1~V5）总分						
I1. 你必须匆忙赶到厕所排尿吗？	0	1	2	3	4	
I2. 你上厕所前会有流尿吗？	0	1	2	3	4	
I3. 咳嗽或打喷嚏时你会流尿吗？	0	1	2	3	4	
I4. 你是否有无缘无故流尿，且没有感到想去排尿？	0	1	2	3	4	
I5. 你睡觉期间会流尿吗？	0	1	2	3	4	
I6. 在你排尿完毕并穿好衣服数分钟后，你的裤子是否常会被轻微弄湿？	0	1	2	3	4	
控尿症状评分（I1~I6）总分						
频率						
你白天多久排尿一次	每 4 小时或以上	每 3 小时	每 2 小时	每 1 小时		
	0	1	2	3		
夜尿						
在晚上，你平均要起床小便多少次？	0 次	1 次	2 次	3 次	4 次或以上	
	0	1	2	3	4	
生活质量（QoL）						
总的来说，你的排尿症状对你的生活有多大影响？	一点也不	有一点	有一些	很大影响		
	0	1	2	3		

我们想了解你的泌尿系统症状，非常感谢你能帮我们填写这张问卷调查表。

根据您在过去 1 个月内所经历过的症状，回答下列每个问题。

你出现某一症状的频率：

偶尔＝出现症状的频率占总频次的比例少于 1/3；

有时＝出现症状的频率占总频次的比例为 1/3~2/3；

多数时候＝出现症状的频率占总频次的比例超过 2/3；

请在每个问题的一个方框内打勾或填写分数。

频率 - 尿量表（frequency-volume chart，FVC）和膀胱日记（bladder diary，BD）是评估 LUTS 类型和严重程度最简单有效的方法。FVC 记录排尿时间和尿量；BD 除记录排尿时间和尿量外，还记录摄入液体量、尿失禁发生时间、尿垫使用情况、尿急程度、尿失禁程度等，用于更加详细评估膀胱功能。FVC/BD 可获取排尿频率、最大尿量、夜间尿量、夜尿次数、24 h 尿量、日间排尿次数、漏尿情况、遗尿情况等临床数据，有助于将症状病因大致归类、诊断和评估病情，还可用于评估 LUTS 治疗效果和了解排尿异常的病情进展情况。FVC/BD 应在侵入性尿动力学检查前进行，推荐采用 3 天或 7 天的 FVC 评估 LUTS 患者的排尿症状。对有显著储尿期和夜尿症状的 LUTS 患者进行评估，推荐采用至少 3 天的 BD。

（二）体格检查（推荐）

在病史采集的基础上，应对患者进行深入细致的体格检查，发现患者重要阳性体征，获得可靠真实完整的体检信息。

1. 外生殖器检查　需注意排除尿道外口狭窄或其他可能影响排尿的疾病（如包茎、阴茎肿瘤等）。

2. 局部神经系统检查（包括运动和感觉）　肛周和会阴外周神经系统的检查以提示是否存在神经源性疾病导致的神经源性膀胱功能障碍。

3. 直肠指诊（digital-rectal examination，DRE）　需在膀胱排空后进行，可以了解前列腺的大小、形态、质地、有无结节及压痛、中央沟是否变浅或消失，以及肛门括约肌张力情况。DRE 还是前列腺癌筛查的重要手段之一，也可了解患者有无肿瘤、狭窄、痔疮、肛裂等肛肠疾病。

（三）实验室检查

主要包括尿液分析（推荐）、血清 PSA 检测（50 岁以上推荐）、肾功能检测（可选）等。

尿液分析用于评估患者是否有泌尿道感染、镜下血尿、糖尿病、蛋白尿等导致 LUTS 的病因或相关合并症，是评估 LUTS 的必备基本检查。

血清 PSA 水平对前列腺体积、前列腺的增长情况、前列腺症状变化、生活质量及最大尿流率均有良好预测作用，并可作为前列腺癌早期筛查指标。血清 PSA 指标可能改变男性 LUTS 患者的治疗策略，推荐 50 岁以上的 LUTS 患者常规行血清 PSA 检测。

约 11% 的 LUTS 患者合并肾功能不全。在有 BOO 症状和体征的 LUTS 患者中，肾功能不全的发生率较一般 LUTS 患者高。肾功能不全可能导致术后并发症增加。对于存在肾功能损害病史及相关因素或存在肾积水，或需要接受手术治疗的男性 LUTS 患者，推荐进行肾功能检测。

（四）辅助检查

1. 尿流率测定（可选）　尿流率测定是一种最基本的无创尿动力学检查，广泛用于下尿路整体功能的评估。重要参数包括最大尿流率（Q_{max}）、排尿量和尿流曲线类型。当排尿量＞150 ml 时，尿流率测量参数较为准确。同时，由于 Q_{max} 的个体差异和容量依赖性，至少应获得 2 次尿流率测定。Q_{max} 降低可能由于 BOO、逼尿肌活动低下或膀胱充盈不足等多种因素引起，因此，尿流率测定用于诊断 BOO 的敏感性及特异性均较低，单独应用不适用于 BOO 的准确判断。但 Q_{max} 可作为男性 LUTS 治疗前后评估疗效的一项客观指标。

2. PVR 测定（可选）　PVR 增加可能是 BOO 和 / 或逼尿肌功能不良所致。经腹超声监测膀胱 PVR 的变化有助于预测急性尿潴留的发生，这对于使用抗毒蕈碱药物治疗的 LUTS 患者特别重要。较高的膀胱 PVR 基础值预示症状进展的风险较高，且对药物治疗及观察等待的反应较差。以 PVR 50 ml 作为临界值时，准确诊断 BOO 的阳性预测值为 63%，阴性预测值为 52%。由于 PVR 增多还可能由膀胱逼尿肌功能不良引起，因此，PVR 增多与 BOO 并不一定存在必然关系。

3. 影像学检查（可选）　超声是一项简单便捷、经济实用的影像学检查，可用于泌尿系统、腹膜后、膀胱 PVR 及前列腺的评估。推荐 LUTS 患者在接受治疗前，使用经直肠超声评估前列腺体积及形态，并对前列腺中叶进行评估，从而指导治疗方式的选择。客观条件不具备时可行经腹前列腺超声检查。对于膀胱 PVR 过多、血尿、有泌尿系结石病史的 LUTS 患者，推荐行上尿路超声检查。

膀胱尿道造影不推荐用于 LUTS 患者的常规诊断，但它可能有助于膀胱输尿管反流、膀胱憩室或尿道病变的检测。

逆行尿道造影可用于评估可疑的尿道狭窄。在 LUTS 患者的上尿路评估中，静脉肾盂造影并不比超声更具优势，不推荐 LUTS 患者常规行静脉肾盂造影检查。

CT 和 MRI 费用较高，不推荐在 LUTS 患者中常规应用。

4. 膀胱尿道镜检查（可选）　对于有镜下或肉眼血尿史、尿道狭窄史（或相关危险因素，如尿道炎、尿道损伤、尿道器械操作或尿道手术史等）、可疑膀胱肿瘤伴有 LUTS 的患者，在诊断评估时应行膀胱尿道镜检查。一项对 492 例患有 LUTS 的老年男性患者的研究发现，其膀胱尿道镜下表现（膀胱小梁和尿道梗阻程度）与尿动力学参数、逼尿肌过度活动和膀胱顺应性降低之间具有关联。但值得注意的是，15% 的膀胱镜检查正常患者存在 BOO；8% 的患者没有梗阻存在，镜下却存在严重小梁形成。

5. 尿动力学检测（可选）　尿动力学检测需要经尿道放置测压管，为侵入性有创检查，因此，该检查通常只在非手术治疗失败后的患者中应用。大多数膀胱尿道功能状态异常可通过尿动力学检查确定。在男性 LUTS 中，最常用的尿动力学技术是充盈期膀胱压力 - 容积测定和压力 - 流率测定，是评估膀胱尿道储存和排空尿液功能状态的"金标准"。如 OAB 患者以储尿期的尿急症状为主，通常表现为白天尿频、夜尿增多和 / 或急迫性尿失禁。该类患者可通过其尿动力学检测显示逼尿肌过度活动而判断，即在充盈期存在逼尿肌的不自主收缩。压力 - 流率测定是鉴别 BOO 存在的主要依据，并可分辨 DUA 与 BOO。BOO 主要表现为排尿时逼尿肌压力升高和尿流率减低，而 DUA 表现为排尿时逼尿肌压力降低并伴有低尿流率。如果患者没有 BOO 但有严重的 LUTS，其不太可能从减轻出口梗阻的有创治疗中获益。因此，建议对此类 LUTS 患者进一步详细评估其导致 LUTS 的潜在原因，从而进行针对性治疗。

对于复杂的主要存在排尿期 LUTS 和 $Q_{max}>10$ ml/s 的男性患者是否应进行压力流率测定，目前尚无共识。需要强调的是，对于神经系统疾病患者，包括有盆腔根治性手术史的患者、怀疑神经源性下尿路功能障碍患者需要进行尿动力学评估。对于 Q_{max} 大于 10 ml/s 的男性，建议在有创治疗前进行这些研究。如果 $Q_{max}<10$ ml/s，则可能发生 BOO，不是必须进行压力流率研究。

影像尿动力学检测主要是指间歇同步 X 线成像和造影剂填充膀胱压力-容积测定和压力-流率测定。膀胱充盈时，影像学检查通常在后前轴进行，可显示膀胱形态、膀胱输尿管反流或盆底活动。排尿时，通常使用 45° 侧位投影，可显示 BOO 的确切位置。当对排尿期 LUTS 的发生原因不确定时，可使用影像尿动力学检测。

6. 盆底神经电生理（可选）　LUTS 的发生发展与盆底功能障碍（pelvic floor dysfunction，PFD）密切相关，常伴随着盆底神经肌肉损伤。神经病变如脊髓损伤、马尾综合征、周围神经病变；系统性疾病，如帕金森综合征、多系统萎缩，以及高龄等均可引起 PFD。目前，PFD 的诊断主要依靠盆底超声、盆底肌电等技术。其中，盆底神经电生理变化与 PFD 密切相关，并且 PFD 在出现临床症状之前，盆底神经电生理功能可能已经发生变化。因此，盆底神经电生理的评定对于 PFD 和 LUTS 的早期诊断、鉴别诊断、治疗和预后判断均有重要意义。神经电生理检测技术包括：①同心圆针肌电图；②单纤维肌电图；③表面肌电图；④神经传导速度检测；⑤体感诱发电位；⑥延迟反应（如 F 波）和反射活动（H 反射、骶反射等）。

（五）多学科诊治（multi-disciplinary treatment，MDT）（可选）

在初步评估患者病情后，如患者病因、病情复杂，涉及多个系统的复杂、疑难疾病，应充分发挥 MDT 的优势，全面评估患者病情，为患者提供个性化、精准化的科学诊疗方案。

七、治疗

男性 LUTS 的病因众多，发生发展过程各异，对应的发病机制、临床表现和治疗方法可能也迥然不同。因而，通常应根据患者的临床症状结合相关检查，对其原发病因做出分析判断。如为泌尿生殖系统感染、前列腺增生、尿道狭窄、泌尿系肿瘤、结石、异物等明确的病因所致，应首先针对原发病进行药物或手术治疗；如不能明确病因或缺乏有效手段去除病因，则主要根据其症状严重程度选择观察等待、药物或手术治疗。男性 LUTS 的基本评估流程见图 18-1。

（一）观察等待（watchful waiting）

男性 LUTS 患者经过全面系统检查后通常可以明确病因和其严重程度。在排除感染、肿瘤、结石、异物、尿潴留和肾损伤等情况下，对于轻度 LUTS（I-PSS≤7）或中度以上 LUTS（I-PSS≥8）但生活质量尚未受到明显影响的大多数患者来说，观察等待是一种可选择的合适处理方式。对于部分严格选择的前列腺癌患者亦可以考虑观察等待。绝大多数轻中度 LUTS 患者症状可以保持多年稳定，仅有极少比例会进展，出现急性尿潴留、肾功能不全或形成结石等并发症。观察等待并非完全不干预，其主

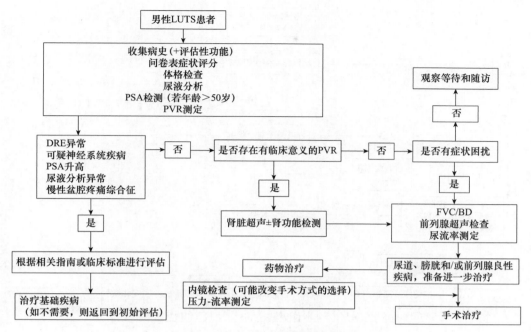

图 18-1　男性 LUTS 患者评估流程

注：LUTS. 下尿路症状；PSA. 前列腺特异性抗原；PVR. 残余尿量；DRE. 直肠指诊；
FVC. 频率-尿量表；BD. 膀胱日记。

要内容包括患者教育和定期随访监测等。其具体随访监测内容和周期因 LUTS 病因和严重程度不同而不同。定期随访监测的内容一般为初始评估内容，目的主要是了解患者的病情演变情况，尤其要关注有无疾病进展、是否出现相关并发症、是否具有药物或外科干预适应证，以便及时给予恰当治疗。困扰症状和 PVR 增加是观察等待失败的最强预测因子。

（二）药物治疗

基于 LUTS 存在储尿期、排尿期及排尿后三组症状，故应根据不同患者的主要症状特征，针对性地选择治疗药物和组合方案。以改善储尿期症状为主的药物有 M 受体拮抗剂、β_3 受体激动剂、抗菌药物、抗利尿激素类似物等；以改善排尿期症状为主的药物主要有 α 受体阻滞剂、5α- 还原酶抑制剂（5α-reductase inhibitor，5-ARI）、PDE5i、植物制剂等。同时，α 受体阻滞剂、M 受体拮抗剂及植物制剂等均可改善排尿后症状。故临床常需要根据患者的症状特征和不同药物的作用特点进行综合考虑和个性化选择，并根据用药后效果进行方案调整。男性 LUTS 的非手术治疗流程见图 18-2。

1. α 受体阻滞剂　目前临床应用的药物主要为选择性 α_1 受体阻滞剂（多沙唑嗪、阿夫唑嗪、特拉唑嗪）及高选择性 α_1 受体阻滞剂（坦索罗辛、萘哌地尔、赛洛多辛）。α_1 受体阻滞剂治疗后数小时至数天即可改善症状。α_1 受体阻滞剂不影响前列腺体积和血清 PSA 水平，不能减少急性尿潴留的发生，但急性尿潴留 BPH 患者接受 α_1 受体阻滞剂治疗后成功拔除导尿管的机会明显增高。α_1 受体阻滞剂在不同年龄段的患者中疗

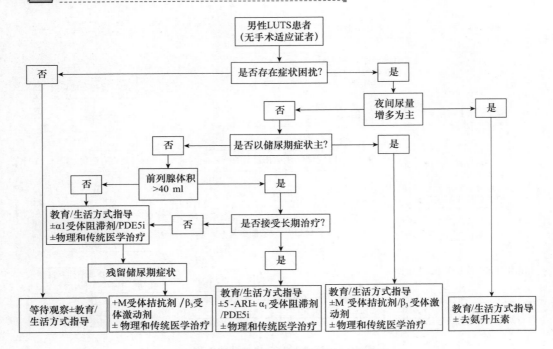

图 18-2　男性 LUTS 患者非手术治疗流程

注：LUTS. 下尿路症状；PDE5i. 5 型磷酸二酯酶抑制剂；5-ARI. 5α- 还原酶抑制剂。

效相似。常见不良反应有头晕、头痛、乏力、困倦、直立性低血压、射精异常等。直立性低血压更容易发生在老年、伴有心血管疾病或同时服用血管活性药物的患者中。服用 α_1 受体阻滞剂的患者接受白内障手术时可能出现虹膜松弛综合征。

2. M 受体拮抗剂　国内常用的 M 受体阻滞剂有托特罗定、索利那新、丙哌维林。在患有中度至重度 LUTS 且主要有膀胱储尿期症状的患者中，M 受体拮抗剂单一疗法可显著改善尿急、UUI 和 24 h 的排尿频率。M 受体拮抗剂可增加 PVR，应严密随访治疗过程中 PVR 的变化。在基线 PVR ＜150 ml 时，急性尿潴留少见。M 受体拮抗剂对 PSA 水平＜1.3 ng/ml（前列腺较小）男性的获益可能更多。不良反应包括口干、头晕、便秘、排尿困难和视物模糊等。对于 PVR ＞150 ml 的患者，M 受体拮抗剂应慎重应用，逼尿肌收缩无力时不能应用。尿潴留、胃潴留、闭角型青光眼及对 M 受体拮抗剂过敏者禁用。应用 M 受体拮抗剂治疗过程中应严密随访 PVR 和 I-PSS 的变化，如排尿期 LUTS 症状加剧应及时停药。

3. β_3 受体激动剂　米拉贝隆是首个被 FDA 批准的用于治疗 OAB 的 β_3 受体激动剂，其可以显著改善储尿期 LUTS，如尿频、尿急及 UUI 症状。米拉贝隆有良好的安全性和耐受性。米拉贝隆 25 mg 对于 80 岁以上且有多种合并症的患者是安全的。对于年龄＞65 岁的患者，米拉贝隆的耐受性优于抗毒蕈碱药。与米拉贝隆 25 mg 单药治疗相比，索利那新 5 mg 和米拉贝隆 25 mg 联合治疗可提高疗效，但同时增加了不良事件发生率。常见不良反应包括高血压、头痛及鼻咽炎。米拉贝隆禁用于未控制的严重高血压患者，服药期间应监测血压。

4. 抗菌药物 对于 UTI 引起的 LUTS，应使用抗菌药物治疗。常用的一线治疗可选择左氧氟沙星或第二、三代头孢菌素。绝大多数急性非复杂性膀胱炎患者经短程疗法治疗后，尿菌可转阴，LUTS 症状可消失。治疗期间宜多饮水。

5. 抗利尿激素类似物 醋酸去氨升压素是一种抗利尿激素类似物，可用于夜尿增多症的治疗。常用剂量为 0.2～0.4 mg（不分年龄和性别），睡前 1 h 给药。醋酸去氨升压素的不良反应较少，长期用药也较为安全。但在大量饮水后服用可造成水中毒、低钠血症及惊厥。推荐晚饭后至睡前控制液体摄入量。

6. 5-ARI 目前有 2 种 5-ARI 应用于临床，即度他雄胺和非那雄胺。对于中重度 LUTS、前列腺增大（＞40 ml）和 / 或 PSA 水平升高（＞1.6 ng/ml）的男性，应考虑使用 5-ARI 治疗。5-ARI 可降低 I-PSS，缩小前列腺体积，提高 Q_{max}，降低急性尿潴留发生和需要手术治疗的风险。该药起效缓慢，故不适合短期使用。研究结果显示，使用 6～12 个月后获得最大疗效。5-ARI 对于前列腺体积较大和 / 或血清 PSA 水平较高的患者治疗效果更好。对于前列腺＜40 ml 患者，非那雄胺治疗效果有限。度他雄胺可降低前列腺＜40 ml 患者的 I-PSS、前列腺体积和急性尿潴留的风险。5-ARI 能降低血清 PSA 水平，对于应用 5-ARI 的患者进行 PSA 筛查时应考虑药物对 PSA 的影响。5-ARI 最常见的不良反应包括 ED、射精异常、性欲低下、男性乳房女性化和乳腺痛等。

7. PDE5i 目前欧洲国家已批准他达拉非用于 LUTS 的临床治疗。无论基线值如何，服用他达拉非后 LUTS 均可明显减轻，一般可在治疗开始 1 周内症状改善。对于45 岁以上同时患有 LUTS/BPH 和 ED 的性活跃男性，他达拉非治疗可同时改善此两种情况。具有低体重指数和重度 LUTS 的年轻患者从 PDE5i 治疗中获益最大。常见不良反应包括面部潮红、胃食管反流、头痛、消化不良、背痛和鼻塞。禁忌证包括同时使用硝酸盐、钾通道开放剂（尼可地尔）、不稳定型心绞痛、近期有心肌梗死（＜3 个月）或卒中（＜6 个月）、心肌功能不全、低血压、血压控制不佳、肝或肾功能不全严重。

8. 植物制剂 植物制剂如锯叶棕果实提取物、番茄红素等，具有非特异性抗炎、抗水肿、促进膀胱逼尿肌收缩与尿道平滑肌松弛等作用，适用于 BPH/LUTS 的治疗。但植物制剂的作用机制复杂，难以判断具体成分的生物活性与疗效的相关性。

9. 药物联合治疗

（1）α_1 受体阻滞剂联合 5-ARI：α_1 受体阻滞剂联合 5-ARI 方案适用于有中重度 LUTS 并且前列腺增生进展风险较高（较大前列腺体积、较高 PSA 水平、较高年龄、较高 PVR、较低 Q_{max} 等）的患者。联合治疗仅适用于长期治疗（超过 12 个月），采用联合治疗前应充分考虑具体患者 BPH 临床进展的危险性、患者意愿、经济状况、联合治疗带来的费用增长及不良反应等有关信息。

（2）α_1 受体阻滞剂联合 M 受体拮抗剂：以储尿期症状为主的中重度 LUTS 患者可采用 α_1 受体阻滞剂和 M 受体拮抗剂联合进行治疗。联合方案既可改善排尿期症状，又缓解储尿期症状，从而提高治疗效果。目前多数研究中联合治疗疗程为4～12 周。联合治疗前后必须监测 PVR 的变化。联合治疗时，可能出现两类药物各自的不良反应。对于有急性尿潴留史、PVR＞150 ml 的 BPH 患者，M 受体拮抗剂应谨慎联合使用。

（3）α₁ 受体阻滞剂联合 PDE5i：对于伴有 ED 的中重度 LUTS 患者，联用 α₁ 受体阻滞剂和 PDE5i 可同时改善 LUTS 症状和勃起功能。但联合使用非高选择性 α₁ 受体阻滞剂（多沙唑嗪或特拉唑嗪）时，需警惕直立性低血压的发生，注意不同药物服用间隔时间，并减少 PDE5i 的用量。

（4）5-ARI 联合 PDE5i：伴有 ED 的中到重度 LUTS 患者可以联用 5-ARI 和 PDE5i，药物耐受性良好。联合用药可明显改善 I-PSS（储尿和排尿）和生活质量指数，耐受性良好，不良事件多为轻度或中度。

（5）其他联合治疗：对于存在急迫性尿失禁的 OAB 患者，可联合使用 M 受体拮抗剂和 β₃ 受体激动剂；对于存在储尿期 LUTS（OAB）的中老年男性患者，若担心 α₁ 受体阻滞剂联合抗胆碱能药物增加排尿障碍的风险，联合 β₃ 受体激动剂也是一种可行的选择；对于部分难治性 LUTS 患者，PDE5i 联合 β₃ 受体激动剂的治疗效果显著优于单用 PDE5i。

（三）物理治疗

LUTS 复杂多样，有时单纯药物治疗效果不佳。近年来，多种物理治疗手段，如电、磁、微波、冲击波等，应用于临床也取得一定的疗效。

1. 电生理治疗　临床上将应用低频脉冲电流（1000 Hz 以下）治疗疾病的方法称为低频电疗法或电生理治疗。该治疗可以增加肌纤维周围毛细血管数量，提高肌纤维耐受力，诱导肌肉由快反应、易疲劳的 II 型纤维向慢反应、抗疲劳的 I 型纤维转变；并可通过测量盆底肌肉的电生理信号强度来反馈患者盆底肌肉功能，辅助指导盆底肌肉训练。低频电流可抑制交感神经，引起血管扩张，刺激肌肉节律性收缩，释放乳酸、ATP 等扩血管物质，松解轻度肌肉粘连，改善局部血液和淋巴循环，促进静脉和淋巴回流，加速有害产物清除，改善局部营养代谢，减轻组织和神经纤维间水肿。另一方面，电生理刺激穴位如膀胱俞、次髎、关元、中极、三阴交、委中等还可改善患者尿失禁等 LUTS。

已有研究表明，电生理治疗可明显改善男性 LUTS，对于 BPH 伴 OAB、脊髓损伤相关的神经源性膀胱患者均具有良好疗效。但目前电生理治疗尚无统一的治疗方案和操作规范，治疗中电极位置、电流频率、电流强度，以及治疗频次和疗程等方面尚无统一认识。未来电生理技术对男性不同 LUTS 的临床应用研究，将不断探索并确定电生理技术治疗不同 LUTS 的最佳参数，并形成相应的操作规范和治疗方案，从而促进电生理技术在男性 LUTS 临床治疗中进一步推广应用。

2. 低能量冲击波治疗　有最新研究报道，采用低能量 0.1 mJ/mm²，5000 次脉冲，每周 1 次，连续 6 周，可以明显改善慢性前列腺炎患者盆腔疼痛症状，但对于排尿症状改善得并不明显。采用 0.25 mJ/mm²，3000 次脉冲和 3 脉冲 / 秒的强度方案，连续 8 周，可以改善 OAB 患者及压力性尿失禁患者的膀胱最大容积、尿流指数与生活质量。

3. 磁疗法　磁场、机械波、磁振波、低频声波等信号，可以透过结缔组织到达靶器官前列腺区域，增强前列腺生物膜通透性，改善局部微循环与组织代谢，减轻间质水肿；并能促进正常的细胞迁移至受损区域，从而帮助其恢复正常的静电和代谢状况，稳定内环境。国外研究发现，电磁场治疗还可改善前列腺体积，且疗效可持续1年以上。

4. 微波热疗 有研究显示，采用双极前列腺射频热疗系统治疗 LUTS 可取得较好疗效。另一项研究通过比较经直肠前列腺热疗的 2 篇文献结果显示，其疗效明显高于单纯药物治疗。另一篇 meta 分析纳入 1585 例患者，比较了经尿道热疗的 15 项研究证实，对于无尿潴留史或前列腺手术史、前列腺体积为 30～100 ml 的 BPH 患者，微波热疗技术是替代 TURP 和 α 受体阻滞剂的有效方法。

（四）传统医学治疗

1. 针刺治疗

（1）毫针：用不同规格的毫针，针刺不同穴位，可有效改善患者相关临床症状与生活质量。多项研究表明其有效率高于 85%，且深刺效果优于浅刺。

（2）电针：毫针"得气"基础上，再应用电针仪输出脉冲电流的治疗方法。研究表明其治疗能显著改善 I-PSS、增大尿流量，且效果优于单纯针刺治疗，深刺效果亦优于浅刺。

2. 灸法治疗 艾灸作为辅助治疗，能有效缓解前列腺增生所致的排空不全等症状，改善患者生活质量。此外特殊灸法如"雷火灸""隔物灸"等亦能显著改善患者临床症状。

3. 推拿治疗 推拿按摩可通过物理力学刺激调节气血，从而达到治疗目的。多项研究表明，推拿可以消除或缓解患者临床自觉症状，提高生活质量。

4. 穴位贴敷 穴位贴敷是中医特色辅助治疗。临床多项研究表明其能有效减少 PVR、改善生活质量。

5. 穴位埋线 穴位埋线对病情轻到中度 LUTS 患者在改善膀胱 PVR、前列腺体积、最大尿流率等方面有显著效果。

6. 气功治疗 研究显示，通过太极治疗 12 周后能有效改善患者 LUTS，提高其生活质量，并对睾酮有显著影响。此外研究发现，通过易筋经锻炼能延缓 BPH 和 LUTS 的发展。

7. 中药辨证治疗

（1）肾气亏虚

主症：排尿困难，尿频，腰膝酸软。

次症：①阳虚者，面色㿠白，畏寒肢冷，神疲乏力，夜尿增多。

舌脉：舌淡，苔薄白，脉沉迟或无力。

治法：温肾助阳，化气行水。

推荐方药：右归丸加减。

中成药：金匮肾气丸。

②阴虚者，潮热盗汗，时有头昏耳鸣，心烦。

舌脉：舌红少苔，脉沉细数。

治法：滋阴补肾，清利小便。

推荐方药：六味地黄汤加减。

（2）中气下陷

主症：小腹坠胀，排尿无力，小便欲解不爽或不出，尿失禁或遗尿。

次症：少气懒言或语声低微，脱肛，纳差，乏力。

舌脉：舌淡，苔薄白，脉细弱。

治法：补中益气，升清降浊。

推荐方药：补中益气汤加减。

（3）气滞血瘀

主症：小便点滴不畅，尿细如线或闭塞不通。

次症：小腹胀满隐痛，会阴或睾丸胀痛、刺痛，血尿或血精。

舌脉：舌质紫黯或有瘀斑，苔白或黄，脉沉弦或细涩。

治法：疏肝理气，行瘀散结。

推荐方药：沉香散合抵当丸加减。

（4）湿热蕴结

主症：小便频数短涩、灼热黄赤。

次症：小便点滴不通，大便干结或不畅，口苦黏腻或口渴不欲饮。

舌脉：舌红，苔黄腻，脉滑数。

治法：清热化湿，通利小便。

推荐方药：程氏萆薢分清饮加减。

（5）肾虚血瘀

主症：尿后滴沥，腰膝酸软，排尿困难。

次症：夜尿频数，神疲乏力，小腹部、会阴部、耻骨区或腰骶及肛周疼痛。

舌脉：舌暗或有瘀点瘀斑，苔薄白，脉沉涩。

治法：补肾活血，散结利尿。

推荐方药：金匮肾气丸合少腹逐瘀汤加减。

（6）肾虚湿热

主症：尿频、尿急，夜尿增多，排尿无力或点滴而出，腰膝酸软，排尿困难。

次症：尿线细，小腹酸胀，排尿时间长，小便黄。

舌脉：舌淡苔薄黄或黄腻，脉细数。

治法：补益肾气，清热化湿。

推荐方药：济生肾气丸合八正散加减。

（7）湿热瘀阻

主症：尿频、急、灼，排尿困难。

次症：小便黄，尿道灼热，小腹部、会阴部、耻骨区或腰骶及肛周疼痛。

舌脉：舌红，苔黄腻，舌有瘀点或瘀斑，脉沉数。

治法：活血化瘀，清热利湿。

推荐方药：程氏萆薢分清饮合抵当汤加减。

（8）脾肾两虚

主症：腰膝肢冷，纳差腹胀，排尿困难。

次症：面色萎黄，神疲乏力，少腹坠胀，动则气短。

舌脉：舌淡，苔薄白，脉细无力。

治法：补脾益气，温肾利尿。

推荐方药：理中丸合金匮肾气丸加减。

（五）手术治疗

具有明显影响生活质量的中重度 LUTS，非手术治疗无效，且有明确手术适应证时，可考虑行手术治疗。男性 LUTS 患者手术治疗流程见图 18-3。

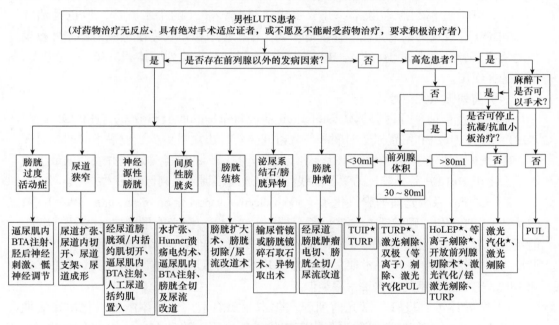

图 18-3　男性 LUTS 患者手术治疗流程

注：LUTS. 下尿路症状；BTA. A 型肉毒毒素；TUIP. 经尿道前列腺切开术；HoLEP. 钬激光前列腺剜除术；TURP. 经尿道前列腺切除术；PUL. 前列腺段尿道悬吊术。*目前首选或标准的治疗方式。

1. 良性前列腺梗阻（benign prostatic obstruction，BPO）的手术治疗　BPO 患者具有中重度 LUTS，明显影响生活质量，且非手术治疗无效，或出现下列任一并发症，建议手术治疗：①反复尿潴留（至少在一次拔管后不能排尿或两次尿潴留）；②反复血尿，药物治疗无效；③反复 UTI；④膀胱结石。继发性上尿路积水（伴或不伴肾功能损害）。若患者出现与 BPO 相关的腹股沟疝、严重痔疮或脱肛，应建议手术治疗。BPO 的手术方式多样，临床医师应综合考虑个人的手术经验、患者的意见、患者前列腺体积、患者的伴发疾病和全身状况等多种因素选择手术方式。

（1）单极经尿道前列腺切除术（monopolar transurethral resection of prostate，M-TURP）和经尿道前列腺切开术（transurethral incision of prostate，TUIP）：M-TURP 和 TUIP

对继发于 BPO 的中重度 LUTS 治疗有效。手术方式的选择主要根据前列腺体积大小。TUIP 和 M-TURP 分别适用于前列腺体积＜30 ml 且无中叶增生者和 30～80 ml 患者。建议将 M-TURP 的前列腺体积上限设为 80 ml。并发症的发生率随着前列腺体积的增加而增加，当手术时间控制在 90 min 内时，手术的安全性最高。

（2）双极（等离子）经尿道前列腺切除术（bipolar transurethral resection of prostate，B-TURP）：尽管现有的各种双极器件在电流传递方式上有所不同，但其切除前列腺的方法与 M-TURP 相同。对于继发于 BPO 的中重度 LUTS，B-TURP 的疗效与 M-TURP 类似，但其围手术期并发症的发生率更低。长期结果（长达 5 年）显示，B-TURP 的安全性和有效性与 M-TURP 类似。是否选择 B-TURP 应根据设备的提供情况、外科医师的经验和患者的偏好来作出决定。

（3）开放性前列腺切除术：开放手术是最具侵袭性的手术方法，但也是治疗 LUTS/BPO 有效且持久的方法。在缺乏激光、单极或双极电切系统等腔内泌尿外科设备的情况下，开放手术仍可作为 BPO 治疗的选择；对于前列腺体积＞80 ml 的患者，也可选择使用。

（4）前列腺激光治疗

1）钬激光前列腺剜除术（holmium laser enucleation of prostate，HoLEP）：与 TURP 相比，HoLEP 留置尿管时间和住院时间更短、出血量更少，但手术时间相对较长。HoLEP 需要较丰富的相关内镜操作经验，外科医师的经验是影响并发症的最重要因素。由于 HoLEP 需要较长的学习曲线，建议通过培训来提高医师手术技巧。

2）532 nm 绿激光前列腺汽化术（photoselective vaporization of prostate，PVP）：磷酸钛钾（KTP）和三硼酸锂（LBO）激光波长为 532 nm。激光能量可被血红蛋白吸收，但不被水吸收。汽化过程可即刻切除前列腺组织。180W XPS 绿激光为目前 PVP 的标准设备。180W PVP 在围手术期并发症方面并不低于 TURP。随访 24 个月，TURP 组和 180W XPS 激光组的再次手术率类似。

3）半导体（二极管）激光前列腺汽化术或剜除术：半导体激光汽化术在短期随访中表现出与绿激光类似的改善临床症状指标作用，并具有良好的止血效果。与 TURP 或双极剜除术相比，半导体激光剜除术似乎具有同等的疗效和安全性。由于现有研究数量有限、且主要是低质量的 RCTs，同时在再次治疗率上的数据存在争议，因此，半导体激光汽化术和剜除术的结果需要更多高质量的随机对照试验来评价。

4）铥激光前列腺汽化术或剜除术：钇铝石榴石激光器。YAG 激光为连续波，其波长为 1940～2013 nm。该激光主要用于直出式。其应用方式多样，包括汽化术、汽化切除术、剜除术和汽化剜除术。由于随机对照试验的数量有限，仅有少数长期随访研究支持铥激光前列腺切除术的疗效，故需要对该技术进一步研究。

（5）经尿道前列腺柱状水囊扩裂术（transurethral columnar balloon dilation of prostate，TUCBDP）：TUCBDP 是由中国泌尿外科医师自主研发的创新成果，具有完全的国内自主知识产权。TUCBDP 并不切除前列腺组织，而是通过扩张其高压水囊，使前列腺外包膜和叶间隙裂开，产生较为宽畅的排尿通道，从而降低排尿阻力，改善患者排尿症状。TUCBDP 操作时间短，术中风险较小，患者耐受度高，可作为有严重合并症不能耐受长时间手术的老年 BPH 患者的一种新选择。国内已有多项研究验证其优异的短期疗效。然而，现有研究纳入人员较少，随访时间较短，且多为回顾性，缺乏对照试验，其结论尚需更大规模的前瞻性随机对照试验加以验证。

（6）前列腺段尿道悬吊术（prostatic urethral lift，PUL）：该技术是在膀胱镜的引导和输送下，将一种小型永久性植入物放置于前列腺部尿道腔的侧面，使突出的前列腺侧叶向外侧压迫，导致前列腺部尿道开放，留下一条连续的通道，穿过前列腺窝，从膀胱颈延伸至精阜。研究显示，PUL 对男性性功能基本没有影响。但中叶突出者不能进行有效治疗，并且尚未显示其在大前列腺治疗中的有效性。因此，尚需要进行长期研究以评估其与其他技术相比，在效果的持续时间方面的优劣。

（7）腹腔镜和机器人辅助单纯前列腺切除术：腹腔镜和机器人辅助单纯前列腺切除术在疗效和安全性上似乎与开放手术相当，对 Q_{max} 和 I-PSS 有相近的改善。但大多数研究为回顾性，尚需要高质量的研究来比较腹腔镜和机器人辅助单纯前列腺切除术、开放手术及腔内手术的疗效、安全性和住院时间。

（8）前列腺动脉栓塞（prostatic artery embolization，PAE）：PAE 需要泌尿科医师和放射科医师的多学科合作，患者的选择应由泌尿科医师和介入放射科医师共同完成。从技术上讲，仅具有 PAE 方面专业知识的介入放射科医生就可完成。前列腺较大（> 80 ml）的患者可能从 PAE 中获益最多，但哪些患者可以从 PAE 中受益尚需进一步确定。PAE 安全性和有效性的最新证据支持该术式在患有中重度 LUTS 的男性患者中实施。PAE 对部分患者是值得推荐的，但 PAE 的中长期随访结果及与其他微创技术的比较情况，仍需进一步评估。

（9）其他技术：在国际上该领域应用的技术还包括 iTIND 前列腺支架植入术、AquaBeam 影像引导下机器人水消融术、Rezūm 对流射频水蒸气热疗等。

2. OAB 的手术治疗　OAB 以尿急为首要症状，伴或不伴有急迫性尿失禁。随着我国人口老龄化的不断加剧，受 OAB 困扰的人群不断扩大。传统的 OAB 治疗方法以行为治疗为首选，药物治疗为二线治疗方法。在患者对一、二线手术方法均无疗效或因治疗带来的不良反应无法耐受时，可以考虑接受手术治疗。传统 OAB 手术方法包括膀胱扩大术、尿流改道术等。上述手术方法只针对严重低顺应性膀胱或者小容量膀胱，其长期疗效及相关并发症缺乏充分的临床研究进行支持，故应慎重考虑并充分告知患者相关风险。

随着新型药物和手术器械的不断发展，近年逐渐涌现出一系列新型的 OAB 微创治疗方法，包括逼尿肌内 A 型肉毒毒素（botulinum toxin A，BTA）注射、胫后神经刺激（posterior tibial nerve stimulation，PTNS）及骶神经调节（sacral neuromodulation，SNM）等方法。相对于传统的 OAB 手术方法，微创手术治疗具有创伤小并结合新型药物的优点，具有一定的综合优势。在一种 OAB 微创治疗手段疗效不满意的情况下，可以尝试另一种微创手段。

3. 尿道狭窄的手术治疗　主要包括以下 4 种治疗方式。

（1）尿道扩张术：采用尿路扩张器等手术器械于尿路狭窄处撕裂尿道黏膜，达到扩大尿路直径的目的。其原理简单，易于操作。但该术式需多次操作，其远期和近期复发率均较高。若尿路狭窄长度>2 cm，其成功率下降至20%。

（2）尿道内切开术：采用尿道镜直视下切开狭窄段的方式扩开尿道内径，具有效果确切、学习曲线短、操作简便等优点，适用于单段、原发、长度<1.5 cm 的球部尿道狭窄，在狭窄长度>1.5 cm 时手术效果较差。

（3）尿道支架置入术：多与尿道内切开术同时开展，适用于复发性球部尿道狭窄。其短期效果令人满意。但在长期转归方面，存在肉芽过度增生、感染及支架移位等并发症。尿道支架的材质、结构等因素对临床转归具有重要影响。

（4）尿道成形术：采用开放手术的方式切除尿道狭窄段，进行正常尿道及黏膜的无张力吻合，按其术式可分为尿道端端吻合术和移植物替代尿道成形术，前者又可分为横断性和非横断性两种。非横断性尿道端端吻合术仅适用于狭窄长度<1 cm，且狭窄程度较轻的病例。尿道端端吻合术视狭窄部位、狭窄长度具有不同的手术技巧。移植物替代尿道成形术主要适用于狭窄长度>2 cm 的复杂性尿道狭窄，可用移植物包括膀胱黏膜、口腔黏膜、舌黏膜（最长可取黏膜7～8 cm）、直肠黏膜、带蒂包皮及阴囊皮瓣等。

4. 神经源性膀胱的手术治疗　神经源性膀胱的治疗目的按优先次序依次为保护肾功能、重建部分控尿能力及改善患者生活质量。针对神经源性膀胱的手术治疗仍处在不断的探索中，主要包括以下3种。

（1）经尿道膀胱颈/内括约肌切开（除）术：适用于PVR增多、上尿路积水、非手术治疗无效、患者充分知晓并同意的情况。该术式可一定程度上使患者摆脱对于导尿管的依赖，缓解肾积水症状，保护肾功能，降低PVR，但同时也可能出现术后尿失禁等并发症。

（2）逼尿肌内注射BTA：除可用于治疗OAB外，BTA对于神经源性逼尿肌功能亢进症同样具有一定疗效。

（3）人工尿道括约肌置入术：适用于神经源性膀胱尿道外括约肌功能失调性尿失禁且膀胱低压的患者，禁用于逼尿肌功能亢进、膀胱挛缩、膀胱输尿管反流、上尿路积水及精神异常的患者。

5. 其他疾病的手术治疗

（1）间质性膀胱炎：间质性膀胱炎的一、二线治疗分别是行为治疗和药物治疗，在上述方案均无效的情况下可以考虑行手术治疗。

1）膀胱镜下水扩张：该术式可有效缓解疼痛，有效期可长达6个月。

2）膀胱镜下 Hunner 溃疡电灼术：尽管 Hunner 溃疡仅在 5%～10% 的患者中可以观察到，对病灶的电灼切除可显著改善间质性膀胱炎的症状。该术式产生的症状改善可维持长达1年之久。

3）膀胱逼尿肌内注射BTA：对间质性膀胱炎的症状具有一定治疗作用。

（2）膀胱结核（挛缩）：继发于结核病的膀胱挛缩，在经过规范抗结核治疗并且病情得到控制后，可行膀胱扩大术或者膀胱切除/尿流改道术。

（3）输尿管下段结石及膀胱结石（异物）、膀胱癌等：也可导致尿急、尿频、尿痛和排尿困难等 LUTS。在此种情况下，应把治疗原发病作为首要原则。根据情况行输尿管镜下或膀胱镜下碎石取石术；膀胱癌患者行经尿道膀胱肿瘤电切术或膀胱全切/尿流改道术等。绝大多数患者的 LUTS 在肿瘤、结石等原发病因解除后可得到缓解。

八、患者教育和随访

对男性 LUTS 患者，应加强患者教育并定期随访。患者教育应包括科普知识宣讲、生活方式指导、饮食调整和合理用药指导等。随访目的是评估疾病进展、疗效和相关的不良反应或并发症，提出进一步解决方案并防止疾病进展。随访的基础评估应包括病史、体格检查、膀胱排尿日记及其他必要的辅助检查，以进行合理评估。对于手术后患者，应关注术后恢复情况等。由于 LUTS 的病因多样，接受的治疗方式不同，患者应接受的教育和随访内容也不相同。

（一）患者教育

1. 科普知识宣讲 不同病因和病情的 LUTS 患者应了解常用的治疗方法，包括观察等待、药物治疗或手术治疗，以及选择治疗方法的依据、价值和意义，并了解有关注意事项。如 BPH 患者通常会关注前列腺癌发生的危险性，故应该告知患者，在 LUTS 人群中前列腺癌的检出率与无症状的同龄人群并无差别，同时向患者提供前列腺增生和前列腺癌的相关科普知识，告知如何进行定期随访和检测等。

2. 生活方式指导 多中心随机对照研究证实，对行为方式的改进可以减轻 LUTS 客观症状。常用方法包括：①戒烟、适当体育锻炼、避免过量饮水、膀胱功能训练（即伴有尿频症状的患者可以鼓励适当憋尿，以增加膀胱容量），同时避免过度憋尿；②优化排尿习惯，即放松排尿、二次排尿和排尿后尿道挤压等；③精神放松训练，即伴有尿急的患者可以采用分散尿意感觉、转移注意力，如采用挤捏阴茎、呼吸练习和会阴加压等，转移对膀胱和如厕的注意力，以改善 LUTS；④进行盆底肌肉功能训练，并记录排尿日记。

3. 饮食调整 注意控制饮食、控制体重，积极预防高血糖、高血脂、高血压等代谢综合征，避免摄入辛辣食品、酒精、咖啡因等刺激性食物；改变液体摄入习惯，在保证每日必需的 1500～2000 ml 液体摄入量后，减少晚间或外出等特定时间的液体摄入量。

4. 合并用药指导 BPH 患者常伴有其他全身性疾病需同时使用多种药物，应帮助患者了解和评价这些合并用药的情况。如扩张血管药物可使前列腺充血，增加尿道阻力；抗组胺药物可以阻滞乙酰胆碱活性，使膀胱逼尿肌收缩力减弱，导致排尿困难；某些精神病类药物、平喘类药物和胃肠解痉镇痛类药物等也可引起排尿困难。因此，需提醒患者慎用利尿药、三环类抗抑郁药、抗痉挛药和抗组胺药、抗帕金森病药物和钙通道阻滞剂等，这些药物均可能加重 LUTS。必要时可在相关专科医师指导下进行调整以减少合并用药对 LUTS 的影响。

（二）随访

定期随访监测的目的主要是掌握患者的病情发展变化、了解是否出现病情进展、

相关并发症和 / 或手术适应证。根据症状评估结果和患者意愿，为其提供进一步治疗建议，并调整治疗策略。随访内容应根据患者年龄、LUTS 表现和病因等基本情况进行选择，主要包括经直肠前列腺指检、尿常规，以及血清 PSA、I-PSS、尿流率、泌尿系超声和 PVR 测定等。

　　处于观察等待阶段的患者，可在观察 6 个月后进行第一次随诊，之后每年 1 次。如果 LUTS 加重或出现适应证，可及时改变治疗方案。处于药物治疗阶段的患者可在服药后 1～3 个月进行第一次随访，之后每年 1 次。LUTS 患者经过各类手术治疗后，建议术后 1 个月进行第一次随访，评价治疗效果及相关并发症，此后随访可视患者的病情变化而定。

专家共识编写组成员

　　编写顾问：邓春华（中山大学附属第一医院）、商学军［南京大学医学院附属金陵医院（东部战区总医院）］、刘继红（华中科技大学同济医学院附属同济医院）

　　组长：李彦锋［陆军军医大学大坪医院（陆军特色医学中心）］

　　编写成员（按姓氏拼音排序）：陈赟［南京中医药大学附属医院（江苏省中医院）］、董强（四川大学华西医院）、傅强（山东第一医科大学附属省立医院）、傅强（上海交通大学附属第六人民医院）、郭军（中国中医科学院西苑医院）、韩从辉（杭州市第三人民医院）、黄燕平（上海交通大学医学院附属仁济医院）、金晓东（浙江大学医学院附属第一医院）、李和程（西安交通大学第二附属医院）、李宏军（北京协和医院）、毛向明（南方医科大学珠江医院）、宋鲁杰（上海交通大学附属第六人民医院）、孙祥宙（中山大学附属第一医院）、王瑞（郑州大学第一附属医院）、王涛（华中科技大学同济医学院附属同济医院）、张志超（北京大学第一医院）、周青（湖南中医药大学第一附属医院）、诸靖宇［浙江中医药大学附属杭州市中医院（杭州市中医院）］

　　编写秘书：王鹏［陆军军医大学大坪医院（陆军特色医学中心）］

参考文献请扫二维码查阅

（本文刊载于《中华男科学杂志》
2021 年 12 月第 27 卷第 12 期第 1129-1139 页，并进行修订）

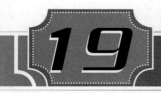

中华医学会男科学分会
良性前列腺增生诊治与健康管理指南编写组

良性前列腺增生（benign prostatic hyperplasia，BPH）是中老年男性常见的以排尿障碍为主的疾病，也是泌尿男科临床诊疗中最常见的疾病之一。从组织学角度观察，BPH 一般发生在 40 岁以后，发生率随年龄的增长而逐年增加，51～60 岁男性人群中 BPH 的发生率约为 20%，61～70 岁时为 50%，81～90 岁时高达 83%。

随着生活水平的提高，BPH 患者对治疗效果的需求也在逐渐变化，规范 BPH 诊疗及健康管理也极其重要。因此，中华医学会男科学分会组织相关临床专家根据现有的临床证据共同研究并制定本指南，对于 BPH 患者尤其是对有性功能需求的患者，提供规范的诊治指导与参考。

一、发病机制

BPH 主要表现为组织学上的前列腺间质和腺体成分增生、解剖学上的前列腺体积增大（benign prostatic enlargement，BPE）、尿动力学上的膀胱出口梗阻（bladder outlet obstruction，BOO）。BPH 导致后尿道延长、受压变形、狭窄和尿道阻力增加，引起膀胱高压并出现下尿路症状（lower urinary tract symptoms，LUTS）。LUTS 包括储尿期症状、排尿期症状及排尿后症状。储尿期症状包括尿频、尿急、尿失禁及夜尿增多等；排尿期症状包括排尿踌躇、排尿困难及排尿间断等；排尿后症状包括排尿不尽感、尿后滴沥等。有 LUTS 的中老年男性更容易导致勃起功能障碍（erectile dysfunction，ED），且 ED 与 LUTS 的严重程度相关。

二、诊断与评估

1. 必做检查　病史问询、国际前列腺症状评分（international prostate symptom score，I-PSS）、体格检查、尿常规检查、血清前列腺特异性抗原（prostate specific antigen，PSA）检测、经直肠或经腹部超声检查。

2. 推荐的可选检查　尿流率及残余尿测定、生活质量（quality of life，QoL）评分、膀胱过度活动症症状评分（overactive bladder symptom score，OABSS）等。

3. 特殊情况下建议做的检查

（1）肾功能检测：对于存在肾功能损害病史及相关危险因素的患者，如尿潴留导致肾积水的患者推荐进行肾功能检测。

（2）上尿路超声检查：对于伴有膀胱残余尿过多、血尿、泌尿系结石病史的患者，推荐行上尿路超声检查。

（3）尿道膀胱镜检查：对于合并有镜下或肉眼血尿史、尿道狭窄史或膀胱癌病史的患者，应行尿道膀胱镜检查，对于需要进行尿道膀胱镜检查的患者有条件的可使用膀胱软镜以减少患者的痛苦。

（4）尿流动力学检查：主要目的是探索患者出现 LUTS 的功能机制，提示患者是否存在导致不利临床结局的危险因素，为制定临床决策提供更多依据。由于尿流动力学检查是一项侵入性检查，因此，仅在特定患者中推荐行此检查。对于有神经系统疾病史、盆腔根治性手术史或怀疑有神经源性下尿路功能障碍的患者，强烈建议行尿流动力学评估。

（5）影像尿动力学检查：可提供较常规尿动力学更多的解剖和功能信息，如果临床医师认为需要了解患者的病理生理机制时，可以选择该项检查。

（6）性功能问题的评估。对于较年轻患者或者对性功能有需求的患者，建议完善。

国际勃起功能指数问卷表（international index of erectile function，IIEF）评分、血清睾酮测定、夜间阴茎勃起硬度检测，可评估当前患者的勃起功能状态，可用于 ED 的筛查、严重程度评估及治疗后的随访。

三、药物治疗

对于仅偶有轻度尿频或夜尿的早期 BPH 患者，可以采取定期检查的观察等待配合健康教育等措施，其中包括改善生活规律和饮食习惯等。随着疾病症状的加重，药物治疗是缓解症状、延缓疾病进展的首要干预措施。药物治疗常按化学类药物、中医药及植物类药物分类。

（一）化学类药物

1. α受体阻滞剂　目前临床应用的药物主要为既能缓解尿路症状又较少产生心血管不良反应的选择性及高选择性 $α_1$ 受体阻滞剂。$α_1$ 受体阻滞剂治疗后数小时至数天即可改善症状，且不影响前列腺体积和血清 PSA 水平，但采用 I-PSS 评估症状改善常规推荐在用药 4～6 周后进行。连续使用 $α_1$ 受体阻滞剂 4～6 周无明显症状改善时，可以考虑更改剂型、剂量，或改用不同类型 α 受体阻滞剂。

（1）不良反应：其常见不良反应包括头晕、头痛、乏力、困倦、直立性低血压、异常射精等。直立性低血压更容易发生在老年、合并心血管疾病或同时服用血管活性药物的患者中。

（2）注意事项：服用 $α_1$ 受体阻滞剂的患者接受白内障手术时可能出现虹膜松弛综合征。因此，建议在白内障手术前停用 $α_1$ 受体阻滞剂，但术前多久停药尚无明确标准。

2. 5α还原酶抑制剂　5α还原酶抑制剂是一类通过抑制 5α 还原酶的活性、减少双氢睾酮生成的药物，是治疗雄激素依赖性疾病的有效手段，也是目前能够缩小前列腺体积的主要药物。目前已经应用的 5α 还原酶抑制剂有甾体和非甾体两类。

甾体类化合物均拥有甾体的四环结构，代表药物为氮杂甾类的非那雄胺、度他雄胺和雄甾烯酸类的依立雄胺。非那雄胺抑制Ⅱ型 5α 还原酶，度他雄胺可抑制Ⅰ型和Ⅱ型 5α 还原酶（双重阻滞剂），依立雄胺为强效非竞争性Ⅱ型 5α 还原酶抑制剂。目前研究认为，非那雄胺和度他雄胺在临床疗效方面相似，均可在一定程度上缩小前列腺体积、减轻 LUTS；依立雄胺在国内音译为爱普列特，也有越来越多的证据显示其具有较好的临床疗效。非甾体类 5α 还原酶抑制剂大多源自模拟甾体结构，即去除甾体结构中的一个或多个环，并加以进一步的结构修饰，应用较少。

（1）不良反应：5α 还原酶抑制剂最常见的不良反应包括 ED、射精异常、性欲低下和其他如男性乳房女性化、乳腺痛等，对于较年轻的 BPH 患者或性功能需求较高的患者，应谨慎应用。

（2）注意事项：5α 还原酶抑制剂能降低血清 PSA 的水平，对前列腺癌发生率的影响暂无确定性临床证据。有充分临床证据证实，服用6个月以上可使 PSA 水平降低约50%。对于应用 5α 还原酶抑制剂的患者进行 PSA 筛查时应考虑药物对于 PSA 的影响。

3．M 受体拮抗剂　M 受体是毒蕈碱型受体的简称，当乙酰胆碱与这类受体结合后，可产生一系列副交感神经末梢兴奋的效应。M 受体有5种亚型，其中 M_2 和 M_3 在逼尿肌中占主导地位，M_2 亚型含量较多，但 M_3 亚型在健康人膀胱收缩功能上更为重要。M 受体拮抗剂可缓解逼尿肌过度兴奋，降低膀胱敏感性，从而改善 BPH 患者的储尿期症状。目前常用的针对 M_2 和 M_3 受体的非选择性 M 受体拮抗剂为托特罗定、奥昔布宁等，选择性 M_3 受体拮抗剂主要有索利那新。

（1）不良反应：M 受体拮抗剂的不良反应包括口干、头晕、便秘、排尿困难和视物模糊等，多发生在用药2周内和年龄>66岁的患者中，且与分布在其他不同器官 M 受体的亚型有关。选择性 M 受体拮抗剂不良反应相对较少。

（2）注意事项：多项研究显示，残余尿量>200 ml 时应慎重应用 M 受体拮抗剂，逼尿肌收缩无力时不能应用，尿潴留、胃潴留、闭角型青光眼及对 M 受体拮抗剂过敏者禁用。

4．5型磷酸二酯酶（phosphodie-sterase type 5 inhibitor，PDE5i）　PDE5i 可增加细胞内环磷酸鸟苷含量，从而降低逼尿肌、前列腺和尿道平滑肌张力。目前已批准他达拉非5 mg，每天1次用于 BPH 合并 ED 患者的治疗。多项随机对照研究表明，服用 PDE5i 可显著降低 I-PSS、减轻 LUTS，改善患者生活质量。单独应用 PDE5i 治疗 BPH 缺乏长期随访研究，亦无其控制前列腺体积和疾病进展的相关报道，因此，目前 PDE5i 治疗 BPH 的推荐等级相对较低。

注意事项：近期有不稳定心绞痛、心肌梗死（<3个月）或卒中（<6个月）、心肌功能不全、低血压、血压控制不佳，或明显的肝或肾功能不全等使用禁忌的患者不建议服用 PDE5i。

5．β_3 受体激动剂　β_3 受体激动剂可选择性激动膀胱的 β_3 受体，使逼尿肌舒张，增加储尿容量和排尿间隔，不影响膀胱排空，减少急性尿潴留情况发生。与安慰剂相比，β_3 受体激动剂可以显著改善患者尿频、尿急及急迫性尿失禁症状。

（1）不良反应：β_3 受体激动剂常见不良反应包括高血压、头痛及鼻咽炎等。

（2）注意事项：β_3 受体激动剂禁用于未控制的严重高血压患者（收缩压＞180 mmHg 和 / 或舒张压＞110 mmHg），且服药期间应监测血压。

（二）中药及植物类药物

BPH 在中医归于"精癃"，其基本病机是三焦失司，膀胱气化不利。本病根据病因又有虚实之分，实证为肺热壅盛、下焦血瘀、肝郁气滞、膀胱湿热；虚证为肾阳亏虚、中气下陷。精癃多见于老年人，临床上往往表现出虚实夹杂，症状具有随年龄增长而进行性加重的特点。治虚应以补肾为主，使肾之阴阳平衡，开阖有度；治实根据"六腑以通为用"原则，着重通法的运用，宜清湿热，散瘀结，利气机以通水道，同时运用活血化瘀、软坚散结法，使梗阻程度减轻。需要注意的是，还要根据病变在肺、在脾、在肝、在肾的不同进行辨证论治。

根据 BPH 不同辨证分型使用中药及植物类药物的推荐如下。

1. 湿热下注证

（1）主症：尿频尿急，排尿灼热，小便短赤，余沥不尽。

（2）次症：下腹胀满，口渴不欲饮。

（3）舌脉：舌红苔黄腻，脉滑。

（4）治则：清热利湿，通利膀胱。

（5）推荐方药：八正散加减。

（6）推荐中成药：龙金通淋胶囊、宁泌泰胶囊。

2. 气滞血瘀证

（1）主症：小便不畅，尿线变细或点滴而下。

（2）次症：尿道涩痛，闭塞不通，或小腹胀满隐痛，偶有血尿。

（3）舌脉：舌质黯或有瘀点瘀斑，苔白或薄黄，脉弦或涩。

（4）治则：行气活血，通窍利尿。

（5）推荐方药：沉香散加减。

（6）推荐中成药：黄莪胶囊。

3. 湿热瘀阻证

（1）主症：腰膝酸软，尿频，尿急，尿痛，尿线细。

（2）次症：尿黄、尿道有灼热感；口苦口干，阴囊潮湿，小腹拘急疼痛。

（3）舌脉：舌紫暗，苔黄腻，脉弦数或弦滑。

（4）治则：益肾活血，清热通淋。

（5）推荐方药：代抵当汤或春泽汤加减。

（6）推荐中成药：夏荔芪胶囊、灵泽片、前列舒通胶囊、前列欣胶囊、前列金丹片。

4. 肾阴亏虚证

（1）主症：小便频数不爽，尿少热赤。

（2）次症：闭塞不通；头晕耳鸣，腰膝酸软，五心烦热，大便秘结。

（3）舌脉：舌红少津，少或黄，脉细数。

（4）治则：滋补肾阴，通窍利尿。

（5）推荐方药：知柏地黄汤加减。

（6）推荐中成药：知柏地黄丸、左归丸。

5. 肾阳亏虚证

（1）主症：排尿无力，尿后余沥，夜尿频多。

（2）次症：头晕耳鸣，腰酸倦怠。

（3）舌脉：舌淡红苔薄白，脉细无力。

（4）治则：补肾益气，通利膀胱。

（5）推荐方药：济生肾气丸加减。

（6）推荐中成药：金匮肾气丸、右归丸。推荐植物药：前列康。

四、外科治疗

BPH 是一种临床进展性疾病，部分患者最终需要外科治疗来解除梗阻，改善其对生活质量的影响和所致的并发症。对于中重度 LUTS 并已明显影响生活质量的 BPH 患者，尤其是在药物治疗效果不佳或拒绝接受药物治疗的情况下，可选择外科治疗。

当 BPH 导致以下并发症时，建议采用外科治疗：①反复尿潴留（至少在 1 次拔管后不能排尿或 2 次尿潴留）；②反复血尿；③反复尿路感染；④膀胱结石；⑤继发性上尿路积水（伴或不伴肾功能损害）。当 BPH 患者合并腹股沟疝、严重的痔或脱肛，且临床判断不解除下尿路梗阻难以达到治疗效果时，建议外科治疗。治疗方式的选择应当综合考虑医师个人经验、患者的意见、前列腺体积，以及患者的伴发疾病和全身状况。

BPH 的外科治疗包括经典/改良的外科手术治疗、激光治疗及其他治疗方式。BPH 治疗效果主要反映在患者主观症状（如 I-PSS）和客观指标（如最大尿流率）的改变。治疗方法的评价则应考虑治疗效果，并发症及社会经济条件等综合因素。

（一）经典的外科手术方法

主要包括经尿道前列腺切除术（transurethral resection of prostate，TURP）、经尿道前列腺切开术（transurethral incision of prostate，TUIP）及开放性前列腺摘除术。

1. TURP　TURP 主要适用于治疗前列腺体积在 80 ml 以下的 BPH 患者，技术熟练的术者可适当放宽对前列腺体积的限制。

2. TUIP　TUIP 是在前列腺 5—7 点位切出 1～2 条深达外科包膜的纵形沟，而并不切除整个尿道周围增生的前列腺组织。这种术式主要适用于前列腺体积<30 ml，且无中叶增生的患者，国内应用较少。

3. 开放性前列腺摘除术　最早的外科治疗以开放的前列腺摘除手术为主，通常经耻骨上、耻骨后入路，对增生的前列腺组织进行剜除。其主要适用于前列腺体积>80 ml 的患者，特别是合并膀胱结石、或合并膀胱憩室需一并手术者。

（二）经尿道前列腺激光切除/汽化/剜除手术

激光具备凝固止血效果好和非导电特性，且在热损伤方面具有优势，因此，近年经尿道激光手术已成为 BPH 重要的治疗方式。前列腺激光手术是通过激光对组织的汽化、切割及切除（如经尿道钬激光前列腺剜除术、经尿道前列腺激光汽化术）或组织的凝固、坏死及迟发性组织脱落（如经尿道激光凝固术），达到解除梗阻的目的。经尿道前列腺激光手术中各种激光的作用原理及其波长均不同，因此，具有各自的组织作用特性及不同的手术效果。

1. 钬激光　钬激光是研究得最为深入广泛的激光，可应用于各种体积前列腺增生的剜除。目前，钬激光前列腺剜除术（holmium laser enucleation of prostate，HoLEP）已经表现出 BPH 标准术式的潜力，疗效优于 TURP。但其需要术者拥有足够的内镜技术，学习曲线较长，在粉碎切除组织时可能会引起膀胱损伤。术者的经验累积是减少 HoLEP 术后并发症发生的重要因素。

2. 绿激光　绿激光波长 532 nm，组织凝固深度约 1 mm，治疗前列腺增生的主要手术方式是经尿道的前列腺汽化切除术，也称作光选择性前列腺汽化术（photoselective vaporization of prostate，PVP）。研究显示，PVP 治疗 BPH 的效果不受前列腺体积、术前是否规律服用 5α 还原酶抑制剂、既往有无急性尿潴留史等的影响。其主要缺陷是组织汽化后无法获得满意的病理标本。

3. 铥激光　铥激光波长为 1.940～2.013 μm，通常称为 2 μm 激光。由于其波长接近于水的能量吸收峰值，故能产生有效的组织汽化、切割及凝固作用，主要用于对前列腺进行汽化、汽化切割及剜除。研究报道显示，与 HoLEP 相比，铥激光行前列腺剜除术（thulium laser enucleation of prostate，ThuLEP）在手术有效性方面的结果基本相同，显示出铥激光治疗 BPH 良好的手术效果。

4. 二极管激光　二极管激光又称红激光或半导体激光，根据半导体的不同常有 940 nm、980 nm、1318 nm、1470 nm 等不同波长应用于前列腺的汽化和剜除。980 nm 波长可同时在水和血红蛋白中达到最佳吸收率，获得高效组织切割性能与良好止血效应的统一，并在能耗上优于绿激光及铥激光设备，但汽化速度并无差别，且极少产生铥激光的"焦痂"效应，前列腺包膜的解剖标志也更为清晰。然而，长期的随访数据尚待更多高质量的随机对照研究。

（三）经尿道双极等离子前列腺剜除手术

1. 经尿道双极等离子前列腺剜除术（transurethral bipolar plasmakinetic enucleation of prostate，TUPEP）　TUPEP 是结合开放手术中手指顺前列腺外科包膜剥离前列腺增生腺体的特点，利用电切镜的镜鞘作为"手指"，联合双极等离子系统优良止血的特点，直视下沿前列腺外包膜逐渐将前列腺增生腺体剥离下来，再分块切除，使得其既具有微创腔内手术创伤小、恢复快的特点，又能达到开放手术的彻底性、不易复发的效果，切除前列腺增生组织更完整、术后复发率低、术中出血少。对于体积>80 ml 的 BPH 患者也可应用。其治疗效果与 TURP 无明显差异，组织切除率和获取率高于 TURP，并可增加前列腺偶发癌的检出率。

2. 经尿道前列腺汽化剜切术（transurethral vapor enucleation and resection of prostate，TVERP）及经尿道前列腺汽化剜除术（transurethral vapor enucleation of prostate，TVEP）

TVERP 是用双极等离子大禹刀、铲状等电极沿前列腺外科包膜汽化剥离增生的前列腺组织，对增生腺体的血管进行预先封闭、预先止血，随后利用双极等离子环状电极切割获取组织标本，最终达到完整切除前列腺增生腺体的目的。研究结果显示，TVERP 围手术期效果良好，尤其在控制术中出血上的特点突出，能够达到"少血"甚至"无血"的手术效果，患者术后的即刻排尿改善明显。此外，为了缩短大体积前列腺剜除手术时间，研究者又将腔内组织粉碎器用于 TVERP 术后前列腺组织的获取中，并将其命名为 TVEP。TVERP/TVEP 可以作为前列腺增生一种可选的手术方式，其有效率高、安全性好，但长期的对比数据尚需要临床进一步观察。

（四）手术对性功能的影响

BPH 患者主要发生于中老年人群，患者本身亦存在性功能障碍相关问题。手术治疗 BPH 效果确切，但可能会加重或导致性功能的障碍，包括 ED 及射精障碍，后者主要包括逆行射精、早泄、延迟射精、不射精、痛性射精等，以及精液量减少、射精无力、射精快感减退等。

研究显示，BPH 手术后引起性功能障碍的原因可能包括：①精阜周围组织、外括约肌及球部尿道周围组织的过多切除或损伤，目前认为膀胱颈切开对射精功能的影响较小；②手术热损伤伤及勃起相关血管、神经；③精神及心理因素。

理论上讲，由于减少了患者的 LUTS 及 BPH 药物的使用，患者术后的勃起功能应较术前逐渐有所改善，而术后出现 ED 的情况多发生在术中切穿前列腺包膜及过多热损伤的患者中。

BPH 术后性功能障碍主要表现为射精功能的异常，其中逆行射精占大多数。一项纳入 30 个随机对照试验的系统评价显示，TURP 术后逆行射精达 66.1%。Liu 等的 meta 分析显示，内镜下的前列腺剜除手术（如 HoLEP、ThuLEP、等离子前列腺剜除等）在逆行射精发生率方面与 TURP 并无区别。目前认为，减少切除精阜周围组织及前列腺尖部组织，可改善 BPH 术后的射精障碍。

（五）并发症的处理

1. 腹壁疝的处理　患者术前应尽可能明确腹壁疝具体类型的诊断，并评估患者全身重要脏器系统功能情况，综合分析患者病情后再决定是否可于进行前列腺增生手术同期行腹壁疝手术。不宜行腹壁疝手术治疗的患者建议佩戴医用疝带，需注意长期佩戴可引起疝内容物与疝囊粘连，佩戴不当可能引起并发壁间疝可能。

关于同期行腹壁疝及前列腺增生手术的具体手术顺序，建议先行无菌性腹壁疝手术，手术后腹壁疝手术刀口应给予防水薄膜覆盖包扎，避免切口污染。前列腺手术过程中不建议行膀胱穿刺造口术，以免出现尿外渗污染疝手术切口。

2. 尿道狭窄的处理　BPH 合并尿道狭窄多数为既往有尿道外伤或是手术史导致的尿道狭窄，只有少数为原发性尿道狭窄合并 BPH。应仔细询问病史了解排尿困难病情的发生发展过程，明确患者排尿困难症状的病因所在，对于只是单纯性尿道狭窄患者不宜行前列腺手术治疗。不同位置尿道狭窄处理原则如下。

（1）尿道外口狭窄：多数为合并包茎及阴茎头炎症所致，少数为既往尿道手术及外伤所致。可行尿道探子扩张尿道、尿道外口切开术等治疗，也可同期行包皮环切术。

（2）前尿道狭窄：不推荐使用尿道探子非直视下扩张尿道，避免损伤尿道导致假道形成。建议置入内镜后直视下了解尿道狭窄具体情况后再行尿道扩张治疗，如果狭窄段长度<5 mm，推荐行直视下经尿道狭窄冷刀内切开术治疗，尽可能避免热损伤。切开时注意不宜过深，避免损伤海绵体导致大量出血。如果狭窄长度过大，病情复杂应先行尿道狭窄治疗，不宜同期行前列腺增生手术治疗。

（3）后尿道狭窄：膜部尿道狭窄由于邻近尿道外括约肌，此处狭窄尽量采取缓慢钝性扩张方法治疗，推荐采用直视下扩张，切忌使用暴力造成局部损伤。必须行切开术时需非常小心，缓慢切开避免损伤括约肌，切开方法应以冷刀切开为主，尽可能减少热损伤的机会。

3. 膀胱结石的处理　膀胱结石是对BPH进行外科干预的传统适应证。目前有大量研究支持继发于BPH的膀胱结石与BPH同期进行手术处理，其主要并发症与单纯BPH手术比较没有显著差异。但也有研究显示，膀胱结石与BPH同期手术治疗后短期尿失禁和尿路感染的发生率稍有增加。膀胱结石的手术方式首选采用有持续灌洗装置（如肾镜或电切镜）的经尿道膀胱结石碎石术，对于不具备经尿道碎石条件的患者可行开放手术、腹腔镜手术和体外冲击波碎石术（extracorporeal shock wave lithotripsy，ESWL）等，开放手术尤其适用于巨大结石，ESWL的结石清除率较低。BPH合并膀胱结石治疗后应定期进行随访，除关注患者排尿功能、有无尿路感染外，还应包括有无结石残留或复发。

（六）其他微创治疗

新技术对于不能耐受长时间麻醉或不能忍受性功能可能损伤的患者，可选择前列腺尿道悬吊术、前列腺高能水切割术、前列腺水蒸气消融、前列腺动脉栓塞、经尿道柱状水囊前列腺扩开术、前列腺支架植入术、前列腺内注射等侵入性相对较小、不良反应和并发症较少的手术方式，但该类手术方式的长期临床疗效仍需进一步临床试验证实。

五、术后康复与随访的管理

（一）术后康复管理

1. 术后疼痛的康复　首先要判断患者的疼痛原因及程度，推荐使用视觉模拟量表（visual analogue scale，VAS）。因为该表简单直观，方便患者使用。对于轻度疼痛，可应用非甾体抗炎药对症镇痛；对于术后中、重度疼痛，需要分析是膀胱痉挛、前列腺创面还是其他原因引起的疼痛。建议术后留置F18~F22导尿管，导尿管气囊注水量可根据前列腺大小适当调整，必要时可在膀胱冲洗液中添加利多卡因，保留20 min后排出。针对术后膀胱痉挛的患者，可使用M受体拮抗剂（如索利那新）对症治疗。研究表明，M受体拮抗剂对前列腺增生术后早期恢复期的LUTS效果显著。也可使用镇痛药对抗膀胱痉挛。最新研究显示，经皮穴位电刺激能有效预防TURP术后导管相关性膀胱不适的发生，改善严重程度，减少术后早期镇痛需求，提高患者早期康复质量。

2. 术后排尿功能的康复　伴有较多膀胱残余尿的BPH患者中，10%～20%有逼尿肌无力。既往这部分患者被认为即使解除了膀胱出口梗阻，仍然无法恢复正常的膀胱功能，是前列腺增生手术的相对禁忌证。

有研究显示，剜除术后联合3阶段膀胱功能训练取得良好康复效果，经过第1阶段建立个体化的排尿习惯，建立夹管时间间隔表；第2阶段训练排尿意识与反射性排尿；第3阶段针对恢复效果欠佳者行专门训练，绝大多数患者都有了规律的自行排尿。

3. 术后控尿功能的康复　BPH术后的尿失禁常常出现在术后数天至数周内，表现为压力性尿失禁和急迫性尿失禁。虽然大部分患者通过综合治疗可恢复控尿，但术后暂时性尿失禁给患者造成了很大的心理压力与生活不便。

建议所有患者术前1周开始行凯格尔训练（Kegel训练）来预防术后尿失禁的发生，经过盆底肌锻炼后大部分暂时性尿失禁会自行好转。

（1）术后2周仍有漏尿的患者：可在Kegel训练的基础上联合M受体拮抗剂控制尿失禁。绝大多数患者在术后2个月内恢复。

（2）术后2个月仍有漏尿的患者：辅助盆底电刺激治疗调节括约肌的功能。

（3）术后6个月仍有尿失禁的患者：可以行尿道周围注射联合中医针灸治疗。

（4）术后1年持续性：对于真性尿失禁的患者，可酌情根据患者病情需要行球部尿道悬吊术或人工括约肌治疗。球部尿道悬吊术操作简单且微创，但需要根据术者的经验来调整吊带松紧；人工括约肌控尿效率高，但价格昂贵。

4. 术后性功能的康复　对于部分患者，ED会严重影响患者的身心健康，因此，BPH术后性功能的康复显得尤为重要。膀胱颈环形括约肌及精阜两侧支撑组织参与了射精过程，保留这些组织是术中的关键点，根据此原理施行的前列腺手术逆行射精比例低于传统术式。

术后1周、1个月、3个月及6个月使用IIEF-5评估患者性功能，对于术后有ED的患者，可以应用PDE5i促进阴茎内皮功能康复。阴茎负压吸引是临床上治疗ED的无创方法之一，患者术后1个月可以行此方法进行阴茎功能康复。对于持续1年以上器质性ED且相对年轻的患者，行人工假体植入术可获得满意性生活。心理因素对术后性功能恢复有很大的影响，部分患者由于手术创伤及内心焦虑，对性生活持有谨慎态度，压抑自己的性欲，对勃起功能产生负面影响。因此，临床医师在解决患者器质性障碍的同时，还要注意术前与术后心理障碍的辅导，帮助患者重建性心理，使其性功能达到与年龄和身体状况相对应的状态。

（二）术后随访管理

医疗中心或科室如将前列腺增生外科治疗作为日间手术，应于患者出院1周内进行电话或网络监测及随访，内容包括询问患者术后一般情况、有无特殊不适、询问排尿情况，以及有无排尿不畅、尿频、尿急、尿痛、血尿、尿失禁等。

如不作为日间手术，首次随访时间应在手术后1个月或拔除导尿管后4～6周，主要了解患者术后总体恢复情况及术后早期可能出现的相关症状，根据患者选择的外科治疗方式不同，随访内容可能不完全相同。主要包括术后早期有无出现排尿症状，如尿频、尿急、尿痛、排尿困难、尿失禁、肉眼血尿等，以及术后恢复状况。可进行 QoL 评分、I-PSS 评分、尿流率和膀胱残余尿的测定、IIEF-5 评分、男性性健康问卷 - 射精功能障碍评分（MSHQ-EjD）等。术后建议每半年或 1 年复查 PSA 水平。对于术前 PSA 异常且病理为良性的患者，无明确临床证据推荐，专家组建议术后 3 个月复查。如 PSA 正常，则每半年或 1 年复查 PSA；如术后 3 个月复查 PSA 仍异常，建议每 3 个月随访 PSA，密切监视指标变化，如 PSA 水平持续上升，建议行 MRI 检查或前列腺穿刺活检。

指南编写组成员

编写顾问：邓春华（中山大学附属第一医院）、商学军［南京大学医学院附属金陵医院（东部战区总医院）］

组长：王忠（上海交通大学医学院附属第九人民医院 / 上海市浦东新区公利医院）

副组长：董强（四川大学华西医院）、夏海波［赤峰市肿瘤医院（赤峰学院第二附属医院）］

编写成员（按姓氏拼音排序）：陈磊（上海中医药大学附属龙华医院）、谷猛（上海交通大学医学院附属第九人民医院）、侯四川（青岛市市立医院）、胡卫国（清华大学附属北京清华长庚医院）、胡万里（武汉大学中南医院）、李和程（西安交通大学第二附属医院）、拉巴平措（西藏日喀则市人民医院）、涂响安（中山大学附属第一医院）、王为服（海南省人民医院）、王涛（华中科技大学同济医学院附属同济医院）、吴吉涛（烟台毓璜顶医院）、薛松［南京大学医学院附属金陵医院（东部战区总医院）］、徐欢（上海交通大学医学院附属第九人民医院）、周青（湖南中医药大学第一附属医院）、臧运江（潍坊市人民医院）

参考文献请扫二维码查阅

（本文刊载于《中华男科学杂志》2022 年 4 月第 28 卷第 4 期第 356-365 页）

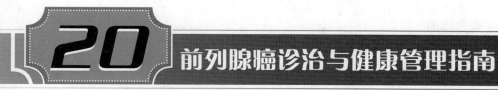

20 前列腺癌诊治与健康管理指南

中华医学会男科学分会
前列腺癌诊治与健康管理指南编写组

前列腺癌目前已成为男性泌尿生殖道肿瘤中最常见的肿瘤之一。随着我国经济、社会的发展，各种诊断与治疗方式也逐渐应用于临床。同时，前列腺癌不仅患病基数大，而且随着治疗方式的改进，患者生存期明显延长，但目前国内外尚无对于前列腺癌患者健康管理的指南或专家共识。中华医学会男科学分会组织部分男科专家，结合目前国内外最新的前列腺癌诊治指南及健康管理的循证医学数据，结合我国及国外的临床实践，以及男科专家的临床经验，广泛征求意见，共同探讨并制定本家共识，旨在进一步规范前列腺癌的诊治，并为前列腺癌患者的健康管理提供临床参考与指导。

一、流行病学

前列腺癌是男性泌尿生殖肿瘤中最常见的恶性肿瘤之一。在全球范围内，其发病率在男性恶性肿瘤中排名第 2 位，仅次于肺癌，而前列腺癌导致死亡人数在男性癌症中排名第 5 位。每年约有 160 万男性被诊断为前列腺癌，其中 36.6 万男性死于前列腺癌。

前列腺癌的发病率存在显著的地域和种族差异。在北美洲、北欧和西欧、大洋洲等地区，前列腺癌发病率居男性恶性肿瘤的首位，高达 86.4/10 万，而亚洲和北非等地区的发病率相对低，最低约为 5/10 万。

我国前列腺癌的发病率和死亡率较低，其发病率位居全身恶性肿瘤的第 6 位，约 10.23/10 万，死亡率位列男性恶性肿瘤死亡率第 10 位，约 4.36/10 万。然而，近年呈现明显上升趋势，其增速较欧美发达国家更为迅速。我国前列腺癌的发病率具有显著地域差异，香港、台湾、上海、广州及北京等经济发达地区男性前列腺癌发病率相对较高，而广大农村地区男性前列腺癌的发病率较低。前列腺癌的发病率具有明显城乡差异，大城市发病率较高，城市、农村比例约为 3.7∶1.0。我国前列腺的发病率和死亡率日益增加可能与人均寿命的增加、前列腺特异性抗原（prostate specific antigen，PSA）的广泛筛查、公共卫生癌症统计体系的发展、西方化的生活及饮食方式有关。

前列腺癌的发病率与年龄密切相关，随着年龄的增长，其发病率逐渐增加。据统计，70 岁以上人群前列腺癌的发病率已位居男性泌尿生殖系统肿瘤的首位。我国新诊断的前列腺癌发病人群的中位年龄为 72 岁，并于 75～79 岁达到高峰，而 60 岁以下人群前列腺癌发病风险较低。44 岁以下人群患前列腺癌的可能性仅为 0.01%，45～59 岁年龄段为 0.34%，而 60～74 岁年龄段增至 2.42%，75 岁及以上年龄段高达 3.24%。

二、筛查和诊断

我国前列腺癌的发病率逐年提高，但初诊前列腺癌患者的临床分期与西方发达国家相比有很大差异。以美国为例，在初诊前列腺癌患者中，临床局限性肿瘤比例占81%，伴淋巴结转移比例占12%，远处转移比例仅占4%；而我国仅1/3的初诊前列腺癌患者属于临床局限性前列腺癌（localized prostate cancer，LPCa），多数患者在初诊时已处于中晚期，导致我国前列腺癌患者的总体预后远差于西方发达国家。

（一）筛查

前列腺癌筛查是以无临床症状的男性为对象、以PSA检测为主要手段的系统性检查，主要目的是在不影响筛查人群生活质量的前提下降低筛查人群的前列腺癌病死率。目前研究认为筛查能够增加前列腺癌的检出率，尤其是LPCa。根据欧洲前列腺癌筛查研究结果发现，定期筛查有助于降低前列腺癌特异性死亡率。通过PSA筛查有助于实现前列腺癌早发现、早诊断、早治疗，从而提高前列腺癌的治疗效果，改善预后。

血清总PSA＞4 ng/ml时应引起临床医师的关注。对身体状况良好且预期寿命10年以上的男性，应每2年开展1次基于PSA的前列腺癌筛查，但需在对患者详细阐明前列腺癌筛查的风险和获益之后才能开展检测。对于前列腺癌高危人群更要重视PSA的筛查，高危人群包括：①年龄＞50岁的男性；②年龄＞45岁且有前列腺癌家族史的男性；③年龄＞40岁且基线PSA＞1 ng/ml的男性。

（二）诊断

前列腺癌在疾病初期无特殊临床表现，常通过直肠指检或PSA筛查时发现。前列腺癌确诊的"金标准"是穿刺活检进行病理学检查。

1. 临床症状及体格检查

（1）临床症状：早期前列腺癌通常没有典型症状，当肿瘤阻塞尿道或侵犯膀胱颈时可产生下尿路症状（lower urinary tract symptoms，LUTS），严重者可能出现急性尿潴留、血尿、尿失禁等；肿瘤侵犯精囊腺时可伴随血精等；发生肿瘤骨转移时可引起骨痛、病理性骨折、贫血、脊髓压迫等症状。

（2）直肠指检：大多数前列腺癌起源于前列腺的外周带，当肿瘤体积≥0.2 ml时可通过直肠指诊发现，约18%的前列腺癌患者因单纯直肠指诊异常而被检出。

2. 前列腺肿瘤标志物

（1）PSA及其衍生指标：PSA是前列腺器官特异性标志物，在前列腺癌、良性前列腺增生、前列腺炎及其他非恶性疾病患者中都可升高。

（2）PSA结果的判定：作为一个连续性参数，PSA数值越高，罹患前列腺癌的风险越大。血清PSA为4～10 ng/ml时，中国人群发生前列腺癌的可能性约为25%，推荐参考以下PSA相关衍生指标。

1）PSA及其与总PSA（tPSA）的比值：当血清tPSA为4～10 ng/ml时，游离PSA（fPSA）水平与前列腺癌的发生率呈负相关，fPSA与tPSA比值的参考界值为0.16。

2）前列腺特异性抗原密度（prostate-specific antigen density，PSAD）：PSAD即血

清 tPSA 值与前列腺体积的比值，正常值≤0.15，比值升高提示前列腺癌可能性。该值有助于决定是否进行活检或随访。

3）前列腺特异性抗原速率（prostate-specific antigen velocity，PSAV）：在 2 年内至少检测 3 次 PSA，PSAV＝$[(PSA_2-PSA_1)+(PSA_3-PSA_2)]/2$，其正常值为<0.75 ng/（ml·年）。如果 PSAV>0.75 ng/（ml·年），应怀疑前列腺癌的可能。

3．影像评估

（1）经直肠前列腺超声（trans-rectal ultrasound，TRUS）：前列腺癌典型的 TRUS 表现为位于外周带的低回声结节，超声可初步判断肿瘤的体积大小，但对前列腺癌诊断的特异性较低。

（2）MRI：MRI 检查可显示前列腺包膜的完整性，以及肿瘤是否侵犯前列腺周围组织和器官，也可显示盆腔淋巴结受侵犯的情况及骨转移病灶，在临床分期上有较重要的作用。

多参数磁共振成像（multiparametric magnetic resonance imaging，mpMRI）在前列腺癌诊断中具有更高的诊断效能。基于 3.0 T mpMRI 的前列腺影像报告和数据评分系统（prostate imaging reporting and data system，PI-RADS）（表 20-1），适用于前列腺癌的定位、诊断和危险分组。PI-RADS 1～2 分不建议进行临床干预，但必须考虑实验室检查、临床病史、局部情况等其他因素；PI-RADS 3 分是否进行前列腺穿刺取决于 mpMRI 之外的因素；PI-RADS 4～5 分应考虑进行靶向和系统性活检。

表 20-1 PI-RADS 评分与前列腺癌相关性

评分	前列腺癌可能性	穿刺阳性率	评分	前列腺癌可能性	穿刺阳性率
1	非常低（极不可能出现）	—	4	高（可能存在）	50%
2	低（不太可能出现）	—	5	非常高（极有可能出现）	80%
3	中等（可疑存在）	20%			

（3）发射计算机断层显像（emission computed tomography，ECT）全身骨显像：前列腺癌最常见的远处转移部位是骨骼，锝（^{99m}Tc）MDP 放射性核素骨显像是评价前列腺癌骨转移最常用的方法，可比常规 X 线片提前 3～6 个月发现骨转移灶，敏感性较高但特异性较差。^{99}Tc-MDP 单光子发射计算机断层成像（single-photon emission computed tomography，SPECT）的敏感性及特异性均有助于确定病灶的具体位置，有效避免组织结构重叠的干扰。^{99}Tc-MDP-SPECT/CT 是将 SPECT 与 CT 融合在一起的成像系统，能显示早期 CT 检查无异常的病灶，能有效地区分多种骨质改变。

（4）正电子发射计算机体层扫描（positron emission computed tomography，PET）：不推荐使用常规肿瘤的 PET 显像剂 ^{18}F- 脱氧葡萄糖（^{18}F-fludeoxyglucose，^{18}F-FDG）作为前列腺癌的 PET 检查。前列腺特异性膜抗原（prostate-specific membrane antigen，PSMA）是一种由前列腺上皮细胞分泌的糖蛋白，几乎在前列腺癌所有类型中呈高表达，且随肿瘤分期和分级的升高而增加，而在正常人体细胞中几乎无 PSMA 表达。PSMA PET/CT 能够显著提高转移病灶的诊断准确率。

4．前列腺穿刺　基于前列腺穿刺活检组织进行的病理学检查是前列腺癌确诊的"金标准"，因前列腺穿刺活检术会引起前列腺局部 MRI 影像的改变，故通常建议 MRI 在前列腺穿刺活检前进行。

（1）前列腺首次穿刺适应证：①直肠指检发现前列腺可疑结节，任何 PSA 值；②经直肠前列腺超声或 MRI 发现可疑病灶，任何 PSA 值；③ PSA＞10 ng/ml，任何 f/t PSA 和 PSAD 值；④ PSA 4～10 ng/ml，异常 f/t PSA 和 PSAD 值。

（2）前列腺重复穿刺适应证：①首次穿刺病理发现不典型小腺泡样增生（atypical small acinar proliferation，ASAP）或高级别上皮内瘤变（high-grade prostatic intraepithelial neoplasis，HGPIN）；②复查 PSA＞10 ng/ml；③复查 PSA 4～10 ng/ml，f/tPSA、PSAD 值、直肠指诊或影像学异常；④复查 PSA 4～10 ng/ml，复查 f/tPSA、PSAD 值、直肠指诊、影像学均正常，则严密随访，每 3 个月复查 PSA，如 PSA 连续 2 次＞10 ng/ml，或 PSAV＞0.75 ng/（ml·年），应重复穿刺。

（3）前列腺穿刺禁忌证：①处于泌尿生殖系统急性感染期；②有高血压危象；③处于心脏功能不全失代偿期；④有严重出血倾向的疾病；⑤处于糖尿病血糖不稳定期；⑥有严重的内、外痔，肛周或直肠病变，甚至肛门闭锁；⑦存在严重的心理相关疾病。

（4）系统穿刺和靶向穿刺

1）系统穿刺：超声引导下前列腺系统穿刺是标准的穿刺方法，一般建议穿刺 10～12 针或以上。根据患者 PSA 值、直肠指检、MRI 或 TRUS 结果，在常规 10～12 针系统穿刺基础上对可疑病灶进行靶向穿刺可进一步提高检出率。

2）靶向穿刺：近年来，基于 mpMRI 的前列腺靶向穿刺在国内开展日趋广泛。mpMRI 定位可靠，既能减少穿刺针数，又可有效提高穿刺准确性，同时可提高 Gleason 评分≥7（包括 4＋3，3＋4）的前列腺癌检出率，降低患者痛苦和术后并发症。mpMRI 靶向穿刺对国际泌尿外科病理协会（International Society of Urological Pathology,ISUP）2 级及以上前列腺癌的敏感性高，对 ISUP 1 级前列腺癌的敏感性低，有助于避免过度穿刺和非临床意义前列腺癌的检出。

靶向穿刺的方式包括以下几种。

① mpMRI 直接引导下前列腺靶向穿刺：在 mpMRI 引导下直接获取组织样本，实时准确定位并可检出微小病灶；可经直肠直接引导或经会阴准确引导进行穿刺，漏诊率低。

② mpMRI 与经直肠超声影像（软件）融合靶向穿刺：通过影像融合技术，在超声实时引导下，对 mpMRI 定位的可疑病灶实施穿刺活检。此种穿刺适用于：A.PSA 值持续性升高、既往穿刺阴性但仍怀疑存在前列腺癌患者；B.mpMRI 检查发现可疑病灶，尤其是位于前列腺穿刺"盲区"的可疑前列腺癌患者；C.需要靶向针对移行带可疑病灶患者；D. 主动监测期的低风险前列腺癌患者复检。

③ 认知融合靶向穿刺：通过操作者目视估测，判断 mpMRI 中所确定的目标病灶位置，并将此位置转换为经直肠超声引导活检时的穿刺进针策略来实施前列腺靶向穿刺。

（5）前列腺穿刺的术前管理

1）穿刺术前常规检查：患者行前列腺穿刺活检术前应常规行血、尿、粪三大常规及凝血功能检查，有肝肾功能异常病史者需复查肝、肾功能。

2）抗生素的应用：经直肠前列腺穿刺前通常需要预防性口服或静脉使用抗生素，如氟喹诺酮类抗生素以减少穿刺术后感染的发生。抗生素的使用时间通常为1～3天，经会阴前列腺穿刺术前不需要预防性应用抗生素。

3）肠道准备：经直肠穿刺前直肠去污（直肠消毒和保留灌肠）可有效降低穿刺针针道引起的泌尿系感染风险。经会阴前列腺穿刺无须灌肠，术前排空大便即可。

4）围手术期抗凝及抗血小板药物的使用：对于有心脑血管病风险、支架置入病史而长期口服抗凝或抗血小板药物的患者，围手术期应综合评估出血风险及发生心脑血管疾病的风险，慎重决定相关药物的使用。阿司匹林及其他非甾体抗炎药穿刺前应停用3～5天，氯吡格雷应停用7天，噻氯匹定应停用14天，双香豆素建议停用4～5天。

（6）前列腺穿刺的并发症及管理：穿刺后主要并发症包括感染、血精、血尿、黑粪、发热、尿潴留、迷走神经反射、前列腺炎、附睾炎等。

1）血尿：血尿是经直肠前列腺穿刺的常见并发症，多因穿刺针刺破尿道或膀胱引起。术前停用抗凝血类药物，穿刺时注意避开尿道和膀胱可有效减少血尿的发生。严重血尿时可留置三腔导尿管牵引压迫止血。

2）黑粪：穿刺针损伤直肠黏膜可引起黑粪。黑粪的发生率较低，常在穿刺术后很快消失。如术中出现直肠出血，可利用手指压迫出血点进行止血。

3）感染：前列腺穿刺术后感染的发生率为0.1%～7.0%。严重感染多与喹诺酮类药物耐药有关，如感染无法控制，应及时行细菌培养并调整抗菌药物使用策略。

4）迷走神经反射：前列腺穿刺引起的患者过度紧张和不适可导致中度或严重的血管迷走神经反射，发生率为1.4%～5.3%。主要表现为呕吐、心动过缓和血压下降。当出现血管迷走神经反射时，可将患者体位调整为头低脚高位并静脉补液，以缓解相关症状。

（7）前列腺癌分期（表20-2）：前列腺癌的诊疗分期目前采用的是美国癌症联合委员会（American Joint Committee on Cancer Staging，AJCC）制定的第8版TNM分期系统，用于前列腺的诊疗方案制定及预后分析。

表 20-2 第 8 版 AJCC 前列腺癌 TNM 分期系统

临床分期 - 原发肿瘤（cT）

cT_X 原发肿瘤无法评价

cT_0 无原发肿瘤证据

cT_1 临床表现不明显不易发现的肿瘤

cT_{1a} 组织学检查偶然发现的肿瘤，占切除前列腺组织的5%以内

cT_{1b} 组织学检查偶然发现的肿瘤，占切除前列腺组织的5%以上

（待 续）

cT$_{1c}$ 组织学活检证实的不易发现的一侧或两侧的肿瘤

cT$_2$ 肿瘤可见，局限于前列腺

cT$_{2a}$ 肿瘤累及前列腺一叶的 1/2 以内

cT$_{2b}$ 肿瘤累及范围大于前列腺一叶的 1/2，但仅累及前列腺一叶

cT$_{2c}$ 肿瘤累及前列腺两叶

cT$_3$ 肿瘤侵犯前列腺外，但无粘连或者浸润邻近结构

cT$_{3a}$ 前列腺外侵犯（单侧或者双侧）

cT$_{3b}$ 肿瘤侵及精囊腺

cT$_4$ 肿瘤侵犯精囊腺以外邻近组织（包括膀胱、外括约肌、直肠、肛提肌、骨盆壁等）或与之紧密固定

病理分期 - 原发肿瘤（pT）

pT$_2$ 肿瘤局限于前列腺

pT$_3$ 肿瘤前列腺外侵犯

pT$_{3a}$ 前列腺外侵犯（单侧或者双侧），或者镜下见膀胱颈浸润

pT$_{3b}$ 肿瘤侵及精囊腺

pT$_4$ 肿瘤侵犯精囊腺以外的邻近组织（包括膀胱、外括约肌、直肠、肛提肌、骨盆壁等）或与之紧密固定

区域淋巴结（N）

N$_x$ 区域淋巴结无法评估

N$_0$ 无区域淋巴结转移

N$_1$ 区域淋巴结转移

远处转移（M）

M$_0$ 无远处转移

M$_1$ 有远处转移

M$_{1a}$ 区域淋巴结以外的淋巴结转移

M$_{1b}$ 骨转移

M$_{1c}$ 其他部位转移，伴或不伴骨转移

三、治疗

根据 2017 年版 AJCC 前列腺癌 TNM 分期与分级系统，将前列腺癌分为 LPCa、局部进展性前列腺癌（local advanced prostate cancer，LAPCa）、转移性前列腺癌（metastatic prostate cancer，mPCa）。

LPCa 为 2017 年版 AJCC 的 TNM 分期中的 T$_{1\sim2}$N$_x$M$_0$ 期前列腺癌，即局限在前列腺包膜内（未侵犯前列腺包膜）的前列腺癌；LAPCa 为 2017 年版 AJCC 的 TNM 分期中的 T$_{3\sim4}$N$_0$M$_0$ 或 T$_x$N$_1$M$_0$ 期前列腺癌，即伴有肿瘤突破前列腺包膜（单侧或双侧）、肿瘤侵犯精囊腺或肿瘤固定或侵犯精囊外的其他邻近组织结构，如膀胱颈、尿道外括约肌、直肠、肛提肌和 / 或盆壁，或伴有区域淋巴结转移的前列腺癌。mPCa 为 2017 年版 AJCC 的 TNM 分期中 T$_x$N$_x$M$_1$ 的前列腺癌，即伴有区域淋巴结外的淋巴结转移

或骨转移或其他器官组织转移伴或不伴骨转移。

推荐对于初次确诊的局限及 LAPCa 患者进行预后风险分组，目前国际常用的风险分组标准见表 20-3。

表 20-3　风险分组

低危	中危		高危
PSA＜10 ng/ml	PSA 10～20 ng/ml	PSA ＞20 ng/ml	任何 PSA
与 GS＜7（ISUP 1 级）	或 GS 7（ISUP 2～3 级）	或 GS＞7（ISUP 4～5 级）	任何 GS（任何 ISUP 分级）
与 cT$_{1～2a}$	或 cT$_{2b}$	或 cT$_{2c}$	cT$_{3～4}$ 或 cN＋
局限性			局部进展性

注：GS. Gleason 评分；PSA. 前列腺特异性抗原。

制定前列腺癌的治疗方案时，除了考虑前列腺癌的临床与病理分期、风险分组等肿瘤因素外，还需结合患者的预期寿命、健康状态及患者的认知状态。预期寿命与健康状态评估对于临床制定前列腺癌患者的治疗方案至关重要（表 20-4）。对于 LPCa 患者，预期寿命大于 10 年的患者可以从根治性前列腺癌、根治性放射治疗等局部治疗中获益更多，其肿瘤特异性生存时间更长。而高龄患者或健康状态不佳的患者更倾向于选择主动监测、雄激素剥夺治疗（androgen deprivation therapy，ADT）等相对保守的治疗方式。

现有方法很难对预期寿命进行准确评估，目前对于中国人群较为简单实用的预期寿命量表为步行速度测定，测量自站立状态开始，以平时的步幅行走 6 m 所需要的速度。对于年龄为 75 岁的患者，若步幅＜0.4 m/s，其 10 年生存率为 19%；若步幅为＞1.4 m/s，其 10 年生存率为 87%。

前列腺癌患者通常为老年男性，我国初诊的前列腺癌患者以 LAPCa 与 mPCa 为主，确诊时约 50% 患者年龄＞70 岁，其健康状态差异极大，准确进行健康状态评估对于其选择恰当的治疗方式尤为关键。目前，国际老年肿瘤学会（International Society of Geriatric Oncology，SIOG）前列腺癌协作组推荐对于年龄＞70 岁的患者可采用老年医学 8（Geriatric 8，G8）筛查工具（表 20-5）进行系统评估。该评分主要用于鉴别健康状态不佳的患者，这些患者不仅死亡率高，而且在随后的前列腺癌治疗中可能因治疗不良反应而致死。对于 G8 评分＞14 的患者，或者具有可逆性损害疾病并已经纠正的患者，其治疗方式与年轻患者相类似；而具有不可逆损害疾病且健康状态不佳的患者更倾向于建议选择姑息治疗。对于 G8 评分≤14 的患者，应该进行充分的综合评估，包括合并症、营养状态、认知与身体功能，以及体能状态，以期进一步评估其身体损害是否可逆。

合并症是 LPCa 患者行根治性前列腺切除术（radical prostatectomy，RP）后出现非肿瘤特异性死亡的重要预测因子。对于没有接受积极治疗的前列腺癌患者，无论年龄与肿瘤的侵袭性如何，诊断前列腺癌 10 年后的合并症是大多数患者死亡的主要原因。

营养状态可通过过去 3 个月中体重的情况进行评估。通常情况，体重下降＜5%意味着营养状态良好，体重下降介于 5%～10% 意味着中等营养不良，体重下降＞10% 意味着重度营养不良。

认知状态评估可通过简易智力状态评估量表（Mini-Cog）（表 20-6）进行，该评分包括 3 个单词的回忆及画钟试验。该评分＜3 分意味着患者认知功能不佳，认知功能受损是出现神志不清的重要预测因子，对于行手术等治疗决策的制定非常重要。

目前总体体能状态的测试主要包括 Karnofsky 评分（表 20-7）及美国东部肿瘤协作组（Eastern Cooperative Oncology Group，ECOG）评分（表 20-8）。Karnofsky 评分得分越高，健康状况越好，越能忍受治疗给身体带来的不良反应，也就有可能接受彻底治疗；Karnofsky 评分得分越低，健康状况越差。Karnofsky 评分一般要求≥70，ECOG 评分一般要求≤2，才考虑化学治疗等。

在制定患者的治疗决策时，除外合并症、营养状态、认知功能、体能状态等因素外，患者的自我价值观、对于生活质量的预期、对于未来的期待与担忧也须考虑。特别是对于老年虚弱患者，在制定治疗方案时，患者的选择与患者当时的疾病状态同等重要。

表 20-4　基于预期寿命及风险分组的初始治疗决策选择

疾病风险分组	预期寿命	初始治疗决策选择
低危局限性前列腺癌	预期寿命＞10 年	主动监测 根治性前列腺切除术 外照射治疗或粒子置入 冷冻消融或 HIFU 等局部治疗
	预期寿命＜10 年	外照射或粒子置入 观察等待
中危局限性前列腺癌	预期寿命＞10 年	主动监测 根治性前列腺切除术 ± 淋巴结清扫术 冷冻消融或 HIFU 等局部治疗 外照射或粒子置入＋ADT
	预期寿命＜10 年	外照射或粒子置入＋ADT 观察等待
高危局限性前列腺癌	预期寿命＞5 年	根治性前列腺切除术＋淋巴结清扫术 外照射＋ADT 外照射＋粒子置入＋ADT
	预期寿命＜5 年	观察等待 ADT 外照射＋ADT 外照射＋粒子置入＋ADT
局部进展性前列腺癌	预期寿命＞5 年	高度选择适合患者行根治性前列腺切除术＋扩大淋巴结清扫术 外照射＋ADT 外照射＋粒子置入＋ADT

（待　续）

（续　表）

疾病风险分组	预期寿命	初始治疗决策选择
	预期寿命＜5 年	观察等待
		ADT
		外照射＋ADT
转移性前列腺癌		ADT 联合以下治疗
		阿帕鲁胺
		阿比特龙
		多西他赛
		恩扎卢胺
		对于低转移负荷患者考虑外照射治疗
		ADT

注：ADT. 雄激素剥夺治疗；HIFU. 前列腺癌高强度聚集超声治疗。

表 20-5　G8 筛查工具

项目	评分选项
A　在过去 3 月中，是否由于消化不良、食欲不佳、咀嚼或吞咽问题，导致食物摄入有所下降？	0：严重食物摄入减少 1：中等程度食物摄入减少 2：无食物摄入减少
B　在过去 3 个月中，体重是否下降？	0：体重下降＞3 kg 1：不知道 2：体重下降 1～3 kg 3：无体重下降
C　日常活动是否受影响？	0：卧床或轮椅 1：可不使用轮椅或卧床，但不能外出 2：可外出活动
D　是否存在神经心理问题	0：严重痴呆或抑郁 1：轻度痴呆 2：无神经心理问题
E　体重指数（BMI）	0：BMI＜19 1：BMI 19～21 2：21≤BMI＜23 3：BMI≥23
F　每天服用 3 种以上处方药物？	0：是 1：否
G　与同龄人相比，患者如何看待自己的健康状态？	0：健康状态不佳 0.5：不清楚 1：健康状态可 2：健康状态更好
H　年龄	0：≥85 岁 1：80～85 岁 2：≤80 岁
总分	

表 20-6　简易智力状态评估量表（Mini-Cog）

第一步：名词回忆	请受试者仔细听和记住 3 个不相关的词，然后重复
第二步：画钟试验	请受试者在一张空白纸上画出钟的外形，标好时钟数，给受试者一段时间让其在钟上标出来（画钟试验正确：能正确标明时钟数字位置顺序，正确显示给定的时间）
第三步：名词回忆	请受试者说出先前所给的 3 个词

注：完成画钟试验后，每回忆 1 个词得 1 分（0～3 分）；表盘标注正确得 2 分，有 1 处不正确得 0 分。名词回忆及画钟试验的总分相加即为 Mini-Cog 试验分数。

表 20-7　Karnofsky 功能状态评分标准

体力状况	评分	体力状况	评分
正常，无症状和体征	100	生活不能自理，需要特别照顾和帮助	40
能进行正常活动，有轻微症状和体征	90	生活严重不能自理	30
勉强进行正常活动，有一些症状或体征	80	病重，需要住院和积极的支持治疗	20
生活可自理，但不能维持正常生活工作	70	危重，临近死亡	10
生活能大部分自理，但偶尔需要别人帮助	60	死亡	0
常需要人照料	50		

表 20-8　Zubrod-ECOG-WHO（ZPS，5 分法）

体力状况	评分
正常活动	0
症状轻，生活自在，能从事轻体力活动	1
能耐受肿瘤的症状，生活自理，但白天卧床时间不超过 50%	2
症状严重，白天卧床时间超过 50%，但还能起床站立，部分生活能够自理	3
病重卧床不起	4
死亡	5

（一）局限性前列腺癌的治疗

1. 观察等待

（1）定义：观察等待主要针对已经明确诊断为前列腺癌的患者，为避免治疗相关的不良反应可行观察等待治疗。2022 年欧洲泌尿外科协会（European Association of Urology，EAU）前列腺癌指南提到，当随访超过 10 年，在肿瘤特异性生存（cancer-specific survival，CSS）、总生存时间（overall survival，OS）和无进展生存（progression free survival，PFS）方面，根治性前列腺切除术（radical prostatectomy，RP）才会比观察等待显示出优势。

（2）适应证：①预期寿命较短、身体状况差无法接受手术或不愿手术治疗的患者；②无法接受干预治疗相关的不良反应及对于生活质量影响的患者；③无症状、预期寿命＜10 年的临床 LPCa 患者。

2．主动监测

（1）定义：主动监测（active surveillance，AS）是指已经明确诊断为前列腺癌，在充分了解病情及 AS 治疗风险下，主动选择严密随访的治疗方法，当出现肿瘤进展或临床症状明显时在患者同意下再给予治疗。2022 年 EAU 前列腺癌指南提到，患者选择 AS 治疗后整体 OS 和 CSS 不错，但约有 1/3 的患者在随访时疾病出现进展需要积极治疗。

（2）适应证：①低危前列腺癌，预期寿命＞10 年；②预后良好的中危前列腺癌（Gleason 分级 4 级＜10%）、预期寿命＞10 年；③患者对病情知情，主动选择 AS 治疗。

（3）随访原则：① PSA，第 1 年 3 个月 1 次，以后半年 1 次；②直肠指检，每年 1 次；③ mpMRI，每年 1 次。

（4）禁忌证：① ISUP≥3 级；②病理中包含导管腺癌、导管内癌、肉瘤样癌、小细胞癌、包膜外或精囊浸润、会阴肌肉浸润；③穿刺活检结果≥T_{2c} 期、mpMRI 证明为局部进展期。

（5）主动监测转积极治疗适应证：①重复穿刺病理结果出现 Gleason 评分 4～5 分或出现不良病理类型；②重复穿刺后临床分期≥T_{2b}；③患者主动要求积极治疗。

3．根治性前列腺切除术

（1）定义：RP 是治疗器官局限性及局部进展期前列腺癌最有效的方法之一。其治疗目标是保证根治性切除病灶的前提下，尽可能保留盆腔器官功能。对于背深静脉复合体和海绵体神经解剖的深入了解也可使患者的勃起功能得到极好地保护。

（2）适应证：①肿瘤风险分组。低中危患者推荐行 RP，且对于包膜外侵袭概率较低者可考虑术中保留 NVB（neurovascular bundle，NVB）；对于高危 LPCa 患者，肿瘤负荷较低时推荐行 RP 手术，但建议行扩大淋巴结清扫。②对于预期寿命无硬性年龄界限，一般行 RP 的中、低危 LPCa 患者预期寿命应＞10 年，高危 LPCa 患者预期寿命应＞5 年。③身体状况良好。④对于 PSA＞20 ng/ml 或者 Gleason 评分≥8 分的 LPCa 患者，也可行手术治疗，术后应结合其他辅助治疗。⑤良性前列腺增生术后确诊的前列腺癌，术后 12 周行 RP 可降低手术难度。

（3）禁忌证：①有增加手术或麻醉风险的疾病；②广泛的骨转移或伴其他脏器转移。

（4）扩大盆腔淋巴结清扫术：2022 版 EAU 前列腺癌指南指出，扩大盆腔淋巴结清扫术（extended pelvic lymph node dissection，ePLND）能帮助 94% 的患者正确分期。对辅助治疗的选择有重要的指导价值。

1）范围：包括髂外动静脉、髂内动脉内侧及闭孔旁淋巴结。

2）适应证：建议对 Briganti 列线图预测淋巴结转移概率＞5% 的中、高危 LPCa 患者可选择施行 ePLND，同时应结合术者经验、患者状况等综合考虑。

（5）手术入路：RP 手术入路众多，具体包括以下几种。

1）经腹腔途径：操作空间大，对行 ePLND 或更广泛淋巴结清扫的患者较为适宜。

2）经腹膜外（耻骨后入路）：对腹腔脏器损伤小，但行 ePLND 较困难。

3）其他入路：包括经会阴入路、经自然腔道入路等，但并未得到广泛关注。

（6）手术方式：目前国内外常用腹腔镜及机器人辅助腹腔镜 RP 具有疗效确切、操作精细、创伤小、出血少、恢复快。保留 NVB 有助于改善患者术后控尿及勃起功能的恢复，NVB 的保留必须在控瘤基础上进行。

（7）并发症

1）RP 并发症：围手术期死亡率为 0～2.1%，围手术期并发症主要包括严重出血、直肠损伤、深部静脉血栓、尿漏、感染等；远期并发症包括术后尿失禁、勃起功能障碍（erectile dysfunction，ED）、膀胱颈挛缩、尿道吻合口狭窄等。

2）盆腔淋巴结清扫相关并发症：盆腔淋巴结清扫的并发症发生率约为 20%，明显高于单纯 RP。并发症的发生率与清扫范围及腹盆腔粘连程度明显相关，常见并发症为淋巴漏及腹腔脏器损伤、血管损伤、淋巴囊肿等。

4．放射治疗

（1）定义：运用高能射线或具有放射性的粒子对肿瘤细胞进行杀伤作用的方式称为放射治疗，主要由近距离放射治疗和外射束治疗（external beam radiation therapy，EBRT）组成。与接受 RP 治疗后的患者相比，其复发率、10 年 OS 及远期并发症无显著差异。

目前，由美国近距离放射治疗协会（American Brachytherapy Society，ABS）和 EAU 等协会所公布的指南中，近距离放射治疗为低风险患者首选治疗方案，比 EBRT 具有更高的治愈率。

（2）近距离放射治疗：包括腔内照射、组织间照射等，依据放入时间分为暂时性粒子置入和永久粒子置入。根据前列腺癌的进展，将治疗方式分为低剂量率（low dose rate，LDR）或高剂量率（high dose rate，HDR）。与 EBRT 相比，该治疗方式引起尿失禁和 ED 的风险更低，且近距离放射治疗的长期胃肠道毒性低于 EBRT。

1）LDR 近距离放射治疗：是指将放射性物质永久置入前列腺组织内，其适应证如下。①cT_{1b}～$T_{2a}N_0M_0$，ISUP 分级 1 级并活检癌组织≤50% 或 ISUP 分级 2 级、Gleason 评分≤6 分并活检癌组织≤33%；②初始 PSA 水平≤10 ng/ml；③前列腺体积＜50 ml；④国际前列腺症状评分（international prostate symptom score，I-PSS）＜12 分且尿流率检测中最大尿流率＞15 ml/s。

2）HDR 近距离放射治疗：可分单次或多次进行，通常与 EBRT 结合使用。与 LDR 相比，HDR 近距离放射治疗的可操作范围更加广泛，且可覆盖肿瘤的抑制范围更加广泛，但存在置入物移动问题，该方法适用于临床 T_1～T_2 期的肿瘤。LDR 近距离放射治疗一般单独用于对低危前列腺癌的治疗，而 HDR 近距离放射治疗通常与 EBRT 联合治疗中高危前列腺癌。

3）禁忌证：绝对禁忌证包括共济失调性毛细血管扩张或直肠瘘、既往因经尿道前列腺切除术（transurethral resection of the prostate，TURP）导致的前列腺腺体缺损、一般情况及全身重要脏器功能差；相对禁忌证包括患者既往有 LUTS、炎症性肠病、多次盆腔放射治疗及手术史、直肠缺失、耻骨弓干扰、前列腺体积＞60 ml、峰值尿流率＜

10 ml/s 且残余尿量＞100 ml。

（3）前列腺癌 EBRT：前列腺癌的 4 种现代 EBRT 方法包括三维适形放射治疗（three dimensional conformal radiotherapy，3D-CRT）、调强放射治疗（intensity modulated radiation therapy，IMRT）、立体定向体部放射治疗（stereotactic body radiotherapy，SBRT）和质子束放射治疗（proton beam radiotherapy，PBR）。

1）3D-CRT：3D-CRT 采用立体定向技术减少对周围健康组织的毒性影响。结合 IMRT 后提供更高剂量的辐射，这对于防止复发和改善长期治疗效果至关重要。目前，IMRT 已成为 EBRT 的标准治疗方法，具有更低的胃肠道毒性。根据 2016 年 ABS 指南，如果对患者使用 IMRT，则不再使用 3D-CRT 进行治疗。

2）PBR：PBR 治疗前列腺癌的优势尚不清楚，暂不做常规推荐。

3）SBRT：SBRT 能够精确地瞄准肿瘤杀死癌细胞，同时最大限度减少对健康器官的影响。

（4）放射治疗的并发症及处理

1）EBRT：EBRT 引起的并发症与剂量、放射治疗方案及照射体积有关。常见急性期并发症包括尿频、尿急、夜尿增多等，上述症状一般在放射治疗数周后基本消失。迟发并发症有直肠出血、出血性膀胱炎等，一般经非手术治疗后可改善。

2）近距离放射治疗：并发症主要涉及尿路、直肠和勃起功能等方面。

3）放射治疗有二次致癌的风险：回顾性研究显示，前列腺癌放射治疗能增加患者发生直肠癌和膀胱癌的风险。

5．其他治疗方法

（1）冷冻疗法：冷冻疗法作为前列腺癌的替代疗法，是美国及欧洲泌尿外科协会推荐的前列腺癌早期及挽救性治疗方法，以其微创性和低复发性逐渐受到广泛关注。

1）适应证

① 初治的 LPCa：A. 预期寿命＜10 年的 LPCa 患者，或由于其他原因不适合行 RP 治疗的 LPCa 患者；B. 血清 PSA＜20 ng/ml，Gleason 评分≤7 分，前列腺体积≤40 ml（如＞40 ml，先行新辅助内分泌治疗使腺体缩小）；C. 对于预期寿命＞10 年的患者，须告知目前此术式尚缺乏远期疗效相关数据。

② 挽救性前列腺癌局部治疗：用于前列腺癌放射治疗后局部复发的挽救性治疗。

③ 前列腺癌局灶冷冻消融：目前尚无统一标准，多数专家认为需满足以下条件。A. 单病灶或多病灶的中危前列腺癌；B. 穿刺方法为影像引导下经会阴系统穿刺联合靶向穿刺；C. 治疗边界超过已知肿瘤边界 5 mm；D. 前列腺体积和患者年龄不是决定条件；E. 仅治疗主要病灶，非主要病灶可以密切监测。

2）疗效：研究显示，冷冻治疗 LPCa 患者的 5 年生化无复发率、3 年无病生存率与 RP 或 EBRT 无明显差异；也有研究发现治疗后有 2%～25% 的患者行原部位活检发现肿瘤复发。但目前此类研究一致性差，生化复发的标准也不统一，故研究结果级别不高。

3）并发症：冷冻治疗患者 1 年尿失禁率显著低于 RP 术后患者，与 EBRT 之间无统计学差异，患者 1 年 ED 的发生率为 0～40%，尿潴留的发生率为 1%～17%，尿失禁的发生率＜5%。其并发症分为急性和慢性。急性并发症包括泌尿系感染、会阴部疼痛、阴茎及阴囊的疼痛和肿胀；慢性并发症包括尿道直肠瘘、尿道狭窄、排尿困难等。

（2）前列腺癌高强度聚集超声治疗：高强度聚集超声（high intensity focused ultrasound，HIFU）治疗通过热和气蚀作用、机械作用使目标区域肿瘤组织发生凝固性坏死。

1）适应证：其主要适用于中、低危前列腺癌患者，对于预期寿命＞10年的患者须告知其目前此术式缺乏长期疗效数据。

2）疗效：HIFU治疗的患者中3～5年无进展生存率为63%～87%。对于临床LPCa患者，在近期生化复发率和无疾病进展率方面，HIFU优于RP或ERBT，但长期（＞5年）并无明显差异。

3）并发症：HIFU也有诸如排尿困难、尿潴留、ED等并发症。在随访1年的患者中，与RP相比，HIFU治疗患者的尿失禁发生率明显较低。

（3）前列腺癌不可逆电穿孔治疗：不可逆电穿孔（irreversible electroporation，IRE）的治疗作用是细胞膜中形成永久性的纳米孔导致其凋亡。

1）适应证：同HIFU治疗一样，IRE主要适用于中、低危前列腺癌患者。因无长期疗效数据，尚不建议推荐给有较好预后的患者。

2）疗效：有报道指出，经IRE治疗后半年，患者术区肿瘤检出率为16%～25%。现阶段关于IRE治疗的研究资料较少，缺乏长时间随访，无法准确评估其确切的临床治疗效果。

3）并发症：IRE的并发症主要有血尿、尿路感染、尿潴留、排尿困难等。与RP相比，其发生尿失禁和ED的比例明显降低。

（4）光动力疗法：光动力疗法（photodynamic therapy，PDT）是一种非热消融的治疗方式。它是通过光敏剂与组织中存在的氧气之间相互作用，从而起到消融的效果。

1）适应证：同HIFU治疗一样，PDT主要适用于中、低危前列腺癌患者。因无长期疗效数据，尚不建议推荐给有较好预后的患者。

2）并发症：PDT的并发症主要有尿失禁、ED、尿潴留、血尿等，但上述并发症的发病率都较低。

（二）局部进展性前列腺癌的治疗

前列腺癌发病隐匿，病变无明显特异性症状，在我国患者肿瘤早期诊断率低于欧美国家，临床多数患者诊断时已进入局部进展期，其中LAPCa患者占30%～40%。目前，根据患者病理参数、健康状况和预期寿命等客观因素制定个性化的治疗方式能提供较好的临床结果，但LAPCa的治疗缺乏充足的临床证据，故其标准治疗方式尚存在一定争议。

LAPCa定义为术后病理分期T_2～T_3期［和/或有区域淋巴结转移而无远处转移］；PSA≥20 ng/ml、Gleason评分≥8分。

1. 手术治疗　LAPCa患者无法单一通过RP治疗取得与局部期治疗同样的根治效果。手术治疗作为LAPCa多学科治疗的重要组成部分已得到学术界的广泛认可，相关研究证据显示，RP 结合全身治疗能够改善 LAPCa 患者的临床治疗效果，指南推荐预期寿命＞10 年的 LAPCa 患者选择性行 RP 治疗。多项针对未存在明确淋巴结转移的前列腺癌回顾性病例研究结果显示，RP 治疗前列腺癌患者的 15 年 CSS 率＞60%，10 年 OS 率＞75%。对于 cT_{3b}～T_4 期的前列腺癌患者研究显示，10 年 CSS 率和 OS 率也分别达到了 87% 和 65%。目前只有有限的证据支持对存在淋巴结转移的前列腺癌患者实施 RP，如果对于此类患者计划实施 RP，建议进行 ePLND。

2. 放射治疗　放射治疗在局部进展期前列腺癌治疗中发挥重要作用，但单一应用放射治疗不能为患者争取最大的治疗获益。放射治疗联合手术治疗及 ADT 能改善患者的 PFS 和 OS，指南推荐局部进展期前列腺癌通过放射手段治疗患者术前或术后局部病灶，并联合内分泌治疗、化学治疗等方案改善患者 PFS 和 OS。基于局部进展期前列腺癌患者的随机对照试验（randomized controlled trial，RCT）已经证实，长期应用 ADT 联合放射治疗比单独应用 ADT 或放射治疗的预后更好。RTOG 85-31 研究表明，接受盆腔放射治疗联合 ADT 的 pN_1 期患者比单独放射治疗在 5 年和 9 年的无疾病进展率分别 54% 和 10%，比单独放射治疗的 33% 和 4% 更高，同时在 OS 方面也具有优势。

3. 雄激素剥夺治疗　对于局部进展期前列腺癌患者，ADT 维持治疗的方案受到学术界广泛认可，ADT 明确改善患者的 PFS 和 OS，但 ADT 的最短持续时间尚无明确研究证实。在无明确生化复发及新发转移病灶的前提下，指南推荐局部进展期前列腺癌患者 ADT 的最短持续时间应＞18 个月。EORTC 22961 试验验证了长期 ADT（36 个月）比短期 ADT（6 个月）用于高危前列腺癌（5 年 OS 增加 4%）的有效性更高。为了减少 ADT 的持续时间和潜在不良反应，最近对高危 LPCa 患者进行了 18 个月和 36 个月的 ADT 对比试验。中位随访时间为 9.4 年，包括 290 例患者，5 年 OS 率无显著差异（36 个月 ADT 组为 91%，18 个月 ADT 组为 86%；P＝0.07）；另一方面，18 个月 ADT 组的生活质量显著改善。基于这些发现，18 个月的 ADT 可以被认为是高危 LPCa 患者的有效治疗选择。

4. 淋巴结阳性患者的处理　一项包含 5 项非随机试验针对淋巴结清扫术联合 RP 术后发现淋巴结阳性的系统评价显示，与单纯 ADT 相比，放射治疗或 RP 联合 ADT 在 OS 和 CSS 方面都更具优势，但并没有对放射治疗或 RP 局部治疗的更优方式进行进一步比较。淋巴结阳性患者应进行多学科综合治疗，指南推荐局部进展期前列腺癌淋巴结阳性患者应在手术或放射治疗基础上联合 ADT、CAB 及局部放射治疗。

5. 手术治疗和放射治疗外的其他起始治疗　目前，HIFU、冷冻疗法或局部疗法在局部进展期前列腺癌的治疗中尚不做推荐。

（1）单独应用 ADT：在一项纳入 985 例 $T_{0\sim4}/N_{0\sim2}$ 前列腺癌患者的研究中，患者分为即刻 ADT 组和因症状进展或出现严重并发症后才应用 ADT 的延迟 ADT 组。通过中位随访时间 12.8 年后发现，即刻 ADT 组的 OS 优于延迟 ADT 组；但两组在无疾病生存期方面无明显差异。在局部晚期 T_3～T_4M_0 疾病不适合手术或放射治疗的情况下，即刻 ADT 只能对 PSA＞50 ng/ml 和前列腺特异性抗原倍增时间（prostate-specific antigen doubling time，PSADT）＜12 个月或有症状的患者有利。

（2）pN₁ 期前列腺癌患者辅助 ADT

1）单独应用 ADT：在关于高负荷淋巴结转移前列腺癌患者的 RCT 中发现，RP 早期联合 ADT 的 10 年 CSS 率为 80%，可显著改善患者的 CSS 和 OS。

2）辅助放射治疗联合 ADT：一项回顾性多中心研究发现，对 RP 术后 pN₁ 期前列腺癌患者行 6 个月辅助放射治疗和 ADT 能够使患者获益。亚组分析显示，低负荷淋巴结病灶（<3 LNs）、ISUP 2～5 级、pT₃～₄、切缘阳性及 3～4 个淋巴结阳性的患者术后更有可能受益于辅助放射治疗，而其他亚组无明显受益。美国国家癌症数据库分析了 5498 例患者证实了上述结论。另一项包含 8074 例 pN₁ 期前列腺癌患者的美国国家癌症数据库研究显示，与观察组和单独 ADT 组相比，应用 ADT＋EBRT 后患者的 OS 可得到改善。在另一项 2596 例接受单独 ADT 或 ADT 联合辅助放射治疗的 pN₁ 期前列腺癌患者中，联合治疗可提高患者的 OS。在美国癌症诊断、治疗和生存数据库（surveillance, epidemiology, and end results program，SEER）的回顾性分析中发现，RP 联合放射治疗并没有使患者生存期获益，但可改善患者无疾病生存期。目前没有关于辅助性 EBRT 不联合 ADT 的相关证据。

（三）转移性前列腺癌的治疗

1. 概述　mPCa 是严重影响前列腺癌患者预后的重要阶段。在欧美人群中，mPCa 仅占新发前列腺癌的 5%～6%。而在我国，这一比例高达 54%。欧美国家 mPCa 患者的 5 年总生存率约为 30%。而我国数据显示，我国 mPCa 患者 5 年总生存率为 40%～52%，明显比欧美人群的预后更好。mPCa 具有高度异质性，这部分患者预后跟病理 Gleason 评分、初始内分泌治疗反应、骨转移病灶数目及内脏转移密切相关，因此，对于初诊 mPCa 患者进行肿瘤负荷评估及风险分层很有必要。目前接受度最广的 2 种转移瘤负荷评估分类方式分别是高负荷疾病（high-volume disease，HVD）和低负荷疾病（low-volume disease，LVD），以及和高危疾病（high risk disease，HRD）与低危疾病（low risk disease，LRD）。HVD 与 LVD 的概念源于 CHAARTED 临床研究。该研究中，HVD 定义为内脏转移或骨转移病灶≥4 处，其中至少 1 处在脊柱或骨盆以外；LVD 定义为无内脏转移且骨转移病灶≤3 处，目前是最被临床广为接受的转移瘤负荷评估方法之一。HRD 与 LRD 的分类方法源于 LATITUDE 临床研究，HRD 指满足以下 3 个危险因素中的 2 个：① Gleason 评分≥8 分；②骨转移病灶≥3 处；③存在内脏转移。LRD 为具备不超过 1 个上述危险因素。

ADT 是 mPCa 治疗中应用最广泛的基础治疗方式。近年来，新型内分泌治疗药物或化学治疗药物的联合使用更新了传统 ADT 的治疗观念，并改善了 mPCa 的总体治疗效果。CHAARTED、STAMPEDE 和 LATITUDE 等多项临床研究显示，对于转移性激素敏感性前列腺癌（metastatic hormone-sensitive prostate cancer，mHSPC）患者，采用单纯去势治疗联合多西他赛或阿比特龙治疗可显著降低 HVD 或 HRD 患者的死亡风险，延长影像学无进展生存时间，推迟 PSA 进展时间。STAMPEDE 研究的最新分析结果还显示，LVD 患者依然能从联合阿比特龙治疗中获得生存获益。另一项 ENZAMET 研究显示，单纯去势治疗联合恩扎卢胺治疗可显著降低 LVD 患者的疾病进展及死亡风险。TITAN 临床研究显示，单纯去势治疗联合阿帕他胺治疗可显著降低 mPCa 患者的疾病进展及死亡风险。

影响临床治疗策略制定的重要因素是 mPCa 患者的预期寿命和体能状态。可采用 G8 标准对患者的合并症、营养状态、认知及体能状态（ECOG 评分）等因素综合评估。

2. 总体治疗原则及选择策略　ADT 是 mPCa 患者最主要的标准治疗方式，也是各种新型联合治疗方案的基础，常需贯穿患者后续治疗的始终。只有极少数无症状性 mPCa 患者可选择观察等待（或延迟治疗）的方式。ADT 包括多种实施方案，其中单纯去势治疗（外科或药物去势）是最广为接受的核心治疗方式。随着近年多种新型内分泌治疗药物的出现，在单纯去势治疗基础上，联合使用这些新型药物取得了显著的临床获益，成为 ADT 治疗的未来趋势。各种新型联合用药方案带来的相关药物不良反应及经济负担需要加以重视，并应作为临床决策重要的参考。未来，针对 mPCa 的分层治疗将成为保证疗效、平衡不良反应和节约医疗资源的总体原则，并成为今后临床探索的重点。

针对 mPCa 原发病灶或转移病灶的局部治疗临床获益尚未获得充分证据。多个前瞻性研究显示，该种治疗对进一步改善预后具有积极作用。针对 mPCa 的治疗方案多样包括：①单纯去势治疗，包括手术去势及药物去势；药物主要有促黄体素释放素（luteinizing hormone releasing hormone，LHRH）激动剂和 LHRH 拮抗剂。②去势联合多西他赛治疗。③去势联合新型内分泌药物治疗（阿比特龙、恩扎卢胺、阿帕他胺）。④去势联合传统非甾体类抗雄激素类药（氟他胺或比卡鲁胺）。⑤观察等待或延迟治疗。

（1）观察等待或延迟治疗

1）定义：mPCa 的观察等待或延迟治疗是指在少数患者中密切监测 mPCa 的疾病进程，在出现肿瘤进展或临床症状明显时再给予治疗。

2）适应证及禁忌证：对于无症状或强烈拒绝接受药物治疗的患者可考虑进行观察等待或延迟治疗。由于 mHSPC 患者的平均中位生存时间仅 40 个月左右，故对于大多数患者来说，可采取观察等待或延迟治疗的时间往往十分有限。由于未接受系统性内分泌治疗，在等待治疗期间，患者存在疾病进展甚至死亡风险。因此，临床医师需谨慎选择适宜的患者。

（2）去势治疗：1941 年，Huggins 和 Hodges 发现手术切除双侧睾丸可延缓 mPCa 的进展，首次证实了前列腺癌对雄激素去除的反应性，奠定了前列腺癌 ADT 的基础。ADT 代表任何去除雄激素或抑制雄激素活性的治疗方法，也可称为前列腺癌的内分泌治疗。ADT 从作用机制上分为以下 4 类。①手术去势：通过双侧睾丸切除术（毁损雄激素分泌器官）达到阻断雄激素分泌的作用；②药物去势：通过药物抑制 LHRH 分泌，继而抑制睾丸分泌雄激素，常用药物包括 LHRH 激动剂和 LHRH 拮抗剂两类；③抗雄激素类药：分为甾体类抗雄激素类药（如醋酸环丙孕酮等）和非甾体类抗雄激素类药（如氟他胺、比卡鲁胺、恩扎卢胺、阿帕他胺等）；④抑制雄激素合成的药物：包括酮康唑、阿比特龙等。

1）手术去势治疗：双侧睾丸切除术是一种简单、成本低、不良反应小的手术方式，可通过局部或全身麻醉完成。手术后患者血清睾酮水平可快速下降，通常在 12 h 以内达到去势水平。当患者因病情需要尽快降低睾酮（如即将发生脊髓压迫）或当药物去势在经济、患者依从性方面存在困难时，双侧睾丸切除术是一种合适的选择。但与药物去势相比，手术去势可能会给患者带来负面的身心影响。可通过置入睾丸假体和包膜下睾丸切除术（保留白膜和附睾的完整性）等方式，维持近乎正常的阴囊外观。改进睾丸切除术可一定程度地减轻患者的心理影响。

2）药物去势治疗：药物去势的原理是通过影响下丘脑 - 垂体 - 性腺轴，从而减少睾丸产生的雄激素。常用药物包括 LHRH 激动剂和 LHRH 拮抗剂。

① LHRH 激动剂：LHRH 亦称促性腺素释放素（gonadotropin releasing hormone，GnRH），在下丘脑中合成，能促使垂体分泌卵泡刺激素（follicle stimulating hormone，FSH）和黄体生成素（luteinizing hormone，LH）。人工合成的 LHRH 具有很强的受体亲和力，且难以被酶降解，其作用效力约为天然 LHRH 分子的 100 倍。采用 LHRH 激动剂治疗 1 周后，LHRH 受体会出现下调，垂体产生的 LH 和 FSH 也随之下降；在应用 3～4 周后，血清睾酮降至去势水平。目前作为药物去势治疗的主要 LHRH 激动剂药物包括戈舍瑞林、亮丙瑞林、曲普瑞林、布舍瑞林及组氨瑞林等。这些药物包含多种剂型（1、3、6 个月剂型和 1 年期剂型等）。目前尚没有 1 级证据支持哪种 LHRH 激动剂的效果更好。在开始应用 LHRH 激动剂治疗时，LHRH 激动剂与受体结合能引起 LH 和 FSH 的释放，进而引起睾酮水平的突然上升导致闪烁现象，这种现象可能会刺激前列腺癌的生长，并引起骨痛、膀胱出口梗阻或其他前列腺癌相关症状加重。为了减少此种现象的发生，在应用 LHRH 激动剂的初期，应联用经典非甾体类雄激素拮抗药 1～4 周。与手术去势相比，LHRH 激动剂治疗在前列腺癌患者的预后方面并没有差异。一项纳入 10 项临床试验（包含 1908 例前列腺癌患者）的荟萃分析比较了 LHRH 激动剂与睾丸切除术，结果显示，两者在患者总生存率、疾病进展及治疗失败时间方面无明显差异。

② LHRH 拮抗剂：LHRH 拮抗剂如地加瑞克，能通过与 LHRH 受体迅速结合，降低 LH 和 FSH 的释放，继而抑制睾酮水平。由于 LHRH 拮抗剂不会在治疗初始阶段刺激睾酮分泌，因此，能够避免睾酮水平突然升高导致的疾病加重现象。但需要注意的是，LHRH 拮抗剂发生皮肤注射反应的比例较高，临床应用前需向患者特别说明。由于缺少长效剂型，地加瑞克需每个月进行注射。地加瑞克的标准用量为首月应用 240 mg，之后每个月 80 mg 维持治疗。研究显示，在应用地加瑞克后，多数患者可在 3 天内将睾酮降至去势水平，并且在后续 12 个月维持用药期间，睾酮水平能够被抑制并得以维持。由于缺少长期应用的疗效数据，目前尚不能明确 LHRH 激动剂和 LHRH 拮抗剂之间的疗效差异。LHRH 拮抗剂治疗效果是否优于 LHRH 激动剂还有待进一步研究证实。尽管国内缺乏长期用药经验，但总体来说，除了手术去势和 LHRH 激动剂去势治疗以外，对于存在脊髓压迫风险的患者，LHRH 拮抗剂是合理的药物去势治疗方案之一。

尽管受到新型联合治疗方案的冲击，但由于其具有简单、经济、有效等特点，单纯去势治疗仍是 mPCa 的标准治疗方案之一。目前尚没有高等级循证医学依据证明哪种单纯去势治疗方案效果更好。

（3）抗雄激素类药治疗

1）甾体类抗雄激素类药：甾体类抗雄激素类药是羟基孕酮的人工合成衍生物，主要包括醋酸环丙孕酮、醋酸甲地孕酮、醋酸甲羟孕酮等，其中醋酸环丙孕酮应用相对较多。醋酸环丙孕酮通过阻断雄激素受体和抑制雄激素合成而产生作用。此类药物除了会导致继发于去势之后的不良反应外，还存在心血管毒性（醋酸环丙孕酮）和肝毒性，目前已经不作为一线推荐。

2）非甾体类抗雄激素类药：非甾体类抗雄激素类药可与雄激素受体结合，但不会抑制雄激素的分泌。此类药物具有肝毒性，应用期间应监测患者的肝功能变化。目前，临床上此类药物主要包括氟他胺、比卡鲁胺、恩扎卢胺和阿帕他胺。

① 氟他胺：是一种前体药物，药物半衰期为 5～6 h，几乎完全经尿液排出。目前推荐的应用剂量为 750 mg/d。其不良反应有腹泻、恶心和呕吐，虽然肝毒性不常见，但也可能会产生严重肝毒性，甚至出现肝衰竭而导致患者死亡，治疗期间需监测患者肝功能。

② 比卡鲁胺：单药方案为 150 mg/d，与 ADT 联合治疗时的给药方案为 50 mg/d。其主要不良反应包括男性乳腺发育症（70%）和乳房疼痛（68%）。但与氟他胺相比，比卡鲁胺在药物安全性和耐受性方面仍存在明显优势，并且其与雄激素受体的亲和能力是尼鲁米特和氟他胺的 4 倍，更好地保证了其对雄激素受体的竞争抑制能力。

③ 恩扎卢胺：是一种新型选择性抗雄激素类药，可通过识别雄激素受体的配体结合域，抑制雄激素 - 雄激素受体的结合；抑制活化雄激素受体的核转运，以及抑制雄激素受体与 DNA 的结合，从而阻断雄激素受体介导的转录网。

④ 阿帕他胺：是另一种在结构和药代动力学方面与恩扎卢胺极其相似的新型抗雄激素类药，但其对雄激素受体的亲和力更高，且不易透过血脑屏障。

有关单独使用传统非甾体类抗雄激素类药进行 ADT 的荟萃分析显示，与单纯去势（手术去势或药物去势）治疗 mPCa 的疗效相比，传统非甾体类抗雄激素类药的单药治疗在总生存期、疾病进展、治疗抵抗及不良反应等方面均存在劣势。故对于 mPCa 患者，不推荐采用非甾体类抗雄激素类药单药方案进行治疗。

（4）以药物或手术去势为基础的联合治疗方案

1）ADT 联合多西他赛化学治疗：多项有关药物 / 手术去势联合多西他赛化学治疗的 RCT 研究比较了单纯去势和药物 / 手术去势联合多西他赛（75 mg/m^2，每 3 周 1 次＋泼尼松 10 mg/d）治疗 mPCa 的临床疗效。CHAARTED 研究和 STAMPEDE 研究结果均显示，与单纯去势治疗相比，药物 / 手术去势联合多西他赛化学治疗显著改善高肿瘤负荷 mPCa 患者的总体预后。因此，药物 / 手术去势联合多西他赛化学治疗应作为 mPCa，特别是 HVD 患者的标准治疗方案选择。

2）ADT 联合新型内分泌药物治疗

① ADT 联合使用阿比特龙治疗：阿比特龙是 CYP17 抑制剂，其作用机制是阻

断睾丸、肾上腺和前列腺癌肿瘤细胞产生的雄激素。LATITUDE 研究和 STAMPEDE 研究结果显示，与单纯去势治疗相比，药物 / 手术去势联合阿比特龙（1000 mg/d）＋泼尼松（5 mg/d）治疗组能显著改善患者的预后。尽管改善生存的差异不大，但 STAMPEDE 研究的最新分析结果仍显示去势联合阿比特龙治疗可以延长低危 mPCa 患者的总体生存。因此，药物 / 手术去势联合阿比特龙＋泼尼松应作为 mPCa 患者的标准治疗方式。

② ADT 联合使用恩扎卢胺或阿帕他胺治疗：最新研究表明，新型非甾体类抗雄激素类药恩扎卢胺（160 mg/d）或阿帕他胺（240 mg/d）联合去势亦能显著改善 mHSPC 患者的预后。在 ENZAMET 研究和 TITAN 研究中，与 HVD 患者和既往接受过多西他赛为基础化学治疗的患者相比，LVD 患者能从 ADT 联合恩扎卢胺或阿帕他胺治疗中获得更多生存获益，这些新型抗雄激素类药联合治疗的临床研究数据与阿比特龙相似，且已获得美国食品药品监督管理局（Food and Drug Administration，FDA）批准，成为 mPCa 患者的标准治疗方案之一。

③ ADT 联合使用氟他胺或比卡鲁胺治疗：去势治疗与氟他胺或比卡鲁胺联合使用包括以下 2 种情况。A. 在使用 LHRH 激动剂开始阶段短时间（1～4 周）联用，有助于减少由于睾酮水平一过性升高导致疾病症状加重的情况发生。B. 将药物去势与氟他胺或比卡鲁胺长程联合使用，该方案在国内仍有较广泛的应用。来自欧美人群的荟萃分析结果显示，与单纯去势治疗相比，采用去势联合非甾体类抗雄激素类药的治疗方案能延长患者 5 年生存率，尽管差异具有微弱的统计学意义，但国外各大指南仍在权衡疗效和安全性之后，不再推荐这种联合用药方案。

然而，此种传统联合治疗方案在我国（还有部分亚洲国家）仍有使用。近期部分回顾性研究及荟萃分析显示，这种方案或能为部分 mPCa 患者带来一定生存获益（多数研究为我国样本人群或加入了相当比例的我国人群研究结果），但具体获益人群的筛选及真实获益情况尚待进一步研究证实。基于现有证据并结合我国诊疗现状，药物 / 手术去势联合氟他胺或比卡鲁胺仍可作为治疗 mPCa 的可选方案之一。

④ 间歇性与持续性药物去势的选择：接受长期药物去势治疗后，由于睾酮持续维持去势水平，患者面临代谢综合征、贫血、骨质疏松、情绪异常等诸多不良反应。如果停止药物去势，患者的睾酮多会逐渐恢复至正常水平，不良反应也会随之改善。因此，相对于长期持续性单纯去势治疗外，有学者提出间歇性药物去势的概念，即指在对患者进行一段时间的药物去势后，对治疗有效的患者撤除去势药物；然后当出现疾病复发或进展的证据时再恢复药物去势治疗，其目的是降低由药物去势带来的不良反应。

3. 针对原发灶、转移灶的局部治疗

（1）原发灶治疗：10 余年来，多项回顾性研究报道了对 mHSPC 患者行原发灶手术或放射治疗给患者带来临床获益。然而，并非所有患者的原发灶治疗都能改善预后。Loppenberg 等分析了美国 SEER 数据库 2004—2012 年 15 501 例 mPCa 患者资料，根据患者的年龄、合并症状况、PSA 水平、Gleason 评分、TNM 分期建立了 3 年总体死亡风险模型。结果显示，只有当患者的 3 年总体死亡风险＜72% 时，原发灶局部治疗才能使患者获益。因此，年轻且一般状况良好、LVD 和 Gleason 评分低的 mPCa 患者接受原发灶局部治疗获益可能性大。

此外，有前瞻性临床研究报道了原发灶放射治疗的价值。HORRAD 研究入组 432 例有骨转移的激素敏感性前列腺癌患者并随机分成两组，一组接受内分泌治疗，另一组接受内分泌治疗联合放射治疗。结果显示，两组患者总生存期无差异；亚组分析显示寡转移（＜5 个转移灶），Gleason 评分＜9 分，PSA 值低于中位数（＜142 ng/ml）的患者取得生存获益趋势（*HR* 0.43，95%*CI* 0.17～1.05；*P*=0.063）。STAMPEDE 研究入组 2061 例有骨转移的激素敏感性前列腺癌患者，随机分为内分泌治疗组和内分泌治疗联合放射治疗组。结果显示，内分泌治疗联合放射治疗虽然提高了无失败生存期，但两组总生存期无统计学差异；亚组分析显示联合治疗方案在 LVD 组取得生存获益（*HR* 0.68，95%*CI* 0.52～0.90；*P*=0.0 098）。

综上所述，不加甄别的原发灶治疗并不能给患者带来生存获益。推荐对于年轻、一般状况良好、低负荷的 mPCa 患者进行原发灶放射治疗。对于减瘤性 RP 能否取得与放射治疗类似的结果，还有待前瞻性临床研究结果证实，建议采取临床研究的方法谨慎开展。此外，mHSPC 的原发灶治疗能降低患者发展至去势抵抗阶段出现排尿困难及血尿等 LUTS 的风险。尽管文献报道前列腺手术或放射治疗的并发症与局限期前列腺癌相当，但原发灶治疗可能引起的泌尿道或肠道并发症仍需重视，需要同患者充分沟通、权衡利弊、谨慎实施。

（2）转移灶治疗：对于转移灶将导致脊髓压迫和病理性骨折等紧急并发症的患者，建议行转移灶部位手术和 / 或放射治疗。RP 术后寡转移的患者（＜3 个转移灶），转移灶局部治疗可延迟全身治疗的时间，但尚不清楚转移灶局部治疗能否改善患者生存期。

（四）去势抵抗性前列腺癌的治疗

1. 去势抵抗性前列腺癌的定义和诊断　去势抵抗性前列腺癌（castration- resistant prostate cancer，CRPC）是指前列腺癌患者经过初始持续 ADT 后，血清睾酮达到去势水平（1.7 nmol/L），但疾病进展的前列腺癌阶段。疾病进展包括 PSA 进展和 / 或影像学进展。其中 PSA 进展为每间隔 1 周检测 PSA 水平，连续 3 次，PSA 持续升高，且较基础值升高＞50%，同时 PSA＞2 ng/ml；影像学进展为影像学检查发现新病灶，包括骨扫描提示至少 2 处新发骨转移病灶，或应用 RECIST 标准评价的新发软组织病灶。

2. 非转移性去势抵抗性前列腺癌的诊断和治疗

（1）定义和诊断：非转移性去势抵抗性前列腺癌（non-metastatic castration-resistant prostate cancer，nmCRPC）是前列腺癌协作组于 2016 年提出的概念，特指临床上在维持去势状态下，仅存在 PSA 持续升高，且尚未出现传统影像学（骨扫描、CT、MRI 等）确认的远处转移的前列腺癌患者。此概念的提出旨在指导临床医师及时对 nmCRPC 进行干预，更有效地预防前列腺癌发生转移。nmCRPC 是非转移性激素敏感性前列腺癌（non-metastatic hormone-sensitive prostate cancer，nmHSPC）向转移性去势抵抗性前列腺癌（metastatic castrate-resistant prostate cancer，mCRPC）过渡的一个特殊阶段。

满足以下条件可诊断为 nmCRPC：①血清睾酮水平持续＜1.7 nmol/L；② PSA＞2 ng/ml，间隔 1 周，连续 3 次较基础值升高＞50%；③基于传统影像学检查如 CT、MRI 及骨扫描等未发现远处转移征象。

新型影像学检查如 PET/CT 有助于在早期 PSA 进展时发现淋巴结转移或远处转移病灶，但尚不能根据新型影像学检查发现转移而将患者纳入 mCRPC。

（2）治疗

1）nmCRPC 的治疗推荐：nmCRPC 的治疗根据 PSADT 分层，采取不同治疗策略。目前认为 PSADT 是 nmCRPC 预后的独立预测因素，PSADT≤10 个月的患者具有高危转移风险，其与 PSADT＞10 个月的患者相比，出现转移更快、死亡风险更高。对于 PSADT≤10 个月的 nmCRPC 患者，优先建议使用阿帕他胺、达罗他胺及恩扎卢胺作为标准治疗，将其他二线内分泌治疗（如比卡鲁胺等）及观察随访作为备选方案；对于 PSADT＞10 个月的 nmCRPC 患者，可选择观察随访，也可选择其他二线内分泌治疗作为备选方案。

2）nmCRPC 治疗相关的最新临床试验结果：近年陆续有不同的临床试验公布结果，在指导 nmCRPC 治疗方面具有重要意义。

① 阿帕他胺（apalutamide）：在 SPARTAN 研究中，阿帕他胺＋ADT 相比于安慰剂＋ADT 可在以下方面获益。A. 显著延长患者的 MFS（中位 MFS：40.5 个月 *vs.* 16.2 个月）；B. 显著延长患者的 OS（中位 OS：73.9 个月 *vs.* 59.9 个月）。

② 达罗他胺（darolutamide）：在 ARAMIS 研究中，达罗他胺＋ADT 相比于安慰剂＋ADT 可在以下方面获益。A. 显著延长患者的 MFS（中位 MFS：40.4 个月 *vs.* 18.4 个月，*HR* 0.41，*P*＜0.001）；B. 显著降低患者死亡风险（*HR* 0.69，*P*＝0.003）；C. 显著延长疼痛进展时间（*HR* 0.65，*P*＜0.001）；D. 延长首次细胞毒性化学治疗时间（*HR* 0.58，*P*＜0.001）；E. 延长首次出现症状性骨骼事件时间（*HR* 0.48，*P*＝0.005）。在不良事件方面，达罗他胺＋ADT 与安慰剂＋ADT 基本相当，除疲乏外的不良事件发生率均＜10%。

③ 恩扎卢胺（enzalutamide）：在 PROSPER 研究中，恩扎卢胺＋ADT 相比于安慰剂＋ADT 可在以下方面获益。A. 显著延长患者的 MFS（中位 MFS：36.6 个月 *vs.* 14.7 个月）；B. 显著延长患者的 OS（中位 OS：67.0 个月 *vs.* 56.3 个月）。

3. 转移性去势抵抗性前列腺癌的诊断和治疗

（1）定义和诊断：mCRPC 是指同时存在 PSA 进展及影像学进展的 CRPC。所有在 ADT 中进展的患者均应进行骨扫描或 CT 检查以评估是否存在远处转移。当 PSA 达到 2 ng/ml 时，应对患者进行骨扫描和 CT 扫描，如果结果为阴性，则当 PSA 达到 5 ng/ml 时重复检查。对于有症状的患者，无论 PSA 水平如何，都应接受相关检查。最常用的检查方式包括骨扫描、腹部 / 骨盆 CT 和胸部 X 线片等。PSMA PET/CT 和全身 MRI 有助于发现早期转移，但对患者的生存获益尚不清楚。

（2）基因检测：所有 mCRPC 患者均建议进行基因检测，应尽可能对转移的肿瘤组织或原发肿瘤进行检测。需要根据不同患者的遗传背景及检测目的设定合适的基因检验组和突变检测位点，对检测结果进行详尽的分析以对患者的疾病风险及与临床的相关性进行评估。

（3）治疗

1）维持性 ADT：即使是 CRPC，大多数患者的雄激素受体也仍保持活性。故仍需要进行 ADT，可考虑增加或更换一线抗雄激素类药。然而，到目前为止尚无临床研究显示 CRPC 患者的一线抗雄激素类药治疗可使患者有明显的生存获益。有 2 项临床研究显示，在二线和三线治疗期间，维持使用 LHRH 类似物的患者仅稍有生存获益。在缺乏前瞻性数据的情况下，维持去势治疗的潜在好处超过了治疗风险，目前仍推荐 mCRPC 患者行维持性去势治疗。

2）新型内分泌治疗

① 阿比特龙（abiraterone）：治疗方案为 1000 mg，每天 1 次，联合泼尼松 5 mg，每天 2 次。Ⅲ期临床试验 COU-AA-302 对 1088 例未接受化学治疗、无症状或轻度症状的 mCRPC 患者进行了阿比特龙疗效及安全性的评估。研究结果显示，阿比特龙可显著延长患者影像学无进展生存期（radiographic progression-free-survival，rPFS）（中位数 16.5 个月 vs. 8.2 个月）及 OS（34.7 个月 vs. 30.3 个月）。对该试验的亚组分析发现，该药物对高龄患者（>75 岁）同样有效。对于在接受多西他赛治疗后进展的 mCRPC 患者，推荐应用阿比特龙。

Ⅲ期临床试验 COU-AA-301 中，共有 1195 例接受多西他赛治疗后发生进展的 mCRPC 患者按照 2＋1 随机分至醋酸阿比特龙＋泼尼松组和安慰剂＋泼尼松组。结果显示，阿比特龙组患者中位 OS（15.8 个月 vs. 11.2 个月）及中位 PSA 进展时间（8.5 个月 vs. 6.6 个月）明显延长；但阿比特龙组较易出现盐皮质激素相关的不良反应，如世界卫生组织（World Health Organization，WHO）1~2 级不良事件、液体潴留、水肿和低钾血症等，而常见 WHO 3~4 级不良事件的发生率与安慰剂组无明显差异。

② 恩扎卢胺：治疗方案为 160 mg，每天 1 次。Ⅲ期临床试验 PREVAIL 比较了恩扎卢胺与安慰剂相比的有效性及安全性。该项研究纳入了 1717 例未接受化学治疗的 mPCa 患者。结果发现，恩扎卢胺组患者的 rPFS 和 OS 均有很大提升，其中 78% 患者的 PSA 下降超过 50%，最常见的不良事件是疲乏和高血压。对于年龄>75 岁的患者，不管其是否存在内脏转移，对恩扎卢胺都有很好的耐受性和反应性。对于在接受多西他赛治疗后进展的 mCRPC 患者，推荐应用恩扎卢胺。

Ⅲ期临床试验 AFFIRM 中，共有 1199 例接受多西他赛治疗后发生进展的 mCRPC 患者按照 2＋1 随机分至恩扎卢胺组和安慰剂组。结果显示，恩扎卢胺组的中位生存期明显延长（18.4 个月 vs. 13.6 个月，$P<0.001$），并且恩扎卢胺组在 PSA 应答、软组织反应、生活质量和客观进展方面均有更好的表现，且对有内脏转移患者的疗效更为显著。在不良反应方面，两组未观察到显著差异。

3）化学治疗

① 多西他赛：以多西他赛为基础的化学治疗是 mCRPC 的标准治疗方案，即 DP 方案。具体方案为多西紫杉醇 75 mg/m²，每 3 周 1 次；泼尼松 5 mg，每天 2 次，共

10个治疗周期。如果患者没有明显症状或存在禁忌证，可以不用泼尼松。DP方案的适应证如下。A. 未经化学治疗的CRPC患者，无论有无症状，且身体状况良好，可使用多西他赛为基础的化学治疗；B. 对既往曾接受过多西他赛治疗的患者，身体状况良好，且之前对治疗有反应者可重新给予多西他赛进行化学治疗；C. 合并神经内分泌分化的CRPC患者仍可选择含多西他赛的化学治疗方案；D. 对于病理类型为单纯神经内分泌或小细胞癌的CRPC患者，推荐使用以铂类为基础的化学治疗方案，可选择依托泊苷＋顺铂或多西他赛＋卡铂的治疗方案。需要注意的是，进行化学治疗前需先考虑患者对化学治疗的耐受性、一般身体情况及既往治疗情况等因素。相较于米托蒽醌联合泼尼松治疗，以多西他赛为基础的化学治疗显示出2.0～2.9个月的中位生存受益。高龄本身并不是多西他赛治疗的禁忌证，但必须注意仔细监测患者可能存在的合并症。

②卡巴他赛：对于接受多西他赛治疗后进展的mCRPC患者，推荐应用卡巴他赛。

前瞻性随机Ⅲ期临床试验TROPIC在755例接受多西他赛化学治疗后进展的mCRPC患者中比较了卡巴他赛＋泼尼松与米托蒽酮＋泼尼松的疗效。患者随机接受泼尼松10 mg/d，米托蒽醌12 mg/m² 或卡巴他赛25 mg/m²，每周3次。在接受最多10个周期的治疗后，结果显示，卡巴他赛组患者的中位生存期明显更长（15.1个月 *vs.* 12.7个月，$P<0.0\,001$）；此外，卡巴他赛＋泼尼松组患者的PFS、PSA应答率也有显著改善；但治疗相关的WHO 3～4级不良事件在卡巴他赛组中的发生频率明显更高。在另外2项随机Ⅲ期临床试验中，卡巴他赛在一线治疗中的疗效并不优于多西他赛；20 mg/m² 卡巴他赛组的OS与25 mg/m² 组无明显差异，且毒性更小，故优先推荐低剂量。

对已接受过多西他赛治疗，且阿比特龙或恩扎卢胺治疗12个月内即发生进展的mCRPC患者，应使用卡巴他赛治疗。

Ⅲ期临床试验CARD评估了多西他赛及一种ADT（阿比特龙＋泼尼松或恩扎卢胺）后使用卡巴他赛治疗的结果。与序贯使用另一种雄激素靶向药物相比，卡巴他赛明显延长了患者的rPFS，并减少了36%的死亡风险；且在亚组分析中，不论患者先前是否接受过多西他赛治疗，或使用不同的雄激素靶向药物序贯治疗顺序，卡巴他赛均有显著优势。

4）Sipuleucel-T免疫治疗：Sipuleucel-T是第一种对CRPC治疗有效的肿瘤疫苗，适用于无症状或轻微症状mCRPC的治疗。2010年，Sipuleucel-T的Ⅲ期临床试验显示，512例无症状或症状轻微的mCRPC患者能从Sipuleucel-T治疗中生存获益。

5）镭-223（radium-223）：对于骨转移引起疼痛且没有内脏转移的患者，建议采用镭-223治疗。推荐方案为每4周注射1次，共6个周期。

Ⅲ期试验ALSYMPCA研究中，921例接受多西他赛治疗后进展或不适合多西他赛的有骨转移症状的mCRPC患者被随机分配到镭-223组或安慰剂组，每4周注射1次，共6个周期。统计结果显示，镭-223组较安慰剂组显著提高患者中位生存期3.6个月（$P<0.001$），并且与首次骨骼事件发生时间延长、疼痛评分改善和生活质量改善相关。在不良反应方面，镭-223组除了血液毒性稍强和腹泻外，其余指标与安慰剂组没有显著差异。但一项针对一线mCRPC治疗的Ⅲ期临床试验比较了镭-223联合

阿比特龙＋泼尼松和单纯阿比特龙＋泼尼松的疗效，结果显示，镭-233 的加入并没有显著改善患者总生存期，且骨折风险增加，此现象在没有同时服用骨支持药物（地诺单抗或唑来膦酸）的患者中尤为显著。

6）精准医疗

① 多腺苷二磷酸核糖聚合酶［poly（ADP-ribose）polymerase］抑制剂：20%～30% 的 mCRPC 患者携带同源重组修复（homologous recombination repair，HRR）基因突变，多腺苷二磷酸核糖聚合酶［poly（adp-ribose）polymerase，PARP］抑制剂对于携带 HRR 基因突变的癌细胞具有"合成致死"效应。所有 mCRPC 患者都应进行 HRR 基因胚系及体系变异的检测，对于新型内分泌治疗（阿比特龙、恩扎卢胺等）治疗后仍进展且携带 HRR 基因突变（ATM、BRCA1/2、BARD1、BRIP1、CDK12、CHEK1/2、FANCL、PALB2、RAD51B、RAD51C、RAD51D、RAD54L）的患者，推荐使用奥拉帕利 300 mg，每天 2 次口服治疗。

② 免疫检查点抑制剂：mCRPC 患者行 DNA 错配修复缺陷（mismatch repair deficiency，dMMR）及微卫星不稳定性（microsatellite instability，MSI）检测后，可考虑应用帕博利珠单抗治疗。

FDA 批准免疫检查点抑制剂帕博利珠单抗用于所有 dMMR 或高 MSI 肿瘤的患者。mCRPC 患者接受基因检测后，若筛选出 dMMR 及高 MSI，帕博利珠单抗也同样适用。但针对其他前列腺癌患者，帕博利珠单抗单药治疗仍处于试验阶段，仅在一小部分患者中显示了有限的抗肿瘤活性和安全性。一项 Ⅱ 期试验纳入了 258 例接受帕博利珠单抗治疗的患者，客观缓解率约为 4%。联合免疫疗法正在研究中。

③ Akt 抑制剂：一项 Ⅲ 期临床试验比较了 Akt 抑制剂 ipatasertib 联合阿比特龙和泼尼松与安慰剂联合阿比特龙和泼尼松在 PTEN 缺失的无症状或者轻微症状 mPCa 患者中的临床效果。结果显示，试验组中 PTEN 缺失患者的 rPFS 显著受益（18.5 个月 vs. 16.5 个月），试验药物对总生存期的效果评估仍在进行中。

7）临床试验：mCRPC 患者接受多西他赛等一线治疗后最终都会进展，为最大限度地提高患者生存率和生活质量，随后的二线治疗甚至三线治疗很有必要。mCRPC 目前仍无法治愈。在临床治疗中应鼓励患者参加临床试验。

8）骨相关事件的治疗：骨相关事件不仅包括骨转移引起的病理性骨折、脊髓压迫、高钙血症等，还包括为缓解骨痛、预防或治疗病理性骨折和脊髓压迫等所进行的放射治疗和骨科手术等。骨相关事件管理的目的是预防或延缓骨相关事件的发生，改善疼痛、提高生活质量，需要多学科团队的参与。

① 骨相关事件的预防：对有骨转移的 mCRPC 患者，应使用骨支持药物唑来膦酸（4 mg，静脉滴注，每 4 周 1 次）或地诺单抗（120 mg，皮下注射，每 4 周 1 次）预防骨相关事件的发生，但目前对于 2 种药物的合适疗程尚无定论。

在应用这些药物时，应注意药物的常见禁忌证与并发症：A. 评估患者肾功能，基线肌酐清除率＜30 ml/min 的患者禁用唑来膦酸；B. 预防下颌骨坏死，下颌骨坏死在使用这些药物的 mCRPC 患者中发生率高达 8.2%，用药前应对高危患者行口腔科检查，并在用药期间避免感染、外伤、创伤性牙科手术；C. 预防低钙血症，骨支持药物治疗开始前应口服钙剂（500 mg 或以上，每天 1 次）及维生素 D（400 U 或以上，每天 1 次），治疗期间监测血钙浓度，并注意其他会影响血钙浓度药物的使用。

② 骨转移症状的治疗

A. 骨痛的处理：a. 姑息性放射治疗，包括外照射放射治疗及立体定向体部放射治疗等；b. 手术，可行骨水泥固定；c. 镇痛药，根据三阶梯镇痛原则，合理使用镇痛药物。

B. 脊髓压迫的处理：a. 明确诊断，结合临床症状，怀疑出现脊髓压迫时应尽快行 MRI 检查；b. 多学科诊治，邀请包括骨科、神经内科在内的多学科团队共同诊治；c. 缓解水肿，应用大剂量皮质激素冲击；d. 手术，在明确手术适应证及禁忌证后可行脊髓减压及椎骨固定术；e. 放射治疗，无论是否行手术治疗，都应行外照射放射治疗。

四、健康管理

前列腺癌是老年男性最常见的肿瘤之一，随着我国人口老龄化及环境、社会因素的变化，老年男性前列腺癌的发病率逐年上升。前列腺癌的治疗效果有目共睹，前列腺癌患者的生存期已明显延长。目前，美国前列腺癌患者 5 年、10 年、15 年总生存率分别为 100%、98%、95%。但无论是行 RP、前列腺癌根治性放射治疗等局部治疗，还是内分泌治疗、化学治疗等全身治疗，均具有一定的不良反应，例如，心理障碍、胃肠道功能障碍、排尿功能障碍、体能降低、排尿功能障碍、性功能障碍等问题。前列腺癌患者在治愈或控制肿瘤的同时，前列腺癌及前列腺癌的治疗方式所带来的不良反应对患者的精神、心理与身体健康均造成长期的负面影响。

目前认为种族是前列腺癌最重要的发病危险因素之一。除此之外，饮食、肥胖、抽烟及运动也与前列腺癌关系密切。抽烟不仅可增加患前列腺癌的风险，而且与前列腺癌患者的生存时间、肿瘤特异性生存率及复发率有关；运动是前列腺癌的负性因素，保持积极健康的运动方式不仅对于前列腺癌患者身体健康非常重要，也是精神健康的重要因素。肥胖是造成前列腺癌发病的又一重要因素，而且目前临床流行病学调查发现，肥胖与进展性前列腺癌的发展有关。目前研究发现，饮食可通过炎症机制、抗氧化机制、性激素机制、肠道菌群机制影响前列腺癌的发病与进展。

前列腺癌最常用的治疗手段为 RP、前列腺癌根治性放射治疗、内分泌治疗及化学治疗。一项对于 3294 例前列腺癌患者的临床队列研究发现，手术治疗对于患者的性功能及排尿功能影响最大，放射治疗对于肠道功能影响最大，内分泌治疗对于体力的影响最大。对于 LPCa 及 LAPCa 患者，RP 或前列腺癌根治性放射治疗是最常见的治疗方式，但放射治疗和手术在治疗、治愈肿瘤的同时，也对阴茎的血管和神经造成损伤，从而诱导阴茎海绵体纤维化及男性 ED。目前研究发现，RP 术后 50%～90% 的患者会发生性功能障碍，对患者及其配偶的两性生活带来极大损害，严重影响其生活质量。

配偶是前列腺癌患者重要且依赖的人，她们为前列腺癌患者提供强大的心理支持与家庭护理，前列腺癌患者术后的疾病康复和健康管理，尤其是性健康方面的管理，直接影响了前列腺癌患者及其配偶的生活质量。同时，手术和放射治疗所造成的尿道狭窄、尿失禁、放射性膀胱炎、肠道功能障碍等问题，均对老年患者的生活质量造成一定影响。

内分泌治疗是 LAPCa 和 mPCa 的重要治疗方法。内分泌治疗主要通过减少或去除前列腺癌患者体内雄激素或抑制雄激素活性，从而治疗前列腺癌。应用内分泌治疗可长时间将前列腺患者体内雄激素维持在去势水平，从而达到抑制肿瘤生长的目的。但同时，内分泌治疗造成的睾酮水平低下可引发患者性欲低下、疲劳、阴茎萎缩、体重增加、男性乳房女性化等问题，进一步影响患者的日常性功能与性满足，同时易造成患者紧张、焦虑、沮丧等心理问题。

前列腺化学治疗目前主要应用于 mPCa 和 mCRPC 患者，主要方案为以多西他赛和卡巴他赛为基础的化学治疗，该化学治疗方案主要机制是阻碍癌细胞有丝分裂，诱导癌细胞凋亡，从而达到抗肿瘤的目的。但前列腺的化学治疗可造成患者骨髓抑制、体力受限、胃肠道症状、水肿等并发症。对于前列腺癌患者化学治疗的健康管理，一方面可避免患者因化学治疗不良反应而丧失使用化学治疗方案的机会，造成肿瘤的进展；另一方面可提高患者生活质量，延长患者的生存时间。

不仅前列腺癌疾病本身会对患者造成影响，前列腺癌相关内分泌治疗、RP、放射治疗、化学治疗、局部治疗等治疗手段在控制肿瘤、延长患者生存期的同时，均对患者的身心健康造成不同程度的影响。当前，前列腺癌诊治技术及治疗效果有目共睹，前列腺癌患者的生存期明显延长，患者需长期无瘤或带瘤存活。因此，对于前列腺癌患者，不仅需关注前列腺癌的诊治，也应该关注前列腺癌患者的全程健康管理。在延长患者生命的同时，关注并改善患者的生活质量。

然而，到目前为止，国内外并无对前列腺癌患者健康管理的专家共识或指南，本节拟从前列腺癌患者的心理健康管理、运动健康管理、饮食健康管理、LUTS 健康管理、ED 健康管理、尿失禁健康管理、睾酮管理、尿道狭窄管理、骨健康管理、糖尿病与心血管疾病健康管理等方面分别阐述前列腺癌的全程健康管理策略及措施，旨在提高全社会对前列腺癌患者健康管理的重视，最大程度减少疾病及诊疗并发症对患者的影响，为前列腺癌患者的健康管理提供思路及规范，改善并提高患者的生活质量。

（一）前列腺癌患者的心理健康管理

1. 前列腺癌对患者心理的影响　在患者确诊前列腺癌后及治疗的过程中，一般会经历一个复杂的情绪波动过程，这期间会伴随产生一系列心理问题。这些由患癌伴随产生的心理问题反过来又会引起病情的进一步发展，影响治疗效果。

（1）确诊前列腺癌前后对患者心理的影响：患者在被怀疑但尚未确诊为前列腺癌的一段时间内会出现焦虑、否定的心理，不相信自己会患上癌症。患者寝食难安，害怕自己罹患癌症。当患者得知自己被确诊为前列腺癌的消息后，其心理受到极大冲击，反应强烈，可表现为眩晕、心慌、惊恐，木僵状态等，在此期间大多会经历否定、焦虑、恐惧、悔恨、沮丧、愤怒与仇视、认同适应等复杂的心理过程。

（2）RP 对患者心理的影响：RP 是局限性及局部进展期前列腺癌最有效的方法之一。接受手术的患者除要承受癌症给自身带来的巨大心理压力外，还要承受由于手术造成身体痛苦所引起的一系列问题。例如，术前担心术后切口疼痛、出血、感染，担心术后发生尿失禁、排尿困难及术后出现 ED 等，关心主治医师的技术水平和手术效果、预后问题等。前列腺癌患者往往表现为焦虑、恐惧、对未来失去信心，产生悲观、绝望等情绪，处于焦虑或抑郁状态。

（3）内分泌治疗对患者心理的影响：内分泌治疗是目前 mPCa 及局部晚期前列腺癌的首选治疗方案。由于内分泌治疗将人体的雄激素降到去势水平，性功能也不可避免地受到影响。研究发现，接近 85% 接受内分泌治疗的患者有不同程度的 ED、性欲减退等症状，由此造成的性功能障碍会严重影响夫妻之间感情上和生理上的亲密感，同时也给患者的伴侣带来精神困扰。内分泌治疗后患者会产生自卑心理。传统的双侧睾丸切除术对患者影响最大，持续时间也最长，手术后患者体内雄激素水平急剧降低，抑制了患者的性欲和性活动，对患者作为男性的性别认知、自信和自尊等心理特征产生较大影响。去除雄激素的内分泌治疗还会使患者骨骼脱钙、骨质疏松，增加骨折发生的概率。患者一旦发生骨折，则会进一步降低其生活质量，甚至需要卧床，给患者心理带来巨大的不良影响。

（4）放射治疗及化学治疗对患者的心理影响：放射治疗是治疗前列腺癌的重要手段之一。放射治疗的近期和远期不良反应主要为直肠和泌尿道毒性，并发症包括直肠出血、膀胱炎、尿道狭窄、膀胱挛缩、排尿困难等。前列腺癌放射治疗的患者一方面对放射治疗存有殷切期望，一方面又对放射治疗的最终结局存有紧张和疑虑，加之经济困难等因素，往往存在着严重的焦虑、抑郁、悲观绝望等精神状态。化学治疗也是前列腺癌症患者多采用的治疗手段之一。由于化学治疗疗程长，药物本身的不良反应较大，会引起癌症患者生理和心理上较大的变化。患者很容易对化学治疗产生恐惧和抵触情绪，从而影响患者的治疗；而这些心理障碍又影响患者的生活质量和身体康复，并有可能引起病情的恶化。

2. 前列腺癌患者心理干预的方法　前列腺癌患者如果出现比较严重的心理问题，通过家人和朋友的帮助，以及自我调节后仍无法缓解，便需要及时寻求专业的心理咨询和治疗。患者的人格特征、成长经历、生活工作中经历的应激事件，以及应对事件的方式各不相同，影响患者心理的因素多种多样，故心理治疗的形式和内容也是丰富的。从内容和种类上看，心理治疗包括支持疗法、认知疗法、精神分析法、催眠疗法、行为疗法、生物反馈疗法，以及借助于音乐、绘画、舞蹈的表达性艺术疗法等；从形式来看，心理治疗分为个体治疗和集中治疗两种。对于前列腺癌患者的心理干预，应先判断患者处于何种心理反应阶段，结合患者本身性格、家庭情况、文化水平等，针对性地对其进行心理干预。对于认知不足导致的对疾病和治疗的误解，需要请专科医师对患者进行讲解。必要时，家属也需要配合参与心理干预治疗。以下介绍临床常用的心理干预治疗方法。

（1）认知行为疗法：Ellis 等提出合理情绪疗法可通过心理诊断、领悟、修通、再教育 4 个阶段，帮助患者以合理的思维方式代替不合理的思维方式，对患者过去的行为进行剖析，使情绪反应理性化，通过改变不合理信念来缓解患者的负面情绪。例如，前列腺癌患者存在悲观绝望情绪，认为罹患癌症等于"判了死刑"。这时可通过告知患者有关前列腺癌的发生发展、预后特点，以及目前手术、内分泌、放射等治疗方式的进展，介绍成功的治疗病例等，帮助患者重新正确看待疾病的治疗，建立合理认知。认知改变了，患者的情绪也会随之好转。

有些前列腺癌患者对化学治疗和放射治疗等存有恐惧心理，甚至产生回避行为。对于此类患者可采用逐级暴露、系统脱敏等行为疗法，以减轻焦虑、恐惧、紧张，增强应对能力，使其及时适应角色转变，提高抗癌信心。系统脱敏疗法通过教会患者体验紧张和放松，建立焦虑和恐惧等级，实施脱敏。

（2）催眠疗法：催眠疗法对于缓解各个层面的心理问题都有显著疗效。其核心是通过催眠技术深入患者的潜意识，运用积极的心理暗示调整引起身心失调和行为偏差的潜意识里的信念、认知和情绪等，从而改善患者的身心症状。①可以帮助患者迅速缓解负面情绪，调整心态，正确面对病情和治疗；②可以作为前列腺癌治疗的辅助手段，处理疾病引起的某些躯体症状，如疼痛反应；③可以缓解前列腺癌治疗带来的不良反应和身心反应，如恶心、呕吐、失眠等。

（3）艺术疗法：艺术疗法是借助于音乐、绘画、舞蹈等艺术表现手法，利用非语言技术的特殊作用，绕开语言和思维的影响，通过音乐刺激、作品创作、肢体表达等手段，系统地对人的潜意识和身心症状进行干预和调整。艺术疗法具有传统的主要依靠语言沟通的心理治疗所不具备的优势，尤其适用于一些有情绪障碍和心身障碍的患者。

（4）家庭治疗：家属作为前列腺癌患者的重要社会关系，可以帮助、督促、鼓励、安慰患者，强化患者心理治疗的效果。通过家庭治疗可以调整和改善家属自身的心理状态，给家属以心理支持和指导，同时促进夫妻、亲子之间的相互沟通，维护家庭成员间人际关系的协调和稳定，这对前列腺癌患者积极应对治疗具有重要意义。

（5）集体心理治疗：针对具有共同问题的特殊人群进行，起到缓和心理紧张状态的社会支持作用。包括：①集中教育，主要通过讲课的方式进行，目的是增加患者的癌症防治知识，并进行相应指导，用知识武装他们的头脑，从而稳定其情绪；②集中训练，如集中的放松训练和自我催眠术训练等。集中教育有利于消除患者的孤独感，增强其抗癌的信心，提高生存质量。目前，集中心理治疗出现了新的模式，例如，组织前列腺癌患者患教会，以及让患者加入患教微信群或 QQ 群，使患者可以在线上或线下，不只从医师这个途径获得前列腺癌治疗的相关知识，患者之间也可以互帮互助，特别是心理上的互相安慰与协助，往往比医务人员对患者的教育更为亲切，更具有"惺惺相惜"的效果，从而使患者更容易走出癌症的心理创伤或治疗过程中出现的低落及其他不良情绪。

3. 前列腺患者心理干预的效果评估

（1）心理治疗前的评估：对任何患者开展治疗性干预的前期都要进行全面评估，

评估内容必须包括患者的特点、心理病理状态、诊断、疾病和治疗的背景。评估的深度和精度，以及这些因素间的相互影响决定了治疗方式及医师的选择，以便为成功的治疗关系提供最优条件。应考虑以下 3 个方面。

1）患者因素：当为前列腺癌患者治疗时，无论是否涉及医疗问题，都有一些重要的因素需要考虑。患者可能是配偶或照顾者、兄弟姐妹、家庭整体或一部分成员的组合，或更广义的"家庭"，包括朋友和社区。包含这些"家庭"成员的治疗可能比个体治疗更为适当，对治疗效果的影响也更大。

2）出现问题的有关因素：在进行任何治疗时都应仔细考虑心理病理学的本质。应确认患者出现心理病理学方面的问题是发生在癌症确诊之前，还是确诊后和治疗开始时。尽管无论是原本就存在的问题还是反应性问题都需要解决，但可能需要选择不同的干预措施、医师和治疗方法。

3）疾病和治疗的因素：前列腺癌患者关于疾病的叙述是肿瘤心理学评估的一个重要部分。有关疾病的每一个特征都会影响患者的经历，但当采集病史时，评估疾病的严重程度和疾病所处阶段，以及癌症类型十分重要。进一步的病史采集应集中在治疗史上，并且确定既往治疗的类型（内分泌治疗、手术、放射治疗、化学治疗、免疫治疗等），也应明确治疗的性质（治疗的有效性、精确性）和治疗目的（是根治性治疗，还是姑息性治疗）。

（2）心理干预后的效果评估：对前列腺癌的心理干预方法主要采用认知疗法、治疗环境、健康教育及细节关怀等手段，对患者的认知、情绪、行为等方面进行干预。目前，对于前列腺癌患者心理干预后的观察指标及效果评价没有统一标准。采用较多的方法主要有以下几种。

1）焦虑自评量表（self-rating anxiety scale，SAS）及抑郁自评量表（self-rating depression scale，SDS）：总分 100 分，分数越高，表明焦虑、抑郁情绪越严重。

2）简明心境问卷（profile of moodstates-short form，POMS-SF）评分：POMS-SF 量表共包括 6 个维度，分别为紧张 - 焦虑（TA）、抑郁 - 沮丧（DD）、愤怒 - 敌意（AH）、疲乏 - 迟钝（FI）、迷惑 - 混乱（CB）及精力 - 活力（VA）。前 5 个为负性量表，后 1 个为正性量表。

3）生活质量核心量表（QLQ-C30）：共 15 个领域，30 个条目，采用 5 个功能领域（认知功能、躯体功能、角色功能、社会功能、情绪功能）评分，再采用极差化方法将粗分转化为 0～100 分的标准化得分，得分越高说明功能状况和生活质量越好。

心理干预可及时了解患者的心理变化，并及时解决患者所面临的心理问题。心理干预注重对患者情绪的疏导。因此，只有在医师、护士，以及患者家属和患者的共同努力下才能促进前列腺癌的治疗向着更加积极有效的方向发展。

（二）前列腺患者的运动健康管理

总体说来，接受治疗的癌症患者经常有许多心理和身体上的不良反应，生活质量也较差。部分研究表明，运动可能有助于提高他们的生活质量，而生活质量越高，寿命越长。体育锻炼可提高患者整体生活质量，也可提高人的躯体功能和社会功能。但运动处方需严谨，应根据患者的情况设计训练类型、计划和锻炼强度。现有研究中的体育锻炼多为在理疗师指导下进行。

前瞻性队列研究表明，体育活动与晚期和致命前列腺癌的风险之间存在中度负相关，而肥胖是前列腺癌的风险因素之一。越来越多的研究表明，运动除了改善前列腺癌患者的生活质量，还可影响患者的存活。在非 mPCa 患者中，每周超过 3 h 的剧烈运动（骑自行车、游泳、慢跑）可降低所有原因和肿瘤特异性死亡率。

对于接受主动监测的前列腺癌患者，目前还没有证据说明不同类型的生活方式和运动干预的确切价值，但正在进行相关 RCT 研究。RP 术后患者可进行盆底肌肉训练以预防和治疗压力性尿失禁。开始训练的时机为早期拔除尿管后，或有证据表明手术前即可开始训练。练习可参照以下方法，持续进行提肛运动收缩盆底肌 2～6 s，松弛休息 2～6 s，如此反复 10～15 次，每天训练 3～8 次，直到控尿改善。

前列腺癌患者放射治疗期间，有规律的、中等强度的体育锻炼可提高身体功能，减轻疲劳，对生活质量有积极影响。研究显示，接受 ADT 的前列腺癌患者采用骨骼肌训练、心血管 / 骨骼肌训练等运动处方，可减轻患者的疲劳，增强活力。荟萃研究显示，每周 2～5 次在辅导下进行有氧运动或抗阻练习可明显改善上下肢肌肉力量，增加运动耐力，控制身体脂肪量和 BMI，保持性功能。骨转移的前列腺癌患者在理疗师辅导下进行每周 3 次抗阻练习、有氧运动等多模式锻炼后，自我报告身体功能和下肢肌肉力量都有改善，且没有骨骼并发症或增加骨痛。

在前列腺癌患者相关的运动研究中，虽然许多研究报告了运动处方的基本组成部分，但实际完成的运动量可能不充分。需要更多的对照研究，以深入探讨各种类型前列腺癌患者的最佳运动剂量。

（三）前列腺癌患者的饮食健康管理

前列腺癌的发生除了与年龄、家族病史相关外，还与饮食习惯有密切联系。饮食习惯的改进对前列腺癌的预防有重要意义。因此，饮食健康管理应在前列腺癌的健康管理中受到患者和医师更多的关注。

1. 糖类、脂肪、蛋白质

（1）糖类：糖类可分为单糖、双糖及多糖。米饭、小麦、水果等食物中富含大量单糖和双糖，可被人体快速代谢，从而为生命活动提供能量。多糖普遍存在于植物中，包括淀粉、纤维素、果胶等；除淀粉外，其他种类的多糖均不能被人体分解利用。研究表明，摄入过量的单糖和双糖可引起高胰岛素血症和肥胖，继而激活体内胰岛素样生长因子（insulin-like growth factor，IGF）-1，从而促进前列腺癌的发生和进展。根据营养学家的计算，日常饮食中由糖类提供的热量比例应控制在 20% 左右。

（2）脂肪：脂肪的性质主要由脂肪酸决定。脂肪酸可分为不饱和脂肪酸和饱和脂肪酸两大类。鱼类、坚果、橄榄油等食物中不饱和脂肪酸含量较高，饱和脂肪酸在动物性脂肪如猪油、奶油中含量较多。研究表明，不饱和脂肪酸的摄入有助于降低前列腺癌发生的风险。长期饱和脂肪酸摄入过多可能通过多种途径促进前列腺癌的发生，如激活 IGF-1、引起体内性激素水平失衡等。对于已确诊前列腺癌的患者，饱和脂肪酸的摄入可能会降低患者的生存率。

（3）蛋白质：饮食中蛋白质的来源主要有肉类、富含蛋白质的植物和奶制品。目前关于蛋白质摄入量与前列腺癌发病风险之间有无关联并无明确结论。研究发现，肉类在高温烹煮过程（油炸、煎烤）中形成的杂环胺类化合物可能提高前列腺癌的发病风险。有临床研究报道，与低脂奶制品（脱脂牛奶、羊奶等）相比，长期摄入高脂肪的奶制品（奶酪、炼乳、奶油等）可能是增加前列腺癌患病风险的危险因素。为了保证日常生活中优质蛋白的摄入，可提高植物蛋白摄入的比例，选择脂肪含量较低的乳制品。在烹调方式上应选择清蒸、水煮等，避免食用过多油炸、煎烤食物。

2. 吸烟和饮酒

（1）吸烟：烟草在燃烧过程中会产生多种致癌物质，对人体DNA造成结构性的改变，从而诱发肿瘤。吸烟不仅会提高前列腺癌的发病风险，还可能提高前列腺癌患者的死亡率，甚至提高RP术后患者的复发风险。

（2）饮酒：过量饮酒已经被证明是多种癌症的危险因素。有研究指出，饮用白酒可能增加前列腺癌的发生风险，而适量饮用红酒（<20 g/d）可能降低健康人群的前列腺癌发病风险。对于确诊前列腺癌的人群，适量饮用红酒（15～30g/d）可能对于预防肿瘤进展、降低患者死亡率有一定作用。

3. 维生素　维生素是维持身体健康所必需的一类微量有机物质。维生素A具有较强的抗氧化作用，可预防肿瘤的发生与进展。研究表明，摄入富含维生素A的果蔬（如番茄、胡萝卜等）可能降低前列腺癌的发生风险。然而，现有研究并不能明确维生素C、维生素D、维生素E是否具有预防前列腺癌的作用。

4. 番茄红素　番茄红素是一种重要的食源性抗氧化物质，主要见于番茄、胡萝卜、西瓜、红柚中。研究表明，番茄红素可抑制肿瘤细胞增殖、阻断肿瘤细胞迁徙，从而发挥降低前列腺癌发生风险的作用。然而，也有研究指出，番茄红素的摄入与晚期前列腺癌发生风险之间无明确联系。

5. 多酚类化合物　多酚类化合物是植物的代谢产物，对人体代谢活动有多种影响，如抗氧化、抗感染等。日常生活中最常见到的多酚类化合物有茶多酚、葡萄多酚、大豆异黄酮等。茶多酚常见于绿茶中，多项试验证明，茶多酚能阻止前列腺癌细胞增殖并诱导细胞凋亡；临床研究也表明，有饮茶习惯的男性前列腺癌发生风险相比无饮茶习惯的男性更低。葡萄多酚常见于葡萄皮、葡萄籽中，因此，适当饮用红酒对前列腺癌有预防作用。大豆异黄酮主要存在于大豆、豆制品等食物中。临床研究表明，大豆或豆制品（豆浆、豆腐、腐乳）等均可降低前列腺癌的发生风险。

（四）前列腺癌相关下尿路症状的健康管理

由于前列腺癌的发病年龄较高，通常大部分患者在首诊时伴有一定程度的LUTS，如尿频、尿急、排尿费力、排尿时间延长、排尿中断、排尿后尿不尽等症状，是影响患者生活质量的重要因素。此外，前列腺癌的总体预后较好，患者治疗后的康复有时更为重要。部分伴有LUTS的患者通过非手术治疗并不能满意地改善症状，只能选择反复留置导尿管或忍受严重的LUTS，导致其生活质量低下，甚至造成一定的心理问题。

综上所述，前列腺癌相关 LUTS 的健康管理是一个值得深入探讨的议题。合并 LUTS 的前列腺癌患者需要包括心理医师、社区医师、康复医师在内的专业化的健康管理团队，以帮助患者减轻 LUTS 所带来的痛苦，从而提高患者的生活质量。目前，我国前列腺癌相关 LUTS 的健康管理现状不容乐观，存在对于前列腺癌相关 LUTS 等"不致命"的临床问题缺乏重视、健康管理服务意识不足、服务质量存在明显差异、理念十分滞后等问题。本节将结合国内外相关文献和医疗健康实践，对前列腺癌相关 LUTS 的健康管理知识做一梳理，以期能早日帮助国内泌尿外科同行建成专业的前列腺癌健康管理团队。

1. 认识 LUTS　在 1998 年的首届国际尿失禁咨询委员会上，国际专家们首次提出了 LUTS 的概念，用来概括男性在储尿期及排尿期出现的一系列排尿异常的症状。目前根据国际尿控学会的定义，LUTS 主要分为三大部分：①储尿期症状，主要包括尿频、夜尿增多、尿急迫、急迫性尿失禁；②排尿期症状，主要包括尿线变细、排尿中断、排尿等待、排尿费力、终末尿滴沥；③排尿后症状，主要包括排尿后滴沥、尿不尽（残余尿）。

在流行病学方面 LUTS 有 2 个显著特点：①发病率与年龄呈正相关。50 岁以上男性中约有 25% 受到中重度的 LUTS 的影响，60 岁以上男性中达到 35%，70 岁以上男性中的比例可达 45%。②不同队列中人群的患病率差异较大。综合国内外各项研究来看，各个种族、各个地区间的患病率有一定差别；不同地区中国人群的患病率亦有不同，如武汉地区为 15.5%，浙江嘉善地区为 7%。

2. 前列腺癌与 LUTS　大部分患者首诊前列腺癌时通常伴有泌尿系统症状，其中 LUTS 最常见。目前并无明确证据表明 LUTS 与前列腺癌之间存在因果关系，但有研究者认为，具有 LUTS 的男性罹患 LPCa 的风险可能更高。此外，部分前列腺癌患者可能首诊时并无 LUTS，而在接受手术、放射治疗等治疗后，或由于疾病的进展，出现新发的 LUTS；部分患者可能由于医疗的干预，使得 LUTS 由原来以膀胱出口梗阻（bladder outlet obstruction，BOO）等储尿期症状为主，转变为以膀胱过度活动（overactive bladder，OAB）为主，使得 LUTS 的诊疗变得十分棘手。以下将对前列腺癌治疗前、后 LUTS 的特点分别进行介绍。

（1）前列腺癌治疗前的 LUTS：前列腺癌伴发 LUTS 与良性前列腺增生伴发的 LUTS 有重合之处。Shigehara 等认为前列腺癌组织通过侵犯相邻的组织，使尿道外括约肌功能不全、膀胱颈及尿道周围组织支托功能不全，从而引发尿失禁。此外，良性增生或癌变的组织引起后尿道阻力增加，继而出现相关排尿异常症状。在尿路梗阻早期，膀胱壁代偿性肥厚，导致逼尿肌不稳定、逼尿肌收缩功能受损和膀胱顺应性降低等病理变化；后期因逼尿肌代偿性功能失调，产生残余尿。临床症状主要表现为尿频、排尿不畅、夜尿增多、尿不尽、尿滴沥等膀胱刺激症状、排尿梗阻症状。

前列腺癌患者 LUTS 的严重性不仅与膀胱出口梗阻、逼尿肌功能改变等因素相关，还与患者的年龄、体内雄激素水平有一定关系。还有学者认为，LUTS 可能与神经、精神和心理状态等多种因素共同作用有关。

此外，由于治疗前、后的 LUTS 并无可供临床医师明确区分的特异性表现，因此，推荐对所有前列腺患者均详细收集治疗前患者的 LUTS 基线资料，有条件的医院应在治疗前行尿流率、尿动力等专科检查，以备进一步的随访。

（2）前列腺癌治疗后的 LUTS

1）RP：RP 是临床 LPCa 的标准治疗方案。目前多项研究认为 RP 术后，患者可能出现以尿急等 OAB 症状为主的新发 LUTS。根据 Blaivas 的统计，男性 OAB 患者中高达 20% 与前列腺癌治疗相关。Porena 等的综述指出，在行 RP 的患者中，有 2%～77% 出现新发的、经尿动力学证实的膀胱逼尿肌过度活动，其中大部分（高达 83%）的症状会持续。Boettcher 的研究指出，13% 的患者在施行 RP 术后 3 年仍受困于 OAB。Hosier 等研究了 875 例行 RP 的 LPCa 患者，其中 19% 出现了新发的 OAB，29% 出现了新发的储尿期 LUTS。然而，对于术后 LUTS/OAB 的病程转归存在一定争议。Hosier 认为症状会随着时间的推移越发严重，而 Boettcher 认为症状会在术后 6 个月达到峰值，而在术后 36 个月趋于稳定。关于这一问题仍需等待更多的研究证实。

在治疗方面，主要根据症状的类型进行不同的处理。对于梗阻型 LUTS，常规推荐在拔除尿管后口服 α 受体阻滞剂（坦索罗辛），以降低急性尿潴留的风险。对于 OAB 患者，首先推荐非手术治疗（排尿训练、避免膀胱刺激）；其次可服用抗胆碱药（如米拉贝隆）或其他侵入性治疗手段，如肉毒毒素注射、骶神经刺激器；此外，有新的研究提示，5 型磷酸二酯酶抑制剂（phosphodie-sterase type 5 inhibitor，PDE5i）可改善 OAB 症状。对于逼尿肌活动性降低患者，可应用间歇性自我导尿法以处理排尿困难或排尿后残余尿过多。膀胱出口梗阻型 LUTS 则可选择尿道狭窄内切开、膀胱颈口扩张、膀胱颈重建及尿道支架等。

2）放射治疗：放射治疗后的不良反应可表现为早期症状或晚期症状。早期症状通常包括混合性 LUTS、尿失禁；晚期症状主要为狭窄所致的尿潴留或放射性膀胱炎所致的血尿。放射治疗引起膀胱损伤的病理机制为动脉内膜炎导致膀胱血供受损、营养供应受阻，DNA 损伤所致的细胞凋亡及最终的组织丢失。Fridriksson 等评估了放射治疗后 OAB 的发生率，发现放射治疗组 OAB 的发生率远高于 RP 组，同时放射治疗也是发生储尿期 LUTS 的危险因素。即使单独分析内照射也可得出相似的结论（内照射组 LUTS 发生率 30% vs.RP 组 LUTS 发生率 11%）；此外，内照射组的症状程度更重，持续时间也更久。Jarosek 等的研究表明，RP＋EBRT 组的尿道狭窄发生率最高（26%），内照射＋EBRT 组与单纯 RP 组的发生率则均为 19%，单纯内照射组为 12%，而单纯 EBRT 组最低（10%）。与发生 BOO 相关的因素可能包括前列腺体积较大（特别是中叶增生）、术前 I-PSS 较差，以及合并使用内分泌治疗。由于目前的放射治疗技术在不断进步，放射治疗的治疗时间较以前缩短，可能会减少相关 LUTS 的发生。

放射治疗后 LUTS 的治疗原则与 RP 术后患者类似。由于放射治疗后 LUTS 主要表现为储尿期相关症状，因此，对于合并 OAB 症状的患者，推荐使用抗胆碱药；对于出现膀胱出口梗阻的患者，尿道重建手术的预后最好，除此之外，可以考虑行 TURP。

3）其他治疗：与其他根治性疗法相比，冷冻疗法的损伤性较小、住院时间较短，

LUTS 的发生率也更低。尿失禁的发生率为 0～4%，尿潴留的发生率为 0～15%。与全腺体冷冻相比，局部冷冻的 LUTS 发生率更低。细胞疗法或超声疗法后 LUTS 的治疗仍缺乏专门的研究，目前临床上主要依据症状的类型进行个体化治疗。

3. 具体健康管理措施

（1）我国前列腺癌相关 LUTS 的健康管理现状：目前，我国健康管理学界、健康服务业界均未有专门的前列腺癌相关 LUTS 健康管理团队，也未专门开展对前列腺癌相关 LUTS 健康管理服务能力的调查或评价。前列腺癌患者的健康管理存在缺乏资本投入、缺乏高质量研究、缺乏合理顶层设计等诸多问题。此外，人民群众对前列腺癌及 LUTS 等专业知识缺乏了解，几乎没有一级预防相关的健康意识；同时医疗界的科普工作开展不足，导致前列腺癌相关 LUTS 仍停留在重治疗、轻预防，重手术、轻康复的"大医院中心"体制上。患者往往误认为 LUST 是治疗后的正常现象，导致患者错过最佳的干预时机，影响康复和治疗的效果。因此，专业的健康管理，包括管理体系的完善、生活方式的改变，对于减轻家庭及社区负担、延缓病情进展、提高患者生活质量具有重要意义。我国尚缺乏可为前列腺癌相关 LUTS 患者提供精准化、个体化专业健康管理的指南和平台，亟需国内泌尿外科界的同仁共同努力，改变这一现状。

（2）前列腺癌相关 LUTS 的健康管理要点：根据健康管理的基本定义，前列腺癌相关 LUTS 的健康管理可分为检测与评估、干预与治疗、跟踪与随访三大模块。以下将按照这三大模块分别进行介绍，以帮助国内同行初步建立一个前列腺癌相关 LUTS 的健康管理体系。

1）检测与评估：在 LUTS 的检测评估方面，I-PSS 量表是当前最常用、最有效的评估工具。该量表于 1992 年由美国泌尿协会设计，可对 LUTS 进行指数评分。I-PSS 量表被推荐用于所有男性 LUTS 的常规诊断及治疗后的随访中。该量表包含 7 个症状评估单元（根据排尿状况），以及 1 个生活质量的评估问题。除此之外，国际尿失禁咨询委员会量表（international consultation on incontinence questionnaire，ICIQ）——男性 LUTS 版、DAN 前列腺症状评分（Danish prostate symptom score，DAN-PSS）、排尿频率、尿量记录表和排尿日记（特别是对于储尿期症状为主的患者，可以分析其潜在病因）也是评估 LUTS 的常用工具。除了量表工具外，还应仔细询问患者的基础疾病及用药历史，必要时行直肠指诊、尿常规、血 PSA、膀胱残余尿、尿流率、尿动力学测定及其他影像学检查以明确 LUTS 的病因。

2）干预与治疗：由于前列腺癌相关 LUTS 通常病程较长，患者住院期间无法治愈，因此，可通过自我管理干预（self-management interrention，SMI）模式进行出院后的康复治疗。在前列腺癌患者中，对于症状较轻的 LUTS 可尝试以 SMI 为主的治疗。根据 Brown、罗玉红、陈晔等学者的研究，LUTS 的自我管理主要包括以下几点。

① 教育和增强信心：对前列腺癌相关 LUTS 的病因、治疗干预措施及预后进行宣教。让患者参与并控制自己的治疗，调节患者的生活方式。

② 生活方式的调整：A. 调节患者液体摄入量，采用排尿频率 - 容量表评估并调整摄入量；B. 咖啡因和酒精咖啡因可增加交感神经兴奋或引起利尿而刺激逼尿肌，更

有可能出现 LUTS 或需要良性前列腺增生症（benign prostatic hyperplasia，BPH）相关的手术治疗。

③ 行为干预：主要包括尿道挤压与二次排尿。Yang 等的研究结果显示，尿道挤压和盆底收缩可有效缓解患者排尿后滴尿症状。LUTS 患者往往排尿后残余尿量（postmicturition volume，PMV）较多，二次排尿可有效减少 PMV 体积。陈晔等提出缓解尿急的技巧，坐下来深呼吸 5 次，将注意力集中在呼吸上而非膀胱；盆底强力收放 3 次；听轻松的音乐；想一想下一餐的食谱。该方法旨在增加排尿时间间隔至 3～4 h（白天），最小排空量至 200～400 ml（白天）。该方法在一定程度上可缓解 LUTS 所致的异常排尿模式。

④ 运动锻炼：LUTS 的运动建议包括盆底肌训练。盆底肌训练被认为是 LUTS 患者的一线非手术治疗选择，也是自我管理计划的一部分。在 Hut 等的研究中，干预组被要求在家进行盆底运动（2 次/天，15 min/次），运动基础包括盆底肌肉的收缩和放松。随访 3 个月后，干预组 I-PSS 评分显著降低。

⑤ 治疗干预：治疗干预的相关内容已在上文进行详细阐述，在此不再赘述。

3）跟踪与随访：得益于互联网技术的发展普及，"互联网＋医疗"的模式已逐渐兴起，是当前慢病管理的新思路。以下将对如何建立前列腺癌相关 LUTS 的健康管理"互联网＋"信息平台进行一些初步的探讨，以此更好地对患者进行跟踪与随访。

笔者首先在维普、知网、万方等数据库进行主题和关键词检索，查阅国内外 LUTS 患者健康管理及信息化管理的研究文献。主要检索关键词为"前列腺癌""下尿路症状""健康管理""互联网医疗""移动互联网""信息平台"。综合文献提出，前列腺癌相关 LUTS 的信息管理平台应包括"开发管理""医护操作"和"患者登录"3 个模块。通过设置不同的权限，患者主要通过手机或其他智能设备登录，而负责随访的医师、护士或康复师通过医护操作模块进行科普、宣教和在线指导，同时建立前列腺癌相关 LUTS 患者的健康档案。医护人员持续对患者进行跟踪随访，并为患者制定个性化健康管理方案。软件维护人员通过开发管理模块对信息平台进行定期维护，并保证患者的隐私不被泄露。

当然，该平台只是基于文献和其他疾病健康管理信息化平台的一种初步探索，尚未经过严格的德尔菲法或 KANO 模型的验证修改。鉴于目前我国尚无成熟的前列腺癌相关 LUTS 的健康管理体系，笔者在此仅为抛砖引玉，希望国内同行能够共同参与进来，早日建成适合中国人群的前列腺癌相关 LUTS 的健康管理平台。

（五）前列腺癌相关勃起功能障碍的健康管理

RP 是 LPCa 的常用治疗选择。但该手术存在包括尿失禁、ED 等影响患者生活质量的术后并发症。近年来，尽管外科技术和设备取得较大进步，但 RP 术后 ED 的发生率一直居高不下。在现代保留性神经的 RP 术后，ED 的发生率也达到 30%～87%。最近的荟萃分析发现，机器人辅助腹腔镜 RP 技术亦并不能明显降低术后 ED 的发生。

目前与 RP 术后相关的男性性功能障碍可分为三大类：① ED 和阴茎大小、形状的变化；②射精和性高潮功能障碍；③性欲、亲密感和精神方面变化导致的性心理障碍。在过去几十年中，泌尿专科领域在 RP 术后发生 ED 的研究和阴茎康复治疗方面投入大量人力和财力，但并没有取得一致认同的统一治疗方案。

1. RP 术后 ED 的发生机制　性神经损伤、阴部动脉损伤、海绵体平滑肌缺氧导致肌肉凋亡和纤维化、阴茎海绵体静脉闭塞功能不全导致静脉漏和手术创面的局部炎症性改变等，是 RP 术后发生 ED 的可能机制。研究表明，临时性神经功能障碍会导致阴茎组织结构改变。在神经性功能障碍期间，阴茎组织处于恒定的低氧供应状态，这可能导致平滑肌细胞的凋亡和纤维化。在动物模型研究中，去神经后第 1 天就可看到肌肉发生细胞凋亡，且随着时间的推移，凋亡会加剧。这些变化在双侧性神经损伤的动物模型中尤为明显。在 ED 的发生发展过程中，转化生长因子（transforming growth factor，TGF）-β1、缺氧诱导因子（hypoxia-inducible factor，HIF）-1α 过表达说明缺氧和氧化应激参与了该过程。

2. RP 术后 ED 的健康管理

（1）阴茎康复的治疗策略及适应证：阴茎康复的治疗策略被定义为 RP 术中或术后用于改善阴茎勃起功能的医学干预措施，目的在于在 RP 术后神经恢复期尽量防止海绵体组织损伤。阴茎康复治疗策略分为两大类型，即治疗 ED 本身和治疗阴茎畸形。第一类主要包括 PDE5i、血管活性药（前列腺素）的阴茎海绵体注射（intracavernosal injection，ICI）和真空勃起装置（vacuum erectile device，VED）。若第一类治疗策略无效，则可考虑使用阴茎假体置入治疗。阴茎康复治疗的要点是在 RP 术后阴茎纤维化前尽快开始治疗，这对于勃起功能的恢复至关重要。

阴茎康复治疗目前尚无公认的适应证。Gallina 等的研究显示，阴茎康复可能对老年患者和术前勃起功能下降的患者有益，而勃起功能良好的年轻人（<55 岁）无法从康复策略中受益。有研究显示，RP 术后阴茎康复的理想人群是处于 ED 中等风险的患者。ED 高风险患者的海绵体功能在术前便已经受损。因此，按需或每天应用 PDE5i 治疗均无效。对于 ED 低风险患者，按需应用 PDE5i 的即可恢复勃起功能，因此，这些患者可能不需要每天使用 PDE5i 进行治疗。Briganti 等提出一个新的风险评估模型，针对 RP 术后 ED 高风险患者［年龄≥70 岁或国际勃起功能指数 - 勃起功能指数（IIEF-EF）评分≤10 分或查尔森合并症指数（Harlson comorbidity index，CCI）评分≥2 分］和 ED 低风险患者（年龄≤65 岁，IIEF-EF 评分≥26 分，CCI 评分≤1 分），每天服用和按需服用 PDE5i 的疗效相当。而对于 ED 中风险患者（66～69 岁；IIEF-EF 评分为 11～25 分，CCI 评分≤1 分），每天服用 PDE5i 的疗效显著优于按需服用。

（2）口服药物治疗：自 1998 年进入市场以来，PDE5i 在 RP 术后 ED 的治疗中发挥越来越重要的作用，但该类药物的作用依赖于阴茎海绵体平滑肌中的一氧化氮，故多适用于保留 NVB 的患者。西地那非应用较为广泛，在年龄<60 岁的患者和术后间歇性 ED 患者中作用更佳。西地那非对 ED 的改善在术后 12～24 个月最显著。据报道，西地那非在保留 NVB 的 RP 术后 ED 治疗中的有效率约为 75%，在不保留 NVB 的 RP 术后 ED 治疗中的有效率为 0～15%。影响药物效果的因素包括以下几点：①NVB 是否保留；②术前性功能状态；③年龄是否<65 岁；④RP 术后开始应用药

物的时间。

第一项关于 PDE5i 应用于 RP 术后 ED 治疗的研究是由 Padma-Nathan 等完成，研究选取保留 NVB 的患者于 RP 术后 4 周口服西地那非 50 mg/100 mg，对照组服用安慰剂。研究发现，50 mg 和 100 mg 西地那非组的平均 IIEF 评分显著高于安慰剂组（$P=0.0156$）。第二项研究由 Montorsi 等发起，在该项随机、双盲、多中心的研究中，纳入 87 个医疗中心共 628 例患者，随机分配到对照组（每晚安慰剂＋按需安慰剂）、伐地那非夜间（每晚 10 mg 伐地那非＋按需安慰剂）及按需服用组（每晚安慰剂＋按需伐地那非），治疗时间为 9 个月。研究显示，3 组间患者的勃起功能无显著差异。Moncada 等进行了一项评价他达拉非治疗双侧保留性神经的前列腺癌根治术（nerve-sparing radical prostatectomy，nsRP）术后 ED 效果的多中心、双盲、双模拟数据的 RCT。结果显示，与安慰剂组相比，每天 1 次小剂量应用他达拉非组可显著缩短 nsRP 术后勃起功能恢复时间。此外还有研究显示，术前具有更高性欲、勃起信心和性交满意度的患者在 RP 术后每天 1 次应用他达拉非治疗 ED 的获益更大。

尽管目前已有一系列临床前研究表明 PDE5i 在治疗 RP 术后 ED 中的有效性，但针对此的临床研究依然有限。此外，这些临床研究存在潜在的选择偏倚，以及缺乏评价勃起功能的生物学证据，故证据等级有限。

（3）真空勃起装置：与其他阴茎康复疗法相比，VED 有更低的并发症和不良反应发生率，以及更高的成本效益比，故更受医师和患者欢迎。VED 通过在阴茎周围产生负压并将静脉和动脉血吸入海绵体而产生勃起。动物研究表明，VED 治疗可通过缓解组织缺氧以抑制细胞凋亡并防止海绵状组织纤维化。Welliver 等的研究证实，VED 通过增加动脉血进入阴茎海绵体，改善神经损伤引起的海绵体的低氧状态，抑制细胞凋亡和组织纤维化，保护内皮、海绵体平滑肌和静脉闭塞功能。这也是目前 VED 作为 RP 术后康复治疗的主要理论基础。但在应用束缚带时氧饱和度会逐渐下降，故不建议在阴茎康复中使用束缚带。

目前针对前列腺癌治疗后 VED 疗效的临床研究较少。Köhler 等将 28 例 RP 术后 1 个月患者随机分入 VED 治疗组或对照观察组，研究时间为 6 个月。结果显示，VED 治疗组的男性性健康量表（sexual health inventory formen，SHIM）评分明显高于对照组；并且，VED 治疗组患者的阴茎长度在 3 个月或 6 个月时无明显改变，而对照组阴茎长度约缩短 2 cm。Raina 等报道在 RP 术后早期使用 VED 的患者中，80% 能够成功完成性交，配偶满意度为 55%，平均 IIEF-5 评分从治疗前的 4.8 分提高到治疗后的 16.0 分。根据目前报道，使用 VED 主要有阴茎不适、阴茎挫伤、生活不便和无法使用该设备等缺点。

目前尚缺乏 VED 单独应用于 RP 术后阴茎康复治疗的理论依据。

（4）海绵体内或尿道内前列地尔治疗：对于单纯应用 PDE5i 治疗无效或不耐受 RP 的 ED 患者，选用尿道内或海绵体内药物治疗及联合治疗是一种有效的二线治疗选择。尿道内及海绵体内注射的主要药物为前列地尔，其主要原理为提高海绵体细胞内环磷酸—胞苷（cCMP）的浓度，使得细胞内钙离子浓度降低、阴茎海绵体平滑肌松弛而勃起。1997 年，Montorsi 等首次尝试采用前列地尔海绵体内注射。研究显示，术后早期应用可明显提高阴茎勃起的成功率。一项关于尿道内前列地尔给药的随机研究显示，其与夜间服用西地那非的疗效在 1 年时无明显差异，但该研究缺乏安慰剂对照，证据等级偏低。

Domes 等的研究表明，早期应用 ICI 前列地尔可明显促进 RP 术后勃起功能的恢复。有 18.6% 的患者在开始 ICI 治疗 6 个月内放弃，放弃的原因包括对治疗效果失望（64.7%）、注射疼痛（45%）和注射困难或害怕注射（35.2%）。此外，ICI 前列地尔与 PDE5i 联用也显示出不错的效果，将 ICI 前列地尔和 PDE5i 联合应用于单独服用 PDE5i 后不满意的 RP 术后 ED 患者，其中 68%（22/32）的患者勃起功能得到改善。

（5）阴茎假体置入：可膨胀性阴茎假体（inflatable penile prosthesis，IPP）置入对术后 ED 药物治疗无效的患者具有明确效果。阴茎假体置入后并不干扰排尿、性高潮或快感，同时可让阴茎硬度保持在一个满意的水平。与目前其他治疗方式相比，使用 IPP 的患者具有更好的满意度、更佳的勃起功能、更高的生活质量和更多的性行为。但由于阴茎假体置入术的有创性，临床较少应用。

（6）心理支持治疗：心理因素影响患者 RP 术后的勃起功能恢复。即使在 RP 术后勃起功能恢复后，患者与其伴侣缺乏情感准备也可能对性活动产生负面影响。此外，也有研究显示，接受 RP 术后患者发生 ED 与其女性伴侣发生性功能障碍关系密切。Canada 等研究了接受 RP 术后通过 4 个疗程的咨询对 ED 的影响，咨询内容主要包括前列腺癌治疗对性功能的影响、ED 的相关治疗信息、沟通训练、认知行为疗法。完成咨询计划的患者显示出 IIEF 评分的短期改善，同时其女性伴侣也显示出性功能的短期改善。然而，仅有 61% 的患者完成了 4 个疗程的咨询，并且在为期 6 个月的随访中，大部分患者与其伴侣的性功能下降回基线水平。

（六）前列腺癌术后尿失禁的健康管理

1. 定义及分类　与前列腺切除术相关的尿液不受主观意志控制而由尿道溢出，称为前列腺切除术后尿失禁。长期以来，RP 术后尿失禁的定义并不统一，目前临床上多以帕萨迪纳共识来定义 RP 术后是否存在尿失禁，即彻底不需要使用尿垫［即"零垫"（0 pad）］才可认为没有尿失禁发生，因为此种定义方式被证实与患者的生活质量相关度更高。RP 术后尿失禁的发生率为 2%～57%，一旦发生尿失禁，会在很大程度上影响患者的生活质量，如社会、心理、家庭、职业、身体和性功能等方面问题；特别是心理方面，很多尿失禁患者由于尿味残留，导致术后不愿意出行和社交，造成性格内向，甚至出现抑郁、焦虑倾向。因此，对于该病症发生后的治疗及健康管理尤为重要。

2. 危险因素　相关危险因素主要包括患者年龄的增长、肥胖、膜部尿道较短、术后尿道狭窄、外科医师手术经验不足、术中未保护 NVB、膀胱颈损伤及前列腺体积较大等。目前认为，术中有效保护前列腺周围解剖结构能明显降低 RP 术后尿失禁的发生。

3. 病理生理　RP 术后发生尿失禁的主要原因是尿道括约肌结构或功能异常，以及膀胱功能异常。

（1）尿道外括约肌结构或功能异常：Groutz 的研究表明，尿道外括约肌受损或功能失调是 RP 术后尿失禁的主要原因，占该类患者总数的 88%。

（2）膀胱功能异常：主要为逼尿肌的过度活动。研究表明，逼尿肌过度活动的可能原因有以下几点。①术中损伤支配膀胱的相关神经；②手术削弱了盆底组织及尿道外括约肌对膀胱的约束和支持；③术中对膀胱逼尿肌的激惹、术后咖啡因等物质的刺激；④患者术前就已有不稳定膀胱存在，膀胱的不稳定可能继发于前列腺疾病，也可能与术前本身存在的疾病有关，如脑血管疾病、神经系统疾病、糖尿病，甚至逼尿肌老化等。

4. 诊断　RP 术后尿失禁的诊断应当遵循"两个阶段"的原则。第一阶段的初始评估应包括常规的病史收集、体格检查、超声残余尿检查、尿常规、尿失禁问卷和尿垫试验等。在获得初步诊断之后，第一阶段的治疗就应开始。若经过 8～12 周治疗仍无效，则应进入第二阶段，即进一步专科评估，应包括膀胱尿道镜及尿流动力学检查。

（1）初始评估

1）病史采集和排尿日记：病史应重点了解患者尿失禁的严重程度（如发生频率、每天使用的尿垫数量、是否用阴茎夹等），有无尿频、尿急和急迫性尿失禁，有无尿线细和排尿踌躇等排尿困难症状，有无压力性尿失禁症状等。通过 3～5 天的排尿日记来考察尿失禁情况通常比患者口述回忆更为准确。

2）体格检查：除一般体格检查外，还应关注手术切口的愈合情况、不同体位腹部压力增加时（如咳嗽）有无漏尿；除此之外还应包括神经系统的检查，尤其是会阴部皮肤感觉和球海绵体肌反射。直肠指检不仅要了解肛门括约肌张力和自主收缩能力，还要了解膀胱颈部位有无肿瘤局部复发等。

3）辅助检查：除常规复查及检查项目外，还需要通过超声了解膀胱残余尿的情况。

4）问卷量表：ICIQ 简表在临床上应用最广泛。该表主要用于调查尿失禁的发生率和尿失禁对患者的影响程度，内容是关于患者 4 周以来与漏尿相关的症状和程度。因其操作方便，易于被患者描述和接受，故在临床广泛应用。

5）尿垫试验：根据国际尿控协会（International Continence Society，ICS）的推荐，标准化尿垫试验有助于对压力性尿失禁进行客观评价。临床上应用最广泛的是 1 h 尿垫试验，可简单描述为轻度（1 h 漏尿≤1 g）、中度（1 g＜1 h 漏尿＜10 g）、重度（10 g≤1 h 漏尿＜50 g）、极重度（1 h 漏尿≥50 g）。

（2）专科评估：当初步诊断明确，经过 8～12 周的第一阶段治疗无效后，临床上应开展第二阶段的检查，如膀胱尿道镜检查、尿流动力学检查及其他膀胱尿道形态学检查等。

1）膀胱尿道镜：应了解有无膀胱颈挛缩、尿道狭窄、肿瘤复发等；另外，还需注意尿道外括约肌部位尿道黏膜是否瘢痕化、括约肌能否收缩、收缩时能否闭合尿道等。

2）尿流动力学检查：包括尿流率、同步多导膀胱测压和尿道压力描记。尿流率可初步了解患者的排尿情况；膀胱测压则评估膀胱逼尿肌的功能，了解有无逼尿肌反射亢进等。影像尿流动力学检查的结果尤其具有参考价值，若显示逼尿肌未收缩时膜部尿道处于开放状态，则提示真性完全性尿失禁。尿道压力描记可了解最大尿道闭合压，该参数<20 cmH₂O 提示尿道闭合功能严重低下，可发生严重的压力性尿失禁，甚至完全性尿失禁。

3）其他膀胱尿道形态学检查：在无法进行影像尿流动力学检查的情况下，其他影像学检查包括尿道造影和动态膀胱尿道造影等也可提供一些帮助。

5．治疗及健康管理　在 RP 术后尿失禁得到初步诊断之后，非手术治疗是首选的治疗方式，主要包括生活方式调整、盆底肌肉功能锻炼、生物反馈、电刺激等。非手术治疗 6～12 个月后仍无缓解的患者一般会推荐其进行手术治疗。

（1）非手术治疗

1）盆底肌肉训练：术前及术后早期的盆底肌肉训练对于恢复控尿功能有所帮助。研究显示，在 RP 术后 1 个月，开展和未开展术后盆底肌肉训练的患者控尿恢复率分别为 19% 和 8%，术后 6 个月为 94.6% 和 65.0%。此外，即使对于那些术后持续 1 年以上的持续性尿失禁患者，盆底肌肉训练也依然有效。因此，盆底肌肉训练是 RP 术后相关尿失禁健康管理的最重要内容。

2）生活方式调整：生活方式的调整主要包括定时排尿、控制液体摄入、减少对膀胱有激惹作用的物质摄入（如咖啡和辛辣食品）等。

3）生物反馈和电刺激：关于生物反馈的研究结果目前仍有争议。近期研究结果表明，与单纯进行盆底肌肉训练相比，盆底肌肉训练结合生物反馈辅助对于患者术后恢复控尿的效果更佳。以不用尿垫为完全恢复控尿的标准来看，盆底肌肉训练结合生物反馈辅助患者在术后第 3 个月的恢复率为 65.4%～88.0%，在术后第 6 个月的恢复率为 80.8%～95.0%；而纯进行盆底肌肉训练患者在术后第 3 个月的恢复率为 28.6%～56.0%，在术后第 6 个月的恢复率为 54.3%～77.0%。与生物反馈一样，电刺激是否有效果也存在争议。因此，生物反馈和电刺激疗法应根据患者本人意愿和经济基础，建议配合盆底肌肉训练同时开展。

（2）手术治疗

1）尿道旁移植物注射治疗：在膀胱镜监测下，经会阴将移植物注射入球部尿道黏膜下，使该处黏膜隆起并闭合尿道腔，达到增加尿道闭合压的作用。目前使用较多的移植物是胶原，除此之外还有硅树脂、聚四氟乙烯、石墨涂层颗粒、乙烯乙醇聚合物和自体脂肪等。但该治疗方式的长期疗效不甚理想，而且某些移植物还可能引起过敏反应及注射后感染，从而导致尿道组织弹性的下降。

2）吊带术：近年来，多种新式的微创吊带手术被用于治疗轻中度的男性压力性尿失禁。然而，男性吊带置入术治疗前列腺切除术后尿失禁在国内尚处于起步阶段，仅有少数学者在探索该术式的有效性和安全性，其临床应用价值尚需要中长期随访数据支持。

3）人工尿道括约肌置入术　人工尿道括约肌（artificial urinary sphincter，AUS）置入术目前被认为是治疗自体括约肌缺陷引起的重度尿失禁的首选方案。与其他治疗方式相比，AUS 置入术的治疗成功率更高，可达到 90%，长期疗效也较为理想。同时，年龄因素并不是 AUS 置入术的禁忌证。有研究显示，即便是在 75 岁以上的人群中，该手术的成功率依旧很高。

（七）前列腺癌睾酮管理

人体雄激素主要由睾丸间质细胞分泌，主要包括睾酮、脱氢表雄酮、雄烯二酮及雄酮等。睾酮是男性血液循环中主要的雄激素。血液中睾酮大多以结合形式存在，仅 1%~3% 以游离形式存在，游离睾酮是发挥生物活性的主要物质。睾酮的分泌具有昼夜节律性。睾酮对于前列腺的生长和发育必不可少。前列腺癌是依赖雄激素的疾病，ADT 是前列腺癌最重要的治疗方式之一。

1. 前列腺癌与睾酮

（1）前列腺癌发病风险与睾酮的相关性：ADT 的效果是无可争议的，但前列腺癌发病和睾酮的确切关系至今尚未明确。荟萃分析显示，血清睾酮、游离睾酮与前列腺癌患病风险之间并无关联。雄激素替代治疗不增加前列腺癌患病风险，甚至降低前列腺癌患病风险。而最近的荟萃研究表明，当把血清游离睾酮由低到高排列，前 10% 的研究对象前列腺癌发病率明显低于其他研究对象。

（2）前列腺癌治疗前和治疗期间睾酮水平监测的意义：前列腺癌初诊时血清睾酮或游离睾酮水平与术后病理分级和预后的关系仍有争议。而治疗期间血清睾酮低与死亡风险低和疾病进展风险低有关。睾酮达到去势水平是诊断 CRPC 的标准之一，但临床对于 CRPC 治疗期间血清睾酮水平的意义的意见尚不统一。

2. 睾酮检测方法和时间　目前常用的血清睾酮检测方法是快速自动放射性免疫测定（radioimmunoassav，RIA）和化学发光免疫测定（chemiluminescence analysis，CLIA），其优势是方便、价廉和一次检测量多等。有研究报道，液相色谱 - 串联质谱法（liquid chromatography-tandem mass spectrometry，LC-MS/MS）测得的睾酮浓度平均值高于 RIA，而不同类型的 CLIA 方法检测同一标本差异明显。在浓度低时，RIA 和 CLIA 的准确度有限；而 LC-MS/MS 具有更好的敏感性、精确性及稳定性。

血清睾酮水平在每天不同时间有一定波动。通常清晨 8：00—11：00 时高于下午。为便于比较，应要求抽血时间标准化，血液标本采集时间在上午 8：00—11：00，采血前 24 h 避免与性激素相关的活动（如剧烈体育活动、性生活、心理应激等）。

3. 去势治疗的睾酮水平标准　ADT 包括促黄体素释放素（luteinizing hormone releasing hormone，LHRH）激动剂（如戈舍瑞林、曲普瑞林、亮丙瑞林等）和 LHRH 拮抗剂（如地加瑞克）。ADT 的治疗目标是使患者睾酮达到去势水平。手术去势的前列腺癌患者血清睾酮平均为 0.5 nmol/L。多个研究显示，去势治疗睾酮最低值 <1.7 nmol/L 时患者有更高的生存率，尤其是 <0.7 nmol/L 时。按照 <0.7 nmol/L、0.7~1.7 nmol/L 和 >1.7 nmol/L 的血清睾酮标准，ADT 治疗激素敏感性前列腺癌时的"睾酮逃逸"率分别为 41.3%、31.6% 和 6.9%；"睾酮逃逸"和前列腺癌疾病进展的关系尚无一致结论，这与已有研究的异质性有关（包括检测方法、检测时机等）。当浓度非常低时，常用的检测睾酮的 CLIA 方法不准确，在比较这一类研究时应考虑这一点。有研究显示，采用 LC-MS/MS 方法检测发现应用 LHRH 激动剂行 ADT 的前列腺癌患者血清睾酮水平明显低于行睾丸切除的前列腺癌患者。虽然 ADT 期间血清睾酮＜0.7 nmol/L 有利于前列腺癌患者的预后，但低浓度睾酮的检测需要更可靠的检测方法，如 LC-MS/MS，而目前这一检测方法在国内临床开展较少，故仍推荐血清睾酮水平＜1.7 nmol/L 作为判断前列腺癌去势的标准。

4. 睾酮监测的临床应用　应在各种治疗开始前（包括手术、放射治疗、化学治疗及内分泌治疗）检测睾酮，以了解睾酮基线水平。ADT 期间常规监测睾酮以确保睾酮水平持续处于去势状态十分重要；如果睾酮上升，有必要重新调整治疗方案。

初始应用 LHRH 激动剂时会出现"睾酮闪烁"现象，即 LHRH 激动剂使用后 2～3 天，患者血清睾酮水平增加 40%～100%，7～8 天后降至基线值，2～3 周达到去势水平。"睾酮闪烁"期间，PSA 一般不会明显上升。ADT 开始后 3 个月需检测睾酮水平，达到去势水平后每 3～6 个月检测 1 次，可与 PSA 监测同步。如睾酮水平＞1.7 nmol/L，表明治疗未达到去势水平，需调整治疗，如更换 ADT 药物或手术去势。之后继续监测睾酮水平直至达到去势水平。对于间歇内分泌治疗患者，推荐此期间的睾酮水平监测与 PSA 监测同步。如需重新调整 ADT 或改变治疗方案，应先检测睾酮水平，调整后继续按以上方案检测。

在 CRPC 治疗前需检测基线睾酮水平，确诊为 CRPC 后仍需监测睾酮水平。

（八）前列腺癌其他健康管理

由于前列腺癌治疗的复杂性和治疗相关并发症对患者生活质量产生的负面影响，因此，患者接受不同治疗方式后的健康管理至关重要。

1. RP 术后尿道狭窄的管理

（1）发生率：来自 CaPSURE 数据库的研究表明，前列腺癌患者中位随访时间 2.7 年，总体治疗后尿道狭窄率为 5.2%；RP 术后尿道狭窄的最高发生率为 8.4%，其中腹腔镜和机器人辅助 RP 术后尿道狭窄发生率为 0.2%～3.0%；放射治疗后尿道狭窄的发生率为 1.7%～5.2%；HIFU 治疗后尿道狭窄的发生率为 2.5%～10.0%，主要见于膀胱颈和前列腺部尿道。

（2）病因和病理生理学：术后膀胱颈狭窄和尿道狭窄是由组织纤维化引起的管腔狭窄。在肌成纤维细胞的驱动下，任何初期愈合的伤口在增殖期都会经历伤口收缩，并在成熟期胶原进一步重塑。因此，所有伤口都有一定程度的收缩，在管腔端 - 端吻合的情况下更甚。次级愈合是由成纤维细胞分化为肌成纤维细胞、胶原沉积增加所驱动，其更有可能出现伤口挛缩和增生性瘢痕，并由此导致管腔狭窄。

放射治疗的作用机制是导致 DNA 损伤和自由基形成，并导致细胞凋亡。这可激活促炎和促纤维化的细胞因子，导致组织、血管损伤（动脉炎）和组织氧合不良，增加胶原沉积、组织收缩和瘢痕形成。随着时间的推移，可导致进行性闭塞性动脉内膜炎伴组织坏死和纤维化。因此，放射性狭窄往往比外科狭窄出现得晚，并且以更隐蔽的方式出现，一般在治疗后 2～3 年。

冷冻疗法利用冷冻引起蛋白质变性、细胞膜破裂导致细胞凋亡。HIFU 治疗利用高温再次引起蛋白质变性，并立即发生凝固性坏死。这2种疗法在狭窄形成中的作用机制与放射治疗相似，均为组织损伤激活促炎和促纤维化的细胞因子，以及随后的组织收缩和瘢痕形成。

（3）治疗：治疗方案可分为内镜手术、开放性手术重建或尿流改道。美国泌尿外科协会指南将经尿道治疗分为尿道扩张、尿道内切开和经尿道切除。Park 等报道了膀胱镜引导下使用导管通过的成功率为92.3%。不同的研究显示，尿道内切开的成功率为17%～87%，经尿道切除的成功率为41%～100%。尽管开放性手术的成功率可达到93.3%，但手术可能损伤外尿道括约肌导致较高的尿失禁率和性功能障碍，应与患者充分沟通、谨慎选择。

2. 正确应用基因检测，提高前列腺癌治疗的精准性　前列腺癌具有明显的基因突变和异质性。近年来，在基因表达对前列腺癌预后和个体化治疗的影响方面取得了长足的进步。为了阐明中国前列腺癌患者生殖系 DNA 修复基因突变的情况，Ye 等对316例前列腺癌患者的18个 DNA 修复基因进行了测序。结果发现，9.8%（31/316）的患者在18个前列腺癌相关 DNA 修复基因中携带致病性突变，其中 *BRCA2* 突变占6.3%，*BRCA1* 突变占0.63%，*ATM* 突变占0.63%，其余15个基因占2.5%。癌症基因组图谱研究报道了局部前列腺癌全外显子组测序的结果（队列中26%患者的 Gleason 评分为8），并指出有害的种系或体细胞突变在 DNA 损伤修复基因（*BRCA1*、*BRCA2*、*CDK12*、*ATM*、*FANCD2* 和 *RAD51C*）中相对常见。Robinson 等对150例 mCRPC 患者进行了综合基因组分析，结果显示，*AR*（62.7%）、*TP53*（53.3%）和 *PTEN*（40.7%）经常出现畸变；此外，CRPC 的 *AR* 和 *TP53* 畸变率高于原发性前列腺癌，并且 CRPC 与 DNA 修复基因（如 *BRCA1/2* 或 *ATM*）的频繁改变有关。因此，基因筛查可能有助于早期发现前列腺癌，识别高危前列腺癌，并为患者选择适当的治疗策略。Castro 等研究表明，与非携带者相比，具有 *BRCA1/2* 突变的前列腺癌患者更有可能获得 Gleason 评分≥8、T3/4 期、淋巴结受累和转移。此外，与非携带者相比，*BRCA1/2* 突变携带者的癌症特异性生存期更短（15.7年 *vs.* 8.6年）；*BRCA1/2* 突变携带者在常规手术或放射治疗后的预后更差，5年无转移生存率分别为72%和94%。因此，应制定筛查策略来识别前列腺癌并提高患者生存率，同时避免过度诊断和治疗。最近的研究表明，前列腺癌易感基因的改变增加了前列腺癌的风险，特别是在 DNA 修复基因发生改变的患者中，如 *BRCA1*、*BRCA2*、*ATM*、*MLH1*、*MSH2*、*MSH6*、*CHEK2*、*HOXB13*、*PALB2* 和 *RAD*51D 突变，早期易发生高度恶性前列腺癌。

（1）LPCa：Carter 等报道，携带 *BRCA1*、*BRCA2* 和 *ATM* 突变的积极监测患者更可能患有侵袭性前列腺癌，*BRCA2* 突变携带者的疾病进展风险是非携带者的5倍。因此，在选择积极监测患者时，泌尿科医师应考虑 *BRCA1*、*BRCA2* 和 *ATM* 中存在生殖系改变，因为这些患者更可能发生侵袭性前列腺癌。

最近一项关于局部前列腺癌的研究显示，RP 或外照射治疗后，与非携带者相比，生殖系 *BRCA2* 突变携带者在5年和10年时无转移生存率和癌症特异性生存率显著降低。

局限前列腺癌的治疗决策也可通过评估 *TMPRSS2*、*ERG* 融合基因、*PTEN* 状态和基因组学分析（Prolaris 试验、GenomeDx 检测和 Oncotype DX 基因组前列腺评分）来指导。

（2）mPCa：在过去 10 年中，mCRPC 的治疗有了显著改善。但基于治疗反应的异质性，关于最佳治疗方式仍存在争议。因此，识别用于预测治疗反应的生物标志物将有助于精准和个体化治疗。考虑到治疗选择的影响，部分专家建议对所有患有 mCRPC 的男性进行常规基因组评估。此外，约 90% 的 mCRPC 患者存在基因畸变，这些改变通常涉及 *AR*（62.0%）、*ETS* 家族（56.7%）、*TP53*（53.3%）和 *PTEN*（40.7%）。此外，在 PI3K 途径（49%）、DNA 修复途径（19%）、CDK 抑制剂（7%）和 Wnt 途径（5%）中观察到了畸变。最后，在 20% 的 mCRPC 患者中观察到 *BRCA1*、*BRCA2* 和 *ATM* 的畸变。

研究表明，DNA 修复缺陷可能预示着 PARP 抑制剂的临床益处或对铂剂的敏感性；错配修复基因缺失的晚期前列腺癌患者对程序性死亡蛋白 -1（programmed death-1，PD-1）抑制剂（如帕博利珠单抗）有良好反应；mCRPC 和 DNA 修复基因改变的患者 PSMA 表达更高，这有助于确定更可能对抗 PSMA 治疗产生反应的患者。

美国国立综合癌症网络（national comprehensive cancer network，NCCN）前列腺癌指南建议对高危、极高危 LPCa 患者、所有 mPCa 患者、前列腺癌导管内癌患者及符合家族史标准的患者进行基因检测。

3. ADT 的骨健康管理　长期 ADT 对骨矿物质密度有公认的负面影响，并增加患者的骨折风险。关于 ADT 对骨骼影响的研究显示，在给予 LHRH 类似物治疗的前列腺癌患者中，骨质疏松症的发生率为 10%～40%，且取决于研究人群的特点，并随着年龄和治疗时间的增加而增加，在用药 10 年后达到 80%。另一项大型观察性研究随访了 50 613 例前列腺癌患者。结果显示，在诊断后存活 5 年以上的患者中，接受 ADT 的患者中 19.4% 发生了骨折，而没有接受 ADT 的患者中仅有 12.6% 发生了骨折。因此，前列腺癌患者 ADT 后的相关骨健康管理至关重要。

（1）ADT 后骨折风险评估：骨质疏松症与骨折风险增加是 ADT 可能出现的潜在不良后果，许多文献及 NCCN、EAU 指南等均建议对 ADT 患者进行骨质疏松的监测，并应用 WHO 骨折风险评估量表对其骨折风险进行评估。应用 ADT（通常是 LHRH 类似物）的男性骨质疏松性骨折的主要风险因素是年龄≥75 岁、50 岁以后有低能量骨折史、骨质疏松症（1 个或 2 个测量点的 T 值≤−2.5），BMI＜19 kg/m²、至少有 3 种合并症（如心血管疾病、抑郁症、帕金森病、痴呆症），以及当前或过去应用糖皮质激素治疗。

在 ADT 开始前，所有患者均应进行双能 X 射线吸收法（dual energy X-ray absorptiometry，DXA）扫描以获取基线骨密度值（bone mass density，BMD），并每年复查 1 次 BMD，连续 3～5 年；FRAX® 评分（www.sheffield.ac.uk/FRAX）由 WHO 开发，用于量化 40 岁以上患者的 10 年绝对骨折风险，内容包括年龄、BMI、骨折史、父母一方或双方有髋部骨折史、吸烟、糖皮质激素治疗、类风湿关节炎、其他原因导致的继发性骨质疏松症、酗酒及股骨颈的 BMD。已经推荐使用 FRAX® 评分来决定是否对接受 ADT 的前列腺癌患者开始骨质疏松症治疗。

（2）ADT 后骨并发症的预防：对于所有行 ADT 的患者均应给予钙剂和维生素 D 的补充。双膦酸盐类药物能够有效地提升 ADT 患者的 BMD。尽管并非所有进行 ADT 的患者都要补充双膦酸盐，但对于基线 BMD 监测发现有骨质疏松的患者、既往有骨折病史的患者等，双膦酸盐类药物的预防性应用很有必要。预防用药建议按照骨质疏松症的推荐：①所有 50 岁以上的男性补充钙（每天 800～1200 mg）和维生素 D_3（每天 800～1200 U）。②当男性髋骨骨折的 10 年可能性≥3% 或严重骨质疏松症相关性骨折的 10 年可能性≥20% 时，便应给予额外治疗。如果药物治疗会引起绝对骨折风险，建议采用地诺单抗（每 6 个月 60 mg）、唑来膦酸（每年 5 mg，静脉滴注）或阿屈膦酸盐（每周 70 mg，口服）治疗，治疗时间推荐 3～5 年。

4. ADT 与糖尿病管理　ADT 与较高的糖尿病发生率相关，其原因可能与 ADT 增加脂肪量、血清胆固醇和甘油三酯水平，增加空腹血浆胰岛素水平，并降低胰岛素敏感性有关。

ADT 可能增加 60% 的糖尿病风险。由于 ADT 期间发生糖尿病的风险较高，故需要对长期治疗的前列腺癌患者进行糖尿病筛查。在基线检查时，以及 1 年内再次对接受长期 ADT 的患者进行筛查，并使用空腹血糖和糖化血红蛋白作为筛查指标。糖化血红蛋白为 6.0%～6.5% 或空腹血糖受损（空腹血糖为 5.55～6.93 mmol/L）的个体应被认为是患糖尿病的高危人群，建议减肥并进行适度的体育活动。ADT 可能使血糖控制恶化，并增加预先存在的糖尿病患者的糖化血红蛋白水平。研究发现，血浆睾酮与胰岛素敏感性之间有直接相关性，低睾酮水平与患 2 型糖尿病风险增加相关。因此，对于糖尿病患者，需要调整降糖治疗和更频繁的随访患者的血糖和糖化血红蛋白水平。对于需 ADT 联合新型 AR 靶向抑制剂治疗的患者，建议选择对血糖影响较小的 AR 靶向抑制剂，并推荐用二甲双胍治疗糖尿病。

5. ADT 与心血管疾病管理　ADT 与较高的心血管事件发生率相关。ADT 期间较高的血糖和脂肪代谢异常与高血压、动脉硬化或冠心病密切相关。低水平的睾酮与动脉顺应性降低有关，GnRH 激动剂和拮抗剂可增加动脉硬度，胰岛素抵抗可减弱血管张力的调节。然而，研究发现，新型内分泌治疗药物阿比特龙和恩扎卢胺与高血压有关，阿比特龙加泼尼松可增加 19.6% 的高血压发病率。

ADT 与缺血性心脏病、心肌梗死、心源性猝死、室性心律失常、脑血管意外、外周动脉疾病、静脉血栓栓塞在内的致命性和非致命性心血管疾病事件有关。无论患者是接受短期或长期 ADT，风险似乎都会增加。不同的 ADT 方案对心血管疾病的影响不同。已有多项研究比较了不同的 ADT 方式，包括 GnRH 激动剂、抗雄激素类药、睾丸切除术、雄激素联合阻断剂和 GnRH 拮抗剂。结果发现，接受 GnRH 激动剂治疗的男性心血管风险较高，HR 为 1.21；接受雄激素联合阻断剂治疗的患者发生缺血性卒中和心肌梗死的风险更高，HR 为 1.60；GnRH 拮抗剂地加瑞克的严重不良反应较少；使用阿比特龙和恩扎卢胺治疗，心血管事件风险增加 36%；所有级别和高级心血管事件仅与阿比特龙有关。此外，一项对 1535 例 mPCa 患者进行连续 ADT 与间歇 ADT 比较的 RCT 显示，高级别心血管不良事件的发生率相似。

对接受 ADT 的患者进行筛查和干预以预防或治疗心血管病。在开始 ADT 之前，仔细记录病史和体检，以诊断、治疗和优化活动性心血管疾病，并进行指导性治疗。推荐应用血管紧张素转化酶抑制剂（angiotensin converting enzyme inhibitor，ACEI）控制高血压、应用阿司匹林预防心血管疾病，以及应用他汀类药物预防高脂血症。所有患者都必须强调戒烟、改变生活方式、锻炼和减压。如果行 ADT 期间患者出现新的或恶化的心血管症状，应立即就医。建议对接受 ADT 的患者进行定期心血管系统检测和干预，以预防或治疗糖尿病和心血管病。预防性建议包括保持健康的体重和饮食习惯、戒烟，以及每年进行糖尿病和高胆固醇血症的检查。

指南编写组成员

编写顾问：邓春华（中山大学附属第一医院）、商学军［南京大学医学院附属金陵医院（东部战区总医院）］、刘继红（华中科技大学同济医学院附属同济医院）

组长：董强（四川大学华西医院）

副组长：宋涛(中国人民解放军总医院)、王志平(兰州大学第二医院)、胡建新(贵州省人民医院)、刘贤奎（中国医科大学附属第一医院）、傅强（山东第一医科大学附属省立医院）

编写成员（按姓名笔画顺序）：王志平（兰州大学第二医院）、刘贤奎（中国医科大学附属第一医院）、陈业刚(天津医科大学第二医院)、宋涛(中国人民解放军总医院)、汪朔（浙江大学附属第一医院）、张凯（北京大学第一医院）、易发现（内蒙古医科大学）、赵瑞宁（宁夏医科大学总医院）、胡建新（贵州省人民医院）、祖雄兵（中南大学湘雅医院）、柳良仁（四川大学华西医院）、崔曙（川北医学院附属医院）、崔飞伦（镇江市第一人民医院）、韩邦旻（上海交通大学附属第一人民医院）、董强（四川大学华西医院）、傅强（山东第一医科大学附属省立医院）

编写秘书：柳良仁（四川大学华西医院）

参考文献请扫二维码查阅

21 前列腺穿刺活检专家共识

中华医学会男科学分会
前列腺穿刺活检专家共识编写组

近年来，我国前列腺癌（prostate cancer，PCa）的发病率及死亡率均呈快速上升趋势。前列腺特异性抗原（prostate specific antigen，PSA）、多参数磁共振（multi-parametric magnetic resonance imaging，mpMRI）等检测手段在前列腺癌诊断中取得了较大的成就，但前列腺穿刺活检组织病理学检查仍是确诊前列腺癌的"金标准"。前列腺穿刺活检新技术如磁共振成像/超声融合、超声剪切波弹性成像、超声三维显像、模板定位等的应用，有效提高了前列腺穿刺活检阳性率。我国各医疗机构的设备条件与技术水平存在差异，前列腺穿刺活检面临穿刺技术选择、操作规范等问题。为了规范前列腺穿刺活检临床操作，提高前列腺癌诊断水平，中华医学会男科学分会组织专家，以循证医学资料及临床经验为依据，共同编写了本共识。本共识除对前列腺穿刺活检适应证、禁忌证及并发症的防治等进行阐述外，对前列腺穿刺的新兴技术应用进行了重点描述，特别是对前列腺穿刺活检的病理学检查、穿刺结果的预测和临床治疗指导也做了概述，旨在为临床医师开展前列腺穿刺活检提供参考和指导。

一、适应证和禁忌证

（一）适应证

1. 前列腺初次穿刺活检　①经直肠指检（digital rectal examination，DRE）发现前列腺可疑结节；②经直肠前列腺超声（transrectal ultrasonography，TRUS）或前列腺 MRI、CT 发现可疑病灶；③血清总前列腺特异性抗原（total prostate specific antigen，tPSA）>10 ng/ml；④当血清 tPSA 4～10 ng/ml 时，游离与总前列腺特异性抗原比值（f/t PSA）<0.16 和/或前列腺特异性抗原密度（prostate-specific antigen density，PSAD）>0.15 和/或前列腺特异性抗原速率（prostate specific antigen velocity，PSAV）>0.75 ng/（ml·年）；⑤其他前列腺肿瘤标志物结果异常，如尿液前列腺癌抗原 3（prostate cancer antigen 3，PCA3）阳性；⑥诊断有转移性疾病提示的前列腺癌。

2. 前列腺重复穿刺活检　初次前列腺穿刺活检的结果为阴性，但直肠指检、复查 PSA 或者其他衍生物水平提示可疑前列腺癌时，可考虑重复前列腺穿刺。其适应证为：①首次穿刺病理（尤其是多针穿刺）结果发现不典型小腺泡增生，或三针以上高级别上皮内瘤变周围可见不典型腺体存在；②复查血清 tPSA >10 ng/ml；③重复血清 tPSA 4～10 ng/ml，且 f/t PSA、PSAD 值、PSAV 值异常、直肠指检或影像学表现异常；

④重复血清 tPSA 4～10 ng/ml，但 f/t PSA、PSAD 值、直肠指检、影像学表现均正常时，应每 3 个月复查 PSA，如血清 tPSA 连续 2 次＞10 ng/ml 或 PSAV ＞0.75 ng/（ml·年）时，应行前列腺重复穿刺；⑤尿液 PCA3 或其他新型基因组检测如 Confirm MDxa 甲基化试验阳性。如需重复穿刺，两次穿刺的间隔时间尚有争议，一般推荐间隔至少 3 个月或以上。

（二）禁忌证

①处于泌尿生殖系统急性感染期或发热期；②有高血压危象；③处于心脏功能不全失代偿期；④有严重出血倾向的疾病；⑤严重的免疫抑制状态；⑥高血压、糖尿病等合并症控制不良或不稳定期；⑦合并严重的内、外痔，肛周或直肠病变、肛门狭窄者禁忌行经直肠途径穿刺；⑧存在严重的心理相关性疾病或穿刺不配合者。

二、术前准备

（一）一般准备

前列腺穿刺活检术前应完善血、尿常规检查，行凝血功能检查，评估患者术中、术后出血风险；术前有尿路感染的患者，积极采用抗生素治疗，待尿培养转阴后再进行穿刺活检；术前对患者行心电图、心脏超声等检查，预防发生围手术期心血管相关并发症，对合并有高血压、糖尿病的患者，术前应有效控制血压、血糖。

（二）影像学检查

1. 经直肠超声及基于超声的检查 超声是检查前列腺的常用方法，其中经直肠超声是前列腺癌最常用的检查途径，能清晰显示前列腺包膜、内部回声及肿瘤大小，可提高病灶检出率。术前超声可评估前列腺体积。常规经直肠超声对于前列腺癌的诊断较为有限，对于前列腺癌的敏感性约为 40%，特异性≤55%。其他的超声检查方法，如超声造影、经直肠超声剪切波弹性成像，在前列腺病变良恶性的早期鉴别中具有一定价值。

2. 多参数磁共振成像 MRI 是前列腺疾病的最佳成像方式，mpMRI 已成为诊断前列腺肿瘤最优的影像学检查方法，可进行前列腺癌的诊断、定位、局部分期、危险度分层，并可用于前列腺穿刺活检和指导治疗等。mpMRI 可用于与超声融合引导前列腺靶向穿刺，是诊断前列腺癌的一种较为精准、有效的方法。

（三）器械准备

1. 穿刺枪 目前常用的前列腺穿刺枪通常有一体式、全自动穿刺枪及半自动穿刺枪。一体式或全自动穿刺枪操作便捷，可有效避免重复使用造成的感染等并发症，但成本较高；半自动穿刺枪成本较低，但操作较复杂，并且取样过程中因穿刺针缺乏速度及力量，穿刺过程中组织移位可能性大，从而造成组织获取不完整，影响病理检查结果。

2. 穿刺针 前列腺穿刺针通常选用 18 G 型号，而长度依据患者情况与操作方法而定，通常选择 18～25 cm。穿刺针切割组织长度通常有 1.5 cm、1.8 cm、2.2 cm、2.5 cm 等不同射程选择。穿刺过程中可根据前列腺体积、可疑病灶的位置选择合适的穿刺针长度及取样长度。同轴穿刺针技术是通过穿刺前先建立穿刺通道，避免穿刺针反复进针穿刺，以此来增加穿刺取材量、缩短手术时间、降低患者疼痛。

3. 穿刺定位架　前列腺穿刺定位架应固定于超声探头处，术者可根据穿刺定位架预设的穿刺针道，在超声指引下穿刺针在不同的穿刺针道进行前列腺的穿刺活检。

（四）术前处理

1. 肠道准备　经直肠前列腺穿刺活检术前需清洁肠道，术前 1 天使用开塞露、磷酸盐灌肠或口服聚乙二醇等药物，可显著降低经直肠前列腺穿刺活检术后细菌感染。术前即刻聚维酮碘灌肠可预防前列腺穿刺活检术后感染的发生。

2. 预防性使用抗生素　经直肠前列腺穿刺活检术前常规口服或静脉预防性使用抗生素可降低术后感染的发生，常用抗生素为喹诺酮类抗生素、β 内酰胺类抗生素，疗程为穿刺术前 1～3 天使用。经会阴前列腺穿刺活检术前不需要预防性使用抗生素。

3. 抗凝药物及抗血小板药物术前准备　对于因心脑血管疾病长期口服抗凝药物或抗血小板药物的患者，术前需评估出血风险。阿司匹林术前停用 3～5 天，氯吡格雷术前停用 7 天，双香豆素停用 4～5 天，噻氯匹定停用 14 天。

三、麻醉

（一）前列腺穿刺活检常用麻醉方法

直肠的局部麻醉包括局麻药直肠内使用和直肠壁内注射。经会阴局部浸润麻醉，阴部神经阻滞可以取得很好的麻醉效果。前列腺周围神经阻滞（periprostatic nerve block，PNB）是通过超声引导定位前列腺膀胱精囊角处后进行神经阻滞。盆腔神经丛阻滞（pelvic plexus block，PPB）通过超声引导定位精囊顶端外侧后神经阻滞。盆腔神经丛定位较前列腺周围神经困难，但对于前列腺增生明显，形态不规则、前列腺周围神经定位困难等情况下，PPB 可以作为一种备选方式。多模式镇痛（局部麻醉联合全身镇痛），可用来缓解患者活检时和活检后的疼痛。椎管内麻醉和全身麻醉，用于对疼痛敏感、局部麻醉不能耐受、活检针数多、活检操作时间长、患者精神异常等不能配合的患者。

（二）经直肠前列腺穿刺活检麻醉方法

直肠的局部麻醉可明显减轻活检针穿过直肠时引起的疼痛，PNB 显著降低经直肠前列腺穿刺活检相关疼痛，直肠局部麻醉联合 PNB 在减轻前列腺活检疼痛比单独使用更有效。与 PNB 相比，PPB 有更好的镇痛效果。

（三）经会阴前列腺穿刺活检麻醉方法

局部浸润麻醉或阴部神经阻滞联合 PNB，适用于绝大部分经会阴前列腺活检患者。利用 MRI/TRUS 融合系统行靶向 PNB 可以更准确地阻滞前列腺周围神经，可显著减轻患者疼痛。PPB 在经会阴活检中也可获得比 PNB 更好的麻醉效果。

（四）前列腺靶向穿刺活检的麻醉方法

PNB 可为靶向活检提供良好的镇痛效果，椎管内麻醉或全身麻醉可提供更加稳定的麻醉。

四、穿刺入路与方法

（一）前列腺穿刺入路的比较

1. 经直肠前列腺穿刺活检　①经直肠前列腺穿刺活检对麻醉、手术器械的要求较低，仅需带有直肠探头的超声即可，且手术步骤简单，耗时短；②经直肠前列腺穿刺患者疼痛相对较小，患者的耐受性良好。

2. 经会阴前列腺穿刺活检　①经会阴前列腺穿刺术前无须行肠道准备；②经会阴前列腺穿刺尿道损伤、术后感染、出血的概率比经直肠途径低；③经会阴前列腺穿刺在双平面超声的引导下可实现精准定位，实时掌握进针深度与穿刺部位，组织取材满意度较高；④经会阴前列腺穿刺没有"盲区"，尤其对于位于前列腺腹侧、尖部的病灶，经会阴穿刺阳性率明显高于经直肠途径。

（二）经直肠前列腺穿刺活检

1. 超声引导经直肠前列腺穿刺活检　超声引导经直肠前列腺穿刺活检目前仍被较广泛地应用于前列腺癌的诊断。患者通常采用左侧卧位，膝盖和臀部弯曲90°，臀部朝向术者。穿刺前应进行直肠指诊，评估前列腺结节及肛门情况。常规消毒，经肛门置入超声探头，进行经直肠前列腺超声检查，测定前列腺体积，观察前列腺水平面和矢状面的超声图像表现，注意异常回声的位置和特征。局部浸润或神经阻滞麻醉后，在超声引导下，使用穿刺枪对前列腺进行8～12针的系统穿刺，由前列腺尖部至基底部分别对前列腺两侧叶进行穿刺采样，在对外周带采样时应尽可能靠后靠外侧。对可疑病灶，进行每个病灶2～4针的靶向穿刺。

2. 超声剪切波弹性成像（ultrasound shear wave elastography，US-SWE）引导经直肠前列腺穿刺活检　US-SWE引导经直肠前列腺穿刺活检是在常规超声引导经直肠前列腺穿刺活检的系统穿刺活检基础上，利用US-SWE技术增加靶向穿刺的活检技术，提高穿刺阳性率。通常患者取左侧卧位，常规消毒，置入探头，常规超声检查，切换至SWE模式，重点检查前列腺外周区域，识别并标识SWE可疑区域，随后进行前列腺系统穿刺及对SWE可疑区域的靶向穿刺活检。

3. 超声三维显像（three-dimensional transrectal ultrasound，3D-TRUS）引导经直肠前列腺穿刺活检　3D-TRUS是一种在轴状和矢状面上同时对前列腺进行成像，然后利用计算机重建的冠状面及3D图像的成像方法。基于3D-TRUS成像技术，建立实时3D-TRUS穿刺系统，在实际穿刺活检操作过程中实施穿刺引导和反馈。3D-TRUS引导的系统前列腺穿刺活检的具体操作步骤类似于超声引导经直肠前列腺穿刺活检。3D-TRUS可将穿刺部位准确的可视化，使得穿刺更精准，提高前列腺癌的检出率。

4. 超声造影（contrast enhanced ultrasound，CEUS）引导经直肠前列腺穿刺活检　CEUS即超声增强采用微泡显示器官内血流及肿瘤，该方法能更敏感地显示前列腺癌，用于显示肿瘤血管、肿瘤定位及肿瘤体积测定。完成常规超声检查后启动超声造影模式，分别选择前列腺基底部、中部及尖部作为造影观察层面，若前列腺内存在低回声结节或局部血流丰富区域，则选择该切面作为超声造影的相应层面。造影时操作者尽量减小探头对前列腺的压力以减少对前列腺血供的影响。在完成超声造影后即行经直肠超声引导下前列腺穿刺活检术。

5. 认知融合前列腺穿刺活检　认知融合指医师在穿刺前阅读磁共振影像片，记住可疑病灶的位置信息，在实际超声引导下穿刺过程中，依据人体大脑中储存的病灶位置信息，将穿刺针对准相应的位置进行穿刺。医师的大脑是定位信息从磁共振传递到超声的媒介。认知融合前列腺穿刺不需要额外的设备，操作简单快速、成本较低，且易于临床推广。但是，此项技术非常依赖于医师的经验，可重复性不够高。

6. mpMRI 引导经直肠前列腺穿刺活检　MRI 直接引导前列腺穿刺活检是在 MRI 管内进行，由放射科医师将之前预先扫描的显示病灶的 MRI 数据与实时扫描的 MRI 数据相融合，然后进行可疑区域的靶向穿刺，故又称为 MRI-MRI 融合穿刺活检。在取得活检样本后，患者需重新扫描，确认定位。一般只进行靶向穿刺，而不进行系统穿刺。前列腺穿刺需要在 MRI 检查室内进行，费时、费力且需特殊穿刺设备，穿刺前要重新扫描定位，很难被广泛应用。

（三）经会阴前列腺穿刺活检

1. 超声引导经会阴前列腺穿刺活检　患者取截石位，将阴囊托起，会阴部常规碘伏消毒、铺巾。经直肠置入超声探头，应用穿刺定位架，直肠超声引导下于距离肛门上方约 2 cm 中线两侧进行前列腺穿刺。一般施行 12 针系统穿刺，MRI 异常、DRE 触及异常结节或术中超声监测发现异常结节处增加 2~3 针。穿刺结束后予以纱布加压包扎会阴穿刺部位。

2. MRI/TRUS 融合成像引导经会阴前列腺穿刺活检　MRI/TRUS 融合成像引导的经会阴前列腺穿刺活检通过软件模型来实施。患者活检前行 mpMRI 检查，根据影像学特征识别可疑的肿瘤；基于特定的软件模型，在 mpMRI 数据被加载到软件模型之后描绘这些可疑病灶。然后通过软件将 MRI 图像和实时 TRUS 图像叠加到一起，在实时 TRUS 引导下针对 mpMRI 标记的可疑病灶进行精确穿刺活检。MRI/TRUS 融合成像前列腺穿刺，可减少穿刺针数，提高穿刺准确性，提高有临床意义前列腺癌（clinically significant prostate cancer，csPCa）的检出率。

3. 模板定位经会阴饱和穿刺活检　模板定位经会阴饱和穿刺的穿刺点覆盖范围广泛，不仅对前列腺癌的好发部位外周带进行穿刺，还对移行区及尖部进行穿刺，提高穿刺活检的阳性率。经会阴模板定位穿刺活检（transperineal template mapping biopsy，TTMB）应用近距离放疗网格模板引导操作。模板中的孔径为 5 mm。将模板固定于会阴部，分 11 区（1 区：右前区；2 区：右中外区；3 区：右中区；4 区：右后外侧角；5 区：右后区；6 区：左后区；7 区：左后外侧角；8 区：左中区；9 区：左中外区；10 区：左前区；11 区：前列腺尖部）穿刺活检，根据前列腺形态、大小及耻骨弓形态等因素决定各区穿刺针数，达到饱和穿刺（＞20 针）。对于前列腺前后径＞5 cm 者，除前列腺尖部外，在前后径方向分 2 层穿刺活检。

五、穿刺靶点与方式

（一）系统穿刺

系统穿刺最早指超声引导下经直肠前列腺系统 6 点穿刺术，也被称为经典系统 6 针法，包括前列腺左右侧叶的尖部、中部和底部各 1 针。为进一步提高前列腺穿刺活检阳性率，在经典系统 6 针法的基础上，通过增加穿刺点数和改变穿刺位置 2 个策略，形成了多种前列腺系统穿刺法，但系统穿刺并非穿刺点越多越好。10～12 针的系统穿刺阳性率高而并发症无明显增加。因此，推荐系统穿刺以 10～13 针为优选方案，如 4 区 12 针或 5 区 13 针系统穿刺法。

（二）靶向穿刺

靶向穿刺是对各种方法所发现的前列腺可疑病灶进行穿刺的方法。靶向穿刺的临床价值在于能够提高穿刺阳性率和临床显著性前列腺癌检出率。靶向穿刺可经直肠和经会阴路径，经会阴路径无论是总检出率还是临床显著性前列腺癌检出率都具有优势。靶向穿刺的穿刺方式有，MRI 直接引导靶向穿刺、MRI/TRUS 影像融合靶向穿刺和认知融合穿刺。靶向穿刺存在的主要问题在于 mpMRI 结果阴性不能完全排除前列腺癌的缺陷。靶向穿刺的未来是针对其缺点所产生的改进，包括利用诊断模型、磁共振本身的改进，以及其他更有效的影像诊断手段。

（三）饱和穿刺

饱和穿刺是指穿刺针数在 20 针以上的前列腺系统穿刺。目前饱和穿刺的适应证选择尚存争议。饱和穿刺阳性率高于经典 6 针系统穿刺，但并不优于 12 针系统穿刺。鉴于 12 针系统穿刺加上磁共振引导的 2～3 针靶向穿刺对发现临床有意义前列腺癌有明显优势，饱和穿刺已不作为 TRUS 穿刺诊断前列腺癌的推荐方案。TTMB 因其感染、损伤尿道的概率降低，目前应用 11 区的饱和穿刺活检，可提高穿刺的阳性率而不增加并发症。

六、病理

（一）标本取材

前列腺穿刺过程中应详细记录穿刺相关信息，分别描述不同穿刺部位标本的组织条数量、长度和色泽。穿刺获得的标本放入 10% 福尔马林中进行固定，同时使用海绵或纸张保持标本拉伸和平坦。脱水前应先将组织条放入泡沫薄片中，尽可能使其保持伸直和平坦状态，避免被破坏为组织碎片影响后续诊断。为了优化对小病灶的检测，包埋后石蜡块应在 3 个水平面进行切割，并对未染色的切片进行干预，以进行免疫组化染色。

（二）病理报告

前列腺穿刺活检病理诊断报告应具备患者的一般信息。此外，还应包含以下内容：①注明标本类型为前列腺穿刺活检标本；②根据送检记录注明具体穿刺部位，对不同穿刺部位的组织分别描述组织学类型、Gleason 评分、WHO/ISUP 分级分组、肿瘤组织定量；③报告受累阳性组织穿刺条数及其占总穿刺条数的比例；④报告有无导管内癌及前列腺周围脂肪及精囊浸润、脉管（淋巴管及血管）及神经束侵犯情况；⑤其他，如免疫组织化学染色结果等。

（三）组织学类型

前列腺癌常见组织类型：①前列腺腺泡腺癌；②前列腺上皮内瘤变；③前列腺非典型小腺泡增生；④前列腺导管内癌；⑤前列腺导管腺癌；⑥前列腺尿路上皮癌；⑦前列腺基底细胞癌；⑧前列腺神经内分泌肿瘤。

（四）Gleason 评分

由于前列腺癌的组织特异性，在同一肿瘤组织中可能同时存在多种结构类型。因此，前列腺癌的病理分级推荐使用 Gleason 评分系统。该评分系统根据镜下组织病理形态把前列腺癌组织分为主要分级区和次要分级区，每区按 5 级评分，评分介于 2～10 分之间。

（五）组织定量

前列腺穿刺对肿瘤组织的定量可采用肿瘤组织占针穿前列腺组织的比例（%），或者肿瘤组织长度（mm）/针穿前列腺组织长度（mm）。

（六）周围组织或器官侵犯

常规前列腺穿刺活检的病理标本中极少见周围组织侵犯，对于精囊及淋巴结等组织可疑受累的患者，行特定区域穿刺活检可提示前列腺癌周围组织侵犯；对于高危前列腺癌患者，穿刺病理标本发现脉管及神经的侵犯，提示肿瘤细胞具有高度侵袭性，从而提示预后不良。

七、并发症及处理

（一）出血

前列腺穿刺术后出血是最常见的并发症，表现为血尿、血便、前列腺局部血肿及远期血精等。前列腺穿刺术后出血量一般较少，无须特别处理。对于少数合并痔疮或凝血功能障碍的患者，可能引起较严重的血便或血尿，应引起重视。经直肠前列腺穿刺术后常规用手指压迫穿刺点并填塞纱布压迫止血，可减少穿刺术后出血的发生。如穿刺术后出现轻度血尿和血便，嘱患者多饮水，血尿、血便一般在穿刺次日消失。血尿严重者可留置导尿或三腔尿管持续膀胱冲洗，酌情应用止血药物。

（二）感染

前列腺穿刺术后感染是经直肠前列腺穿刺最严重的并发症，发生率为 0.1%～7.0%。前列腺穿刺术后感染表现为生殖系及全身感染，前者包括前列腺炎、精囊炎和附睾炎等，全身感染表现为发热等。穿刺术后当天可出现低热，一般不超过 38℃，次日多可恢复正常。经直肠前列腺穿刺后常规给予口服或静脉滴注抗生素，可有效预防术后感染的发生。极少数患者（特别是年老体弱者）穿刺后可能出现严重感染，应适时调整或选择敏感抗生素。

（三）尿潴留

6%～25% 的前列腺穿刺术后患者会发生急性尿潴留，有明显排尿困难或大体积前列腺合并严重下尿路症状的患者更易发生。一旦发生，留置尿管并口服 α 受体阻滞剂即可缓解症状。

（四）迷走神经反射

前列腺穿刺可能会导致患者过度紧张和不适，引起迷走神经反射，发生率为 1.4%～5.3%。主要表现为头晕、出汗、面色苍白、四肢发凉、恶心呕吐、心动过缓、血压下降等。当出现迷走神经反射时，应立刻停止操作，并将患者调整为头低脚高位，适时给予静脉补液，多可缓解症状。穿刺前给予局部麻醉镇痛可有效预防迷走神经反射的发生。

八、穿刺结果预测与临床指导

（一）穿刺结果的预测

1. 年龄　从＜50 岁开始，至＞80 岁。随着年龄段的增长，穿刺阳性率逐渐提高。

2. PSA　PSA 与前列腺癌的检出率有明显的相关性，随着 PSA 升高，前列腺癌的检出率显著增加。另外，PSA 水平与肿瘤的分期也有一定的相关性。

3. PSAD　PSAD ＝血清 PSA 值／前列腺体积。PSAD 有助于鉴别增生与早期前列腺癌，而与 PSA 相关指标相结合，有利于前列腺癌的检出和诊断。

4. 前列腺体积（prostate volume，PV）　PV 越小，穿刺阳性率越高。PV 与前列腺穿刺阳性率呈负相关。PV＜30 ml，穿刺阳性率为 39.1%；PV 为 30～50 ml，阳性率为 21.7%；PV＞50 ml，阳性率为 9.3%。

5. 直肠指检　直肠指检是筛选诊断前列腺癌的重要方法，直肠指检结果与前列腺癌诊断率及病理分级有相关性，但仅在部分 PSA 水平患者中影响肿瘤检出率。

6. *PCA3*　*PCA*3 作为前列腺癌的特异性基因之一，在诊断前列腺癌及进一步识别高危前列腺癌方面有着较好的预测性能。在接受重复前列腺穿刺活检的可疑患者中，尿 PCA3 评分在预测活检结果方面优于血清 PSA 测定。*PCA*3 在诊断前列腺癌过程中对预测前列腺活检结果有较高的诊断效率，但有一定漏诊率，不适用于前列腺癌的筛查，不能单独用于前列腺癌的诊断。

7. 前列腺健康指数（prostate health index，PHI）　PHI 用于前列腺癌的筛查及检测，可减少患者不必要的前列腺组织活检。在前列腺癌监测方面，PHI 优于游离前列腺特异性抗原（free prostate specific antigen，fPSA）和 tPSA，改善了临床对高危和具有临床意义的前列腺癌的预测，对于前列腺癌的恶性程度及预后也有一定的参考价值。

8. mpMRI　mpMRI 是目前公认的诊断前列腺癌的最佳影像学技术，敏感性为 85%～90%，特异性为 88%～100%。mpMRI 技术的进步可在诊断前列腺癌的基础上对可疑病灶进行精确的定位，为可疑病灶提供靶向穿刺。

9. 评估量表　基于"欧洲前列腺癌随机筛查研究"人群的前列腺癌风险计算器（European randomized study of screening for prostate cancer risk calculators，ERSPC-RC）被用于预测前列腺穿刺结果，但尚无获得多中心验证的适合中国人的量表。

（二）前列腺穿刺结果与前列腺癌的局灶治疗

前列腺癌局灶治疗主要目的是在保护神经血管束、括约肌、尿道等结构的前提下，利用微创的方式选择性地消减肿瘤。局灶治疗在前列腺穿刺发现的单灶性或单侧小体积前列腺肿瘤（肿瘤占前列腺体积的 5%～10%）患者中较为有效。通过穿刺结果结合 mpMRI 等手段评估筛选适合的患者，治疗通常能起到短期控制肿瘤进展的作用，且具有不良反应小的优点。

前列腺癌局灶治疗适应证：患者预期寿命≥10 年；Gleason 评分≤3＋4。然而，由于缺乏局灶治疗与根治性前列腺切除术（radical prostatectomy，RP）或外照射治疗（external-beam radiation therapy，EBRT）等根治性治疗手段的中长期肿瘤学结果比较数据，以及治疗后较高的肿瘤复发率等原因，局灶治疗仍不能确切地作为主动监测或根治性治疗的替代方案，故不建议将局灶治疗作为标准治疗的一部分。

专家共识编写组成员

编写顾问：邓春华（中山大学第一附属医院）、商学军［南京大学医学院附属金陵医院（东部战区总医院）］、刘继红（华中科技大学同济医学院附属同济医院）

组长：傅强（山东第一医科大学附属省立医院）

副组长：韩邦旻（上海市第一人民医院）、刘振湘（海口市人民医院）、葛京平［南京大学医学院附属金陵医院（东部战区总医院）］

编写成员（按姓氏拼音排序）：白培明（厦门大学附属中山医院）、崔曙（川北医学院附属医院）、丁雪飞（江苏省苏北人民医院）、傅强（山东第一医科大学附属省立医院）、韩邦旻（上海市第一人民医院）、李九智（新疆维吾尔自治区人民医院）、刘振湘（海口市人民医院）、柳良仁（四川大学华西医院）、王峰（西藏自治区人民医院）、王海峰［上海市东方医院（同济大学附属东方医院）］、王勤章（石河子大学医学院第一附属医院）、王亚轩（河北医科大学第二医院）、吴吉涛（烟台毓璜顶医院）、夏海波［赤峰市肿瘤医院（赤峰学院第二附属医院）］、肖恒军（中山大学附属第三医院）、许斌（东南大学附属中大医院）

编写秘书：张克勤（山东第一医科大学附属省立医院）

参考文献请扫二维码查阅

（本文刊载于《中华男科学杂志》
2022 年 5 月第 28 卷第 5 期第 462-470 页）

良性前列腺增生加速康复护理中国专家共识

中华医学会男科学分会
良性前列腺增生加速康复护理中国专家共识编写组

良性前列腺增生（benign prostatic hyperplasia，BPH）是前列腺上皮增生所致腺体增大而引起的中老年男性排尿障碍的疾病。中国已逐渐步入老龄化社会，BPH受到越来越多的社会关注。BPH在手术后如何加速康复也成为护理急需解决的问题。近年来，加速康复外科（enhanced recovery after surgery，ERAS）理念在全球护理领域兴起，ERAS理念对现有护理程序加以优化，进而达到减轻患者痛苦、缩短住院时间、提高患者满意度的目的。研究表明，ERAS模式在各种疾病围手术期护理管理方面均优于传统护理模式，值得临床护理推广。

在此背景下，中华医学会男科学分会组织国内在该领域有丰富经验的男科护理专家结合文献及BPH加速康复在中国开展的实际情况，共同制定此共识，细化该领域的护理流程，为临床护理工作提供有力保证。

一、组建加速康复护理小组

建立加速康复小组，其人员涉及诊疗活动的各个环节，根据科室人员的实际情况提倡建立由多学科专家共同参与的标准化的ERAS流程。根据BPH的病情特点，提出护理问题，采取相应护理措施，将护理流程规范化，制定符合患者的加速康复护理策略，并在实际临床护理工作中不断总结完善。

二、术前准备

完善术前准备可使患者减轻心理负担，加速术后康复进程，为术后康复出院提供保障。

（一）术前宣教

ERAS个体化的术前宣教旨在对患者进行全面细致的术前护理评估，针对患者身心问题采取相应护理干预，保证患者手术顺利进行，是BPH术后护理成功与否的关键。

1. 向患者及家属详细讲解ERAS的康复过程，使患者情绪平稳，能够平和地面对手术，并积极配合治疗。

2. 根据患者其他基础病情情况，如活动受限，应先给予患者术后平卧位排便指导，练习床上翻身的方法。督促患者劳逸结合，保证体力充沛。

3．术前睡眠不佳者可遵医嘱适当服用安眠药。

4．术晨需取下活动义齿、金属饰品及其他贵重物品。

5．术前协助患者沐浴或清洁会阴部，做好手术区域皮肤准备，手术当天开始前进行备皮为宜，减少皮肤感染的机会。术晨更换清洁病员服。

（二）营养不良筛查及饮食指导

患者入院即应进行营养风险筛查，因为患者长时间禁食可增加术后并发症的发生率。应用营养风险筛查量表（nutritional risk screening form-2002，NRS-2002），对于总评分≥3分的住院患者进行筛查，并给予健康饮食建议，提供术前营养支持。入院后及时由护士利用NRS-2002评估患者营养情况，正确填写评估表格。术前进食易消化、高营养、粗纤维的食物，维持体液平衡和内环境稳定，提高对手术的耐受力，预防术后便秘等。

（三）预防性抗血栓治疗

根据Caprini评分量表进行评分，配合医师术前应用预防性抗血栓治疗。目前认为低分子量肝素类药物是耐受性、有效性及成本效益最好的药物之一。静脉血栓栓塞症高危患者还可使用间歇性充气压缩泵或弹力袜等辅助机械设备预防血栓形成。

（四）预防性抗菌治疗

经尿道前列腺切除术（trans urethral resection of prostate，TURP）属于高感染风险手术，按照清洁-污染手术的规定应用相应的抗菌药物。推荐术前30 min静脉输注青霉素类、氨基青霉素加β内酰胺类或二代头孢菌素、喹诺酮类等抗菌药物，术后总用药时间不超过48 h。由于不同细菌的耐药性不同，预防性抗菌治疗需要个体化方案处理，针对个案实际解决患者临床护理问题。

（五）个体化血糖控制

术前禁食导致血糖波动是围手术期的常见问题。围手术期血糖异常会增加感染、伤口不愈合等并发症的发生率，延长住院时间，影响远期预后。ERAS术前应指导良性前列腺症手术且无肠道动力障碍患者术前6 h禁食固体饮食、术前2 h禁食清流食。如患者无糖尿病史，推荐术前2 h饮用不超过400 ml的12.5%碳水化合物饮料或其他胃肠可吸收饮料，这不仅可以减缓饥饿、口渴、焦虑，还能够避免血糖异常波动而引起的不良护理事件。

（六）管路管理

BPH患者群年龄偏大，很多患者同时患有多种基础性疾病，根据患者疾病特点可能需要放置胃管、营养管，进而造成患者心理阴影，产生抵触情绪。在BPH的ERAS护理中，应尽量术前与医师和营养师沟通，使患者尽量少留甚至不留置术前管路，为术后患者加速康复奠定基础。根据研究显示，废弃术前留置胃管、营养管，可使患者主观感受舒适，但并未增加术中、术后并发症的发生率。

（七）呼吸系统并发症防治

术前对于呼吸系统并发症高危患者积极进行护理干预，能有效减少术后肺部问题的产生，保证患者顺利康复出院。

1. 危险因素评估　病史（肺部合并症，如慢性阻塞性肺疾病、结核、肺间质纤维化；哮喘或气道高反应性）、既往史（术前曾行放射治疗、化学治疗，外伤治疗史）、生活（年龄≥75 岁、身体质量指数≥28 kg/m²、吸烟史）、工作习惯等。

2. 健康教育

（1）对手术流程、注意事项、可能出现的临床表现（如疼痛及咳嗽等）及处理方法进行宣教，从而缓解患者焦虑、紧张情绪，增强其对手术的依从性。

（2）根据择期手术时间安排，鼓励其尽早戒烟。建议患者术前至少戒烟 4 周，推荐术前 8 周戒烟，肺部并发症发生概率更低。

（3）指导患者正确咳嗽。指导患者做爆破性咳嗽时注意保护伤口，身体前倾，两肋夹紧，可置双手于伤口两侧，减小伤口张力，从而减轻疼痛。

（4）肺部功能锻炼。患者可采取吹气球的方式，每分钟吹气球 5～8 次，吹气球的时间控制在 3～4 s，每组练习 20～30 次，每天练习 4～5 组。吹气球的训练方法简单易学，在临床更易被老年患者接受。

（八）提肛训练

ERAS 护理术前指导患者进行盆底肌训练，其核心是锻炼盆底肌肉、加强盆底肌肉力量。新版尿失禁指南中将凯格尔运动（Kegel 运动）列为防治压力性尿失禁的一线治疗方法。

具体方法：患者取仰卧位，双膝微屈并拢，放松腹部肌肉，缓慢收缩和放松肛门、阴道和尿道，连续收缩盆底肌（缩肛运动）不少于 3 s，然后舒张放松 2～6 s，坚持进行 15～30 min，每天反复练习 3 遍；或者自主选择时间段，每天进行 150～200 次缩肛运动。盆底肌肉锻炼可以促进前列腺术后压力性尿失禁尽早恢复，但对于持续半年以上的尿失禁没有效果。

（九）电生理治疗

电生理治疗可有效促进患者膀胱功能的恢复。

具体方法为采用低频神经肌肉治疗仪，将电极片置于耻骨联合上的膀胱区、腹股沟、膀胱经等区域进行治疗，30 min/ 次，1～2 次 / 天，通常 10 次为一个疗程。

三、术中护理（麻醉管理的优化）

根据患者全身状况进行管理优化，谨慎选择麻醉药物和麻醉方式，降低术后恶心、呕吐，使患者能够尽早活动、减轻疼痛等。

四、术后护理

了解手术和麻醉方式、术中情况、判断手术创伤对机体的影响。

（一）疼痛护理

严重的持续术后疼痛会影响 2%～10% 的成人患者选择是否进行手术。全球每年有 2.35 亿人进行手术，意味着 2.35 亿患者患有持续术后疼痛的危险。ERAS 在 BPH 手术中推荐为患者采取术前镇痛，防止术后患者的疼痛性质转变成慢性疼痛，使治疗更加困难，同时也会增加患者痛苦，延长住院时间。BPH 术后患者经常出现因血块堵塞等原因引起膀胱痉挛造成的疼痛。

1. 临床选用非甾体抗炎药（non-steroidal antiinflammatory drug，NSAID）较阿片类药物能更有效地控制术后炎症疼痛。NSAID 减少炎性介质前列腺素，既抗炎又镇痛。前列腺素可增加体内炎性介质和致痛物质，增强痛觉感受器的敏感性，降低痛阈。可遵医给予解痉、镇痛药物。指导患者正确用药，消除患者紧张情绪。

2. 充分镇痛可有效减少应激，促进患者早期下床活动，促进胃肠功能恢复，进而预防下肢深静脉血栓形成及肺不张、肺部感染、肌肉萎缩等并发症的发生，同时缩短住院时间，降低住院费用。与应用阿片类药物相比，综合镇痛治疗能有效缩短住院时间与费用（7.6 天 *vs.* 4.2 天）和（22077 美元 *vs.* 17370 美元），应用效果明显。

3. 预防膀胱痉挛，根据引流液颜色调整冲洗速度，色深则快，色浅则慢。研究显示，34.6～37.5℃为 BPH 患者行 TURP 术后膀胱冲洗液的最佳温度，该温度可有效减少膀胱痉挛的发生，提高冲洗安全性。同时采用个体化方案选择不同型号的导尿管帮助排出血凝块，TURP 术后可适当调整水囊大小。相关研究显示，留置尿管气囊注水量应不超过 40 ml，注水体积应根据患者实际情况及留置尿管产品种类灵活掌握，但同时也应注意避免留置尿管滑出。

（二）引流管的留置与拔除

有研究显示，术后长期留置引流管路，限制患者术后早期恢复，延长住院时间，增加术后并发症的发生风险，在术后病情允许的情况下，引流管路应及早拔除。

1. 术后应避免导尿管牵拉，妥善固定，减少因牵拉产生的出血，同时促使患者在术后尽早活动下肢和下床运动。

2. 留置管路应尽早拔除，拔除时间也应根据术中切除前列腺大小而定。常规情况下，术后 1～2 天无特殊情况即可拔出留置尿管。及早拔除留置管路，防止逆行感染，减少对术后下床活动的影响。

3. 观察排尿情况，注意患者排尿颜色、性质和排尿量。

（三）切口管理

BPH 临床常应用尿道腔道进行手术。自然腔道路径的单孔内镜手术具有腹部无显性瘢痕、恢复快、预后好的优点。护理人员应加强护理观察，减少术后并发症的发生。患者手术应用自然腔道，患者对术后是否影响排尿及性生活心存疑虑，会引起不必要的应激反应，护理人员应进行心理干预降低患者焦虑，从而降低机体的应激反应，有利于促进加速康复。

（四）促进胃肠功能恢复

BPH 术后患者胃肠恢复情况直接影响患者进食时间，这也是决定患者住院时间长短的主要因素之一，因此，促进胃肠道功能恢复在患者术后康复过程中尤为重要。

1. 推荐患者术后咀嚼口香糖，咀嚼口香糖的主要机制是利用其类似于假饲法，可刺激胃肠蠕动，促进胃肠道功能恢复。

2. 术后可根据患者情况对其进行腹部按摩护理，促进胃肠功能恢复。

3．术后出现腹胀的患者，在病情允许的情况下，应协助其在床上或床边适量活动，促进肠道蠕动排出残留气体。

（五）早期下床活动

长期卧床不利于术后肠道恢复，也可导致下肢血栓的形成。影响患者早期下床的因素有很多，除了患者自身基础性疾病情况、营养支持、管路拔除时间等，镇痛效果也是影响早期下床活动的重要原因。

1．根据患者的实际情况，推荐患者术后第 1 天床边活动 1~2 h。先指导患者增加床上运动，自动体位活动，然后指导患者床边适量运动。

2．管路拔除后，每天活动时间增加到 4~6 h 为宜。

（六）营养支持

除外存在肠道功能障碍、肠缺血或肠梗阻的患者，多数患者都推荐在手术当天通过餐食或口服营养补充（oral nutritional supplement，ONS）摄入高蛋白质营养。保证营养摄入可降低术后并发症的发生率，缩短住院时间，减轻患者经济负担。经口营养补充应从手术之日执行。推荐营养耗尽患者出院在家中继续进行数周时间的经口营养补充。泌尿外科全身麻醉腹腔镜术后，在意识清醒且吞咽功能恢复的前提下，早期进食能减轻患者术后口渴、胃部不适等症状，利于肠道功能恢复和术后康复。

1．术后观察 2 h 后患者无恶心、呕吐等消化道症状，即可给予温暖的碳水化合物饮料或温开水 50~100 ml，多次少量饮用。

2．术后 4~6 h 后给予米汤等流质饮食，次日进半流食。

3．术后第 2 天逐步从半流食过渡到进软食，逐渐增量并过渡到普食。

（七）保持呼吸道通畅

鼓励并协助患者尽早进行有效咳嗽，合理使用黏液溶解剂促使痰液充分排出。必要时协助患者进行雾化吸入治疗，指导患者进行平静呼吸、间歇深呼吸。治疗时应缓慢吸气（吸气时间 4~5 s），增加吸气后屏气时间（5~10 s），有利于气溶胶的肺内沉积。氧气流量调节 4~6 L/min 为宜，可达到较好的治疗效果，并减少雾化吸入给患者带来的不适感，提高雾化效果。

五、出院标准及随访

出院标准是对患者及家属离开照护设施能力的预估和判断，是对其是否准备好出院的一种感知，也是表明患者已充分康复能安全出院的指标之一。应根据患者自身情况综合评判，除了自身疾病康复情况外，回家照护条件、患者本人意愿等也应充分考量，不能单一以出院时间长短来评判 ERAS 的实施效果。应建立 ERAS 随访机制，第一次随访时间通常在拔除尿管的 4~6 周，根据第一次随访结果决定之后的随访时间。

（一）生活指导

BPH 术后 1~2 个月内应避免剧烈活动，减少下蹲等运动，预防出血。3 个月后可适当增加运动量。

（二）康复指导

患者应继续盆底肌锻炼，以尽快恢复尿道括约肌功能，防止溢尿现象的发生。还应指导患者进行 ERAS 长期随访和定期复查，以对可能的并发症有所预料和警惕。

六、总结

加速康复护理在 BPH 围手术期护理中的应用符合未来男科护理发展的总体趋势。加速康复护理明显缩短了术后恢复时间、降低了并发症发生率、提高了患者对优质护理的满意度。与此同时，通过多学科的共同交流促进了学科共同发展。本共识可作为临床护理的理论指导，基于现有的临床证据，具体操作根据临床一线护理的实际需求调整。随着护理学科的发展和临床研究的不断深入，共识的内容也将与时俱进，不断改进完善。

专家共识编写组成员

编写顾问：何玮（华中科技大学同济医学院附属同济医院）

组长：李丽红（哈尔滨医科大学附属第二医院）

编写成员（按姓氏拼音排序）：陈慧瑛（上海市浦东新区公利医院）、陈文芳［南京大学医学院附属金陵医院（东部战区总医院）］、何庆伟（浙江医科大学附属第一医院）、黄小萍（中山大学附属第一医院）、李丽红（哈尔滨医科大学附属第二医院）、孟繁萍（吉林大学中日联谊医院）、屈晓玲（华中科技大学同济医学院附属同济医院）、孙雅婷（哈尔滨医科大学附属第二医院）、唐洪娟（哈尔滨医科大学附属第四医院）、王辉（首都医科大学附属北京天坛医院）、王莹（大连医科大学附属第二医院）、朱爱云（山东省立医院）、郑红（武汉大学人民医院）

参考文献请扫二维码查阅

（本文刊载于《中华男科学杂志》2021 年 7 月第 27 卷第 7 期第 659-663 页）

中华医学会男科学分会
男性青春期发育延迟诊治专家共识编写组

青春期是从儿童发育为成人的重要时期，也是性发育的关键时期。青春期发育延迟（delayed puberty，DP）是青春期常见的一种内分泌疾病，以男性多见。该病不仅影响患儿的生长发育与心理健康，还预示着成年可能发生不育，并可能是一些慢性疾病或内分泌综合征的表现，需及时诊治。因青春期发育延迟的病因、临床表现和治疗方法较复杂，临床医师存在诸多疑惑。为规范和提高对男性青春期发育延迟的诊治水平，中华医学会男科学分会生殖内分泌学组与内科和儿科的内分泌专家进行了专题讨论，制定本共识，以供临床参考。

一、定义

男孩年满 14 岁或在正常青春期启动平均年龄 2.5 个标准差以上，仍无第二性征发育的征兆（睾丸容积<4 ml）即为男性青春期发育延迟。此外，即便青春期启动正常，若其进程受阻，5 年后仍未完成第二性征的发育也被认为是青春期发育延迟。

二、流行病学

国内数据尚缺乏。国外数据显示，青春期发育延迟影响约 2% 的青少年。特发性 / 孤立性低促性腺激素性性腺功能减退症（idiopathic/isolated hypogonadotropic hypogonadism，IHH）的总发病率为 1/100 000～10/100 000，男性 IHH 发病率约为 1/30 000。克兰费尔特综合征（克氏综合征）发病率为 1/1000～2/1000，占成年男性不育症的 3%～4%。

三、分类、病因和临床特征

下丘脑 - 垂体 - 性腺（hypothalamus-pituitary-gonadal，HPG）轴在胎儿期及男性出生后 6 个月内处于激活状态，称为"小青春期"，然后转为抑制状态，直到青春期启动再次激活。青春期启动的确切机制仍未明确，主要由中枢系统的内在调节及 HPG 轴负反馈调节共同作用，其受遗传、环境、经济、文化等诸多因素的影响。

根据有无自主青春期发育，男性青春期发育延迟分为暂时性青春期发育延迟和永久性青春期发育延迟 2 型；根据青春期发育延迟的发病机制，可分为 4 类（表 23-1）：①体质性青春期生长发育延迟（constitutional delay of growth and puberty，CDGP），占53%，为暂时性，表现为"晚发育"。②功能性低促性腺激素性性腺功能减退症（functional hypogonadotropic hypogonadism，FHH），占19%；去除慢性疾病或营养不良影响之后可恢复正常的青春期发育也为暂时性。③低促性腺激素性性腺功能减退症（hypogonadotropic hypogonadism，HH），是由下丘脑-垂体功能先天发育异常或后天疾患所致，占12%。④高促性腺激素性性腺功能减退症（hypergonadotropic hypogonadism，Hyper H），由睾丸组织自身病变所致，占13%。HH 或 Hyper H 均为永久性，不经治疗则终身不会有第二性征的发育或发育不全。此外，还有约3%的患者不能归于以上任何分类。

表 23-1　男性青春期发育延迟的病因分类

分类	举例
体质性青春期生长发育延迟（CDGP）	下丘脑促性腺激素释放激素脉冲发生器活动延迟
功能性低促性腺激素性性腺功能减退症（FHH）	慢性疾病或营养不良，如慢性胃肠疾病、慢性贫血，长期应用糖皮质激素治疗、厌食症、过度精神压力、剧烈运动等
低促性腺激素性性腺功能减退症（HH）	先天或后天因素导致下丘脑分泌促性腺激素释放激素减少或垂体分泌促性腺激素减少，如特发性/孤立性低促性腺激素性性腺功能减退症、垂体柄阻断综合征、颅咽管瘤、垂体瘤、头颅损伤后等
高促性腺激素性性腺功能减退症（Hyper H）	先天或后天因素影响睾丸功能，如克氏综合征、无睾或隐睾征，以及放射治疗、化学治疗、炎症等致睾丸损伤等

（一）体质性青春期生长发育延迟

CDGP 又称自限性青春期发育延迟，是青春期发育延迟中最多见的类型。其发病机制尚未完全阐明，可能与遗传或环境因素影响基因，使下丘脑促性腺激素释放激素（gonadotrophin releasing hormone，GnRH）脉冲发生器的再激活延迟有关。50%～75%的 CDGP 患者具有相关阳性家族史，如母亲初潮年龄比同时代同龄女性偏大或父亲出现青春期变声及生长加速时间延迟。CDGP 患者大多形体偏瘦，但近来陆续出现有关肥胖男性青少年也存在 CDGP 的文献报道，可能与芳香化酶作用于脂肪组织导致雌激素产生增加有关。

一般 CDGP 患者在出生及幼儿时体重和身高无特殊，儿童期生长缓慢、青春期仍身材矮小和性幼稚，身高往往落后于实际年龄2～3岁，而生长速率和身高与其骨龄基本一致；但 CDGP 患者有充足的生长潜力，如不干预可在15～18岁时获得正常的青春期发育，不会影响成年后的身高和生育能力。然而，CDGP 患者身材矮小和性幼稚的特征会对其造成负面心理影响，包括抑郁、对抗性行为及缺乏自尊等。CDGP 和 IHH 具有相似的临床和生化的特征，均为青春前期，HPG 轴尚未成熟到足以分泌青春期水平的GnRH，导致血清黄体生成素（luteinizing hormone，LH）、卵泡刺激素（follicle stimulating hormone，FSH）及睾酮均处于低水平状态，两者的鉴别常需观察到18岁。CDGP 是一种自限性疾病，常在18岁前自发完成青春期发育，可通过这一点来与 IHH 相鉴别。

（二）功能性低促性腺激素性性腺功能减退症

FHH 是一种可逆性 GnRH 缺乏症，主要是由于慢性疾病影响了 HPG 轴的成熟或抑制下丘脑 GnRH 的释放，从而出现青春期发育延迟或停滞。慢性疾病，如儿童出现反复感染、免疫缺陷、消化系统疾病、慢性肾病、呼吸系统疾病、血液系统疾病、内分泌疾病、饮食失调、过度运动等均可能出现青春期发育延迟，这些慢性疾病对青春期发育延迟的产生与营养不良、糖皮质激素使用、炎症因子等有关。

患有慢性疾病是此类青春期发育延迟的特征。慢性疾病发病越早、病程越长、病情越严重，对生长发育的影响就越大。原发疾病得到恰当的治疗，以及营养状态改善后青春期发育将会逐渐完成。

（三）低促性腺激素性性腺功能减退症

HH 是由于先天或后天因素影响下丘脑 - 垂体导致永久性低促性腺激素性性腺功能减退，主要见于 IHH、垂体柄阻断综合征（pituitary stalk interruption syndrome, PSIS）、获得性低促性腺激素性性腺功能减退症（acquired hypogonadotropic hypogonadism，AHH）及伴 HH 的遗传综合征等疾病。HH 男性青春期发育延迟的患者，病变位于下丘脑 - 垂体，而睾丸的储备功能正常，血清 LH、FSH 和睾酮水平均明显降低。如不进行 HPG 轴激素的替代治疗，第二性征则不会发育。

IHH 是指因先天性下丘脑 GnRH 神经元功能受损，GnRH 合成、分泌或功能障碍，导致垂体分泌促性腺激素减少，进而引起性腺功能不足的一类疾病。已知 50 余种基因与 IHH 相关。IHH 患者中有 1/3～1/2 的患者可获得明确的基因诊断，有 5% 的患者存在双基因或多基因突变，因此，有学者提出 IHH 致病可能归因于多个微效基因的共同作用。IHH 男性患者表现为童声、无胡须、小阴茎、外生殖器幼稚。青春期无身高猛增，但由于性激素低，骨龄明显延迟，骨骺闭合晚，身高一直缓慢增加，最终多为身材高、四肢长。40%～60% 的 IHH 患者合并嗅觉障碍，称为卡尔曼综合征（Kallmann 综合征）；嗅觉正常者，称为嗅觉正常的特发性低促性性腺功能减退症（normosmic IHH，nIHH）。

PSIS 是近年才受到关注的疾病，是指垂体柄纤细或缺如导致下丘脑分泌的 GnRH 不能通过垂体柄运送到垂体所致的一系列临床症候群。目前认为此病的发病与胚胎期下丘脑 - 垂体发育异常或分娩时下丘脑 - 垂体的损伤有关。PSIS 男性患者除血清促性腺激素及睾酮水平均低外，常合并多种垂体前叶激素减少。极少患者有垂体后叶功能受损而需要接受去氨升压素的治疗。

AHH 的发病原因包括垂体和下丘脑部位及其附近区域的炎症、外伤或放射治疗等物理化学损伤，垂体和下丘脑肿瘤及鞍区病变及大脑中线异常（如视隔发育不良）等。AHH 患者除性腺功能低下外，常有全垂体功能减退，表现为乏力、怕冷、身材矮小及多尿等。

HH 可与其他遗传性疾病合并存在。例如，劳 - 穆 - 比综合征（Laurence-Moon-Biedl 综合征）表现为 HH 合并极度肥胖、智力障碍、视网膜色素变性和多指畸形。普拉德 - 威利综合征（Prader-Willi 综合征）表现为肥胖、智力障碍、糖尿病和 HH。

（四）高促性腺激素性性腺功能减退症

此类青春期发育延迟为先天性或后天获得的睾丸自身病变或功能障碍所致。其病因包括：①先天性的以克氏综合征最为常见，为先天性精曲小管发育不全，是一种性染色体异常疾病，80%～90% 的染色体核型为 47，XXY，少数为 46，XY/47，XXY、48，XXXY、49，XXXYY 等。②产前或获得性睾丸损伤是另一个常见病因，如睾丸退化综合征或无睾症，考虑可能与产前或围产期睾丸血栓形成或扭转有关；也与放射治疗、化学治疗、炎症、手术损伤等原因所致的睾丸损伤有关。③一些影响雄激素合成酶活性的遗传性疾病，如 17α- 羟化酶缺乏症、17β- 羟类固醇脱氢酶缺陷症等，可导致不同程度的睾酮合成障碍，继而出现促性腺激素水平反馈性升高。

Hyper H 患者的青春期启动时间可能正常，根据睾丸功能缺陷程度的不同，可有不同程度的第二性征发育，但不能达到完全发育的程度。例如，克氏综合征患者多有一定程度的青春期发育，但青春期发育速度延缓或青春期发育不完全，表现为身材较高、胡须少、男性乳腺发育、阴毛稀少、睾丸小而硬、不育、语言智力稍低下。

四、诊断及鉴别诊断

男性青春期发育延迟的诊断及病因的鉴别诊断依靠详细询问病史、仔细的体格检查和必要的辅助检查。对暂时难以明确病因者，应随访观察到 18 岁以后，以明确最终诊断。诊治流程见图 23-1。

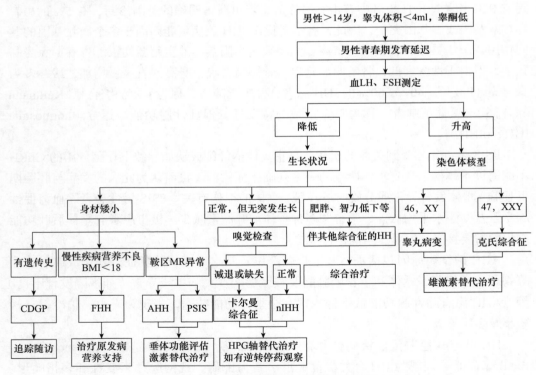

图 23-1　男性青春期发育延迟诊治流程

注：CDGP. 体质性青春期生长发育延迟；HH. 低促性腺激素性性功能减退症；FHH. 功能性促进性腺激素性腺功能减退症；AHH. 获得性低促性腺激素性腺功能减退症；PSIS. 垂体柄阻断综合征；nIHH. 嗅觉正常的特发性低促性腺激素性性腺功能减退症；BMI. 体重指数；LH. 黄体生成素；FSH. 卵泡刺激素。

1. 病史采集　出生的具体时间、目前是否年满 14 岁；有无难产，出生时窒息抢救史；有无隐睾、小阴茎；饮食、运动、嗅觉、智力及心理等生活和生长模式；青春期是完全未启动，还是启动后"停滞不前"；有无慢性病史及头颅或睾丸损伤病史；父母及兄弟姐妹的身高、青春期启动年龄、是否有不孕不育史。

2. 体格检查　测量身高、上部量、下部量、指间距、体重指数，检查胡须、乳房、阴毛、阴茎的发育情况，仔细评估睾丸是否在阴囊内及其容积大小（一般用 Prader 睾丸计测量），根据检查的情况进行 Tanner 分期。

3. 辅助检查

（1）血清睾酮和促性腺激素测定：男性青春期发育延迟患者血清睾酮水平均低。关于促性腺激素（LH、FSH），除低促性腺激素性性腺功能减退症患者升高外，其余三类青春期发育延迟的患者均低于正常青春期已启动者。应重视基础状态 LH 水平，LH 为 0～0.7 U/L，提示 IHH；LH≥0.7 U/L，提示 CDGP。

（2）垂体功能的评估：除 Hyper H 患者外，其余三类青春期发育延迟的患者均需评估全垂体功能，以明确病因，做出分类，从而恰当治疗。主要检测的指标包括生长激素（growth hormone，GH）、胰岛素样生长因子 -1、催乳素、甲状腺轴激素、肾上腺轴激素（促肾上腺皮质激素 / 皮质醇，清晨 8 点取血）的检测及测量24 h 尿量等。

4. 外周血染色体核型分析　克氏综合征患者的染色体核型异常，其典型核型为47，XXY。IHH 染色体核型正常，为 46，XY。

5. 骨龄测量　骨龄是衡量生长发育的重要标尺。骨龄测定有多种方法，通常是拍左手腕部 X 线片，用 GP 图谱，根据手掌和腕关节的骨骼形态来判定骨龄。正常男性骨龄达到 12 岁时，青春发育自然启动。青春期发育延迟患者的骨龄一般落后生物年龄 2 年以上。

6. 鞍区 MRI 检查　明确下丘脑 - 垂体是否有病变。IHH 鞍区无异常，部分患者出现嗅球和嗅束发育不良。PSIS 患者可表现为垂体柄缺如或变细、垂体后叶异位、垂体前叶偏小等影像学异常。AHH 多有鞍区病变。

7. GnRH 兴奋试验　GnRH 促进垂体促性腺激素的合成和释放，用于评价垂体前叶促性腺激素细胞的储备功能。正常成人男性在注射 GnRH 后，血清 LH 水平明显升高。垂体病变患者注射 GnRH 后，血清 LH 水平几乎不升高。体质性或慢性疾病导致青春期发育延迟患者的血清 LH 基础值低，刺激后血清 LH 水平会明显升高。

目前 GnRH 兴奋试验用药多用类似物（如曲普瑞林，规格为 100 μg/ 支），其作用强于戈那瑞林。

GnRH 兴奋试验的具体方法为：上午皮下注射曲普瑞林 100 μg，于注射前和注射后 60 min 采血检测 LH 及 FSH 水平。此方法简单经济、依从性好。北京协和医院的研究发现，如 60 min 后 LH≥12 U/L，提示 HPG 轴完全启动或 CDGP；60 min 后 LH≤4 U/L，提示 HPG 轴未启动，可诊断为 IHH；60 min 后 LH 为 4～12 U/L，提示性腺轴功能部分受损，需随访观察其变化。

8. 绒毛膜促性腺激素（human chorionic gonadotropin，hCG）兴奋试验　hCG 化学结构和生物学效应均与 LH 类似，可促进睾丸间质细胞合成及释放睾酮。hCG 兴奋试验主要有 2 种方法：①单次肌内注射 hCG 2000～5000 U，测定注射前及注射后 24 h、48 h 和 72 h 的血清睾酮水平；②肌内注射 hCG 2000 U，每周 2 次，连续 2 周，测定注射前及注射后第 4 天、7 天、10 天、14 天血清睾酮水平。血清睾酮≥100 ng/dl 提示存在睾丸间质细胞，血清睾酮≥10.4 nmol/L（300 ng/dl）提示间质细胞功能良好。该试验可能存在假阴性，应慎重评估试验结果，必要时重复试验或试验性促性腺激素治疗 3 个月，观察血清睾酮水平变化。

IHH 与 Hyper H 及 AHH 的鉴别较为容易，因为 Hyper H 患者的血清 LH 和 FSH 增高，而 AHH 患者往往有鞍内或鞍上器质性病变。在 HH 患者中，一些遗传综合征有各自的特殊临床表现。例如，Kallmann 综合征和 Prader-Willi 综合征等较易确诊。然而，IHH 患者与 CDGP 患者，因为在青春期均无明显发育表现，促性腺激素水平和性激素水平都很低，故临床鉴别比较困难。近期大多数研究提示，青春发育前期男孩抑制素 B＜35 pg/ml 提示 IHH。此外，仔细比较两者的睾丸容积大小、基础状态和 GnRH 兴奋试验后血清 LH 升高的幅度，亦有助于两者的鉴别诊断。如果在完成各种检查以后依旧无法明确诊断，随诊观察是一个合适的治疗方案。CDGP 患者的青春期发育会与随诊年龄的增加而出现逐渐进展，但 IHH 患者如不治疗将不会出现青春期发育。

五、治疗目的和方法

对男性青春期延迟患者进行治疗的主要目的为：①促进男性第二性征的发育；②使患儿成年后获得生育能力；③解除患儿因青春期发育延迟带来的心理问题。

治疗的方法主要为去除病因和 HPG 轴激素补充 / 替代治疗。HPG 轴激素补充 / 替代治疗的原则为模拟生理性分泌模式，按需、按时、按量补充。下面按男性青春期发育延迟的分类来分别阐述。

1. 体质性青春期延迟　如果 CDGP 的诊断已经明确，建议生活方式干预及随访观察，一般无须药物治疗。均衡的营养摄入、充足的睡眠及适当的体育运动是青春期发育的必要保障。若患儿骨龄已达到 12 岁，可每 3～6 个月随访 1 次，观察第二性征发育的演进过程，并用 Tanner 分期法详细记录患儿第二性征发育情况，尤其要注意睾丸容积大小的变化。随访时需采血测定 LH、FSH、睾酮水平和评估骨龄。大多数患儿会逐渐出现青春期发育。

如果患儿心理压力较大，家属及患儿强烈要求，可采取小剂量雄激素诱导青春期发育。

（1）用药原则：①患儿满 14 岁，并有明显的骨龄延迟（延迟 2 岁以上）；②治疗时应避免骨龄增长过快对终身高产生不良影响；③出现第二性征发育即可停止治疗。

（2）给药方法：口服十一酸睾酮软胶囊 40 mg，每天 1～3 次（随餐服用），或十一酸睾酮注射剂 100～125 mg，肌内注射，每月 1 次。每 3 个月随访 1 次，评价疗效反应，通常 0.5～1.0 年可看到明显青春期发育。

如果雄激素补充治疗 1 年以上仍未发育或停止治疗后发育终止，则应重新考虑是否诊断有误。

2. 慢性疾病或营养不良导致 FHH 治疗重点在于明确和去除原发病因，改善患儿的营养状态。一般情况下，病因去除或营养状态改善后，青春期发育会自发出现，并表现出追赶生长现象，身高的增长速度出现一过性加快，回归到同龄男孩的正常生长曲线范围之内。最终身高和青春期发育均与同龄人相似。

3. HH 的治疗 HH 的治疗方案可根据不同的年龄及需求而进行个体化的选择和切换。对于缺乏第二性征发育的患者，其治疗目的首先是启动青春期发育，然后是恢复生育功能。需要注意的是，合并垂体前叶功能减退者同时还需给予相应激素替代治疗。应首先给予肾上腺皮质激素和甲状腺激素替代治疗，然后给予生长激素治疗，最后才考虑雄激素替代治疗。

目前主要治疗方案包括雄激素替代治疗、促性腺激素治疗、GnRH 脉冲治疗。HH 一般需要终身激素替代治疗，但最近的研究数据显示有 10%～30% 初诊为 IHH 的患者，经过一段时间的睾酮或促性腺激素治疗后，HPG 轴功能可逐渐恢复正常，称为"性腺轴功能逆转"，这可能与性激素促使 GnRH 神经元成熟有关。

（1）雄激素替代治疗：初始口服十一酸睾酮软胶囊 40 mg/ 次，每天 1～3 次（随餐服用），或十一酸睾酮注射剂 125 mg 肌内注射，每月 1 次；6 个月后增加到成人剂量，即十一酸睾酮软胶囊 80 mg/ 次，每天 2～3 次或十一酸睾酮注射剂 250 mg，肌内注射，每月 1 次。此方案模拟正常青春期发育过程，一般用药 6 个月后可有明显男性化，2～3 年后可接近正常成年男性水平。起始治疗 2 年内，2～3 个月随访 1 次，监测第二性征、睾丸容积、血 LH、FSH 和睾酮变化。如发现睾丸容积有进行性增大，应停止治疗，重新评价患者的 HPG 轴功能是否逆转为正常。

（2）促性腺激素治疗：此方法适用于有生育要求的 HH 患者。hCG/ 人绝经期促性腺激素（human menopausal gonadotropin，hMG）联合治疗可促进其睾丸组织的生长发育，使其恢复自身合成和分泌雄激素功能的同时，启动精子发生和成熟过程，最终达到生育目的。

治疗方案：hCG 2000 U，肌内注射，每周 2 次，治疗过程中尽量使血睾酮维持在成人正常范围；3～6 个月后添加 hMG 75～150 U，肌内注射，每周 2～3 次。北京协和医院的研究发现，将 5000 U hCG 和 150 U hMG 混溶于生理盐水（或注射用水）中，肌内注射，每周 1 次，其疗效与每周总剂量相同而分 2～3 次方案的疗效相当，但大大减少了注射次数，提高了患者的依从性。治疗期间每 2～3 个月随访 1 次，需监测血睾酮和 LH 水平、睾丸容积和精液常规；70%～85% 的患者在联合用药 0.5～2.0 年内产生精子。如治疗过程中血睾酮水平均<3.5 nmol/L（100 ng/dl）或治疗 2 年期间睾丸容积无进行性增大，且精液中不能检测到精子，可考虑停药或试用脉冲式 GnRH 治疗。

（3）GnRH 脉冲治疗：GnRH 脉冲治疗是利用人工智能控制的微型 GnRH 输入装置，通过脉冲皮下注射戈那瑞林的方式，模拟下丘脑 GnRH 生理性脉冲分泌模式，从而达到有效刺激垂体分泌 LH 与 FSH。与 hCG/hMG 双促性腺激素的疗法相比，GnRH

脉冲治疗更符合生理模式，疗效更佳，并且能避免长期肌内注射的痛苦。GnRH 脉冲治疗适用于 GnRH 脉冲分泌异常、且垂体 - 性腺储备功能完好、有生育意愿的 HH 患者，不适用于垂体促性腺功能细胞储备差的患者。治疗方案为初始戈那瑞林 10 μg/90 min，带泵 3 天后，若血 LH≥1 U/L，提示初步治疗有效；此后 2～3 个月随访 1 次，监测血 FSH、LH、睾酮和精液常规，调整戈那瑞林的剂量，戈那瑞林最大剂量为 25 μg/90 min，尽可能将血睾酮稳定在正常中值水平。

经促性腺激素或脉冲式 GnRH 治疗后，虽有一定数量的精子生成，但精子数量少或质量不高、无法自然使配偶怀孕的患者，可考虑采取辅助生殖技术治疗。治疗期间，睾丸容积明显增大超过 6 ml，但精液检查中一直未检测到精子的患者，可考虑睾丸显微取精术获得精子，进行辅助生殖技术助孕。

（4）Hyper H 的治疗：Hyper H 的根本病变在于睾丸组织本身，此类患者一般用雄激素终身替代治疗，其原则和具体方案与 HH 患者雄激素治疗方案相同，通过雄激素补充完善和维持第二性征，维持正常性功能。目前，通过睾丸显微取精术可使约 40% 的克氏综合征患者获得精子用于辅助生殖技术助孕。

专家共识编写组成员

组长：谷翊群（国家卫生健康委科学技术研究所）

副组长：李芳萍（中山大学附属第七医院）

编写成员（按姓氏拼音排序）：邓军洪（广州市第一人民医院）、傅强（山东第一医科大学附属省立医院）、谷翊群（国家卫生健康委科学技术研究所）、李芳萍（中山大学附属第七医院）、廖勇彬（中山大学附属江门医院）、商学军［南京大学医学院附属金陵医院（东部战区总医院）］、唐文豪（北京大学第三医院）、许蓬（海南和京生殖医院）、徐浩（华中科技大学同济医学院附属同济医院）、杨镒虹（四川大学华西第二医院）、周善杰（北京大学国际医院）、郑连文（吉林大学第二医院）

执笔专家：李芳萍（中山大学附属第七医院）、谷翊群（国家卫生健康委科学技术研究所）

参考文献请扫二维码查阅

（本文刊载于《中华男科学杂志》
2021 年 8 月第 27 卷第 8 期第 753-758 页）

24 男性迟发性性腺功能减退症（LOH）诊治中国专家共识（2022）

中华医学会男科学分会

男性迟发性性腺功能减退症（LOH）诊治中国专家共识（2022）编写组

　　睾丸来源的雄激素是决定男性特征的最重要生物活性物质。对于男性而言，雄激素的生理作用贯穿从胚胎性分化、青春期发育、生育期直到衰老的全部生理过程。血清雄激素缺乏或低下会对男性整体健康、相关疾病及生活质量具有重大影响。

　　男性迟发性性腺功能减退症（late onset hypogonadism in male，LOH）是 2002 年由国际老年男性研究会（International Society of the Study of the Aging Male，ISSAM）重新命名，并得到国际男科学会（International Society of Andrology，ISA）和欧洲泌尿外科学会（European Association of Urology，EAU）承认的一种与男性年龄增长相关的临床和生物化学综合征。2015 年，北美性医学学会（Sexual Medicine Society of North America，SMSNA）为了与原发性性腺功能减退症和继发性性腺功能减退症相区别，提议改为成年发病的性腺功能减退症（adult onset hypogonadism，AOH），但我国和欧洲国家目前仍沿用 LOH。

　　近年来，LOH 已成为全球老年医学的热点问题。在发达国家，LOH 的临床诊治与健康管理已受到广泛重视。随着我国老龄化社会进程加速及老龄人口比例和数量的增加，LOH 严重影响中老年男性的健康与生活质量，并与代谢性疾病等重大疾病的发生、发展密切关联。为了探索 LOH 的发病机制、准确诊断及治疗，中华医学会男科学分会组织相关领域的专家，以循证医学资料为依据，参考国内外近年有关 LOH 的诊疗指南、手册和经典著作，并结合国内近年有关 LOH 雄激素低下诊断切点值的研究进展进行了反复研讨并达成共识，在人民卫生出版社 2016 年出版的《男性迟发性性腺功能减退症诊疗专家共识（修订稿）》的基础上进行修订。本共识介绍了 LOH 的病因、发病机制、诊断与治疗、共患疾病，以及中老年生殖健康与保健的最新进展，详细介绍了雄激素补充治疗的适应证、禁忌证、益处和风险、疗效评估与监测方法等；同时，为拓宽视野，对干细胞治疗雄激素低下疾病等研究进展也做了阐述，以供男科及相关领域的医师在临床工作中参考。

一、雄激素的生理学

　　雄激素是男性体内最重要的激素，在男性性分化、青春期启动，维持性功能与精子发生、身体组成、红细胞生成、肌肉和骨骼健康，调节糖类（碳水化合物）、蛋白质和脂质代谢，以及认知功能等方面发挥着重要作用。若男性胎儿在母体内雄激素水平低下，可引起性发育障碍与生殖道先天性异常；若出生后雄激素水平低下，也会引起男性性功能障碍、生育力降低、肌肉形成和骨矿物质密度减少、脂肪代谢紊乱和认知功能障碍等。男性血清睾酮（testosterone，T）水平随着年龄增长与衰老过程会有所下降，其 24 h 分泌节律也会消失；小部分中老年男性会发展成为 LOH，会影响男性生理、心理与社会适应性，引起整体健康下降。外源性雄激素补充治疗可使 LOH 患者受益。

（一）雄激素的来源、转运和转化、代谢与调控

男性的雄激素主要来源于睾丸。睾酮为类固醇激素，分子量为 288 Da，由睾丸间质细胞合成与分泌，是男性体内分泌量最多、生理作用最重要的雄激素。男性体内一小部分雄激素来源于肾上腺，为睾酮前体，如脱氢表雄酮（dehydroepiandrosterone，DHEA）和脱氢表雄酮硫酸盐（dehydroepiandrosterone sulfate，DHEAS）。

睾酮在人体内以游离睾酮（free testosterone，FT）和结合睾酮 2 种形式存在，FT 占总睾酮（total testosterone，TT）的 2%（1%～4%），结合睾酮约占 98%。结合睾酮包括 1%～2% 与皮质类固醇结合球蛋白（corticosteroid binding globin，CBG）结合型睾酮、约 43% 与亲和力较弱的人血白蛋白（human serum albumin，HSA）结合型睾酮和约 55% 与特异性高、亲和力强的性激素结合球蛋白（sex hormone binding globin，SHBG）结合型睾酮。与血清类黏蛋白（orosomu coid，ORM）结合的睾酮比例仍待明确。FT 与 HSA 结合型睾酮又称为生物可利用睾酮（bioavailable testosterone，Bio-T）。只有 FT 才能发挥生理作用并进行转化与代谢，因此，结合睾酮的浓度与比例会影响 FT 浓度与转化和代谢。

睾酮既可直接与其受体结合发挥生理作用，也可在 5α- 还原酶的作用下转化为雄激素活性更高的双氢睾酮（dihydrotestosterone，DHT）或经芳香化酶转化为雌二醇（estradiol，E_2）后再发挥其生物效能。因此，在给予男性外源性雄激素补充治疗时要考虑雄激素制剂的转化谱系，从而发挥其全面的生理作用。

大部分睾酮经过 5β 途径转化为无生物活性的代谢产物，后经 17- 羟氧化变为 17- 酮类固醇，其在肝中与葡糖醛酸结合形成葡糖醛酸盐，经肾随尿液排出体外。

睾酮受脑垂体促性腺激素细胞所分泌的黄体生成素（luteinizing hormone，LH）调控，LH 的分泌则受下丘脑所分泌的促性腺激素释放激素（gonadotropin-releasing hormone，GnRH）调控。LH 主要作用于睾丸间质细胞（Leydig's cell，LC），促进其合成和分泌睾酮。青年人血清睾酮水平每日呈现清晨升高，然后逐渐下降的生理节律性，这种节律性周而复始，但其生理意义不是十分清楚；中老年人这种节律性的幅度会出现降低或消失。血清睾酮既能反馈性地抑制垂体 LH 的分泌（短反馈），还可作用于下丘脑，抑制 GnRH 的分泌（长反馈）。因此，三者在功能上既相互促进又彼此制约，共同构成下丘脑 - 垂体 - 睾丸轴这一内分泌功能完备的有机整体。

由垂体产生与分泌的卵泡刺激素（follicle-stimulating hormone，FSH）主要作用于睾丸的支持细胞（sertoli cell），使其分泌雄激素结合蛋白（androgen binding protein，ABP），ABP 与雄激素尤其是与大量的睾酮相结合，使睾丸组织内局部形成高浓度睾酮（是外周血液睾酮浓度的 25～100 倍）的微环境，才能与 FSH 刺激支持细胞产生

的细胞因子协同作用，诱发并维持正常的精子发生。

垂体分泌的 LH 和 FSH 同时也受下丘脑激素调控。下丘脑的病变，包括遗传性疾病、基因突变、肿瘤、损伤及功能异常等都会引起垂体和睾丸功能障碍。

下丘脑 - 垂体 - 肾上腺轴或下丘脑 - 垂体 - 甲状腺轴相关疾病也可通过影响下丘脑 - 垂体 - 睾丸轴而抑制精子发生。此外，还有睾丸内肾上腺残基瘤抑制精子发生的临床报道。

（二）雄激素的生理作用

雄激素的生理作用广泛，发挥生物活性效应的靶器官颇多，如阴茎、睾丸、附睾、附属性腺、下丘脑、垂体、视丘、松果体、肌肉、骨骼、肝、肾及皮脂腺等组织中均有雄激素受体（androgen receptor，AR）表达。雄激素的生理作用贯穿于男性从胚胎发育到衰老的全部生理活动中。从某种程度上可以说，男人是雄激素的"作品"。

在肌肉、骨骼和睾丸等组织器官中，睾酮直接与 AR 结合而发挥生理作用；在外生殖器、附属性腺（如前列腺）和皮肤等器官组织中，睾酮则需要先转变成 DHT，然后与 AR 结合发挥生理作用。睾酮和 DHT 虽然与完全相同的 AR 结合，各自发挥的生理作用却有差异。当 5α- 还原酶缺乏时，尽管体内睾酮水平正常，但由于 DHT 转化不足，男性胎儿出生时仍可表现出性分化障碍，为男性假两性畸形。此外，在脑、睾丸等组织中，睾酮经过芳香化酶的作用转化为 E_2，再通过雌激素受体（estrogen receptor，ER）发挥其生理作用，维持认知能力、精子发生与骨代谢稳定。

1. 对生殖系统的作用　雄激素对胚胎期（第 7～12 周）男性胎儿的性别分化、青春期男性性器官的发育、精子发生与成熟、男性第二性征、性欲与性功能的维持均发挥重要作用。

（1）对胎儿性别分化的作用：在胚胎发育过程中，睾酮经 5α- 还原酶的作用转化为 DHT，DHT 对遗传性别为 46，XY 的男性胎儿的性别正常分化和阴茎生长具有关键性作用。睾酮自身还能促进胚胎中肾管（Wolffian duct）发育成为附睾、输精管和精囊腺，以及促进前列腺、阴茎与阴囊发育。胎儿睾丸分泌的抗米勒管激素（anti-Müllerian hormone，AMH）和胰岛素样肽 -3（insulin-like peptide 3，INSL3）调控睾丸下降至阴囊，AMH 还可引发米勒管退化。对于青春发育期之前的男孩，检测血清 AMH 水平有助于性分化、性腺发育及隐睾症的诊断。缺乏雄激素的作用，胚胎将自发向女性方向分化。如果男性胎儿在性分化时缺乏雄激素、5α- 还原酶或 AR 缺陷，出生时则表现为男性假两性畸形或雄激素不敏感综合征（睾丸女性化）。

（2）对青春期男性生殖器官发育的作用：胎儿期雄激素主要受来自胎盘的人绒毛膜促性腺激素（human chorionic gonadotropin，hCG）调控，出生后受垂体 LH 调控。由于下丘脑 - 垂体 - 性腺轴之间的负反馈抑制功能尚不完善，男孩出生后第 1 周血清 LH、睾酮和 INSL3 浓度开始增加，第 3 个月可达到峰值（接近青春期激素水平）并维持数月，在 1 岁时又回到刚出生时的水平，这一时期称为微小青春期。此后直到青春期启动之前，血清睾酮一直维持在较低水平。自青春期开始，下丘脑 - 垂体 - 睾丸性腺轴启动并合成与分泌大量的雄激素，导致男性性征、精子发生与男性生殖系统发育。男性青春期前如果缺乏雄激素，则产生性幼稚症或呈阉割状态，第二性征也发育不全。

（3）促进性欲与维持男性第二性征和性功能：男性从青春期开始，在雄激素的作用下出现男性第二性征，即骨骼增粗与肌肉容积增加、皮下脂肪减少；皮肤变厚、皮脂腺增生；喉结增大、声带变厚、声音低沉；腋毛、阴毛出现并呈现男子型分布，长出胡须；由于产生大量雄激素并转化为雌激素，可能存在一过性乳腺发育，但大部分男孩的乳腺发育不用药物干预也能逐渐消退。

雄激素通过中枢神经系统和阴茎海绵体局部的作用调节性欲和勃起功能，对于男性性欲、性功能的产生和维持具有十分重要的生理意义。性欲的产生和阴茎自发勃起，有赖于雄激素的生理作用。随年龄增长出现的功能性性腺功能低下最常见的症状是性功能障碍，特别是晨间勃起次数减少、性幻想减少和勃起功能障碍（erectile dysfunction，ED）。睾丸功能低下的男性患者采用雄激素补充治疗，可明显增加其性欲和自发阴茎勃起的频率。有关睾酮对睾丸功能正常男性的性行为和性功能影响的研究十分有限。现有多数资料结果表明，药理剂量的睾酮对性冲动和性功能仅产生有限的促进作用。尽管睾酮对男性胎儿期、儿童期和青春期阴茎生长发育起到十分重要的促进作用，但它对阴茎勃起的直接、即时刺激作用相对较小。有证据表明，睾酮通过调节阴茎一氧化氮合酶（nitric oxide synthase，NOS）、5型磷酸二酯酶（phosphodiesterase type 5，PDE5）及RhoA/Rho激酶的表达，调控环磷酸鸟苷（cyclic guanosine monophosphate，cGMP）的产生和降解，对海绵体平滑肌和坐骨海绵体肌及球海绵体肌发挥营养作用，从而影响海绵体平滑肌舒张及静脉闭塞机制。也有文献表明，FT可改善血管内皮细胞功能，具有独立的调节阴茎海绵体平滑肌松弛的作用。雄激素缺乏可引起海绵体平滑肌数量减少、纤维组织增生、脂肪沉积和一氧化氮（nitric oxide，NO）的合成减少，这些改变是ED的重要病理基础。睾酮补充治疗（testosterone supplementation therapy，TST）可通过减少内皮功能障碍、氧化应激和炎症因子来改善ED。对于年龄增长出现的LOH合并ED患者，TST与PDE5抑制剂（PDE5 hibitor，PDE5i）合用具有协同作用，且在应用PDE5i之前或同时接受TST治疗。

（4）对精子发生和精子成熟的作用：促进与维持精子发生是雄激素的主要生理作用之一。精子发生主要受LH和FSH介导的精曲小管中局部高浓度睾酮的调控。目前没有直接证据表明精子表面存在AR，睾丸内睾酮主要是通过支持细胞、间质细胞、管周细胞及血管内皮细胞上的AR间接调控精子发生；也有证据表明，由支持细胞非受体途径调控特异蛋白质的合成与分泌，从而影响精子发生。此外，睾酮还参与精子细胞变态过程。睾酮可通过抗氧化作用减少精子凋亡，睾酮的转化产物E_2也能发挥防止精子凋亡的作用并参与精子顶体形成。如果睾丸内的睾酮被剥夺或减少，会出现精子发生停滞与精子数量减少。

当睾丸内睾酮浓度出现显著变化时，外周血中睾酮浓度不一定会出现相应的变化；且睾丸内睾酮对于精子发生的调控机制可能完全不同于其对周边靶器官的作用方式，这些发现都提示利用外周血清睾酮的浓度变化推论睾丸精子发生的质量缺乏科学依据。

FSH参与支持细胞的分化、成熟及分泌功能，还涉及精原细胞的增生、精母细胞的分化、减数分裂过程和抗精原细胞凋亡作用，与精曲小管发育和睾丸体积密切相关。睾酮与 FSH 协同作用于精子发生，睾酮更多涉及精子发生始动、生殖细胞分化和精子细胞变态过程，FSH 则与精子发生数量相关联。成年人垂体合成和分泌的 FSH 受睾丸支持细胞和生精细胞共同合成并分泌的抑制素 B 特异性调控。

由于机体存在下丘脑 - 垂体 - 睾丸轴负反馈调节机制，应用外源性超生理剂量的雄激素制剂或其他制剂（如 GnRH 拮抗剂）可负反馈抑制或阻断下丘脑与垂体促性腺激素分泌，使睾丸组织局部睾酮浓度降低，精子发生停滞，睾丸体积缩小，质地变软。停止外源性雄激素干预后，绝大部分人的精子发生能够自然恢复且精子浓度能达到基线水平。

附睾是精子成熟的场所，附睾对雄激素的需要阈值比其他器官高。有研究发现，附睾体部的雄激素含量最高，精子经过附睾体部而逐渐成熟，到附睾尾部的精子已是成熟精子；尾部的雄激素含量相对较低，足以维持精子的基本代谢。由此可见，附睾生理功能的完整性与附睾液中雄激素水平密切相关。

男性生殖器附属腺体也是雄激素的依赖器官。雄激素具有刺激前列腺与精囊分泌蛋白水解酶、纤维蛋白酶、锌、酸性磷酸酶、柠檬酸、溶菌酶、果糖、前列腺素等功能，为精子的活动提供能源和良好环境，与精子的活动和代谢密切相关。例如，分泌精液凝固和液化相关的因子，影响精子活力。

2. 雄激素对非生殖系统的作用　雄激素对非生殖系统也具有广泛且重要的作用。尽管对其作用机制、补充治疗的量效关系与负面影响等诸多问题认识还存在争论，下文将围绕多系统在已达成的共识方面予以表述。

（1）对中枢神经系统的作用：多个脑区，如前脑、后脑、垂体均有 AR 表达，与雄激素结合从而发挥作用影响脑功能。雄激素参与胎儿和新生儿神经环路的形成。在人的衰老过程中，雄激素或其转化产物可影响海马树突棘密度，调控大脑的认知功能。70～80 岁男性 FT 水平越低，处理速度和执行功能得分越低。睾酮水平与语言、记忆和情绪控制能力呈正相关，Bio-T 活性低下者易患抑郁症。睾酮缺乏可增加阿尔茨海默病的发病率，TST 可改善患者的总体生活质量。雄激素对神经保护作用涉及抗氧化、减少 β 淀粉样蛋白（β-amyloid，Aβ）蓄积、抗神经细胞凋亡、促进 cAMP 反应原件结合蛋白（cAMP-response element binding protein，CREB）磷酸化等多种机制。

（2）对心血管系统的作用：雄激素对心血管系统的作用机制复杂，人们的认识也在逐渐发生变化。大部分心房及心室肌细胞、主动脉及冠状动脉存在 AR。正常生理状况下，雄激素可增加心肌功能及促进冠状动脉血管扩张。传统观点认为，雄激素促进男性冠状动脉粥样硬化性心脏病的发生。但近年许多研究显示，血清雄激素水平与动脉粥样硬化及冠状动脉粥样硬化性心脏病呈负相关，血清雄激素水平低下是脑卒中、动脉粥样硬化及缺血性心脏病的高危因素，并能增加心血管疾病的发病率与病死率。性腺功能低下常与代谢综合征（metabolic syndrome，MS）相关联，往往伴有血糖、血脂、体重指数（body mass index，BMI）、总脂肪比例和空腹胰岛素抵抗指数升高。外源性 TST 可减少身体肥胖状态，减少腹部脂肪，增加胰岛素作用，改善心血管危险参数、缺血性心脏病的症状与心力衰竭患者的运动能力，但不增加心脏相关不良事件风险。最新的随机对照临床研究结果表明，TST 在人群中降低心血管疾病风险方面无效，但正确使用时可使特定人群获益，也不增加心血管疾病风险。TST 影响动脉粥样硬化及冠状动脉粥样硬化性心脏病的机制包括：①通过内皮依赖性（直接刺激 NO 释放）和非内皮依赖性（直接作用于血管平滑肌细胞钙离子与钾离子通道）发挥舒张血管的作用；②抗血小板聚集，抗血栓形成，降低血黏度；③被芳香化酶转化成 E_2，从而引发高密度脂蛋白胆固醇（high density lipoprotein cholesterol，HDL-C）升高；④影响血脂代谢，降低总胆固醇（total cholesterol，TC）和低密度脂蛋白胆固醇（low density lipoprotein cholesterol，LDL-C）。雄激素作用心血管系统的确切分子机制和雄激素补充治疗对于心血管疾病的获益还需要长期、特殊设计的临床研究进行验证。

（3）对骨骼系统的影响：骨代谢的变化与许多因素有关。雄激素可促进长骨增长、软骨细胞成熟和骨化、骨膜骨形成、骨钙沉积，在骨骼的生长发育中发挥重要作用。骨矿物质密度与血清睾酮呈正相关。随着年龄增长，性腺功能低下及发生骨质疏松、骨折的概率会有所增加。在青春期发育阶段补充雄激素，骨皮质和骨小梁的骨密度均会增加；青春期发育后补充雄激素，仅有骨皮质的骨密度增加。雄激素通过与 AR 结合，或者转变成雌激素后与 ER 结合在骨局部微环境中调节细胞因子介导的骨代谢调控，防止骨钙质流失，维持骨骼自身稳定。

（4）对肌肉容积和力量的影响：睾酮能够促进人体的正氮平衡，促进和维持男性的肌肉容量并控制体内脂肪含量；外周血睾酮水平与肌肉容量呈正相关。男性 50 岁之后瘦体重（lean body mass，LBM）每年减少约 0.4 kg，这种与年龄增长相关的变化在男性中比在女性中更加突出。骨骼肌的减少比其他肌肉更加明显，四肢远端骨骼肌减少比近端减少也更明显。雄激素主要通过与 AR 相互作用来影响脂质代谢等增加肌肉容量，但雄激素补充是否增加性腺功能正常者的肌肉容量和改善肌肉力量与运动能力尚未定论，这可能与 TST 中使用的雄激素制剂种类、剂量与疗程有关。

（5）对血液系统的作用：雄激素可增加红细胞数量、血红蛋白含量及红细胞比容。睾酮的代谢产物 5β- 雄烷醇酮可直接刺激骨髓，增加血红蛋白酶的活性；睾酮也能促进肾分泌促红细胞生成素，促使造血干细胞分化为原红细胞，促进红细胞的增殖、成熟和释放，同时调节血红蛋白的合成速率。TST 使红细胞比容增加到真性红细胞增多症的水平，但需要立即停止 TST 的情况十分少见，往往仅见于同时伴有重度呼吸道阻塞或睡眠呼吸障碍者。雄激素对血小板具有双重调控作用，可促进或抑制血小板的聚集，这与雄激素在血液中的浓度直接相关。性腺发育不全的男性人群中血栓堵塞性心肌梗死的发病率较高，雄激素水平低下者发生血栓的危险及导致血管栓塞性疾病的风险均增加。睾丸去势者存在高凝状态，有急性血栓形成的倾向，主因是在激活血液中的凝血酶原活性的同时还抑制纤溶酶原活性。雄激素在血栓形成中的作用与其血液中浓度及 TST 的使用剂量密切相关。

（6）对肝的影响：生理情况下，肝合成和分泌的多种血清蛋白受雄激素的调控。肝是体内重要的代谢器官，雄激素缺乏与多种代谢性疾病的关系越来越受到重视。老年男性血清睾酮水平下降，向心性肥胖、血脂异常及 2 型糖尿病发生率显著增加。雄激素水平降低与肝脂肪变性的关系尚无明确证据，可能与肝内 AR 功能缺陷或失调、脂肪合成增加、胰岛素结合和摄取减少及胰岛素抵抗有关。雄激素在肝内进行转化与失活，除 17α- 烷基化雄激素外，使用新型睾酮酯类制剂一般不会出现肝毒性作用。

（7）对皮肤的影响：雄激素可刺激胡须、腋毛、阴毛的生长，促进皮脂腺的分泌。雄激素对不同部位表皮的作用不同，原因是 AR 分布与亚型含量不同，存在组织分布特异性。雄激素直接刺激真皮成纤维细胞和血管内皮细胞增殖，对神经组织也有直接调节作用。雄激素过多可引起油脂分泌增加、痤疮甚至头顶部脱发。TST 剂量掌握应以血清睾酮维持在正常生理浓度范围内为宜，并可减少此类不良反应的发生。

（8）对体重的影响：血清睾酮与肥胖之间存在一定关系。男性血清睾酮水平降低，可引起代谢紊乱进而导致身体组成变化与肥胖，尤其是腹部内脏性肥胖和体重增加。内脏脂肪可增加芳香化酶活性、雌激素水平和瘦素分泌，雌激素、炎症介质、瘦素可通过抑制下丘脑 - 垂体 - 睾丸轴减少雄激素合成与分泌；此外，瘦素水平的增加对睾丸间质细胞也有直接抑制作用。低睾酮水平和肥胖互为因果、恶性循环。随着 BMI 的升高，男性血清 TT 和 FT 水平有下降的趋势；进行体重干预后，血清 TT 和 FT 会有所增加。性腺功能减退者进行 TST，体内脂肪含量会减少，机体 LBM 和水、钠潴留会少量增加，故体重也可能有少量增加。AR 及其介导的靶基因转录在抵抗肥胖、抑制机体产生胰岛素抵抗中发挥着不可忽视的作用。雄激素与 AR 结合可以调控机体代谢，AR 的多个辅助调节因子参与调控 AR 介导的基因转录功能。

（9）对青春期线性生长的作用：雄激素能促进青春期身体线性生长。青春期身高突增是因为雄激素除了本身就具有一定的促生长作用之外，更重要的是它还能刺激生长激素（growth hormone，GH）分泌，雄激素与 GH 具有协同和叠加的促生长效应。雄激素还能直接刺激肝或其他组织，在这些组织局部产生较多的胰岛素样生长因子 -1。雄激素刺激成骨细胞和软骨细胞的不断成熟，在促进身体长高的同时，会导致骨骺干骺端闭合。雄激素水平低下的儿童，会导致青春期发育延迟、骨龄低下和骨骼矿物质含量较低。

（10）对免疫功能的作用：胸腺是人体重要的免疫器官。与雌激素类似，雄激素通过影响胸腺素的合成来调节免疫功能。生理浓度的雄激素和胸腺素都可刺激胸腺上皮细胞分泌免疫调节因子，而且这种调节具有剂量依赖性。雄激素在体内或体外都能影响细胞因子如白介素（interleukin，IL）、肿瘤坏死因子 -α（tumor necrosis factor-α，TNF-α）、干扰素（interferon，IFN）-C 等的含量和作用，亦能调节免疫球蛋白的代谢和活性。人体内注入雄激素类制剂后，可促进免疫球蛋白的合成，加速机体形成抗体，增加对麻疹病毒、白喉毒素、伤寒沙门菌的免疫力。雄激素还能增强机体对外毒素和内毒素的耐受能力，增强血清的杀菌能力，并有类似糖皮质激素的抗炎作用和抑制成纤维细胞转化为纤维细胞的作用。用雄激素治疗各种类风湿疾病相关的顽固性血小板减少症及免疫性溶血性贫血症有较好的疗效。

雄激素（包括外源性补充的雄激素）的作用因不同的靶器官组织、不同的年龄阶段、不同的血液或组织浓度水平而异；其作用机制复杂，目前对于雄激素的认知还很肤浅，加强基础研究和临床研究至关重要。

二、男性迟发性性腺功能减退症

（一）定义及其发展

LOH 是指随着年龄的增长发生血清睾酮水平下降，由此引发的一系列与睾酮低下相关症状和体征的综合征。其特征为具有典型的睾酮缺乏临床症状和体征，同时，血清睾酮水平低下的状态会影响多种器官和系统的功能，并影响患者的生活质量。

LOH 的定义经历了许多变化。1939 年，美国圣路易斯大学医学院的 Werner 等在 JAMA 发表题为"男性更年期"的临床报道，他用丙酸睾酮注射治疗了 2 例男性，改善他们的体能下降、容易疲劳、记忆力减退、注意力不集中、烦躁不安、抑郁、潮热、阵汗和性功能减退等症状，他将此种综合症状称为男性更年期综合征（male climacteric syndrome）。20 世纪 70 年代，有学者尝试用新的概念来取代"男性更年期综合征"，借鉴女性绝经（menopause），就提议称为绝雄（andropause）。但由于女性绝经年龄集中，性激素水平下降明显，与男性雄激素下降有较大差异，因此，这个名称被弃用。1994 年，奥地利泌尿外科学会在欧洲男科学研讨会上提出用中老年男性部分雄激素缺乏（partial androgen deficiency in the aging male，PADAM）和中老年男性雄激素缺乏（androgen deficiency in the aging male，ADAM）综合征命名。直到 2002 年，国际老年男性研究会（International Society of the Study of the Aging Male，ISSAM）专门召开会议，将男性雄激素缺乏综合征重新命名为男性迟发性性腺功能减退症（late-onset hypogonadism in males，LOH）。得到 ISA 和 EAU 的承认。2015 年 8 月，SMSNA 在华盛顿召开会议，提出为了与原发性性腺功能减退症和继发性（垂体病变）性腺功能减退症相区别，提议改为成年发病性腺功能减退症（adult onset hypogonadism，AOH），但我国和欧洲仍沿用 LOH。

（二）流行病学

LOH 的流行病学调查逐渐增多，尤其是国内对社区居民的调查开始增加，但流行病学筛查标准难以统一，研究者按照各自的诊断标准进行 LOH 流行病学调查，导致流行病学调查结果存在明显差异，以至于 LOH 的患病率范围过大，为 2.1%～38%，难以准确估算 LOH 的实际患病率和危险因素。

1. LOH 的患病率　在国外，按照 Wu 等较为严格的定义，即至少有 3 种性功能低下症状，且血清 TT<11.1 nmol/L 同时血清 FT<220 pmol/L 为标准，40～79 岁欧洲男性中 LOH 的患病率仅为 2.1%。而在巴尔的摩调查中，无须症状，仅以血清 TT<11.1 nmol/L 为标准，60～69 岁男性中血清睾酮低下的概率就达到 20%。在美国马萨诸塞州调查中，同样要求有临床症状，而将血清 TT 标准下调至 6.9 nmol/L，40～69 岁男性中 LOH 的患病率下降到 6%。在统一认识，即 LOH 必须要有血清睾酮低下的相关症状后，在西方国家中 LOH 的患病率为 2.1%～24%（表 24-1）。而国内也因不同的调查标准而产生不同的结果，其中包含症状的大型调查 LOH 的患病率为 2.3%～22.2%

（表 24-2）。李铮团队在 2019 年报道，按照老年男性症状量表（aging male symptoms scale，AMS）阳性或中老年男性雄激素缺乏症问卷（androgen deficiency in the aging males questionnaire，ADAM）阳性同时血清 FT≤300 pmol/L 为标准，上海社区 40～80 岁男性中 LOH 的患病率达到 22.2%；申素琪等的调查以至少 1 种症状同时血清 TT<9.4 nmol/L 为标准，江苏省 46～69 岁男性中 LOH 的患病率为 2.3%。

表 24-1　国外 LOH 流行病学调查结果

研究名称	人群	诊断标准	LOH 患病率
欧洲中老年男性研究	3219 例 40～79 岁	至少 3 种性功能症状；血清 TT<11.1 nmol/L 和血清 FT<220 pmol/L（MS 方法）	2.1%
巴尔的摩增龄研究	890 例 40～69 岁	血清 TT<11.3 nmol/L（RIA 方法）	60 岁人群约为 20% 70 岁人群约为 30%
马萨诸塞州增龄研究	1667 例 40～70 岁	至少 3 种症状或体征和血清 TT<6.9 nmol/L；或血清 TT 6.9～13.8 nmol/L，血清 FT<300 pmol/L（RIA 方法）	6%～12.3%
波士顿地区社区健康调查	1475 例 30～79 岁（平均 37.3 岁）	至少 3 种症状 血清 TT<10.4 nmol/L 血清 FT<170 pmol/L	5.6% 24%（以血清 TT<10.4 nmol/L） 11%（以血清 FT<170 pmol/L）
美国男性性腺功能减退研究	2165 例 46～96 岁（平均 60.5 岁）	血清 TT<10.4 nmol/L 血清 FT<180 pmol/L	38.7%（以血清 TT<10.4 nmol/L） 40%（以血清 FT<180 pmol/L）

注：LOH. 男性迟发性性腺功能减退症；TT. 总睾酮；FT. 游离睾酮；MS. 质谱法；RIA. 放射免疫分析。

表 24-2　国内 LOH 流行病学调查结果

研究名称	人群	诊断标准	LOH 患病率
台湾地区老年男性睾酮缺乏调查	734 例 43～87 岁（平均 57.4 岁）	至少一种症状和血清 TT<10.4 nmol/L、血清 FT<170 pmol/L	12.0%（以症状和血清 TT<10.4 nmol/L），24.1%（以血清 TT<10.4 nmol/L），16.6%（以血清 TT<10.4 nmol/L 和 FT<170 pmol/L）
上海社区中、老年男性 LOH 调查	944 例 40～79 岁	有 3 种症状血清 TT<13.2 nmol/L 且 FT<270 pmol/L	9.1%
河北省阜城县整群抽样调查	1498 例 40～69 岁	AMS 阳性或 ADAM 阳性 血清 TT<9.13 nmol/L FT<170 pmol/L ADAM 阳性同时 FT<170 pmol/L AMS 阳性同时 FT<170 pmol/L	AMS 阳性 32.34%；ADAM 阳性 80.77% 14.02% 43.69% 37.85% 15.42%
上海市和浙江农村	上海 977 例、浙江社区 1696 例 40～80 岁	AMS 阳性或 ADAM 阳性且血清 FT<300 pmol/L	上海社区 22.2%，浙江社区 14.2%
江苏省老年男性健康调查	3551 例 46～69 岁	有至少一种症状或血清 TT<9.4 nmol/L	9.9%（有性方面症状），2.3%（以血清 TT<9.4 nmol/L）

注：LOH. 男性迟发性性腺功能减退症；TT. 总睾酮；FT. 游离睾酮；AMS. 老年男性症状量表；ADAM. 老年男性雄激素缺乏症问卷。

从上述列表可见，国内外 LOH 患病率因调查标准不同、年龄分层等原因存在差异。我国与西方国家在 LOH 患病率方面也存在差异，国内报道 LOH 患病率多在 10% 左右，而欧洲和美洲人 LOH 患病率在 5% 左右。这种差异可能与种族、饮食和文化不同有关，也可能是由于应用不同的流行病学调查方法、采用不同切点值及选择不同的调查人群所造成。

2. LOH 的危险因素　年龄是 LOH 发生与发展的直接因素。EAU 指南中提出将雄激素缺乏分为原发性雄激素缺乏和继发性雄激素缺乏，其中 LOH 患者血清睾酮水平受到多个方面的影响，主要包括以下几种。

（1）系统性疾病：很多常见的急、慢性疾病都可影响雄激素水平，可以使雄激素水平迅速下降，其中 MS 较为常见，成为血清睾酮缺乏的重要原因。另外，糖尿病、急性感染、进食障碍、过度运动都会使血清睾酮水平下降。

（2）药物的影响：使用抑制睾酮产生或作用的药物（如阿片类、GnRH 激动剂或拮抗剂、抗雄激素药、糖皮质激素或螺内酯）；滥用药物，如大麻、过度使用乙醇（酒精）和阿片类药物，也会造成血清睾酮水平下降。

（3）过度肥胖：中老年男性肥胖提示雄激素水平可能低下，因为脂肪细胞内的芳香化酶活性增强，将雄激素转化为雌激素能力增强，以致雄激素水平低下。

（4）不良的生活方式和环境因素：吸烟、酗酒、熬夜、精神压力大、环境污染、重金属、农药摄入过多都可直接影响雄激素的分泌，或造成血清睾酮水平和作用降低。

总之，无论是在国外还是国内，随着年龄的增长，男性血清雄激素水平逐年下降，LOH 的患病率增高，成为老年男性的常见病。血清睾酮水平受生理和精神多方面的影响。LOH 与中老年男性整体健康密切相关，值得关注。

（三）病因

目前认为，影响血清睾酮正常分泌和生物活性的多种机制可导致 LOH，其是原发性和继发性因素共同作用的结果。年龄增长和老龄化是 LOH 患者出现血清睾酮水平降低的主要原因，其他病因和危险因素还包括疾病的影响、药物的影响、过度肥胖、不良生活方式、环境与遗传因素、精神心理因素、社会经济因素和文化教育水平等。血清睾酮水平低下和靶组织器官对雄激素的敏感性降低是导致 LOH 的基础因素，其他的许多因素可直接或间接影响雄激素的作用。

1. 睾丸　睾酮主要由睾丸 LC 分泌。随着年龄增长和老龄化，LC 数量减少和分泌功能下降被认为是 LOH 的核心发病机制。随着年龄增长，男性睾丸体积会逐渐减小，质地变软，出现睾丸纤维化病变和血液灌注不足，睾丸 LC 不但数量减少，而且分泌功能下降，细胞内的线粒体和滑面内质网空泡化，对 LH 的反应降低，睾酮合成相关酶的活性下降，造成 LC 合成和分泌睾酮的功能下降，导致血清睾酮水平下降。LC 由睾丸间质干细胞（stem Leydig cell，SLC）分化而来，由于成熟的 LC 不能分裂增殖，故 LC 数量的维持依赖 SLC 的增殖和分化。随着增龄和老龄化，SLC 数量减少和增殖功能减退，可能是 LC 数量减少的重要原因。随着 SLC 分离纯化和培养扩增技术的进步，SLC 移植疗法有希望进入临床应用，为 LOH 的治疗开辟新途径。

2. 下丘脑和垂体　睾酮的合成与分泌受下丘脑 - 垂体 - 睾丸轴的调控。随着增龄和老龄化，下丘脑 - 垂体 - 睾丸轴的多水平反馈调节功能障碍导致血清睾酮水平下降。下丘脑的 GnRH 分泌节律性下降，但垂体对于 GnRH 刺激的反应保持不变或轻微增加，垂体分泌 LH 的脉冲频率增加，但变得不规则且振幅减小，LH 水平基本正常。LC 对 LH 刺激的反应降低，分泌睾酮的昼夜节律减弱或消失。

3. 性激素结合球蛋白　随着增龄和老龄化，血清中的 SHBG 水平上升导致与 SHBG 结合的睾酮增加，进一步加速 Bio-T 水平显著下降。

4. 雄激素靶器官　衰老可造成雄激素靶器官 AR 水平下调和对雄激素敏感性降低，使雄激素水平正常的老年男性也可能出现雄激素作用减低的 LOH 症状，而雄激素水平低下的老年男性的 LOH 临床症状更加明显。

（四）病理生理

睾酮对全身各系统都直接或间接发挥着生理作用。睾酮缺乏将会导致性功能、情绪和认知功能、骨骼、肌肉、脂肪、血液和心血管等器官出现一系列病理生理学改变。

1. 性功能　睾酮在维持男性的性欲、勃起和射精功能等方面发挥重要作用，睾酮水平降低可导致性欲低下、ED 和射精功能障碍。睾酮通过中枢神经系统的作用调节性欲，对男性的性欲起决定性作用。性欲低下的主要机制为睾酮缺乏，无法维持中脑边缘、黑质纹状体和下丘脑的多巴胺（dopamine，DA）受体系统接收刺激信号后分别产生对刺激的注意、对刺激的反应，以及自主传出的信号来控制部分组织交感神经活性，导致脊髓性兴奋中枢和性刺激感受区及传导神经组成的神经系统接收的唤醒性欲的信号减少，同时性腺血流不足，最终导致性欲低下；此外，睾酮缺乏在一定程度上导致性欲、性唤醒障碍，也影响勃起功能；通过海绵体平滑肌舒张减弱而收缩增强，导致 ED 的发生；还可引起海绵体平滑肌数量减少、纤维组织增生、脂肪沉积和 NO 的合成减少，这些改变是 ED 的重要病理生理基础。

2. 情绪与认知　Bio-T 对情绪和认知功能有重要调节作用，这种调节作用主要通过对分布在中枢神经系统的 AR 的直接作用和对中枢神经系统的多巴胺和 5- 羟色胺信号传递通路的调控发挥作用，以及通过转化产物 E_2 与 ER 发挥作用。当血清睾酮水平减低时，男性就会出现焦虑、惊恐不安、失眠、情感淡漠、记忆力减退，以及思维反应和智力减退等一系列精神心理性疾病的表现。

3. 骨骼　骨骼是睾酮的靶器官之一，成骨细胞内存在 AR，睾酮具有独立的（非依赖转化为雌激素）的刺激成骨细胞分化和增殖的作用。血清睾酮水平降低可能会导致骨质疏松和骨矿物质密度下降。在骨质疏松引起骨折的患者中，7%～30% 的患者存在睾酮缺乏。在一个大规模的流行病学调查中发现，在生存时间＞5 年的前列腺癌患者，行去势治疗患者的骨折发生率为 19.4%，而未行去势治疗患者的骨折发生率为 12.6%。

4. 肌肉　血清睾酮水平降低使得老年男性出现进行性肌量减少，并因此出现肌力下降、容易疲劳、日常活动的能力下降、容易跌倒和发生跌倒性损伤，患者独立生活能力下降，出现少肌症。

5. 脂肪　血清睾酮水平降低会导致脂肪组织尤其是内脏脂肪增加，体重超重，并且可进一步出现胰岛素和瘦素抵抗。研究表明，体重超重与血清睾酮水平呈负相关。

6. 心血管　成年男性血清睾酮水平降低与心血管疾病的发病率增加有关。睾酮主要通过以下机制影响动脉粥样硬化的形成及冠状动脉粥样硬化性心脏病的发生：①血清睾酮通过内皮依赖性（直接刺激 NO 释放）和非内皮依赖性（直接作用于血管平滑肌细胞钙离子与钾离子通道）机制发挥舒张血管的作用，其中 NO 释放起着决定性作用；②影响脂质代谢，升高血浆 HDL-C 水平、降低载脂蛋白（a）及 LDL-C 水平；③抑制巨噬细胞在动脉内膜聚集，抑制其摄取胆固醇，减少泡沫细胞形成；④阻止巨噬细胞在局部产生氧自由基，防止内皮细胞损伤；⑤抑制血管平滑肌细胞从动脉管壁向内膜迁移；⑥抗血小板聚集、抗血栓形成；⑦还可能与其被芳香化酶转化成雌激素有关，而雌激素具有保护血管及抗动脉粥样硬化形成的作用。

7. 红细胞　睾酮可直接刺激骨髓干细胞和通过肾合成促红细胞生成素使红细胞数量和血红蛋白水平增高，睾酮缺乏可导致贫血。

8. 代谢综合征　MS 是以胰岛素抵抗为核心，以腹型肥胖、糖脂代谢异常和高血压为主要表现的一组临床综合征。研究表明，LOH 和 MS 有着相似的临床表现和病理生理学特点。男性血清睾酮水平下降能降低机体对胰岛素敏感性，可促进 MS 的发生。

（五）临床症状与体征

LOH 的临床症状包括：①性欲减退、ED 等与性功能异常相关的症状；②男性不育；③骨质疏松、肌肉力量下降、贫血等全身症状；④肥胖和 2 型糖尿病等 MS 表现；⑤潮热、精力下降、容易疲劳、易怒、记忆力减退、认知功能减退、睡眠障碍、抑郁症状等神经系统和精神心理症状。LOH 的体征包括：①身高下降、体重增加、腹围增加、皮下脂肪增多；②男性性征减弱，出现体毛减少、乳腺发育或女性化、睾丸体积变小和质地变软；③由于出现 MS，可以有血压升高等方面改变。具体表现如下。

1. 性功能障碍　是 LOH 患者最常见的症状。包括：①性欲减退和性活动减少；②出现 ED，表现为阴茎勃起困难、勃起硬度下降或勃起不持久、夜间或晨间勃起次数减少和勃起硬度下降等。

2. 骨质疏松、肥胖和肌肉量减少　LOH 患者常出现：①骨量减少和骨质疏松，骨折发生率明显增加；②体内脂肪增加，容易出现向心性肥胖；③肌肉量减少，肌肉力量下降，导致自主生活能力下降。

3. 情绪与认知方面症状　LOH 患者容易出现：①抑郁症状，情绪低落，易怒；②体力、精力和耐力下降，容易疲倦和乏力；③容易失眠，出现睡眠障碍；④智力和空间技巧活动降低；⑤认知功能下降、记忆力减退、注意力不集中。

4. 代谢综合征　LOH 患者往往同时存在 MS 的多种临床表现，例如，肥胖、高血压、血脂紊乱、糖代谢异常、胰岛素抵抗和 2 型糖尿病等。大量的流行病学研究结果证实，男性肥胖与血清睾酮水平降低密切关联，20%～60% 的男性肥胖受试者的血清 TT 或 FT 水平降低。MS 和 2 型糖尿病均与血清睾酮水平降低有关。

以上症状虽不是 LOH 特有的症状，但会提示有血清雄激素缺乏的可能性。出现

1 项或同时出现多项上述临床症状时，应考虑 LOH 的可能性。

（六）辅助检查

1．体格检查

（1）身体测量指标：测量身高、体重，计算 BMI；测量腹围、臀围，计算腰臀比。向心性肥胖作为男性 MS 的关键特征，常与血清睾酮缺乏有关。血清睾酮缺乏是发生 MS 的独立预测因子，反之亦然，MS 也是血清睾酮缺乏的危险因子。这种影响不但存在于 BMI 偏高的男性，也存在于 BMI 正常而腹围增加的男性。腹部检查要注意肝在肋缘下是否可以触及，肝区有无叩痛。

（2）测量血压。

（3）专科检查：注意阴茎的长度和直径。使用睾丸测量计或超声测量睾丸体积，记录睾丸质地。记录体毛分布情况、男性体毛有无脱落、有无男性乳房发育等。

（4）评估是否并发睡眠呼吸暂停综合征、缺氧，尤其是对拟行 TST 的患者。

2．实验室检测

（1）血生化：肝功能、肾功能、血脂、血糖等。

（2）血液学指标：血红蛋白（hemoglobin，Hb）、红细胞计数、白细胞计数、血小板计数、血细胞比容（haematocrit，Hct）等。启动 TST 前要检测基础 Hb/Hct，TST 后 3～6 个月复查 Hct，之后每年 1 次；如果 Hct＞50%，考虑暂停 TST，查找病因；Hct＞54% 需要干预，药物减量或停止治疗直到 Hct 降至安全水平。红细胞增多症是 TST 的常见并发症之一，最大程度诱导 Hb/Hct 升高与注射睾酮有关。

（3）尿液分析：尿蛋白、尿糖、沉渣镜检等。

3．生殖内分泌激素检测

（1）采血时间：青年男性与老年男性的差异之一为循环睾酮昼夜的节律性变化。青年男性存在一个明显的血清睾酮昼夜节律性变化，在早晨 6—8 点达到峰值，17—18 点降到最低点。老年男性的睾酮昼夜节律性变化不明显，如果存在，曲线也较为平坦。在上午取血进行睾酮测定容易区分青年男性与老年男性的循环睾酮水平差异。因此，对于 LOH 患者的取血时间应定为早晨 7—9 点。EAU 推荐早晨 7—11 点空腹取血。

目前，尚不清楚老年男性睾酮分泌节律改变的临床意义，但模拟睾酮分泌的节律性进行补充治疗将有助于发挥睾酮的生物学作用。考虑单剂口服十一酸睾酮软胶囊后的达峰时间为 1～8 h（峰值通常出现在服药后 4～5 h），取血时间应与服药时间及睾酮分泌节律一并考虑，不应超过达峰时间而错过峰值。除此之外，血清样本的运送与储存方式对检测结果也影响较大。对于 LOH 患者，建议评估血睾酮峰浓度，更有利于了解 TST 后的睾酮水平，也建议化验单上注明服药时间和取血时间。

（2）检测方法：血清 TT、SHBG、LH 和 FSH 可采用基于免疫学原理的测定方法（如放射免疫法、酶联免疫法等）及配套的商品化试剂盒，基本能够满足临床诊断 LOH 的需要。化学发光法及质谱分析法的精确性与准确性更好，有条件的实验室可采用。目前，市场上有很多商品化的血清 TT 及 SHBG 检测试剂盒，但每种检测试剂盒之间的变异非常大，可达 25%～40%。为了表示检测结果的精确度，需要报告批间变异系数（coefficient of variation，CV）和批内 CV 2 个指标，实验室需要通过检测已知浓度的正常和异常 2 种质控样本来计算上述指标。

目前，平衡透析法（equilibrium dialysis，EqD）是测定 FT 的"金标准"，是较为准确和理想的方法，它通过确定非结合型睾酮百分率、估计 TT 及计算出 FT。但试剂盒价格较为昂贵、费时、技术困难，并且缺乏基于人群资料的正常参考值范围。现在最为常用的 FT 测定法是根据已知的 TT、SHBG 和 HSA 参考浓度折算出血清计算的游离睾酮（calculate free testosterone，cFT），计算公式可从互联网中获得（网址：http://www.issam.ch/freetestos.htm;www.pctag.uk/testosterone-calculator），或使用免费手机 APP（T Calc）计算。经过临床验证，EAU 指南认为计算法与平衡透析法测定 FT 的相关性最好。目前的 FT 和 Bio-T 计算方法仅涉及 HSA 和 SHBG 变化产生的潜在影响，而忽视了 CBG、ORM 和其他潜在互相作用蛋白质、甾体激素等的影响；对于睾酮与其结合蛋白的结合生化特性、动力学知之甚少，并且对化学计量学、结合动力学、结合亲和力过于简单化的假设，产生了目前普遍使用的、不准确的睾酮与 SHBG/HSA 线性结合模型，这种局限性导致 FT/Bio-T 结果存在误差。虽然近年来，建立一个睾酮与 SHBG 结合的多级整体变构模型（ensemble allosteric model，EAM）能够提供更近似 EqD 测定结果的 FT 水平，但目前临床经验仍然有限。目前对于睾酮与 SHBG 和 HSA 结合常数的确认及计算模型尚有争议，达成共识将有助于改善 FT 的计算。目前市场上也有非透析的基于类似物竞争性置换放射免疫法直接测定 FT 的商品化试剂盒，但这种测定方法不精确，特别是当睾酮水平较低和 SHBG 水平较高时，结果非常不可靠。

Bio-T 是能进入组织或靶器官发挥作用的睾酮，非 SHBG 结合睾酮，包括 FT 与 HSA 结合睾酮。通常采用 50% 硫酸铵沉淀 SHBG 结合睾酮，然后测定上清液中的非 SHBG 结合睾酮或 Bio-T。血清 Bio-T 也可采用刀豆凝集素 A 法（concanavalin A method）测定，或根据已知的 TT、SHBG 和 HSA 参考浓度计算得出，公式同样可从上述网站获得。Bio-T 的正常参考值范围取决于所使用的测定方法，并且临床上通常很少使用。

美国泌尿外科协会（American Urological Association，AUA）指南推荐使用液相色谱串联质谱分析法（liquid chromatography tandem mass spectrometry，LC-MS/MS）测定 TT，使用 EqD 测定 FT。2018 年欧洲内分泌学会（European Society of Endocrinology，ESE）和欧洲男科学会（European Academy of Andrology，EAA）指南推荐，对于存在改变血清 SHBG 的状况或初始 TT 浓度处于（或接近）正常范围下限（8～12 nmol/L 或 200～400 ng/dl）的男性，需要直接使用 EqD 或计算法测定 FT 浓度，不能使用不准确的直接类似物 FT 免疫测定法（direct analog-based free testosterone immunoassays），推荐的状况包括：①与血清 SHBG 浓度降低相关的状况，如肥胖、糖尿病、使用糖皮质激素 / 某些种类孕酮 / 雄激素、肾病综合征、甲状腺功能减退症、肢端肥大症、SHBG 基因多态性；②与血清 SHBG 浓度增高相关的状况，如增龄（aging）、艾滋病、肝硬化和肝炎、甲状腺功能亢进症、使用某些种类抗癫痫药、使用雌激素及 SHBG 基因多态性等（表 24-3）。

表 24-3　血清睾酮和血清 SHBG 检测方法及其优缺点

激素	检测方法	单位	变异系数（CV）	优点	缺点
TT	免疫测定法（放射免疫法、酶联免疫法）	ng/dl	批内：−14%～＋19%。低睾酮值时最显著（40%样本 TT<100 ng/dl）	①快速；②效率高；③参考值范围资料可以获得	①低/高睾酮水平时准确性降低；②干扰因素（血清中异嗜性抗体）；③显著的批间变异性
	LC-MS/MS	ng/dl	±6.4%（处于 CDC 认可状态）	①"金标准"；②低睾酮浓度时有卓越的敏感性和特异性（＜40 ng/dl）	①未被 FDA 批准；②人工密集；③效率低
	唾液睾酮	pmol/L	批内：13%；批间：13%	①简易；②患者可及性；③与血清 cFT 浓度相关	①未被 FDA 批准；②采集大量样本需要高技巧；③关注唾液样本稳定性
FT	平衡透析法	pg/dl	批内：10.0%；批间 6.8%	①"金标准"，与其他方法相比较的参考方法；②卓越的敏感性和特异性	①人工密集；②效率低；③技术困难，进行透析时的操作在各实验室之间存在变异，导致室间变异性高；④不容易自动化；⑤仅有少数临床实验室采用；⑥昂贵；⑦依赖 TT 的准确性和精密度
	计算法（Nanjee & Wheeler, Sodergard, 或 Vermeulen 质量作用定律方程）	pg/ml	批间：18%～30%	①快速；②简易；③一些系列（并非所有）与平衡透析法有较好的相关性	①依赖 TT 和 SHBG 检测的准确性和精密度；②准确性依赖 SHBG 和 HSA 与睾酮结合的平衡解离常数、化学计量学；③高批间变异性
	直接法（超速离心法，类似物免疫测定法）	pg/ml	批内：10.3%；批间 8.9%	①承诺但需要附加研究确认跨越 FT 值范围的检测性能；②超速离心法：与平衡透析法相当；③类似物法：有商品化试剂盒，效率高、精密度高，已证明与 FT 测定值的相关性	①技术具有挑战性；②效率低；③超速离心法：技术困难；不容易自动化，仅有少数临床实验室常规采用，昂贵，依赖 TT 的准确性和精密度；④类似物法：提供 FT 的不准确估计值，专家反对用于测定 FT
	唾液睾酮	N/A	N/A	获得简单	①不是循环中 FT 浓度的准确标志物；②受样本干燥、食物和血液污染的影响
	FTI	N/A	N/A	①表示 TT/SHBG 比值；②已证明与 FT 测定值的相关性；③获得简单	①FT 浓度的过于简单化和不准确测定；②性腺功能状态的较差指标；③依赖 TT 和 SHBG 的准确测定；④大多数专家不赞同使用

（待　续）

（续 表）

激素	检测方法	单位	变异系数（CV）	优点	缺点
Bio-T	硫酸铵沉淀法	ng/dl	批内：7.2%；批间 7.9%	①卓越的敏感性和特异性；②与平衡透析法测定的 FT 结果相关性好	①时间/人工密集；②技术具有挑战性；③效率低；④示踪物污染；⑤仅有少数临床实验室采用；⑥从概念上是测定非 SHBG 结合睾酮，其结果近似但不等于 HSA 结合睾酮＋非结合睾酮
	刀豆凝集素 A 法	N/A	N/A	比硫酸铵沉淀法沉淀 SHBG 更有选择性和更少的变异	①技术困难；②不容易自动化；③目前没有被临床实验室采用；④测定非 SHBG 结合睾酮，其结果近似但不等于 HSA 结合睾酮＋非结合睾酮
	计算法	N/A	N/A	①基于质量作用定律理论，或经验方程；②计算结果简单	①除非通过本地实验室重新验证，不同算法之间的相关性较差；②依赖对于睾酮与 SHBG（K_T）、HSA（K_{HSA}）亲合力常数的正确估计；③结果受 TT、SHBG、HSA 测定质量的影响
SHBG	免疫测定法（放射免疫法，酶免疫法）	nmol/L	批内：6.7%；批间 8.2%	①快速；②效率高	干扰因素（血清中异嗜性抗体）

注：T. 睾酮；TT. 总睾酮；FT. 游离睾酮；cFT. 计算的游离睾酮；FTI. 游离睾酮指数；Bio-T. 生物可利用睾酮；HSA. 人血清白蛋白；SHBG. 性激素结合球蛋白；CV. 变异系数；LC-MS/MS. 液相色谱串联质谱分析法；CDC.（美国）疾病控制中心；FDA.（美国）食品和药品监督管理局；N/A. 不适用；1 ng/dl＝0.0347 nmol/L。

（3）检测结果的判断及睾酮低下的切点值：至少需要 2 次在早晨 7—9 点抽取患者血样本进行血清睾酮水平测定，根据血清睾酮低下的切点值做出判断。大多数情况下 2 次早晨血样本检测已经足够，但其差异＞20% 需要进一步评估。大多数情况下，血清 TT 水平处于 13～28 nmol/L 表明性腺功能足够正常，没有进一步检测的必要；指南规定男性 TT＞12 nmol/L，没有给予 TST 的适应证。目前国内外尚无统一的切点值，一般以 20～39 岁年龄组 95% 可信区间的下限值或以百分位数的 10% 位数值作为切点值。

国内学者依据最新多中心、大样本临床研究计算出的切点值为：TT＜8.89 nmol/L，cFT＜210 pmol/L，建议作为中国人群睾酮缺乏的实验室诊断切点值。

2009 年国际男科学会（International Society of Andrology，ISA）、ISSAM、EAU、EAA 和美国男科学会（American Society of Andrology，ASA）联合发布 LOH 指南，推

荐血清睾酮缺乏的切点值为 TT≤12 nmol/L、FT≤225 pmol/L。2016 年 EAU 发布性腺功能减退症诊疗指南，推荐血清睾酮缺乏的切点值为 TT≤12.1 nmol/L、FT≤243 pmol/L；并对 40～79 岁男性血清 TT 与雄激素低下症状的关联性做出表述：当血清 TT＜13 nmol/L 可存在精力减弱，当血清 TT＜11 nmol/L 可有晨间勃起频率减少，当血清 TT＜8.5 nmol/L 可出现 ED 症状，当血清 TT＜8 nmol/L 可出现性幻想频率减少。对于这个年龄段的男性，LOH 的最强预测指标是 3 个性功能症状（性幻想减少、晨间勃起减弱、ED）并伴有血清 TT＜8 nmol/L，或血清 TT 在 8～11 nmol/L 同时血清 FT＜220 pmol/L。

欧洲内分泌学会和激素准确检测合作组织（Partnership for the Accurate Testing of Hormones）赞助一项基于美国和欧洲社区人群、涵盖 4 个大型队列的研究，旨在建立一个协调的激素参考值范围（harmonized reference ranges），每一队列均使用高度统一的横向校准的测定方法和美国 CDC 研发的校准器，然后调整得到基于 CDC 标准化测定方法（LC-MS/MS）的本地数值；健康非肥胖年轻男性（19～39 岁）调整后的血清 TT 参考值范围为 264～916 ng/dl（9.2～31.8 nmol/L，2.5%～97.5% 位数值）、303～852 ng/dl（10.5～29.5 nmol/L，5%～95% 位数值）。

为了加强实验室评估的准确性，血清 TT 水平接近正常值下限者（12 nmol/L），可疑或已知血清 SHBG 水平异常者，需要检测血清 FT。

由于目前尚无统一的检测方法与标准，每个实验室应建立自己的实验方法并经过临床验证。此外，也应建立本实验室不同年龄段正常人群各项激素参数的实验室测定参考值范围及质量控制体系。

（4）影响因素：临床通常只检测血清 TT 与血清垂体激素水平，不检测血清 SHBG 浓度。血清 SHBG 的浓度可影响血清 TT 水平。例如，当患有 2 型糖尿病时，由于胰岛素分泌增加或胰岛素样因子 -1 水平增高，可引起血清 SHBG 浓度下降。所以有条件的实验室，对于血清 TT 低于同年龄组正常参考值下限的患者应检测血清 SHBG 水平，以除外由血清 SHBG 浓度下降造成的血清 TT 水平下降；例如，患有某些慢性疾病（高血压、心脏病）患者，血清 TT 水平会低于同年龄组对照值的 10%～15%。此外，某些慢性疾病、肥胖及 MS 等也可引发老年性腺功能低下，应进行原发病的治疗。

中老年男性随着年龄增加出现血清 TT 下降、血清 SHBG 浓度升高，最终导致血清 FT 下降，其下降幅度要超过血清 TT。在某些患者，如 ED 患者中可能会出现血清 TT 或 FT 低下及雄激素缺乏的症状。由于 ED 的病因可能为多因素，因此，他们可能对单纯的雄激素补充治疗效果反应不一。一篇综述 29 项研究结果表明，ED 男性的血清睾酮水平低于没有 ED 男性（平均差异＝−47 ng/dl，CI：−69.00～−25.52；1 ng/dl＝0.0347 nmol/L），但这种统计学差异不能给医师提供鉴别人群是否患有 ED 的能力；血清 TT 与 ED 发病率呈负相关，TT＜11 nmol/L 男性发生 ED 的优势比为 1.64（CI：0.93～2.80），TT＜8 nmol/L 男性则为 1.94（CI：1.20～1.83）。

同平衡透析法或血清 TT 与血清 SHBG 结合计算法相比，使用单一酶免法测定血清 FT 会低估血清 FT 浓度，并且高估雄激素低下程度或人群患病率。这一点应引起注意。

（5）其他激素的检测：如果患者具有 LOH 症状而血清 TT 正常，或血清 TT 水平介于正常参考值的下限与当前确定的判断性腺功能绝对低下的切点值之间（如为 8～12 nmol/L），可疑或已知血清 SHBG 水平异常，需要进一步检测血清 FT 或血清 Bio-T。如果血清 TT＜5.2 nmol/L 或怀疑继发性性腺功能低下，应检测血清 LH 并计算睾酮分泌指数（testosterone secretion index，TSI）和检测血清催乳素（prolactin，PRL）对垂体 - 性腺轴功能做出综合判断；当基于临床症状怀疑存在其他内分泌紊乱时，应检测血清 E_2（尤其是乳腺发育或疼痛，乳腺或乳头压痛者）、甲状腺激素、皮质醇、生长激素等。血清睾酮水平低下患者测定血清 LH 有助于明确病因和决定是否附加其他实验室检测（如血清 PRL）；血清睾酮水平低下伴 LH 水平低下或 LH 介于低下至正常临界状态，能为是否使用选择性雌二醇受体调节剂替换 TST 提供参考，尤其是有意愿保存生育力的患者；对于持续不明原因的血清 PRL 水平增高，需要评估是否存在内分泌紊乱。为了鉴别原发性 LOH、继发性 LOH 和代偿性 LOH，以及确诊 LOH，最好 30 天内测定空腹状态下血清 LH、FSH 和睾酮水平 2 次。此外，对于个体患者还要考虑 AR 的活性、芳香化酶活性、5α- 还原酶活性及机体对于治疗后的反应。

总之，必须针对患者存在性腺功能低下的临床症状测定雄激素水平，应选用目前公认的方法进行血清 TT 与 LH 的测定，并计算出 TSI。有检测条件的实验室，对于血清 TT 低于同年龄组正常参考值下限的患者应检测血清 SHBG 水平并计算出血清 FT。实验室应建立血清雄激素测定方法、质控体系及男性各年龄段血清雄激素水平正常参考值范围。对检测结果要结合临床症状进行解释，除考虑下丘脑 - 垂体 - 睾丸轴的调节之外，还要综合考虑雄激素的转化代谢物及机体对治疗的反应。

4. 前列腺评估

（1）国际前列腺症状评分（international prostate symptom score，I-PSS）和生活质量评估（quality of life，QoL）：I-PSS 和 QoL 问卷表是对前列腺症状发生频率和对目前症状耐受程度的定量评分系统，可作为比较前列腺症状进展情况和治疗前后疗效对比的量化评价方法。

（2）直肠指检（directeral rectum examination，DRE）：DRE 作为前列腺的基本检查方法，检查内容包括前列腺大小、硬度、有无结节、表面是否光滑、有无触痛、双侧叶是否对称、中央沟是否存在等。前列腺增生时，前列腺膨隆增大，中央沟变浅或消失。如前列腺质地较硬并触及结节时，应结合其他检查排除前列腺癌。

（3）前列腺特异性抗原（prostate specific antigen，PSA）：正常情况下，PSA 主要分泌到前列腺液或精液中。正常男性血液中存在微量 PSA，正常参考值范围为 0～4 μg/L（0～4 ng/ml）。PSA 为前列腺特异性，而非前列腺癌特异性，但前列腺癌患者的 PSA 通常显著升高，因此，PSA 被广泛用于前列腺癌的早期诊断、肿瘤分期及疗效评估。如果第一次血清 PSA 检测显示升高，在启动 TST 之前再次检测血清 PSA 进行确认。＞40 岁男性启动 TST 后 3～12 个月应进行 DRE 和血清 PSA 检测；第 1 个 12 个月后，普通人群的前列腺癌筛查遵照当地指南执行；发生下列情况时，应进一步评估和 / 或请泌尿外科会诊：①启动 TST 后 12 个月内血清 PSA 浓度增加幅度＞1.4 μg/L

（1.4 ng/ml）；②任何时间确认的 PSA＞4 μg/L（4 ng/ml）；③ DRE 触诊前列腺异常或下尿路症状（lower urinary tract symptoms，LUTS）明显加重。

（4）超声检查：前列腺超声检查常采用腹部超声或经直肠超声检查。经直肠超声检查前列腺较腹部超声检查更为精确。前列腺癌声像图回声特征与肿瘤大小、级别和分期有关，多表现为外周带低回声团块。

中老年男性在开始雄激素补充治疗前及治疗过程中应评估前列腺。如怀疑前列腺癌（如 DRE 异常、血清 PSA 显著升高）时，应考虑行经直肠超声检查及前列腺穿刺活检明确诊断。

5. 抑郁评分　抑郁评分与雄激素水平存在部分负相关。LOH 男性的抑郁评分显著增高；与性腺功能正常男性相比，他们的忧虑程度无显著差异，但在"躯体症状"上的得分更高。针对 LOH 伴抑郁的男性给予睾酮制剂或安慰剂治疗，同时维持他们试验前所接受的抗抑郁治疗；使用 Hamilton 抑郁评分量表评估显示，接受睾酮制剂的男性比接受安慰剂的男性抑郁症状改善更显著。

6. 骨密度检测　LOH 是骨质疏松的危险因素，对此类患者常采用雄激素补充治疗作为预防骨质疏松、增加骨量的手段。根据观察，男性出现骨质疏松平均年龄比女性晚 10 年。考虑到男性 LOH 相对较高的患病率，以及骨质疏松与雄激素缺乏的密切关系，对于每位男性骨质疏松患者均应检查是否存在血清睾酮缺乏，并及时采取雄激素补充治疗措施。对于轻度创伤发生骨折的患者，建议使用双能 X 线吸收法（dual energy X-ray absorptiometry，DEXA）检测骨密度。LOH 雄激素补充治疗后随访监测的项目和时间详见本章"治疗与疗效评估"部分。

7. 影像学检查　男性血清 TT 水平＜5.2 nmol/L 伴 LH 水平低下或 LH 介于低下至正常临界状态，无论血清 PRL 水平正常与否，需进行垂体 MRI 检查，可能发现非分泌型腺瘤。

（七）诊断和鉴别诊断

1. 诊断

（1）症状：①性功能减退症状；②自主神经功能紊乱症状；③心理和躯体症状。

（2）筛查量表用于临床筛查：目前使用以自我报告为基础的症状量表，对可疑患者进行筛查，应用较多的症状量表有 1999 年德国 Heinemann 等制订的 AMS（表 24-4 和表 24-5）和 2000 年由美国 Morley 等制订的 ADAM（表 24-6）。日本学者 Kobayashi 等对 AMS 和 ADAM 进行了比较，认为 AMS 筛选效果优于 ADAM，建议临床使用 AMS 进行筛选评价。AMS 的敏感性和特异性均＞70%，其应用广泛、权威性高，国际上普遍接受。周善杰等对 1498 例中老年健康男性开展研究并分别填写 ADAM 和 AMS，其中 434 例进行了生殖激素测定。研究结果表明，对于我国人群，2 个筛查量表具有较好的适用性，ADAM 敏感性高，省时、易操作，可作为筛查量表使用；而 AMS 可作为疗效监测量表使用。孔祥斌等研究 AMS 老年男性症状量表并对其信度、效度及实际使用效果进行了研究，结果表明 AMS 的敏感性为 81%，特异性为 44%，证明 AMS 在中国中老年男性 LOH 筛查中具有良好的适用性；但其特异性并不高，不适合单独用于 LOH 的诊断。最新的 AUA 指南目前不推荐使用经过验证的问卷筛选患者以确定需要 TST 或监测患者 TST 的症状反应性；由于可利用的筛查问卷之间的敏感性和特异性变异较大，使其不适于筛查或作为实验室测定睾酮的替代工具。

表 24-4　老年男性症状量表（AMS）

下列哪些症状已经发生在您的身上？请将您的答案标示在相应栏位中。如果您并没有下列所描述的症状，请将答案标示在"无症状"的栏位中。

症状	无症状	轻微	中度	严重	非常严重
	1	2	3	4	5
1. 感到总体健康状况下降（总体健康状况，主观感受）	☐	☐	☐	☐	☐
2. 关节痛与肌肉痛（腰痛、关节痛征，四肢痛、全背痛）	☐	☐	☐	☐	☐
3. 多汗（非预期的或突然的阵汗，非劳力性潮热）	☐	☐	☐	☐	☐
4. 睡眠障碍（入睡困难、睡眠过程障碍、早醒和感觉疲劳、睡眠不好、失眠）	☐	☐	☐	☐	☐
5. 需要增加睡眠时间，常常感到疲劳	☐	☐	☐	☐	☐
6. 烦躁易怒（爱发脾气、为小事生气、情绪化）	☐	☐	☐	☐	☐
7. 神经质（内心压力、焦虑、烦躁不安）	☐	☐	☐	☐	☐
8. 焦虑不安（感到惊恐）	☐	☐	☐	☐	☐
9. 体力极差，缺乏活力（表现总体下降、活动减少、对休闲活动缺乏兴趣，感到做事少和收获少，感到必须强迫自己参加一些活动）	☐	☐	☐	☐	☐
10. 肌肉力量减少（感到无力）	☐	☐	☐	☐	☐
11. 情绪忧郁（情绪低落、忧伤、几乎落泪、缺乏动力、情绪波动、感到做什么事都没有意思）	☐	☐	☐	☐	☐
12. 感到个人已走了下坡路	☐	☐	☐	☐	☐
13. 感到精疲力竭，人生已到了最低点	☐	☐	☐	☐	☐
14. 胡须生长减少	☐	☐	☐	☐	☐
15. 性活动的能力及频率减少	☐	☐	☐	☐	☐
16. 晨间勃起次数减少	☐	☐	☐	☐	☐
17. 性欲减退（性活动失去愉悦感，缺乏性交欲望）	☐	☐	☐	☐	☐

除了上述的症状之外，您是否还有其他的症状？如果有，请描述：是☐　否☐

表 24-5　AMS 评分分类

序号	分值	心理学分量表	躯体分量表	性分量表
1			√	
2			√	
3			√	
4			√	
5			√	

（待　续）

（续　表）

序号	分值	心理学分量表	躯体分量表	性分量表
6		√		
7		√		
8		√		
9			√	
10			√	
11		√		
12				√
13		√		
14				√
15				√
16				√
17				√

注：以上每项症状的评分：没有=1分；轻度=2分；中度=3分；重度=4分；极重=5分。

有症状评分累加为总分。总分评价如下：17～26分，无；27～36分，轻度；37～49分，中度；≥50分，重度。

解读：该量表能反映患者在雄激素补充治疗过程中症状的改善。相对于基线评分平均提高32%，较轻患者通过治疗可提高11%，中度患者提高24%，中重度可提高31%，而重度患者可提高39%。

该量表可作为治疗效果的独立预测指标。阳性预测率为89%，阴性预测率为59%，敏感性为96%，特异性为30%。

表 24-6　中老年男性雄激素缺乏症问卷（ADAM）

症状	是/否	症状	是/否
1. 是否有性欲减退？		6. 是否有忧伤和/或脾气不好？	
2. 是否有体能下降？		7. 是否有勃起不坚？	
3. 是否有体力和/或耐力下降？		8. 体育运动能力最近是否有下降？	
4. 是否有身高降低？		9. 餐后是否爱打瞌睡？	
5. 是否有生活乐趣降低？		10. 最近的工作表现是否不佳？	

注：评价：对每个问题回答"是"或"否"，问题1或问题7或任何3个其他问题回答"是"即定为阳性答卷。

有效性检验：ADAM调查表的敏感性为88%，特异性为60%。

李红刚等通过6个中心共计5980例40岁及以上社区人群的深入研究，提出了更符合中国人群LOH筛查的精简版AMS量表（the concise scale of AMS，cAMS），详见表24-7和表24-8。在使用cAMS进行LOH筛查时，若各种症状总分累计≥17分，即可判断为筛查阳性并建议进行血清生殖内分泌激素或其他血清学指标测定。

表 24-7　精简版 AMS（cAMS）

下列哪些症状已经发生在您的身上？请将您的答案标示在相应栏位中。如果您并没有下列所描述的症状，请将答案标示在"无症状"的栏位中

症状	无症状	轻微	中度	严重	非常严重
	1分	2分	3分	4分	5分
1. 嗜睡，常常感觉疲乏无力	□	□	□	□	□
2. 烦躁易怒	□	□	□	□	□

（待　续）

（续 表）

症状	无症状	轻微	中度	严重	非常严重
	1分	2分	3分	4分	5分
3. 神经质	□	□	□	□	□
4. 体力衰退或缺乏活力	□	□	□	□	□
5. 肌肉力量下降	□	□	□	□	□
6. 感觉精疲力竭	□	□	□	□	□
7. 胡须生长变慢或减少	□	□	□	□	□
8. 性能力下降或性活动频率降低	□	□	□	□	□
9. 晨间勃起次数减少	□	□	□	□	□
10. 性欲减退	□	□	□	□	□

表 24-8　cAMS 分类评分

序号	分值	性功能分量表	自主神经紊乱症状分量表	心理和躯体症状分量表
1			√	
2				√
3				√
4			√	
5			√	
6				√
7		√		
8		√		
9		√		
10		√		

注：以上每项症状的评分：没有=1分；轻微=2分；中度=3分；严重=4分；非常严重=5分。所有症状评分累加为总分。总分评价如下：10～16分，无；17～26分，轻度；27～39分，中度；≥40分，重度。

（3）生殖内分泌激素及血清学指标：由于年龄相关的血清睾酮水平下降是一个缓慢而逐渐变化的过程，因此，确定任何切点值（cut-off point）都有很大难度，但切点值又是临床诊断的重要指标之一。

2009 年 EAU 发布的联合指南认为，当血清 TT＞12 nmol/L 或 FT＞225 pmol/L 时，不需要进行 TST；如果患者有雄激素低下的症状而血清 TT 水平介于 8～12 nmol/L 或 FT＜225 pmol/L，在排除其他致病因素并在完全知情同意的情况下可尝试进行 TST。

近年来，熊承良等依据中国人群最新实施的多中心社区人群、大样本临床研究计算出的血清雄激素低下实验室诊断切点值为 TT＜8.89 nmol/L、cFT＜210 pmol/L，两者同时低于切点值或 cFT 单项＜180 pmol/L 时，建议进行 TST 试验性治疗。

2018 年 EAU 指南没有对 2016 版指南中的血清睾酮水平低下切点值做出调整，诊断睾酮水平低下的切点值为血清 TT＜12.1 nmol/L、血清 FT＜243 pmol/L。40～79 岁男性预测 LOH 最强的指标为 3 个性功能症状（性幻想减少、晨间勃起减弱、ED）且血清 TT＜8 noml/L，或血清 TT 介于 8～11 nmol/L 且血清 FT＜220 pmol/L。在血清睾酮水平与症状不符的情况下，需要检测血清 FT 水平，推荐测定血清 cFT。当男性患有下列疾病或由于血清睾酮水平低下且符合治疗适应证，应考虑评估其血清睾酮水平。这些情况包括性功能障碍、2 型糖尿病、MS、肥胖、垂体肿物并行蝶鞍区放射治疗，以及下丘脑和蝶鞍区的其他疾病、抑制睾酮水平的药物治疗（如皮质类固醇、阿片类药物）、中重度慢性阻塞性肺疾病、不育、骨质疏松或轻度损伤并发骨折、并发肌肉减少症（sarcopenia）的 HIV 感染等。

Salter 等综述 AUA、EAU、美国临床内分泌医师协会（American Association of Clinical Endocrinologists，AACE）、英国性医学会（British Society for Sexual Medicine，BSSM）、国际内分泌学会（Endocrine Society，ES）、国际性医学学会（International Society for Sexual Medicine，ISSM）、ISSAM 等学会的指南，认为各学会的血清睾酮切点值相异，但均推荐使用血清 TT 诊断 LOH，血清睾酮切点值和测定方法见表 24-9。许多学会，包括 ASA、ES、EAU、EAA、ISA、ISSAM 使用不同的阈值定义血清 TT 水平低下，范围在 8.0～12.1 nmol/L；数个大规模人群研究尝试量化血清 TT 水平低下的患病率，制订 8.7～12.1 nmol/L（有并发确切的症状和表现）作为血清睾酮低下的诊断阈值。

（4）其他敏感及特异性因子：Ivell 等研究表明，LC 可特异性地分泌 INSL3，而血清中的 INSL3 几乎全部来自睾丸间质细胞。因此，血清 INSL3 水平可直接反映出 LC 数量和功能状态。孔祥斌等对 INSL3 应用 LOH 诊断进行了初步研究，提示血清 INSL3 与男性 LC 功能状态紧密相关且表达稳定，有望用于 LOH 诊断并可成为一种新诊断指标。

（5）睾酮补充诊断性治疗试验：患者出现症状并伴有血清睾酮水平降低，在排除其他疾病或药物影响后，提示症状可能与血清睾酮水平降低有关，3～6 个月试验性 TST 可进一步确定症状与血清睾酮水平的关系。只有证明 TST 诊断性试验治疗有效时，才能最后确立 LOH 的诊断。

（6）诊断原则与标准：最新的 EAA 指南建议的诊断原则为排除器质性病因，在出现血清睾酮水平低下相关的临床症状或体征基础上，并有持续的、不同日期的 2 次早晨空腹血清睾酮浓度低于切点值才能诊断 LOH。此外，AUA 指南建议，LOH 诊断需要满足：①血清睾酮水平低下，至少 2 次早晨同一实验室、采用同一方法和设备测定血清 TT ＜ 10.42 nmol/L（300 ng/dl）；②存在特定的症状和 / 或体征。

2. 鉴别诊断　LOH 应与以下疾病相鉴别。

（1）原发性性腺功能减退症或继发性性腺功能减退症：原发性性腺功能减退症主要病变在睾丸，睾丸和阴茎较小，第二性征不明显，血清 LH 和 FSH 增高，血清 TT 和 FT 水平低下。继发性性腺功能减退症主要病变在垂体 - 下丘脑，血清 LH 和 FSH 水平一般偏低，血清 TT 和 FT 水平低下；临床常见疾病包括垂体性侏儒症、垂体肿瘤、肢端肥大症、库欣综合征等。

（2）心理精神科疾病：患有心理精神疾病的中老年男性往往会出现与 LOH 类似的症状。通过症状筛查评价、血清睾酮检测，必要时给予 TST 诊断性试验治疗，不难

表24-9　7个国际专业学会指南推荐的血清睾酮切点值和测定方法

		指南						
		AUA	AACE	BSSM	EAU	ES	ISSM	ISSAM
TT	切点值	<10.4 nmol/L（300 ng/dl）	未推荐	<12 nmol/L（345 ng/dl）	<12.1 nmol/L（350 ng/dl）	低（总是）	<12.1 nmol/L（350 ng/dl）	<12.1 nmol/L（350 ng/dl）
	测定方法	LC-MS/MS	未推荐	可靠方法	LC-MS/MS或免疫测定法	可靠方法	未推荐	LC-MS/MS
	测定时间	早晨	早晨	早晨，空腹	早晨，空腹	早晨，空腹	早晨	早晨
	第2次测定	是	是	是	是	是	是	是
FT	测定时机	TT在可疑范围	TT低或低-正常临界	TT低-正常临界，SHBG异常	TT低-正常临界，SHBG异常	TT低-正常临界并有SHBG改变状况	未推荐	TT不能确立诊断，肥胖
	切点值	未推荐	未推荐	<225 pmol/L（6.49 ng/dl）	<243 pmol/L（7.0 ng/dl）	未推荐	未推荐	未推荐
	测定方法	平衡透析法	平衡透析法	计算法	计算法	平衡透析法或计算法	未推荐	平衡透析法或计算法
	经过校验的设备	未推荐	未推荐	推荐	未推荐	未推荐	未推荐	可选

注：AUA. 美国泌尿外科协会；AACE. 美国临床内分泌医师协会；BSSM. 英国性医学会；EAU. 欧洲泌尿外科学会；ES. 国际内分泌学会；ISSM. 国际性医学会；ISSAM. 国际老年男性研究会；TT. 总睾酮；FT. 游离睾酮；LC-MS/MS. 液相色谱串联质谱分析法；SHBG. 性激素结合球蛋白。

做出鉴别诊断。

（3）原发性 ED：可通过询问病史、国际勃起功能指数问卷表（international index of erectile function，IIEF）-5 及症状筛选量表评价、血清生殖内分泌激素检测及 TST 诊断性试验治疗的反应进行鉴别诊断。

（4）慢性内科疾病：如糖尿病、肝肾功能损伤、恶性肿瘤晚期及甲状腺疾病等发展到一定阶段时，往往会出现一些与 LOH 类似的症状。慢性内科疾病患者往往有原发疾病史，可结合临床表现、实验室检查和影像学检查进行鉴别诊断。

（八）治疗与疗效评估

1. 治疗

（1）一般治疗：研究表明，LOH 的发病除了与年龄增长有密切关系外，还与肥胖、MS 及其他系统性疾病、药物使用及生活习惯相关。确立 LOH 的诊断之后，应注意评估患者是否有肥胖、糖尿病、MS 及其他慢性疾病，如高血压、心脏病、肝肾衰竭、慢性阻塞性肺疾病和炎性关节炎等疾病的存在。肥胖与 LOH 的发生互为因果关系，对肥胖或超重的 LOH 患者，应通过对生活习惯的指导以达到稳定的减肥效果；糖尿病、MS 也可能对血清睾酮水平产生不利影响；而其他慢性疾病导致的整体健康状况的下降及治疗这些疾病使用的药物，如阿片类药物及糖皮质激素等均可能导致血清睾酮水平下降。针对这些状况，应由专科医师进行有针对性的治疗，部分患者可通过对共患疾病的治疗而恢复血清睾酮水平。

（2）睾酮补充治疗：TST 是治疗血清睾酮水平显著下降的男性性腺功能减退症的有效方法。相比其他类型的性腺功能减退症，对 LOH 进行 TST 存在诸多争议。LOH 患者的血清睾酮缺乏比较轻微，且无特异性症状，加上血清睾酮分布宽泛，临床上血清睾酮水平降低程度与症状评分的严重程度并不十分吻合，目前对于血清睾酮低于何切点值时应进行 TST 仍未达成共识。既往由于缺乏大样本的中国人群中的研究数据，关于 TST 的切点值多参考国外指南。2008 年，ISA、ISSAM、EAU、EAA 和 ASA 联合制定 LOH 的检查、治疗和监测联合推荐认为，血清 TT 水平＜8 nmol/L，TST 往往能够使患者获益；若血清 TT 水平处于 8～12 nmol/L，需重复测定血清 TT 及 SHBG 水平，并计算 FT 水平以帮助判断，并在排除其他致病因素与完全知情同意的情况下可以尝试进行 TST。目前血清 FT 水平尚无统一的正常下限值，但一般认为血清 FT＜225 pmol/L 时是 TST 的证据。也有共识认为 FT＜180 pmol/L 时需要使用 TST。2016年来自 EMAS 的研究数据认为，对于 50 岁以上的男性，如果同时具备以下 3 种情况，应采用 TST：①有血清睾酮水平低下的临床表现；②Bio-T 或 FT 水平低下；③不存在 TST 的禁忌证。该研究将 LOH 的血清睾酮水平定义为 TT＜11 nmol/L 并 FT＜220 pmol/L。2018 年 AUA 睾酮缺乏症评估及治疗指南推荐将 TT＜10.42 nmol/L 作为支持诊断 LOH 的切点值；2019 年 EAU 指南推荐将 TT＜12.1 nmol/L、FT＜243 pmol/L 作为诊断 LOH 的切点值；最近国内一项尚未发表的多中心、大样本临床研究计算出的诊断睾酮缺乏的切点值为 TT＜8.89 nmol/L、FT＜210 pmol/L，建议作为中国人群雄激素缺乏的实验室诊断切点值。这一切点值的得出，有望为中国人群 TST 提供重要的参考。关于 TST 的目标，2018 年 AUA 指南推荐的目标是使血清 TT 达到正常青年男性参考值的中间 1/3 范围内。

值得注意的是，到目前为止，还缺乏关于在大样本的 60 岁以上的 LOH 人群中进行 TST 的疗效及风险的随机、安慰剂对照试验；现存的研究存在样本量少、观察时间过短等问题。因此，临床医师必须在充分了解 TST 的优点和缺点的基础上做出良好的临床判断，同时必须与患者清楚地讨论 TST 的风险和获益，并使其充分理解与知情同意后，方可开始 TST。治疗开始后，需对患者进行密切随访。

（3）睾酮补充治疗的禁忌证：2010 年，美国内分泌学会制定的血清睾酮低下综合征治疗指南中指出，前列腺癌及乳腺癌是 TST 的禁忌证，且通常被认为是绝对禁忌证。在开始治疗前应评估患者的前列腺癌风险，在前列腺有结节或硬结，或血清 PSA＞4 μg/L，或在前列腺癌高风险的人群，如非洲人或一级亲属有前列腺癌病史者 PSA＞3 μg/L 的男性中，经泌尿外科进一步评估以排除前列腺癌之前，禁用 TST。其他禁忌证还包括：①血细胞比容＞50%；②良性前列腺增生引起严重的 LUTS 尿路症状（I-PSS＞19 分）；③未经治疗或控制不佳的充血性心力衰竭及未经治疗的重度睡眠呼吸暂停综合征；④有生育需求者。2018 年，ESE 制定的性腺功能减退症 TST 指南列出的禁忌证包括：①近期计划生育的男性；②患有乳腺癌或前列腺癌；③前列腺结节或硬结；④ PSA＞4 μg/L；⑤ PSA＞3 μg/L 合并前列腺癌高风险（无进一步的泌尿外科评估）；⑥血细胞比容升高；⑦未经治疗的严重睡眠呼吸暂停综合征；⑧严重的 LUTS；⑨不受控制的心力衰竭；⑩在过去 6 个月内的心肌梗死或卒中；⑪嗜铬性贫血。2018 年 AUA 血清睾酮低下症评估及治疗指南指出，对于有生育需求、3～6 个月有心血管事件的男性不推荐 TST 处方；同时在治疗之前应谨慎评估前列腺癌存在的可能，对于有前列腺癌或前列腺癌病史者应谨慎评估是否使用 TST。2018 年 EAU 制定的男性性腺功能减退症指南中所列出的 TST 禁忌证包括：①局部进展或转移性前列腺癌；②男性乳腺癌；③积极渴望生育的男性；④血细胞比容＞54%；⑤严重慢性心力衰竭 / 心功能Ⅳ级。

关于 TST 与前列腺癌的关系，目前尚无结论性的证据表明 TST 增加前列腺癌及良性前列腺增生的风险，也无证据证明 TST 能促使亚临床型前列腺癌转换为临床可测性前列腺癌。然而，有明确的证据表明睾酮能刺激局部进展性和转移性前列腺癌的生长。因此，45 岁以上的性腺功能减退症男性在接受 TST 前应咨询其潜在风险并严密监测前列腺的情况以确保安全。对于经过成功治疗的前列腺癌合并性腺功能减退患者，在无临床及生化复发时，是 TST 的潜在适应证。

（4）其他治疗：17α- 烷基雄激素制剂，如甲基睾酮因其肝毒性是临床已经废弃的 TST 方法。目前尚无 DHT 在老年男性中应用的证据，其他非睾酮的雄激素前体制剂，如 DHEA、DHEA-S、雄烯二醇或雄烯二酮不推荐应用。hCG 可以刺激 LC 产生睾酮。最近有小样本的为期 6 个月的临床研究表明，相对于 TST 组，hCG 治疗组的 LOH 患者的血清 25- 羟维生素 D 浓度明显升高，血清中的雌激素水平明显降低。此外，hCG 治疗组的血细胞比容平均值、PSA、前列腺体积较 TST 组明显降低。TST 后患者的精子浓度显著降低，而 hCG 治疗组无明显下降。目前关于 hCG 在老年男性中应用的疗效及不良反应的数据尚显不足，且 hCG 费用相对较高，故仅推荐在有生育需求的 LOH 患者中使用 hCG 治疗。抗雌激素制剂及芳香化酶抑制剂可以增加内源性睾酮水平，但目前尚无其在 LOH 患者中应用有效性及安全性的可靠证据。选择性 AR 调节剂尚处于开发中，尚未进入临床应用。一些促进睾酮分泌的口服药物也处于开发之中。中医药也不乏治疗 LOH 的有效药物，有待进一步发掘。最近一项随机安慰剂对照研究结果显示，蒺藜可以提高男性 ED 患者血清睾酮水平，同时改善勃起功能。

2. 疗效评估　在 TST 过程中，控制血清睾酮水平的目标是使血清 TT 达到正常青年男性参考值的中间 1/3 范围内。治疗开始后 3 个月左右，应对患者血清睾酮水平及睾酮低下相关症状和体征的改善情况进行评估，包括对性欲、性功能、肌肉功能、身体脂肪及骨密度改善情况的评估。如果患者在一个合理的（一般为 3~6 个月）时间内（性欲、性功能、肌肉功能及身体脂肪在 3~6 个月可改善；骨密度的改善则需要 2 年左右），血清睾酮水平达到目标值，而睾酮低下相关症状和体征无明显改善，则应终止治疗，并再次评估有无其他导致睾酮低下的病因；如果治疗有效，患者应在第 3~6 个月、第 12 个月时定期监测血细胞比容、血红蛋白及 PSA 水平，并做 DRE，以后转为每 6~12 个月监测 1 次。同时，患者应在第 6 个月、第 12 个月时分别监测骨密度，之后每 2 年监测 1 次（随访项目与监测时间详见表 24-10）。在治疗与监测过程中，需要考虑患者可能的自发缓解情况，应在停药适当的时间后检测患者的症状、血清睾酮水平，以判断患者是否自发缓解。

表 24-10　LOH 雄激素治疗后的随访监测

随访项目	第 1 年随访时间	第 1 年后随访间隔	危险结果
TT	第 3~6 个月、第 12 个月	每年 1 次	
血细胞比容	第 3~6 个月、第 12 个月	每年 1 次	>54%
骨密度	第 6 个月、第 12 个月	每 2 年检测 1 次	
PSA/DRE	第 3~6 个月、第 12 个月	每年 1 次	PSA>4 μg/L（4 ng/ml），或 2 年间增加 1.0 μg/L（1.0 ng/ml），或 1 年增 20%，或 DRE（＋）

注：LOH. 男性迟发性性腺功能减退症；TT. 总睾酮；PSA. 前列腺特异性抗原；DRE. 直肠指检。

（九）不良反应监测

由于 TST 期间可能出现各种不良反应（尤其是血细胞比容升高、前列腺癌风险），对 LOH 患者进行 TST 时更倾向于选择短效睾酮制剂。一旦发生不良反应，可及时终止治疗。

1. 前列腺癌和乳腺癌　局部进展性及转移性前列腺癌和乳腺癌是 TST 的绝对禁忌证。前列腺癌高风险的男性是 TST 的相对禁忌证。40 岁以上 LOH 患者行 TST 前，当其存在患前列腺癌的危险因素时，推荐进行 PSA 测定及 DRE；55 岁以上的男性 LOH 患者行 TST 前，推荐 DRE 及 PSA 测定。目前认为，虽然尚无确切证据表明 TST 治疗会增加 LOH 男性患前列腺癌的风险，在接受 TST 过程中仍应密切监测前列腺的安全。治疗开始后第 3~6 个月及第 12 个月，应复查 PSA/DRE；此后每年至少复查 1 次。如发现 PSA＞4 µg/L（4 ng/ml）或 2 年间增加 1.0 µg/L（1.0 ng/ml），或 1 年增加 20%，或 DRE（＋），应立即停用雄激素药物，建议进行前列腺穿刺活检以排除前列腺癌（表 24-10）。有确切证据表明 TST 能促进局部进展的前列腺癌和转移性前列腺癌进一步发展、加重病情。对已手术治疗的局部前列腺癌，且目前无活动性病变证据（可检测 PSA、DRE 异常，骨或内脏转移的证据）的性腺功能减退症男性患者，应谨慎采取 TST，治疗应仅限于前列腺癌复发风险低的患者［即 Gleason 评分＜8 分，病理分期 $pT_{1\sim2}$，手术前 PSA＜10 µg/L（10 ng/ml）］，应在随访 1 年之后开始治疗。男性乳腺癌是 TST 的禁忌证，目前有小样本研究提示 TST 与男性乳腺癌的发生可能存在相关性，但尚缺乏强有力的证据证明两者之间的关联。TST 治疗期间，建议对男性乳腺癌保持警惕。

2. 红细胞增多症　明显的红细胞增多症（血细胞比容＞54%）、充血性心力衰竭患者（心功能Ⅳ级），在没有得到切实有效处理之前不得使用 TST。在 TST 治疗过程中，尤其是老年男性用睾酮注射制剂进行 TST 时，特别是使用超生理剂量睾酮时，可导致红细胞和血红蛋白明显增高，进而使血液黏稠度增加。因此，长期使用 TST 时需对血液与造血系统进行定期随访观察。一般治疗开始后第 3～6 个月及第 12 个月需复查血细胞比容，此后每年 1 次。尚不明确是否存在一个关键的阈值，可以不断调节睾酮剂量以保证使血细胞比容＜54%。如果血细胞比容持续升高，则应停用 TST，在血细胞比容恢复正常后重新以较低剂量开始治疗。

3. 心脑血管系统　目前一致认为，长期血清睾酮水平降低可增加心血管事件的风险。但对于 TST 是否会增加患者心血管事件的风险，目前尚存争议。有研究认为 TST 在增加患者红细胞水平、改善贫血的同时，可能增加血液黏稠度，长期超生理剂量 TST 引起的肌肉增加和体液潴留，可能对心血管系统造成不良的影响，严重时出现高血压、全身水肿和充血性心力衰竭，导致死亡率增加。但较多的研究并不支持 TST 会增加心血管疾病的风险。因此，目前的证据无法确定 TST 是否可减少或增加心血管疾病的风险。建议对已存在心血管疾病、静脉血栓栓塞或慢性心力衰竭的男性性腺功能减退症患者，需要谨慎给予 TST。上述疾病在 TST 开始前需得到有效治疗，并在治疗期间仔细监测与临床评估血细胞比容（≤54%），尽可能维持血清睾酮水平在相应年龄正常健康范围的中间水平。

4. 睡眠呼吸暂停综合征　既往认为，对于性腺功能减退症男性患者，TST 可能导致其出现睡眠呼吸障碍，并使患者对低氧血症和 / 或高碳酸血症刺激所致的通气反应受损。在一项安慰剂对照的睾酮凝胶制剂补充治疗临床试验中发现，对于相对健康的性腺功能减退症患者群体，TST 不引发或加重睡眠呼吸暂停与低氧血症。目前认为，并无确定性证据表明 TST 会引发或加重睡眠呼吸暂停综合征。因此，最近 EAU 男性性腺功能减退症指南、AUA 睾酮缺乏症评估及治疗指南、ESE 性腺功能减退症的睾酮治疗临床指南并未将睡眠呼吸暂停综合征列为 TST 禁忌证，也未将睡眠呼吸暂停综合征列为 TST 的不良反应。但对于重度睡眠呼吸暂停综合征患者，TST 治疗期间仍需警惕患者出现严重呼吸障碍的可能性。

5.　良性前列腺增生　虽然目前并没有证据表明 TST 会加重良性前列腺增生（benign prostatic hypertlasia，BPH）患者下尿路梗阻症状，但既往多个版本的指南中仍将症状较为严重的 BPH 列为 TST 的相对禁忌证；然而，2018 年 AUA 指南及 2019 年 EAU 指南均未将 BPH 列为 TST 的禁忌证。为谨慎起见，若治疗期间出现明显排尿梗阻或出现尿潴留时，应终止 TST，按照 BPH 诊疗指南进行处理。

6.　其他治疗方案的不良反应　①促性腺激素及其类似物与传统 TST 相比，因睾酮过量所致的不良反应大为减少。其短期应用会出现轻微的不良反应，如睡眠障碍、乳头触痛及排尿症状（尿频、夜尿增多）等。②DHEA 治疗虽能一定程度上提高 LOH 患者血清睾酮浓度，但对睾酮缺乏相关症状的改善相当有限，且短期应用可导致心悸、胸痛、PSA 升高等不良反应。③雌激素拮抗剂补充治疗可以提高血清睾酮浓度，改善 LOH 部分症状，但雌激素水平过低可导致骨密度下降，甚至骨质疏松的发生。④选择性 AR 调节剂补充治疗可改善 LOH 患者性功能障碍及不良情绪，并可提高其肌肉量及骨密度，但可增加潜在的心血管事件风险，并可能导致血细胞比容升高、水钠潴留和一定的肝毒性。

（十）睾酮补充的益处与风险

睾酮是男性主要的性激素，是维持男性第二性征和生育力的基本要素。在患有器质性性腺功能减退症的男性中，血清内源性睾酮水平明显降低，生理性 TST 通常是安全且有获益的。性成熟期后，血清睾酮水平会随着年龄增长而下降，甚至在没有垂体或睾丸疾病的情况下也是如此；在 50~80 岁，睾酮水平低下的患病率从 12% 上升到 49%。但在这些男性中，大多数血清睾酮浓度并不是绝对低的，而是往往接近正常参考值范围的下限，这些男性中 LOH 患病率甚至低至 2%。由于近年世界范围内雄激素处方的数量呈指数级增长，尤其是在中年以上的男性中使用更为常见。2000—2011 年，全球雄激素制剂总销售额增长了 12 倍，2011 年雄激素的全球销售额达到了 18 亿美元。2014 年，美国 FDA 发布了一项有关 TST 的安全警告，提醒医学界注意这一问题。尽管过去 20 年对雄激素制剂进行了大量的研究，TST 对 LOH 男性的益处和风险仍不十分清楚，需要进一步的研究探讨。

1.　睾酮补充的益处

（1）骨骼：老年男性雄激素水平降低是其骨质疏松发生的主要原因之一。对于不同年龄的性腺功能减退症患者，TST 均能使其骨密度增加。EAU 和 AUA 都支持 TST 后骨密度有所改善的结论，该作用主要集中在腰椎和股骨颈，骨密度分别增加 3% 和 2%。治疗后骨密度的增加与治疗前血清睾酮水平呈负相关。治疗前血清睾酮水平 < 10.5 nmol/L，治疗后骨密度增加 3.4%±1.2%；治疗前血清睾酮水平 < 7 nmol/L，治疗后可增加 5.9%±2.2%。

TST 增加骨密度的机制是源于睾酮本身，还是通过转化为 E_2 发挥作用目前尚不十分明确。外源性睾酮可能主要通过减少骨重吸收的方式对老年男性起作用，也不排除通过影响成骨过程发挥作用的可能性。也有报道认为雌激素能减少骨量流失。

（2）肌肉：男性在 50 岁之前，肌肉量比较稳定，而在 50 岁之后，LBM 或非脂肪成分（free-fat mass，FFM）每年约减少 0.4 kg。这种与年龄相关的变化在男性比女性更加突出。骨骼肌的减少比其他肌肉更明显，四肢远端的骨骼肌比近端减少更明显。

一般认为，TST 可以增加 LBM，改善肌肉力量。研究发现，TST 后 FFM 较安慰剂和对照组均增加，主要集中在四肢，表现为骨骼肌量增加；荟萃分析发现，TST 后 LBM 平均增加 1.6 kg，比基线值增加 2.7%。

对于治疗后肌容量增加能否改善肌肉力量和运动能力，目前意见尚不统一，可能与判断标准、检测手段不同等有关。比较一致的观点是，TST 后的患者多数主观认为运动功能得到改善，并且与治疗前的血清睾酮基线水平成反比。

（3）脂肪：目前比较一致的观点是，TST 后内脏脂肪将减少。有文献报道，内脏脂肪增加与血清 TT 水平降低相关；较低的血清睾酮水平可预测男性发生中心性肥胖。有研究发现 TST 后 3 个月，体重和脂肪的体积明显下降，尤其是躯干和腹部的脂肪，其中一个重要的指标就是腹围缩小。

TST 可以轻度降低 TC 和 LDL-C，但对 HDL-C 和甘油三酯影响不大，在血清睾酮基线水平偏高的患者 HDL-C 会有轻度减低。

（4）性功能：睾酮在男性性欲、勃起和射精功能等方面发挥重要作用。睾酮通过中枢神经系统的作用调节性欲，对男性的性欲起决定性作用。睾酮缺乏男性常出现性欲低下、勃起和射精功能障碍，采用 TST 将有助于改善这些症状。目前认为睾酮主要是通过影响海绵体平滑肌舒张和改善静脉闭塞发挥调节勃起功能的作用。性腺功能减退症的青年男性使用 TST 能增加性欲和性生活频率，对于性欲低下的老年男性也能提高其性欲。EAU 指南明确指出，TST 可以明显改善男性性欲，其中，睾酮改善性欲低下的作用强于对 ED 的作用。TST 后 6 周能显著提高 IIEF 评分，至少 3 个月的 TST 将显著改善患有 ED 的性腺功能减退症患者的性交满意度。荟萃分析结果显示，TST 可改善患者性功能所涉及的所有环节，包括性欲、勃起和高潮功能。然而，只有当研究纳入性腺功能低下（TT＜12 nmol/L）的男性时，才观察到这种效应。

TST 改善性功能障碍的程度主要取决于性功能障碍的病因。对罹患性腺功能减退症合并 ED 且对 PDE5i 治疗无效的患者，TST 能显著改善患者对 PDE5i 的敏感性，但对具有正常血清睾酮水平合并 ED 患者作用不明显。EAU 最新指南推荐 TST 可作为 LOH 合并 ED 患者的辅助选择，特别是对 PDE5i 反应较差的患者。

（5）睾酮与代谢综合征：MS 是以胰岛素抵抗为核心，以腹型肥胖、糖脂代谢异常和高血压为主要表现的一组临床综合征。越来越多的证据显示，男性睾酮水平下降能引起机体对胰岛素敏感性的降低，增加内脏脂肪组织和胰岛素抵抗，导致代谢紊乱的发展，增加发生 MS 的风险。一项对 2470 例老年男性的横断面研究中发现，血清睾酮水平低是与胰岛素抵抗相关的独立危险因素。也有研究发现 AMS 评分与血清睾酮水平无关，但与胰岛素抵抗相关，特别是在 AMS＞37 分的中、重度人群中。

许多研究证实 20%～64% 的肥胖男性伴有血清 TT 或 FT 水平降低。睾酮缺乏可诱导脂蛋白脂肪酶活性增加，导致脂肪细胞对脂肪酸摄取和甘油三酯合成增加，最终刺激脂肪细胞和脂肪组织增生，特别是内脏脂肪组织的集聚。MS 和 2 型糖尿病与血清睾酮水平低下关系密切，故 2 型糖尿病合并性腺功能减低症患者推荐检测血清睾酮水平。AACE 推荐 2 型糖尿病患者常规检测血清睾酮水平。LOH 患者合并 MS 和 / 或糖尿病，TST 不仅可增加对胰岛素的敏感性，改善性腺功能减退的临床症状，还可改善体重，尤其是腹部内脏脂肪、空腹血糖、糖化血红蛋白、收缩压 / 舒张压、TC 和 LDL-C 等代谢组分。一项双盲随机安慰剂对照研究表明 TST 可逆转 AR 和 ER 的下调，以及脂肪组织中芳香化酶的表达。TST 有助于调控血糖和血脂，同时可以显著降低糖耐量异常的 LOH 患者的死亡率。

睾酮对心血管的影响非常复杂。血清睾酮水平低下是心血管疾病的危险因素。目前已有的文献一致表明，血清睾酮水平低下与主要心脏不良事件的发生率增加有关，如心肌梗死、卒中和可能的心血管疾病相关死亡率，以及与某些动脉粥样硬化性心血管疾病的危险因素与患病率增加有关。大部分的临床研究支持睾酮对心血管系统产生有益或中性的保护作用，但也存在争论。血清睾酮水平低下可以增加心血管意外事件，而血清正常的 TT 水平和 FT 水平能显著降低心血管疾病患者的死亡率。

（6）精神心理：有研究认为 TST 影响男性的精神心理变化。AR 主要分布在下丘脑和边缘系统，睾酮以游离的形式穿过血脑屏障，可能通过直接作用于中枢神经系统或通过调节中枢神经系统的多巴胺通路，以及 5- 羟色胺通路发挥作用。睾酮通过 5α- 还原酶或芳香化酶转化为 DHT 或 E_2。5α- 还原酶在神经元、星形胶质细胞、少突胶质细胞、神经胶质细胞中均有表达，芳香化酶在颞叶皮质、下丘脑和腹侧前脑核、海马和丘脑等大脑多种组织中均有表达。海马和杏仁核的记忆和学习区域同时表达 ER 和 AR。因此，随着老年男性体内 FT 和 Bio-T 水平的降低，这些区域都将受到影响。FT 可通过血脑屏障直接与 AR 结合，或通过 ER 间接影响神经元细胞。睾酮可能通过调节神经递质和刺激神经元连接来影响认知功能。现有结果表明，睾酮可增加神经生长因子的水平和 NGF 受体，以维持前脑神经元和调节神经行为的功能，包括记忆和学习；睾酮能降低淀粉样肽的产生，协助神经元反应来促进神经纤维生长，帮助损伤后神经元的恢复。睾酮通过灭活促凋亡因子 Bcl-2 相关死亡蛋白来防止氧化应激和凋亡，从而保护大脑免受认知能力的加速下降。因此，衰老是导致认知能力下降的重要危险因素，内源性低睾酮水平与认知功能下降有关。有研究表明，TST 可以改善老年男性的语言、空间记忆及认知功能，包括轻度至中度阿尔茨海默病患者的视觉空间技能，但也有研究认为 TST 对患者的认知能力影响甚微。一些随机对照试验发现，TST 能轻微改善男性抑郁症患者的抑郁症状和情绪，但其具体机制仍不明确。AUA 指南指出 TST 可能对抑郁症有改善作用，应告知患者 TST 可能改善抑郁症状。LOH 对老年男性的精神心理影响往往被老年衰老过程及伴随的其他疾病所掩盖或模糊，故值得引起高度重视。

2. 睾酮补充治疗的风险

（1）前列腺

1）睾酮与良性前列腺增生：考虑到前列腺的生长依赖于雄激素的存在，既往 TST 被认为会加重与 BPH 相关的症状。但是，目前尚无确切证据表明 TST 增加发生 BPH 的风险。有文献报道，TST 可显著增加性腺功能减退症患者超声检测的前列腺体积，多数在 6 个月内达到正常人前列腺大小。但在这些研究中，尿流率、残余尿及排尿症状未发生显著变化。近期一项研究却显示 TST 对 LOH 患者的储尿期症状改善有相当大的治疗作用。

TST 与良性前列腺增生相关的 LUTS 加重之间的关系一直存在争议。尽管尚无有力证据提示 TST 会加剧 LUTS 或促使急性尿潴留发生，但个别性腺功能减退症患者进行 TST 时会加剧其排尿症状。AACE 认为严重 LUTS 和 I-PSS＞19 分是 TST 的相对禁忌证，同时指出 TST 并没有恶化 LUTS。AACE 认为与安慰剂相比，没有证据表明接受 TST 的男性的 I-PSS 或急性尿潴留发作增加；EAU 也指出，TST 与 I-PSS 恶化的风险增加无关，但在 TST 治疗的第 1 年，前列腺体积有微小的增长。ISSAM 的结论是没有证据表明 TST 会增加 BPH 或 LUTS 的风险；ISSM 指出，有关 TST 和"前列腺安全"的有限数据应将所有 45 岁的男性纳入后进行讨论；尽管如此，他们也指出 TST 可用于 BPH 患者，甚至可以改善 LUTS。

2）睾酮与前列腺癌：男性 TST 与前列腺癌风险是指南中一个有争议的领域。有证据表明，睾酮能促进前列腺癌局部进展及转移性前列腺癌肿瘤的生长并加剧病情。散在的病例报告提示 TST 可使隐性前列腺癌转化为临床前列腺癌。基于雄激素在前列腺癌发病中所发挥的作用，目前国外有部分相关 LOH 指南建议对有前列腺癌病史或已知前列腺癌危险因素的患者不要启动 TST。美国 FDA 同样也对男性 TST 的潜在前列腺癌风险发出警告，并声明 TST 是前列腺癌患者的禁忌证。AACE 也将前列腺癌列为 TST 的禁忌证，BSSM 也推荐局部晚期或转移性前列腺癌患者不要使用 TST。

但是，没有证据表明 TST 与前列腺癌的发展有关；与之相反，越来越多的研究证明血清睾酮水平低与前列腺癌相关。对于＞45 岁的 LOH 患者，行 TST 前需详细向患者讲解 TST 的获益和风险并获得患者知情同意，治疗期间需密切监测前列腺安全性。治疗前，至少需行 DRE 及血清 PSA 测定以评估前列腺癌的风险。此外，还可以结合年龄、家族史及种族等因素。如患者及医师觉得风险很高，则有必要进行进一步检查，但没有必要在治疗前常规行前列腺超声或前列腺活检。开始治疗后 3~6 个月及 12 个月时应评估前列腺状况，此后每年至少评估 1 次。如高度怀疑前列腺癌（DRE 异常、PSA 升高或结合其他因素提示前列腺癌），应考虑行前列腺穿刺活检。

TST 不增加前列腺组织内雄激素水平。没有研究显示服用雄激素的男性比服用安慰剂的男性 PSA 水平有统计学意义上的显著升高。然而，血清睾酮水平较低的男性在刚开始 TST 后更有可能出现 PSA 水平升高，这可能是因为机体需要足够量的雄激素水平才能产生 PSA。EAU 指出，虽然 TST 不会增加 PSA 水平异常的风险，但男性的 PSA 水平会有轻微的升高，一般在 12 个月的治疗后会趋于稳定。AACE 建议 PSA 水平升高或明显升高的男性应慎用 TST。

近年来，AUA、BSSM、ISSM 和 ISSAM 均提出 TST 不增加男性患前列腺癌的风险；EAU 则明确指出，现有文献缺乏 TST 会增加前列腺癌风险的明确证据；AUA 指南强烈建议告知患者缺乏 TST 和前列腺癌相关的证据。许多随机对照试验中证实 TST 并没有显著增加前列腺癌的发病率。近期英国一项对 1995 年 1 月至 2016 年 8 月诊断为 LOH 的 12 779 例男性随访至 2017 年 8 月，结果显示，TST 的使用与前列腺癌总体风险增加无关（$OR=0.97$）。一项最新的回归性研究发现，既往患有前列腺癌的 LOH 患者经过 TST 后，并未发现总死亡率和肿瘤特异性死亡率增加，TST 更倾向适用于那些高分化前列腺癌根治术后的患者。与未接受 TST 的男性相比，接受 TST 的高级别前列腺上皮内肿瘤患者的 PSA 水平或随后的癌症诊断率并没有显著升高。甚至有研究建议 TST 可考虑用于根治性前列腺切除术后病理诊断良好（如阴性边缘、阴性精囊、阴性淋巴结）的完全治愈患者。饱和模型理论可用来解释雄激素去势疗法可治疗前列腺癌，而 TST 不会增加前列腺癌易感性这一明显的悖论。该模型假设睾酮是前列腺组织生长的关键因素，而 AR 存在一个饱和点，对于这个饱和点上睾酮浓度的进一步增加不会产生有害影响。临床研究认为超过一定的睾酮水平（通常被认为是 $3.5\sim6.9$ nmol/L）后，前列腺细胞（包括良性和恶性）对额外的雄激素将不再做出反应。

（2）肝损害：有报道某些睾酮制剂，如 17-α- 烷基化睾酮和口服甲基化睾酮有明显肝毒性，故在临床上已经被弃用。该类药物经血液吸收到达肝，由于肝"首关效应"，药物在肝中代谢，导致肝细胞损害，表现为肝功能异常、胆汁郁积甚至肝肿瘤。而现在临床上使用的睾酮酯，无论是口服还是注射剂均无明显的肝毒性。十一酸睾酮为睾酮衍生物，其溶入植物油中，含有脂肪酸侧链，口服后经淋巴管道吸收，经胸导管进入血液循环，避免了肝首关效应与肝毒性。口服十一酸睾酮长达 10 年的临床安全性评估报道，33 例 LOH 患者均无肝功能异常。

（3）红细胞增多症：骨髓造血系统，亦为睾酮靶器官。给予 TST 时，对于有轻度贫血的老年男性，TST 有利于纠正贫血；而没有贫血的患者，红细胞计数和血红蛋白会增高，特别是使用超生理剂量的 TST 时，可导致红细胞计数和血红蛋白明显增高，进而导致血液黏稠度增加。有报道睾酮注射导致红细胞增多症的发生率高达 44%，透皮吸收剂的发生率为 3%～15%，口服十一酸睾酮软胶囊的发生率较低，为 3%～5%。因此，长期使用 TST 时需对血液与造血系统做随访观察，尤其是定期血液黏稠度的检测。在开始 TST 之前，所有患者应进行 Hb/Hct 的基线值测量。如果 Hct＞50%，临床医师应考虑停止 TST，直到找出正确病因。在 TST 期间，当 Hct≥54% 时需要进行干预，如减少剂量或暂时停药。因此，在提供 TST 之前，临床医师应常规测量血红蛋白和 Hct，并告知患者增加红细胞增多症的风险。建议一旦患者服用稳定剂量的雄激素后，需要在第 6 个月评估 Hct，之后每年评估 1 次。

（4）睡眠呼吸暂停综合征：有研究表明阻塞性睡眠呼吸暂停综合征经过治疗后可以提高血清睾酮水平，但有许多研究得出不一致的结论。当调整年龄和肥胖的影响因素后，阻塞性睡眠呼吸暂停综合征似乎与血清睾酮没有直接关系。TST 后血清睾酮增加，会对呼吸中枢呼气与换气转换发生抑制。性腺功能减退症男性患者，TST 时可出现睡眠呼吸障碍，并使患者对低氧血症和 / 或高碳酸血症刺激所致的通气反应受损。在一项安慰剂对照的睾酮凝胶制剂补充治疗临床试验中发现，对于相对健康的性腺功能减退症患者人群，TST 不引发或加重睡眠呼吸暂停与低氧血症。对于本身易于产生睡眠呼吸暂停疾病的患者，如肥胖男性、老年男性、慢性气道阻塞性疾病患者，TST

时尤其要警惕睡眠呼吸暂停的发生。对已患有严重睡眠呼吸暂停综合征的患者，应禁用或慎用 TST 以防止发生严重呼吸障碍。

（5）精子发生：摄入外源性超生理剂量睾酮已被证明可以阻断正常的精子生成，并可导致严重的少精子症或无精子症状态，故 TST 一般禁用于有生育需求的男性。对于 LOH 患者在进行 TST 之前应进行睾丸检查，评估睾丸大小并进行性激素检查，以评估其基本生殖健康状况。有生育需求的男性若需要 TST，可选用促进内源性睾酮生成的方法，如选用选择性 ER 调节剂、hCG 及芳香化酶抑制剂等。停止使用外源性 TST 后，男性精子生成从不育状态是否可恢复至可育状态具有不确定性。一项评估精子恢复时间的研究发现，停用雄激素后 6 个月精子浓度恢复到 20×10^6/ml 的概率为 67%，12 个月为 90%，24 个月为 100%。但是，更多的研究支持外源性睾酮对生精功能的不良影响可能会持续更长的时间，部分患者甚至不会恢复到治疗前的基线值。因此，在开始 TST 前应与患者讨论这一重要的生育风险。

（6）脂代谢：睾酮对脂代谢的影响较为复杂，因剂型、剂量和患者体质不同而异。TST 可抑制脂蛋白脂肪酶的活性，刺激脂肪分解和减少脂肪酸储存。TST 可降低甘油三酯、LDL-C，也有降低或升高 HDL-C 水平的报道。因此，长期 TST 时仍需注意患者血脂变化，及时调整用药。

（7）心脑血管系统：2015 年，基于数项 TST 增加心血管疾病风险的研究结果，美国 FDA 强制美国所有的商业睾酮产品更改说明书，警告心肌梗死和卒中的可能风险；欧盟和加拿大卫生部也发布了关于 TST 和潜在心血管疾病风险的警告。但迄今为止，流行病学研究和随机对照试验在确定 TST 是否导致主要不良心血管事件，包括非致死性心肌梗死、非致死性卒中和心血管疾病死亡风险等方面尚无明确定论。

越来越多的研究证实，血清低睾酮水平与主要心脏不良事件的发生率增加有关，例如，可能与心肌梗死、卒中和心血管疾病相关死亡率，以及某些动脉粥样硬化心血管疾病的患病率有关。TST 对男性心血管的益处或危害存在争议，但在美国 FDA 发布警告的过去 5 年里，大量对照研究和观察研究都未能支持人们对 TST 增加心血管疾病风险的担忧，没有一项研究提供足够证据支持 TST 会增加心血管疾病风险的观点，反而有更多的证据表明，TST 可能对血清睾酮缺乏的男性心血管疾病提供中性或保护性效应。近期数项小到中等规模的安慰剂对照试验结果表明，TST 对已知罹患心血管疾病的男性有益，特别是心绞痛和心力衰竭患者。一项为期 3 年涉及 308 例 60 岁以上老年男性的安慰剂对照、双盲随机试验结果显示，与安慰剂相比，TST 对颈总动脉内膜 - 中膜厚度和冠状动脉钙的变化率无显著差异。2015 年一项来自大型健康保险索赔数据库的 934 283 例年龄在 45～80 岁的男性病例对照研究，通过对 30 066 例心肌梗死组和 120 264 例对照组比较发现，使用 TST 与心肌梗死风险增加无关（*RR*=1.01）。一项对 83 010 例 50 岁以上血清睾酮水平低下男性的数据进行回顾性研究显示，平均随访时间为 4.6～6.2 年，与未接受治疗的男性相比，接受规范化 TST 的受试者在随访期间死亡的可能性降低 56%，发生心肌梗死的可能性降低 24%，发生卒中的可能性降低 36%。血清睾酮水平低下患者经过 TST，血清睾酮水平恢复正常后心房颤动发病率降低，而心房颤动通常与卒中风险的增加有关。另一项针对平均年龄59岁的血清睾酮水平低下男性随访3年的研究显示，与未接受TST相比，TST组不良心血管事件（心肌梗死、冠状动脉重建术、不稳定型心绞痛、卒中、短暂性脑缺血发作或心脏性猝死）的危险降低约1/3（$HR=0.67$）。

总的来说，TST对心血管系统可能是有益的，但同时要注意超过生理剂量时所带来的心血管危险。有报道超生理剂量的TST用于青年男性可发生心肌缺血和脑卒中。因此，长期TST需密切注意观察其对患者心脑血管的影响。最新的专家共识认为，对于发生心血管不良事件的患者，在3～6个月不应开始TST；经过3～6个月的等待观察期后，可以考虑对这些患者在密切监测以确保剂量适当的前提下进行TST。

（8）乳腺：在TST过程中有可能出现男性乳房发育，一般不需要干预治疗。TST可引起已有乳腺癌病情加重。

（9）静脉血栓：雄激素是否为男性静脉血栓栓塞的危险因素存在争议。丹麦哥本哈根一项对4673例成年男性的调查研究中未能发现其中63例深静脉血栓患者的血清睾酮和E_2水平与对照组相比存在统计学差异。另外，一项涉及50～84岁的1350例社区男性研究也没有发现内源性TT、FT水平与静脉血栓之间的关联。没有明确的证据表明TST与增加静脉血栓栓塞事件发生率有关。近期一项病例对照研究显示，即使在调整相关影响因素之后，TST与静脉血栓增加的风险无关（$OR=0.90$）。由于TST可增加红细胞数量及血液黏稠度，增加血小板中血栓素A_2浓度，故担心TST和静脉血栓栓塞之间可能存在联系；2014年美国FDA要求制药公司在其产品上市后药品说明书上必须增加关于静脉血栓栓塞的警告，这一决定是基于轶事记录案例而非同行评审的文献。

（十一）性腺功能低下的共患疾病

LOH是严重影响男性中老年健康和生活质量的重要疾病之一，其往往同时存在多种临床表现，并给多器官、系统的功能带来不良影响，其主要发病机制是年龄增加导致的雄激素部分缺乏。中国是世界上人口最多的国家，随着老龄化进程的加快，与性腺功能低下相关的共患疾病风险迫切需要引起人们的关注。在一项最新的横断面研究中，1852例年龄在40～70岁的男性接受了AMS调查，1222例男性被发现为AMS阳性。在所有AMS阳性的男性中，669例男性（55%）血清睾酮水平下降，820例男性有不同的疾病；而在669例血清睾酮水平低下男性中，只有2.8%的人没有共患疾病。即使调整年龄影响因素后，健康男性的睾酮水平依然明显高于有共患疾病的男性。国内流行病学研究结果显示LOH患病率已高达10%～20%，但我国社区人群对LOH及其相关问题的认知水平还比较低，积极正确认识性腺功能低下相关的共患疾病风险对于提高中、老年男性生殖健康和生活质量意义重大。

1. LOH与性功能障碍　雄激素在维持男性正常性欲、阴茎勃起功能和射精功能等方面发挥重要作用。雄激素可通过中枢神经系统的作用调节性欲，在一定范围内，血清睾酮浓度越高，产生性欲的驱动力越强。雄激素可通过调节AR以影响阴茎勃起的相关酶类，如NOS、PDE5及RhoA/Rho激酶等的表达以及对海绵体自身结构的影响，参与调控阴茎勃起。欧洲多中心年龄分层随机抽样调查研究结果显示，晨间勃起次数减少、性欲低下、ED 与雄激素水平下降密切相关，血清雄激素水平低下男性性幻想减少的可能性大幅增加。临床研究显示，LOH 导致的 ED 以夜间勃起障碍多见。最近有学者认为 ED 可作为判断 LOH 的预后指标之一。对雄激素缺乏男性采用 TST 能有效改善性欲低下、勃起和射精功能障碍。对于 LOH 合并 ED 患者，PDE5i 单药治疗无效时，适当补充雄激素可增加 PDE5i 在海绵体中的表达，从而促进其发挥作用，两者联合治疗能有效地恢复患者的勃起功能。回顾性分析研究显示 TST 能提高性腺功能低下男性的性欲，改善睡眠相关的阴茎勃起功能。有文献指出在 LOH 男性中使用 TST 能显著改善阴茎勃起功能，并认为是一项安全可靠的治疗策略。EAU 最新指南推荐 TST 方案可作为对 PDE5i 反应较差的 LOH 合并 ED 患者的辅助选择。

2. LOH 与认知功能障碍　衰老是导致认知能力下降的重要危险因素，但 TST 对老年男性认知功能改善的证据并不一致。年龄增加导致的睾丸激素分泌的减少会影响特定的大脑结构，如海马体、杏仁核和下丘脑区域功能。海马体对于空间关系的获取至关重要，空间关系的获取会导致其兴奋性突触的形状、大小或数量的变化。海马体兴奋性突触的数量可通过树突棘密度来确定。临床上，LOH 患者大多伴随记忆、认知功能的减退，老年性痴呆尤其是阿尔茨海默病在 LOH 患者中的发病率明显升高。睾酮对认知功能的影响具有选择性和特异性，在一定范围内血清 TT 水平与认知功能呈正相关。数项有关高龄男性的横断面研究认为血清睾酮水平越高，认知能力越强，尤其是较高水平的 Bio-T，而非生物可利用 E_2，与老年人更好的认知功能有关。这是因为在男性中，血清 E_2 和睾酮水平升高与空间跨度表现和信息处理速度呈正相关。与血清 TT 水平相比，Bio-T 可以更好地预测认知功能。一项为期 2 年的注射 TST 研究结果表明，TST 可以改善患者注意力和视觉扫描能力。但另外一项以睾酮凝胶形式给药、对正常睾酮浓度低限的老年男性认知功能影响的长期随访结果表明，TST 对于认知功能没有任何改善作用。在阿尔茨海默病患者的研究中发现，血清 TT 水平随着病情的加重而进行性下降，重度阿尔茨海默病患者血清 TT 水平明显低下。进一步研究发现血清 Bio-T 水平与词语记忆、视觉记忆有密切关系，尤其是与视觉空间功能呈正相关。对阿尔茨海默病中诊断为 LOH 患者给予 TST，可明显改善其认知和视觉空间功能。一项平均随访年限达 19 年的前瞻性纵向研究显示，在调整年龄、BMI、糖尿病等影响因素后，阿尔茨海默病的患病率与游离睾酮指数呈负相关，其每增加 10 nmol/nmol，阿尔茨海默病患病风险下降 26%。睾酮改善老年男性阿尔茨海默病和认知功能的机制可能与其抑制 β- 淀粉样蛋白的沉淀，加速 β- 淀粉样蛋白的降解并拮抗其毒性作用，防止 tau 蛋白磷酸化，增加神经生长因子的表达，调节载脂蛋白 E 等途径发挥作用。但值得注意的是，血清睾酮水平只有在一个最佳的范围内对记忆功能的改善较好，过高或过低都不具有改善作用。LOH 与抑郁症也有密切联系，抑郁和 / 或抑郁症状与较低的血清 TT 水平相关。美国人口登记机构的一项健康问卷调查显示，患有性腺功能减退症的中年男性更易出现抑郁症状。血清 FT＜170 pmol/L 与抑郁症状明显相关，而 FT＜220 pmol/L 可作为阈值来预测老年患者出现抑郁症状的风险程度或概率。另一项对＞50岁老年男性的研究表明，调整年龄和伴随疾病因素影响后，血清TT水平低下的中老年男性其抑郁症状发生的比例显著高于血清TT水平正常的男性，其原因可能是由于AR基因多态性决定的。TST可减轻抑郁症状，降低抑郁症状评分，提高患者生活质量，但似乎对重度抑郁症患者例外。TST给药（每周125 mg）1年，可使性腺功能减退老年男性的抑郁症状减轻，并可使老年人视觉空间记忆中度增强。AUA指南则明确指出TST可能对抑郁症有改善作用。

3. LOH与骨折　LOH患者容易出现肌力下降，其骨质疏松和骨折发生率明显增加。EAU指南建议对LOH患者进行骨密度基线评估。国外一项对216例50岁以上男性运用筛查问卷评估骨质疏松与性腺功能减退风险的研究显示，110例骨质疏松患者中LOH的患病率为25%，而在106例正常骨密度男性对照组中患病率仅为12.2%，骨质疏松患者发生LOH的风险是正常人群的2.08倍。另外一项对609例60岁以上老年男性长达13年的观察性临床研究表明，血清睾酮水平低下显著增加骨折的风险（$HR=1.33$；95%CI 1.09～1.62）。在调整年龄、体重、骨密度、骨折史、吸烟状况、钙的摄入和血清SHBG等影响因素后，血清睾酮水平低下依然与骨折风险增加相关，特别是髋关节（$HR=1.88$；95%CI 1.24～2.82）和非脊椎骨骨折（$HR=1.32$；95%CI 1.03～1.68）。一项纵向观察随访4年纳入2587例65岁以上老年社区人群的临床研究表明，随着血清睾酮水平的降低，老年男性的跌倒风险呈进行性增加趋势，可能是由于随着血清睾酮水平降低，老年男性进行性肌容量减少，减少了肌肉对骨骼的保护作用而增加骨折的风险。有荟萃分析表明，前列腺癌患者接受雄激素去势治疗后骨质疏松和骨折的发生率明显增加，而当中老年男性接受TST后其骨密度明显增加。在国外一项大规模的流行病学调查中发现，对于患前列腺癌、生存时间＞5年者，行去势治疗的患者骨折发生率为19.4%，而未行去势治疗的患者骨折发生率为12.6%。国内近期一项对17 359例前列腺癌患者进行回顾性分析发现，雄激素剥夺疗法或睾丸切除术增加骨质疏松和骨折风险，但增加的幅度似乎并没有像西方人群报道的那样大。在LOH患者中使用十一酸睾酮进行TST能有效改善肌肉和关节疼痛，从而提高LOH患者的生活质量。对性腺功能低下伴有骨质疏松的患者进行12个月的TST后，其骨密度得到明显改善，脂联素水平降低。

4. LOH与肥胖　LOH患者往往同时存在肥胖、糖代谢异常、胰岛素抵抗、血脂紊乱和高血压等多种临床表现，目前广泛认为血清睾酮水平低下是其共同的病理生理基础。一方面LOH增加腹型肥胖的风险，血清睾酮水平低下可下调腹内脂肪β-肾上腺素能受体数目，使腹内脂肪分解减少，脂蛋白酯酶活性增加，脂肪释放的甘油三酯增多，腹内脂肪聚集，从而导致腹型肥胖；另一方面，肥胖加速诱导LOH的发生，肥胖时机体内血清瘦素水平会逐渐增加，进而影响下丘脑-垂体-睾丸轴的正常功能，抑制睾酮的生成。在因肥胖寻求治疗的患者中发现LOH的患病率相对较高，在调整年龄、高血压、糖尿病等影响因素后高内脏脂肪指数（visceral adiposity index，VAI）男性人群中发生性腺功能减退症的风险是低VAI人群的5.88倍，而长期TST能有效降低BMI、体重及腹围等肥胖指标。中心型肥胖是与血清TT水平相关MS的独立风险因素。性腺功能减退症患者中反映体内脂肪组织含量的瘦素水平也较高，而 TST 后瘦素水平可下降到正常范围。

5. LOH 与糖尿病　大量流行病学调查已表明，中老年男性随着年龄增长，血清睾酮水平降低，空腹血糖水平、胰岛素抵抗逐渐升高，血清睾酮水平低下可以独立预示糖尿病和 MS 发生。肥胖是 LOH 的主要危险因素之一，糖尿病可影响瘦素和胰岛素信号的失调导致下丘脑 - 垂体 - 睾丸轴的进一步抑制。血清睾酮水平与 2 型糖尿病之间存在负相关。有报道在 2 型糖尿病患者中 LOH 的患病率高达 33%。国外学者曾经随机调查 2865 例 40～70 岁男性血清睾酮水平低下与 2 型糖尿病之间的关系，发现血清睾酮水平低下是胰岛素抵抗和 2 型糖尿病的独立危险因素，FT 水平每下降 4 μg/L，未来发生糖尿病的风险增加 1.58 倍。近来的荟萃分析也表明，调整年龄和 BMI 等影响因素后，血清睾酮水平低下仍是胰岛素抵抗和 2 型糖尿病的独立危险因素，一方面血清睾酮缺乏可引起纤溶酶原激活抑制物 -1 活性增强引起胰岛素抵抗；另一方面，血清睾酮水平降低使肌肉组织的过氧化物酶增殖物激活受体 -α 和脂肪细胞过氧化物酶增殖物激活受体 - γ 的表达下调，导致胰岛素敏感性降低。AMS 量表得分值与空腹血糖、胰岛素、HOMA-IR 值呈正相关，HOMA-IR 2.5 是定义 LOH 症状位于中等严重程度（AMS 37 分）的重要预测因子。在比较前列腺癌患者雄激素剥夺治疗和非雄激素剥夺治疗的研究中发现，雄激素剥夺治疗患者更容易产生胰岛素抵抗并明显增加高血糖的风险，两者间具有直接相关性。TST 可明显改善 2 型糖尿病伴 LOH 患者的胰岛素抵抗，从而控制血糖和血脂水平，使患者腹部脂肪减少，血糖控制能力明显改善，心血管疾病的危险性降低，其降低血糖及糖化血红蛋白水平的疗效明显优于饮食和运动。睾酮可降低 IL-6 和 TNF 等炎性因子，减少游离脂肪酸释放以改善胰岛素的敏感性。

6. LOH 与血脂异常及 MS　血脂异常及 MS 是 LOH 患者的常见并发症。在功能性性腺功能减退症和 LOH 患者中，性腺功能减退与代谢紊乱的关系是双向的，两者之间存在恶性循环。睾酮缺乏和代谢紊乱之间的相互作用机制包括增加内脏脂肪组织和胰岛素抵抗，导致代谢紊乱的发展，进而导致血清睾酮水平的进一步降低。国内有流行病学研究表明，血清睾酮水平与 TC 及总甘油三酯（total glyceride，TG）水平之间存在负相关，与 HDL-C 水平呈正相关。研究发现，当前列腺癌患者接受去势治疗后，血清睾酮水平出现急剧而严重的下降，血清 TC、LDL-C 和 TG 升高，HDL-C 下降，这些变化可能是由于血清睾酮水平下降进而降低脂代谢的关键酶（脂蛋白酯酶和肝脂肪酶）的活性，使乳糜微粒和极低密度脂蛋白胆固醇水解减少，脂肪酸释放减少；同时减少肝细胞对脂质的摄取，从而增加血清 TC，降低 HDL-C。血清睾酮水平降低明显会增加男性发生 MS 的危险，MS 患者发生 LOH 的比例远高于同年龄组的非MS 患者。一项针对 261 例 LOH 患者使用十一酸睾酮 TST 长达 5 年的纵向研究发现，TST 后，患者 BMI、腹围和体重等肥胖参数下降，血清 TG、TC、LDL-C、血糖及血压水平降低，HDL-C 水平升高。这可能是由于睾酮刺激增加 β 肾上腺素能受体数量，促进脂肪分解代谢，通过增加脂蛋白脂肪酶和肝脂肪酶活性，降低脂肪合成，使血清 TG 水平降低，HDL-C 水平升高。近期的流行病学调查表明，血清 TT 水平与收缩压和舒张压呈负相关，在调整年龄、吸烟、饮酒及 BMI 的因素影响后，血清 TT 水平仍是 MS 的主要危险因素。一项对照研究发现 TST 可明显改善 MS 的各项参数，腹围减少 11 cm，糖化血红蛋白下降 1.9%，收缩压下降 23 mmHg。一项对 88 例平均年龄在 51 岁的 LOH 患者进行注射十一酸睾酮治疗 1 年后的随访研究发现，TST 可以改善所有患者 MS 的各组分，并以阶梯方式改善糖化血红蛋白。

7. LOH 与心血管疾病　　目前，国内外绝大多数的研究表明男性 LOH 患者心血管疾病发病率与低水平的内源性睾酮有关，尤其是与 Bio-T 浓度相关。正常的雄激素水平对于动脉硬化的发生具有保护作用，而血清睾酮水平低下与动脉粥样硬化、心律失常、血栓形成、血管内皮功能障碍、左心室功能受损有关。越来越多的证据表明老年男性的血清睾酮水平低下是继年龄、肥胖、脂代谢紊乱、胰岛素抵抗等因素之外又一项动脉粥样硬化的独立危险因素，而动脉粥样硬化是大多数类型的心血管疾病的主要病理生理学基础。血清睾酮水平低下可能是预测心血管疾病死亡率的指标之一。一项欧洲前瞻性巢式病例对照研究，在 1993—1997 年共随机纳入 11 606 例 40～79 岁男性志愿者，随访至 2003 年。研究发现，中老年男性研究对象血清睾酮每升高 6 nmol/L，心血管疾病死亡风险下降 19%，血清睾酮水平低下可能是心血管疾病的预测指标之一。有研究发现，在亚洲人群中内源性血清睾酮水平低下（≤14.2 nmol/L）的中年男性发生心血管不良事件风险是正常对照组的 4.6 倍（$HR=4.61$；$95\%CI$ 1.02～21.40），并认为血清睾酮水平低下是冠状动脉粥样硬化性心脏病的独立危险因素。越来越多的研究表明血清睾酮水平低下的男性更易患冠状动脉粥样硬化性心脏病，其内源性睾酮越低，冠状动脉粥样硬化性心脏病严重程度越重。最近一项对 395 例 45～74 岁 LOH 患者人群研究发现，性腺功能减退症患者的 ED 严重程度与心血管疾病风险呈正相关。最近一项荟萃分析表明，老年男性低水平的内源性睾酮是心血管疾病的危险因素，还可预测心血管疾病死亡率（$OR=1.26$）及心血管疾病发病率（$OR=1.17$）。但目前对于 TST 能否减少性腺功能减退症男性患者发生心血管事件的风险，学术界还存在争论，没有足够的研究证据显示 TST 和不良心血管事件之间有明显关联，TST 可能对睾酮缺乏的男性提供中性或保护作用。最近一项荟萃分析纳入 31 项随机对照试验中 2675 例 TST 和 2308 例安慰剂组的患者，结果表明，TST 与心血管疾病死亡率或发病率的增加均无相关性。现有的大多数研究认为睾酮对心血管系统产生有益或中性的保护作用。动物实验和临床研究也已经证实在冠状动脉内注射睾酮制剂后能使冠状动脉管径和血流速度明显增加。睾酮具有直接扩张冠状动脉作用，其机制可能是睾酮通过对细胞膜上的钾离子通道和钙离子通道的调节使血管扩张，另一方面与 AR 结合促进血管内皮细胞 NO 释放，扩张冠状动脉血管，改善血流。目前大多数学者认为 TST 在男性并发心血管疾病的危险因素的 LOH 患者中使用是安全有效的，TST 可增加老年男性的血管内皮功能，舒张冠状动脉，缓解老年男性心绞痛症状，改善心肌缺血，改善心力衰竭患者的心脏射血功能和相应的临床症状。一项随机效应荟萃分析了 15 项药物流行病学和 93 项随机安慰剂对照试验研究。药物流行病学研究的分析表明，TST 可以降低总死亡率和心血管疾病发病率。而在随机对照试验中，TST 对心血管不良事件的发生率未呈现有益的或有害的影响，但当睾酮制剂的处方剂量高于通常推荐的剂量，或男性体质较弱时，心血管疾病的风险将增加。然而，当研究纳入（BMI＞30 kg/m²）的肥胖患者时，可以明显观察到 TST 对心血管疾病发病率的保护作用（$OR=$ 0.51）。也有个别报道得出不同结果，一项对 209 例 65 岁以上合并高血压、糖尿病、高脂血症、肥胖等疾病并伴有低血清 TT 水平（3.5～12.1 nmol/L）的老年男性（平均年龄 74 岁）接受较大剂量的睾酮凝胶进行 TST，因治疗组的心血管不良事件发生率较安慰剂组明显增高，临床试验被提前终止。值得指出的是，该项研究样本量小和纳入人群的独特性妨碍了本研究的外延性与参考价值。因此，需要更大量的、前瞻性、随机对照研究来评估 TST 和心血管疾病风险的安全性，更加谨慎对 TST 进行综合评价，包括对剂量与效应的评价，尤其是对 TST 应用超过生理剂量时所带来的心血管疾病危险应予以注意。对于有心血管疾病病史的患者，建议经过 3～6 个月的等待观察期后，可以考虑对这些患者在确保适当剂量和安全监测的条件下进行 TST。

8. LOH 与贫血　雄激素能直接刺激骨髓干细胞和通过肾合成促红细胞生成素使红细胞数量和血红蛋白水平增高，血清睾酮缺乏可导致贫血。国外一项对 239 例慢性肾脏病患者（46～63 岁）的临床研究中发现血清睾酮低下患者（TT＜10 nmol/L）的贫血（Hb＜130.0 g/L）风险比血清睾酮水平正常患者（TT＞10 nmol/L）高 5.3 倍。

9. LOH 与 LUTS　LOH 患者也是 LUTS 的高发人群。国外一项对超过 500 例 LOH 患者的研究表明，轻度 LUTS 发病率为 25%，中度为 53.3%，重度为 22.8%，并且 ED 程度和 LUTS 的严重程度呈正相关，LUTS 的严重程度是一个独立于年龄之外的 LOH 危险因素。国内一项研究发现，LOH 患者口服十一酸睾酮软胶囊 12 周后，I-PSS 及最大尿流率均明显得到改善。这可能是由于外源性睾酮通过调节尿道上皮和膀胱上皮中广泛存在 AR，从而调节逼尿肌兴奋性，降低逼尿肌压力，改善最大尿流率、排尿量及膀胱顺应性，提高膀胱容量，同时 NO 也参与尿道和膀胱颈的扩张，松弛泌尿生殖器官平滑肌。一项对 261 例平均年龄为 58 岁的 LOH 患者进行长达 5 年 TST 的研究显示，前 3 个月 I-PSS 显著下降并在随后 5 年的治疗过程中持续改善。有文献报道，TST 增加 LOH 患者超声检测的前列腺体积，但目前没有充足的证据表明 TST 加剧 LUTS 或促使急性尿潴留发生。最新一项研究表明，60 例 LOH 患者接受 TST 治疗 6 个月后，残余尿量、前列腺体积与治疗前均无显著差异；但 AMS 评分、IIEF-5 评分和 I-PSS 明显改善，其中储尿期症状评分改善尤为显著，但排尿期症状评分无明显改善；多变量分析显示 AMS 评分、治疗后 IIEF-5 评分和前列腺体积是 TST 后 I-PSS 改善的独立预测因素。目前一般认为严重 LUTS 是 TST 的相对禁忌证，但是没有证据表明 TST 会增加 BPH 或 LUTS 的风险。

10. LOH 与死亡风险　关于 LOH 是否增加死亡风险，目前证据不充分。在欧盟 8 个国家实施分层抽样获取 2599 例年龄为 40～79 岁一般人群的研究结果表明，在中位数为 4.3 年的随访期中共有 147 例男子死亡，55 例（2.1%）被确定为 LOH（中度 31 例，重度 24 例）。在调整年龄、各研究中心、BMI、吸烟和较差健康状况后，重度 LOH 男性死亡率是正常男性的 5.5 倍（$HR=5.5$；95%CI 2.7～11.4）。多变量调整后，血清 TT<8 nmol/L 的男性与正常人相比死亡风险高 2 倍（HR=2.3；95%CI 1.2~4.2），而合并性功能障碍的男性与正常人相比死亡风险高 3 倍（HR=3.2；95%CI 1.8~5.8）。一项血清睾酮水平与死亡率关系的荟萃分析，包括 12 项研究和超过 16 000 例男性研究对象的结果证实，血清睾酮水平低下男性的死亡率是正常血清睾酮水平男性的 1.35 倍（HR=1.35；95%CI 1.13~1.62）。与正常血清睾酮水平的男性相比，轻度和重度血清睾酮水平低下男性有着较高的死亡率和较少的生存时间。国外有研究发现，血清 TT 水平每下降 2.1 个标准差，其心血管疾病死亡率风险约增加 25%。在国外另一项观察性研究中，研究对象为 1031 例年龄>40 岁的男性退伍军人，对其中血清睾酮水平低下（<8.7 nmol/L）和无前列腺癌病史的 398 例男性采用 TST，发现在调整年龄、BMI、血清睾酮水平、医疗并发症、DM、冠状动脉粥样硬化性心脏病等多变量因素后，TST 与降低死亡风险明显相关（HR=0.61；95%CI 0.42~0.88）。最近一项随访时间为 5 年、10 311 例接受 TST 和 28 029 例未接受 TST 的对比性研究结果显示，TST 组男性的死亡率明显低于对照组（HR=0.88；95%CI 0.84~0.93）。治疗时间越长，患病风险就越低。但值得注意的是，接受 TST 时间较短患者的死亡风险（HR=1.11；95%CI 1.03~1.20）和 CVD 事件（HR=1.26；95%CI 1.09~1.46）与对照组相比却是增加的。

随着老龄化社会的到来，正确认识和重视 LOH 共患疾病风险，做到早期预防、早期治疗，将有利于这一系列慢性病、老年病得到及早防治，并将大大提高人民群众的生活质量。

（十二）中老年生殖健康与保健

WHO 将生殖健康定义为："在生命的所有阶段，生殖系统及其功能和过程所涉及的一切事宜，包括身体、精神和社会适应性等方面的完好状态，而不仅仅指没有疾病或虚弱"。在开罗召开的联合国国际人口与发展大会提出了与生殖健康相应的生殖保健的定义："通过预防和解决生殖健康问题，综合各种方法、技术和服务，促进生殖健康和幸福"。在以往的工作和研究中，对女性的生殖健康和生殖保健服务需求和利用的关注较多，各国都设有各种各样的私立或公立女性和儿童保健中心，但很少有以男性为服务对象的相应机构。关注男性生殖健康、开展男性生殖保健服务，将成为生殖保健领域一项新的重要任务和工作重点。

我国是人口大国，随着物质生活水平大大提高，中老年人提高生活质量的需求越来越强烈，如何提高中老年人的身体健康水平，改善生殖健康状况，提高生命质量与生活质量是生殖健康医务工作者责无旁贷的任务。

更年期是人类从中年进入老年的过渡期。对男性更年期，医学界争论了多年，目前意见已趋于一致，认为男性亦存在更年期。如同女性，此时期的男性同样会出现许多心理上和机体上的功能紊乱。但与女性更年期雌激素骤降不同，中老年男性更年期时，其雄激素水平会随年龄增长出现缓慢下降，且只有部分雄激素缺乏的中老年男性会出现相应的临床症状，即 LOH。

1. 饮食、运动与 LOH　Armamento-Villareal 等观察生活方式对体弱、肥胖、老年男性（≥65 岁）性激素的影响。结果显示，在体弱、肥胖、老年男性通过生活方式的干预减轻体重，能特异性减少血清总 E_2、游离 E_2 水平。但是，血清 TT 水平没有临床意义的增加，FT 水平也没有特异性增加。因此，Armamento-Villareal 等认为，除了生活方式的干预，为了改善这些患者的激素情况，其他治疗也是需要的。147 例 44 岁以上的男性参加 Cardarelli 等的横断面研究，结果显示，参与者平均血清 FT 水平为 10.8 nmol/L（$SD=1.5$），平均年龄为 56.8 岁（$SD=7.9$），多元回归分析提示血清 FT 水平与年龄和饮食显著相关。很多研究成果都表明，运动能增加人体骨量和改善其性激素水平。为了评估长期太极拳练习对身体成分及性激素和骨矿物质密度的影响。李天乐等对 50 例男性中老年太极拳练习者和 50 例不经常参加运动的对照组人员进行身体成分与骨矿物质密度研究，并抽样选取了部分人员进行血清睾酮检测。结果表明，太极拳组血清睾酮水平明显高于对照组，且差异具有显著性（$P<0.05$），说明太极拳锻炼可以延缓雄激素的衰减。

2. 中医药与 LOH　中医文献中虽然没有明确提出 LOH 这一病例，但从其症状表现上来看，属于"不寐""郁证""阳痿""心悸""虚劳""眩晕"等范畴。《素问·上古天真论》曰："丈夫八岁，肾气实，发长齿更；二八，肾气盛，天癸至，精气溢泻，阴阳和，故能有子；三八，肾气平均，筋骨劲强，故真牙生而长极；四八，筋骨隆盛，肌肉满壮；五八，肾气衰，发堕齿槁；六八，阳气衰竭于上，面焦，发鬓斑白；七八，肝气衰，筋不能动；八八，天癸竭，精少，肾脏衰，形体皆极，则齿发去。"指出了天癸在男性生长发育中所起的重要作用。LOH 病因病机复杂、证型繁多。熊勇平认为本病有肾阴亏虚型、肝肾阴虚型等 10 种证型。贾金铭认为本病可分为阴虚内热型（以血管运动症状为主）、肾阳亏虚型（以生理体能症状为主）等 8 种证型。

将 LOH 主要症候群分别与四大脏腑对应起来，有利于非中医专业背景医师更好地理解本病的中医诊治规律。如对于阴虚内热证（以性功能障碍症状和血管舒缩症状为主要表现）的患者，因性功能障碍症候群从"肾"论治，血管舒缩症候群提示机体"阴虚"状态，故治疗上应以滋肾阴降虚火为主，可选用知柏地黄汤加减。对于脾肾阳虚证（以性功能障碍症状和生理体能症状为主要表现）的患者，因性功能障碍症候群从"肾"论治，生理体能症候群从"脾"论治，故应补益脾肾，可选用还少丹加减。对于肝郁肾虚证（以性功能障碍症状＋情志精神症状为主要表现）的患者，因性功能障碍症候群从"肾"论治，情志精神症候群从"肝"论治，故应从补肾与疏肝解郁同时着手。偏阴虚火旺时可选用六味地黄丸合丹栀逍遥丸；偏阳虚时选用金匮肾气丸合逍遥丸。

肖邈等将 98 例 LOH 患者按照随机数字表法分为对照组和观察组（$n=49$），对照组服用六味地黄汤结合常规护理，观察组服用六味地黄汤结合中医情志护理，疗程均为 1 个月。结果提示，六味地黄汤结合中医情志护理能有效改善 LOH 患者的临床症状和血清睾酮分泌水平，效果优于六味地黄汤结合常规护理。郁超等观察杞贞滋阴合剂治疗 LOH（肾阴亏虚型）的临床疗效，将 152 例 LOH（肾阴亏虚型）患者随机分为治疗组和对照组，每组 76 例。治疗组给予杞贞滋阴合剂治疗，对照组给予十一酸睾酮治疗，两组疗程均为 8 周，观察中医证候积分、迟发性性腺功能减退症症状调查表（SILOH）评分及血清 TT、BMI 变化情况。得出结论，杞贞滋阴合剂在改善 LOH（肾阴亏虚型）患者临床症状方面，具有和激素补充疗法相似的效果。

毛俊彪等观察口服十一酸睾酮软胶囊联合麒麟丸治疗 LOH 患者的临床疗效。方法为，符合纳入标准的 63 例 LOH 患者被随机分为对照组和试验组，对照组口服十一酸睾酮软胶囊，试验组口服十一酸睾酮软胶囊和麒麟丸。结果显示，麒麟丸联合十一酸睾酮软胶囊治疗 LOH 的疗效比单用十一酸睾酮软胶囊治疗效果更显著，且不增加不良反应发生率，有一定的临床应用前景。在国家"十二五"科技支撑计划课题"更年期生殖健康现状评估及健康指导"的研究方案中，已将接受干预治疗的 LOH 患者分为十一酸睾酮软胶囊治疗组和十一酸睾酮软胶囊加麒麟丸治疗组。两组疗程均为 6 个月，观察协同作用，结果尚未发表。

许亮等探讨复方玄驹胶囊联合十一酸睾酮软胶囊治疗 LOH 疗效及安全性，结果显示，短期内单用十一酸睾酮软胶囊治疗或加用复方玄驹胶囊也能明显提高患者血清睾酮水平，改善患者的临床症状；联合组的疗效更显著，不增加不良反应发生率，且能减少十一酸睾酮软胶囊的用量和时间，并降低 TST 的风险。

郑学峰观察针刺结合小剂量的补肾胶囊治疗中、老年男性雄激素缺乏患者的临床疗效，结果表明，治疗前患者血清睾酮水平明显低于正常男性，治疗后 3 组患者血清睾酮水平较治疗前有显著性提高。

近年来，陈重等对 LOH 的传统中医病因病机进行梳理，中医学历代虽无"迟发性性腺功能减退症"之名，但中医大家孙思邈在《千金翼方·卷十二·养老大例》对该病有着清晰的描述："人年五十以上，阳气日衰，损与日至，心力渐退，忘前失后，兴居急惰，计授皆不称心，视听不稳，多退少进，日月不等，万事零落，心无聊赖，健忘嗔怒，情性变异，食饮无味，寝处不安"。肾精日竭、肾气渐衰、"天癸竭"是 LOH 的根本原因。基于本病肾阴衰、天癸竭的病机，20 世纪 50 年代已故名医张伯讷先生创制二仙汤，该方阴中求阳，阳中求阴，温而不燥，刚柔并济，具有补肾壮阳、泻相火而益肾阴的作用，现代药理研究表明二仙汤具有调节性腺激素的合成和分泌水平、调节骨形成等药理作用，广泛应用于女性更年期综合征、前列腺疾病及不孕不育症等疾病的治疗。陈重等临床使用二仙汤加减治疗 LOH 疗效卓著。

范圣凯等观察十子育春丸治疗 LOH 的效果。将 96 例患者按照 2∶1 随机分为观察组 64 例，对照组 32 例，观察组予以十子育春丸治疗，对照组予以十一酸睾酮软胶囊治疗，两组疗程均为 3 个月。结果显示，两组治疗后中医证候、AMS 评分及血清 TT 值均较各自治疗前有明显改善，差异有统计学意义（$P < 0.05$）；观察组中医证候评分、AMS 积分值、血清 TT 值均较对照组更高，差异有统计学意义（$P < 0.05$）。治疗期间两组均未发生不良反应。

王孙亚等将符合 LOH 诊断标准的 106 例患者按随机数字表法分为对照组和试验组（各 53 例），对照组采用常规 TST，试验组服用雄蚕益肾方联合小剂量 TST，疗程均为 3 个月。比较两组治疗前后的 AMS 评分、血清性激素水平及中医证候评分。结果提示，两组治疗后较治疗前 AMS 各项症状评分和总分均有显著下降（$P < 0.05$），

血清 TT 水平 TSI 值均显著提高（$P<0.05$），血清 LH、FSH 水平均下降（$P<0.05$），且试验组改善效果优于对照组（$P<0.05$）；两组治疗后较治疗前中医症状分级量化评分均显著下降（$P<0.05$），且试验组下降更为明显（$P<0.05$）；试验组的中医证候改善总有效率达 81.1%，明显高于对照组的 54.7%（$P<0.05$）。

闵潇等提出 LOH 是一种与男性年龄增长相关的临床和生物化学综合征。TST 是现代医学治疗 LOH 的主要手段，但单一 TST 治疗无法满足 LOH 治疗需要。中西医结合治疗 LOH 可以靶向治疗与整体治疗同行，性激素检测与中医证型同行；中西医结合治疗 LOH 可实现治疗层次的多样化，规避治疗风险，缩短病程。积极探索中西医结合治疗 LOH 的思路，有利于提高临床辨治本病的水平。

三、雄激素制剂的分类及特点

历史上，睾酮最早于 1935 年被人工合成，随后不久便被用于临床，是临床上使用最早的激素之一。20 世纪 50 年代，睾酮埋植剂、庚酸睾酮（testosterone enanthate，TE）和环丙酸睾酮等肌内注射制剂也相继问世。到 20 世纪 70 年代，口服有效的十一酸睾酮（testosterone undecanoate，TU）开始应用于临床。20 世纪 90 年代，长效的 TU 注射液（茶籽油溶剂）、阴囊皮肤睾酮贴剂、非阴囊部位的睾酮贴剂及睾酮凝胶等透皮吸收制剂相继应用于临床；随后，经颊黏膜吸收的睾酮片剂及更长效 TU 注射液（蓖麻油溶剂）也应用于临床。

雄激素制剂是治疗雄激素水平低下的重要药物，其种类较多，各种类型有不同的特点，适合的人群各有侧重。目前观点认为，临床上应尽可能使用天然睾酮制剂来进行 TST，而不是使用人工合成雄激素制剂。这是由于人体内仅特定器官能够直接利用睾酮，其他一些器官则需要将睾酮转化为 5α-DHT 或 E_2 等活性形式从而加以利用。天然睾酮可使睾酮及其活性代谢产物之间达到生理平衡，使机体最大限度从 TST 中受益，同时最大限度减少药物的不良反应。

（一）按化学结构分类

睾酮和其他所有雄激素类药物一样，均由基本结构雄甾烷演变而来。睾酮的生物学活性是由雄甾烷决定的，包括 3 号位上的酮基、4 号位上的双键和 17 号位上的羟基。睾酮制剂根据化学结构的差异，主要分为以下 3 类。

1. 睾酮第 17β- 位羟基上的氢原子被 1 个长链脂肪酸基团所酯化。用长链脂肪酸对睾酮酯化后，随碳链的增长，分子的极性变小，就越易溶于油剂；这样，溶于油剂的睾酮衍生物可在进入人体后缓慢地释放到血液循环中。一旦被吸收，侧链被酯酶水解，释放出具有睾酮和生物活性的 FT，通过与内源性睾酮一样的途径被转化与代谢。酯化的碳链越长，作用越持久。TE 和丙酸睾酮曾经是应用最广泛的 17β- 位羟睾酮酯的雄激素注射液。丙酸睾酮每周需要肌内注射 2～3 次；TE 则可间隔 2～3 周肌内注射 1 次。目前常用的 TU 可延长到 4～8 周肌内注射 1 次。TU 还可以口服，其胶囊制剂随高脂食物一起口服后，约 10% 的药量能与乳糜微粒一同通过小肠淋巴管吸收，随后直接进入体循环，绕过肝的"首关效应"，在体内睾酮可达到生理浓度并减少对肝的不良反应。

2. 睾酮第 17α- 位被甲基化。17α- 位甲基化形成的睾酮衍生物，代表药物为甲睾酮（methyltestosterone）和氟羟甲睾酮。1935 年合成睾酮不久后便合成了 17α- 甲基睾酮。口服后自门静脉入肝，由于 17α- 位的甲基化改变，导致肝对其分解减少，故服用后可达到一定的血药浓度。长期使用导致肝药酶增高、胆汁淤积和紫癜。氟羟甲睾酮除含有氟原子和羟基外，同样包含 17α- 位甲基。该化学修饰使得氟羟甲睾酮成为一种非常有效的口服雄激素药物，但 17α- 位甲基化同样带来肝毒性。事实上，所有 17α- 位甲基化的雄激素制剂均可能导致肝毒性，已逐渐被临床弃用（尽管最新的《中华人民共和国药典》还有收录）。

3. 对睾酮的 A、B、C 环进行修饰，修改甾体的环结构，如美睾酮（mesterolone）。美睾酮来源于睾酮的 5α- 还原产物（5α-DHT），从结构上来讲单纯地修饰了环结构。美睾酮作为 5α-DHT 的衍生物，口服吸收后同样不被肝代谢，而且从药理学上它只能补偿 5α-DHT 缺乏相关机体功能，但不能补偿睾酮的即刻效应，也不能通过芳香化作用转化为雌激素。因此，美睾酮并不具有 TST 的所有生理作用，不推荐作为 TST 药物。

（二）按给药方式分类

2018 年 EAU 男性性腺功能减退症指南推荐的雄激素制剂，按给药途径不同可分为口服睾酮、肌内注射睾酮、睾酮凝胶或经皮给药睾酮、舌下用睾酮、口腔用睾酮和皮下埋植睾酮等制剂，它们都有各自的特点和适应证。

1. 口服睾酮

十一酸睾酮软胶囊（TU capsules）：此药物为睾酮的十一酸酯，是睾酮的衍生物。溶于油剂后装入软胶囊，每粒重 40 mg，其中睾酮占 63%，故每粒胶囊含睾酮为 25 mg。其储存方便，在 30 ℃以下避光保存于铝箔板包装中即可，无须冷藏，有效保质期达 36 个月。因其含有脂肪链，故可通过淋巴液的脂类输送，经胸导管最后到达体循环，避免了经肝的首关代谢和肝毒性。口服胶丸携带方便，剂量可随时调整，停药后作用迅速消失，不存在长期不良反应。口服 TU 软胶囊最适合于自身尚能部分合成与释放睾酮的患者；另外，存在凝血功能障碍不能进行肌内注射或因故不能到医院接受注射治疗的患者也是其适应证。口服 TU 软胶囊的缺点是食物中无脂肪时吸收较差，需与含高脂肪的食物一起进食，食物中含有 19 g 脂肪可保证睾酮充分吸收。单剂口服后 2～6 h 血浆睾酮达到峰值，可在较高水平维持至少 8 h，10 h 后降低到服药前水平，故该制剂每天需要多次给药。2018 年 EAU 制定的男性性腺功能减退症指南推荐每 6 小时用药 1 次。一般认为，目前 TU 软胶囊可作为 LOH 患者 TST 的首选药物。

【用法和用量】 一般情况下，剂量应根据每个患者对药物治疗反应情况进行适当调整或遵医嘱。通常起始剂量为每天 120～160 mg，连续服用 2～3 周，然后服用维持剂量，每天 40～120 mg。本品应在用餐时服用，如有需要可用少量水吞服，必须将整个软胶囊吞服，不可咀嚼。可将每天的剂量分成 2 个等份，早晨服 1 份，晚间服 1 份。如果软胶囊个数不能均分为 2 等份，则早晨服用软胶囊个数较多的 1 份。

【不良反应】 ①良性肿瘤、恶性肿瘤和非定性肿瘤（包括囊肿和息肉）：BPH、临床未被检测出的前列腺癌进展。②血液和淋巴系统疾病：红细胞增多症。③代谢和营养紊乱：水钠潴留。④精神紊乱：抑郁、紧张感、情绪困扰、性欲增强、性欲减退。⑤胃肠道功能紊乱：恶心、腹泻、腹部不适、腹痛。⑥肝胆病症：淤胆型黄疸。⑦皮肤和皮下组织疾病：瘙痒、多毛、痤疮。⑧肌（与）骨骼及结缔组织疾病：肌痛、骨骺早闭。⑨心血管系统疾病：高血压。⑩泌尿系统疾病。⑪生殖系统和乳腺疾病：男子乳房女性化、少精、无精子、阴茎持续勃起症、勃起频率增加、加速性成熟、阴茎增大。⑫体格检查：肝功能异常、PSA升高、血红蛋白升高、血细胞比容升高、血脂异常。

【禁忌证】　已确诊为局部晚期或转移性前列腺癌或乳腺癌的男性；对本品中的任何成分过敏者；积极渴望生育的男性；血细胞比容＞54%；严重慢性心力衰竭者。

【注意事项】　患者如患有隐性或显性心力衰竭、肾功能不全、高血压、癫痫、偏头痛（或有上述病史）应定期做检查，因为雄激素可能偶尔会诱发水钠潴留。建议长期治疗患者进行肝功能检查。肝功能损伤患者慎用。对于BPH患者，与前列腺病症相关的主诉可能增加。骨转移患者的高血钙和高尿钙症状可能会加重，建议这类患者定期监测血清睾酮浓度。所有患者在开始使用本品治疗之前均应进行详细的体格检查以排除患前列腺癌的可能。由于睾酮可能促进亚临床前列腺癌的生长，故在治疗过程中必须每年按照医师建议的方案检查前列腺（DRE和PSA评估），老年患者和高危人群（有临床因素或家族遗传因素的患者）应每年检查2次。曾有报道指出，对于部分男性患者，尤其是存在肥胖症或慢性肺病等危险因素的人群，使用睾酮可能引发睡眠呼吸暂停综合征。如发生与雄激素相关的不良反应，应立即停药，待症状消失后，再服用较低剂量。

2. 肌内注射睾酮

（1）睾酮酯注射液（testosterone ester injections）：常用制剂包括TU注射液、TE注射液和环戊丙酸睾酮（T. cypionate，TC）注射液，都为睾酮衍生物。

睾酮注射液价格便宜，注射间隔较长，没有严重不良反应；其缺点是需要到医疗机构进行深部肌内注射，且患者会出现注射局部不适感。茶籽油溶剂注射TU制剂125 mg/ml，注射后2～3天血清睾酮水平达到峰值浓度，依据睾酮注射剂量不同峰值浓度可能会超过生理浓度上限，以后逐渐下降，可维持血清睾酮在正常参考值范围之内长达3周；其缺点是用药后血清睾酮浓度的波动幅度较大，可能会引起患者情绪和症状的明显起伏，且发生不良反应时无法立即撤药，由于所用茶籽油溶剂未载入欧盟药典，未被EAU男性性腺功能减退症指南所推荐。TU注射液原则上不推荐作为LOH长期TST制剂。TE和TC是既往应用最广泛的雄激素注射剂，临床上具有同等的作用期间和治疗有效性。TE和TC相对于注射TU作用时间均较短，每2周注射1次，用药后体内睾酮水平可能波动，且同样存在发生不良反应时无法立即撤药的问题，原则上不推荐作为LOH长期TST制剂。

【用法和用量】　TU注射液，肌内注射，每个月250 mg，特殊情况下（如用于再生障碍性贫血患者时），可增加到每个月500 mg；TE肌内注射，每2周150～

200 mg；TC 肌内注射，每周 75～100 mg。

【不良反应】 注射部位可出现疼痛、硬结、感染及荨麻疹。其余不良反应与口服睾酮制剂相似。

【禁忌证】 局部晚期或转移性前列腺癌或乳腺癌的男性；对本品中的任何成分过敏者；积极渴望生育的男性；血细胞比容＞54%；严重慢性心力衰竭者。

【注意事项】 发生严重不良反应时，应立即停止治疗，观察后调整药物剂量。用药期间同时要监测红细胞、肝功能、PSA 水平。65 岁以上老年人，以及缺血性心脏病、前列腺增生、高血压、糖尿病、癫痫、三叉神经痛、肝功能不全患者慎用。有水肿倾向的肾脏病、心脏病和高血压患者慎用。有肿瘤骨转移、未经治疗的严重睡眠呼吸暂停综合征、凝血功能障碍的患者也应慎用。

（2）长效睾酮酯注射液：目前尚未在中国获得批准上市。其主要活性成分是 TU，250 mg/ml，蓖麻油作为溶剂。该药又称储库型注射剂。它被缓慢注射到臀部肌肉，在局部形成一个药物池。睾酮逐步从药物池释放并进入血液。通常每隔 10～14 周注射 1 次，注射频率取决于患者个人的血清睾酮水平。普通注射剂平均每年需注射 22 次，而该药每年仅需注射 4 次，无须经常注射，可使患者体内睾酮血浓度维持在正常生理范围内，因而更受患者欢迎，被国外多个指南推荐为 LOH 患者的 TST 用药。该药的缺点是在发生不良反应的情况下无法及时撤药，需要大剂量（4 ml）肌内注射，有极少患者在注射后立即出现咳嗽反应。

【用法和用量】 臀部肌内注射 1000 mg，6 周后肌内注射 1000 mg，随后每10～14 周肌内注射 1000 mg。

【不良反应】 有极少患者在注射后立即出现咳嗽反应，机制不详。其余不良反应与口服睾酮制剂相似。

【禁忌证】 局部晚期或转移性前列腺癌或乳腺癌的男性；对本品中的任何成分过敏者；积极渴望生育的男性；血细胞比容＞54%；严重慢性心力衰竭者。

【注意事项】 同其他睾酮注射剂。

3. 口腔用睾酮 新型口腔给药途径最初于 2003 年获得美国 FDA 批准，其为单层凸形片剂，可迅速黏附在牙龈与上唇交接处。当与唾液接触后，本品软化成凝胶状，可持续在 12 h 内向口腔黏膜缓慢释出睾酮，且口腔无不适感；本品释放出的睾酮通过口腔黏膜吸收进入血液，再直接输送至上腔静脉，绕过胃肠道系统和肝的"首关效应"，故睾酮的生物效应相应较强，可作为睾酮皮肤贴剂、局部乳膏或注射剂之外的另一种选择，适用于成人先天性或获得性性腺功能减退症的治疗。循环睾酮水平在首次给药后 10～12 h 达到高峰，并在 24 h 内达到稳定状态。停药后，血清睾酮水平在 2～4 h 降至正常水平以下，必要时可迅速恢复。目前，本品在 LOH 患者中应用的有效性及安全性尚未得到验证，且未在国内上市。

【用法和用量】 每片含睾酮 30 mg，每天早、晚各贴 1 片即可使体内的睾酮含量保持正常而稳定。

【不良反应】 本制剂可引起牙龈局部红肿、刺激疼痛、头痛，味觉改变，苦味或口中异常味觉。也可能引起牙龈炎，但牙龈的不良反应一般是短暂的，数天后即可消失，少数患者可持续 2 周。其余不良反应与口服睾酮制剂相似。

【禁忌证】 局部晚期或转移性前列腺癌或乳腺癌的男性；对本品中的任何成分过敏者；积极渴望生育的男性；血细胞比容＞54%；严重慢性心力衰竭者。

【注意事项】 应在颊的两侧交替使用本贴剂，不可咀嚼、吞咽药物，否则无效。从口腔取出本品后，血清睾酮水平在 2～4 h 降到正常值以下，故允许发生严重不良反应时及时撤药。发生严重不良反应时，应立即停止治疗，观察后调整药物剂量。服药期间同时要监测红细胞、肝功能、PSA 水平。对于有心、肝、肾功能障碍的患者，如发现踝关节及腿部水肿应慎用。

4. 舌下用睾酮　是甲基雄烯二醇的舌下含片制剂。雄烯二醇（4- 雄烯 -3，17 二醇）是睾酮的直接前体，在体内可直接转化成睾酮。已经证明服用本制剂能在 40 min 内明显提高血清睾酮水平约 125%，吸收迅速、起效快，药物可直接进入血液，且吸收率高达 85%，避免肝的"首关效应"。随后，在接下来 2～3 h 血清睾酮水平逐渐下降，经肝代谢失活。该药的另一个优点是与口服制剂相比，不需要空腹服用，且比口服制剂能释放更多睾酮，但服用更高剂量（＞25 mg）将不被吸收利用。目前国内外市场上已无此药物。

【用法和用量】 每片含甲基雄烯二醇 25 mg，每天早、晚各 1 片舌下含服。若出现睡眠问题，晚上可改到下午服用。规律服用 6～8 周，再停用 2 周，如此循环。

【不良反应】 与口服睾酮制剂相似。

【禁忌证】 局部晚期或转移性前列腺癌或乳腺癌的男性；对本品中的任何成分过敏者；积极渴望生育的男性；血细胞比容＞54%；严重慢性心力衰竭者。

【注意事项】 此药物只适用于 21 岁以上的成年男性。其余注意事项同口服睾酮制剂。

5. 透皮吸收睾酮

（1）透皮睾酮贴片（testosterone transdermal patch），分为阴囊透皮贴剂和非阴囊透皮贴剂两种，能模拟睾酮分泌的昼夜节律释放睾酮，提供更符合生理剂量与节律的血清睾酮水平。2016 年来自 EMAS 的建议认为，由于透皮睾酮制剂的药动学接近最佳的 TST 制剂，而且可以模仿体内睾酮的昼夜生理变化，故推荐为 LOH 患者 TST 的首选。而且，长效的睾酮透皮制剂优于短效制剂；但短效透皮制剂的优势是一旦发生严重不良反应，允许快速撤药。

1）阴囊透皮贴剂：是 20 世纪 80 年代开发的第一种有效的透皮贴剂，每帖含睾酮 10～15 mg，每天释放药物 4～6 mg，贴后 2～4 h 血中睾酮达峰值，其后 22～24 h 维持在正常中等水平。主要作用在阴囊，于早晨贴于阴囊皮肤上，每天 1 帖。由于阴囊皮肤含有较高的 5α- 还原酶活性，能将皮肤吸收的睾酮转化为 DHT。因此，在应用阴囊贴剂期间，DHT 的浓度明显增加，可比正常男子高 12 倍。其缺点是阴囊的皮肤面积较小，需要备皮，应用受限。

2）非阴囊皮肤贴片：成人每天释放睾酮 5 mg，夜间睡前贴于各处躯干或四肢皮肤上，每天 1 次，但 7 天内不要在同一部位使用；破损、炎症、油性皮肤部位不要使用。应用后 8 h 血清睾酮水平达峰值，然后稍微降低并继续维持在生理范围浓度达 18～20 h。开始 12 h 释放总药量的 60%。释药系统产生的睾酮、DHT 与 E_2 均为正常水平，性功能、性欲、体力和情绪均有改善。贴片治疗较肌内注射剂价格高，但这种每天贴片可能较每 2 周 1 次的 TE 肌内注射更方便。所以，建议贴片疗法用于惧怕肌内注射或因注射后睾酮水平显著波动并由此产生明显症状的患者。为确保适宜的给药剂量，应定期监测清晨血清睾酮浓度，并根据血清睾酮水平对用药剂量做相应调整。值得注意的是，非阴囊皮肤贴片在 LOH 男性中应用的有效性及安全性尚未得到验证。

【用法和用量】 阴囊贴剂与非阴囊贴剂的比较见表 24-11。

表 24-11 阴囊贴剂与非阴囊贴剂的比较

	阴囊贴剂	非阴囊贴剂
剂量和表面积	10 mg（40 cm²）或 15 mg（60 cm²）	12.2 mg（37 cm²）
释放速度	4 mg/d 或 6 mg/d	5 mg/d
达峰值时间	2～4 h	8 h
应用时间	早晨	睡前
贴用部位	阴囊（需备皮）	躯干或四肢
用法	每天 1 帖	每天 1 帖
不良反应	瘙痒（7%）、局部不适（4%）	瘙痒（37%）、红肿反应（12%）

【不良反应】 最常见的不良反应为局部皮肤反应，有暂时轻、中度红斑，红肿反应，瘙痒，偶尔有过敏性皮炎需要停药。50 岁以上男性皮肤刺激发生率似乎随着年龄增长。应用贴剂之前，皮肤上涂搽复方醋酸地塞米松乳膏常可预防或降低皮肤刺激。其余不良反应与口服睾酮制剂相似。

【禁忌证】 局部晚期或转移性前列腺癌或乳腺癌的男性；对本品中的任何成分过敏者；积极渴望生育的男性；血细胞比容＞54%；严重慢性心力衰竭者。

【注意事项】 发生严重不良反应时，应立即停止治疗，观察后调整药物剂量。其余注意事项同口服睾酮制剂。

（2）睾酮凝胶（testosterone gel）：有含 1% 或 1.62% 的 2 种睾酮浓度的水乙醇凝胶制剂，1% 浓度的睾酮凝胶有含睾酮 25 mg 袋装及 50 mg 袋装 2 种；浓度 1.62% 的睾酮凝胶则有含睾酮 20.25 mg 的计量泵及含睾酮 20.05 mg 和 40.5 mg 的袋装。浓度 1% 的睾酮凝胶推荐起始剂量为 50 mg，每天 1 次，日最大剂量可增加到 100 mg；1.62% 的睾酮凝胶推荐初始剂量为 40.5 mg，每天 1 次，日最大剂量为 81 mg。开始应用或改变剂量后，应监测血清睾酮浓度 2～4 周。此制剂使用方便，可以随时调整剂量，停药后不造成长期不良后果，皮肤反应较少见，但价格昂贵。睾酮透皮凝胶剂和液体剂的潜在优势包括易于使用、比贴剂更小的皮肤刺激性及比其他制剂能维持更持久的血清睾酮水平。使用后应提醒患者洗手，并避免皮肤与他人接触。这些药物推荐使用在衣物覆盖的区域，以最大程度地减少药物沾染给他人。目前，这些睾酮制剂在

LOH 患者中应用的有效性及安全性尚未得到充分验证。

【用法和用量】 每天 1 次，于每天清晨涂抹于肩部、手臂或腹部皮肤（1.62% 凝胶不能涂抹腹部），凝胶在 5 min 内变干，不留痕迹。不得随意停药，否则血清睾酮水平将在 5 天内降至正常水平以下。

【不良反应】 常见的不良反应为头痛、脱发、粉刺、皮肤干燥、涂抹部位的红斑。其余不良反应与口服睾酮制剂相似。

【禁忌证】 局部晚期或转移性前列腺癌或乳腺癌的男性；对本品中的任何成分过敏者；积极渴望生育的男性；血细胞比容＞54%；严重慢性心力衰竭者。

【注意事项】 涂抹于干净且干燥之肩部、手臂或腹部皮肤，不可直接涂抹于生殖器及有伤口之皮肤表面。涂抹后必须以肥皂及水清洗双手，待涂抹处干燥后才能覆盖布料或衣服。使用至少 6 h 后洗澡或沐浴，效果最好。若不慎接触眼睛，立即以清水冲洗。使用时，应避免涂抹部位与他人接触，避免人际间传播，尤其是女性和儿童。其余注意事项同口服睾酮制剂。

6. 皮下埋植剂 是一种有效的雄激素替代制剂。呈短棒状药丸，活性成分为睾酮，可被埋植在皮下（通常为腹部、臀部皮下），能缓慢释放睾酮，埋植 3～6 个药丸即可使性腺功能低下患者的血清睾酮达到生理水平并维持长达 4～5 个月，患者性欲、体力均可改善。但埋植药丸需要施行非常小的手术，棒状药丸可能被折断、穿孔影响药效，以及出现感染和瘢痕，部分患者难以接受。目前该药在国内尚未上市。

【用法和用量】 睾酮棒状药丸置入剂规格有 100 mg 和 200 mg 2 种，根据个体需求量选择剂量范围为 100～600 mg，一般每次置入 600 mg（6×100 mg，3×200 mg），就能保持血清睾酮水平在正常范围达 4～5 个月。

【不良反应】 局部不良反应包括药物穿孔、挤出、折断，置入部位出血、纤维化和感染。其余不良反应与口服睾酮制剂相似。

【禁忌证】 局部晚期或转移性前列腺癌或乳腺癌的男性；对本品中的任何成分过敏者；积极渴望生育的男性；血细胞比容＞54%；严重慢性心力衰竭者。

【注意事项】 注意事项同口服睾酮制剂。

7. 鼻腔用睾酮 于 2014 年 5 月获得美国 FDA 批准。睾酮鼻凝胶是另一种非侵入性替代方案，给药简单，药物通过鼻黏膜进行吸收，避免肝的"首关效应"，在给药后 40 min 内睾酮达到峰浓度，而且每天药物总剂量低。患者对药物耐受性很好，不良事件发生率低，PSA 呈中度升高。目前该药在国内尚未上市。

【用法和用量】 产品采用计量泵施药器，允许患者自行鼻孔给药。每个泵提供睾酮 5.5 mg，推荐剂量为每天 3 次，每次 2 泵（每个鼻孔 1 泵），每天总剂量为 33 mg。两次用药应间隔 6～8 h。

【不良反应】 包括 PSA 增加、头痛、鼻漏、鼻出血、鼻腔不适、上呼吸道感染、鼻窦炎、支气管炎和鼻痂。其余不良反应与口服睾酮制剂相似。

【禁忌证】 局部晚期或转移性前列腺癌或乳腺癌的男性；对本品中的任何成分过敏者；积极渴望生育的男性；血细胞比容＞54%；严重慢性心力衰竭者。

【注意事项】 注意事项同口服睾酮制剂。

专家共识编写组成员

编写顾问：姜辉（北京大学第三医院）、邓春华（中山大学附属第一医院）、商学军［南京大学医学院附属金陵医院（东部战区总医院）］

组长：谷翊群（国家卫生健康委科学技术研究所）

副组长（以姓氏笔画为序）：邓军洪（广州市第一人民医院）、许蓬（海南和京生殖医院）、周任远（复旦大学附属华山医院静安分院）、郑连文（吉林大学第二医院）、傅强（山东第一医科大学附属省立医院）

编写成员（以姓氏笔画为序）：王子明（西安交通大学医学部）、毛向明（南方医科大学珠江医院）、邓军洪（广州市第一人民医院）、邓春华（中山大学附属第一医院）、刘继红（华中科技大学同济医学院附属同济医院）、许蓬（海南和京生殖医院）、杨镒缸（四川大学华西第二医院）、谷翊群（国家卫生健康委科学技术研究所）、周任远（复旦大学附属华山医院静安分院）、周善杰（北京大学国际医院）、郑连文（吉林大学第二医院）、姜辉（北京大学第三医院）、袁慧星（华中科技大学同济医学院附属同济医院）、徐浩（华中科技大学同济医学院附属同济医院）、高勇（中山大学附属第一医院）、唐文豪（北京大学第三医院）、章慧平（华中科技大学同济医学院生殖健康研究所）、商学军［南京大学医学院附属金陵医院（东部战区总医院）］、傅强（山东第一医科大学附属省立医院）、熊承良（武汉同济生殖医学专科医院／华中科技大学同济医学院）、戴继灿（上海交通大学医学院附属仁济医院）

编写秘书：周善杰（北京大学国际医院）

参考文献请扫二维码查阅

中华医学会男科学分会
下丘脑促性腺激素释放激素脉冲泵在男科疾病中应用专家共识编写组

下丘脑促性腺激素释放激素（gonadotropin-releasing hormone，GnRH）合成、分泌或作用障碍，是导致低促性腺激素性性腺功能减退、青春期性发育障碍及不育的重要原因。目前对其治疗的主要方式有 GnRH 脉冲治疗、促性腺激素治疗及睾酮替代治疗。GnRH 脉冲治疗通过 GnRH 脉冲泵皮下注射人工合成的 GnRH，以模拟下丘脑 GnRH 脉冲分泌模式，是目前最符合下丘脑 - 垂体 - 性腺（hypothalamic-pituitary-gonadal，HPG）轴生理调节机制的治疗模式，已逐渐被越来越多的医师和患者所接受。GnRH 缺乏的诊治涉及男科、内分泌科、神经外科等多学科交叉。然而，针对 GnRH 脉冲泵在男科疾病中的应用问题，目前国内外尚缺乏由多学科临床专家共同编写制定的专家共识。为此，中华医学会男科学分会组织国内男科、内分泌科、神经外科等领域的专家，经过广泛讨论，形成了 GnRH 脉冲泵在男科疾病中应用专家共识，以供临床参考。

一、概述

（一）GnRH 脉冲式分泌的生理机制

在胚胎发育时期，GnRH 神经元起源于鼻腔，在发育过程中伴随嗅神经轴突迁移，最终定植于下丘脑。在下丘脑内神经网络系统的调节下，从胚胎中期开始至出生半年内，男性下丘脑内 GnRH 神经元脉冲式释放 GnRH，激活 HPG 轴，这一过程称为"小青春期"。此后，下丘脑 GnRH 分泌逐渐减少，HPG 轴转为抑制。"小青春期"在男性胎儿的外生殖器发育和睾丸下降中起到重要作用。青春期时，GnRH 神经元在神经网络系统的调节下再次启动脉冲式释放 GnRH 模式，以 90～120 min 一次的频率，脉冲式释放 GnRH（半衰期为 1～3 min）。释放的 GnRH 通过垂体门脉系统作用于垂体 GnRH 受体，刺激垂体合成并释放黄体生成素（luteinizing hormone，LH）及卵泡刺激素（follicle stimulating hormone，FSH），进而刺激睾丸分泌睾酮，启动青春期发育，促进精子生成，维持生育功能。

（二）GnRH 缺乏的病理生理特点

GnRH 脉冲式分泌刺激垂体释放促性腺激素，在男性性发育及生育能力的获得和维持中起到关键作用。"小青春期"时，GnRH 缺乏可导致隐睾和微小阴茎；青春期时，GnRH 缺乏可导致青春期发育障碍；成人期时，GnRH 缺乏可导致性功能障碍、不育。由于雄激素在骨质钙盐沉积及心脑血管系统中发挥作用，长期 GnRH 缺乏导致雄激素水平降低，可导致骨质疏松、心血管事件发生风险增加。

（三）GnRH 脉冲泵的工作原理

GnRH 脉冲泵是一种便携式、可调节的微量药物输注装置，通过脉冲式皮下注射微量人工合成的 GnRH，模拟下丘脑 GnRH 的生理性脉冲式分泌，从而达到治疗 GnRH 缺乏的目的。目前常用的 GnRH 脉冲泵通常由微电脑控制系统、微型机械泵系统、储药器及皮下输注装置 4 部分构成。其基本工作原理是通过微电脑控制系统预设输注频率和剂量，微型机械泵系统根据控制系统预设指令，以精密推杆推动储药器内的活塞，将装入储药器内的外源性 GnRH 药物，通过埋入患者皮下的输液管，以微量的方式输注至患者皮下，从而发挥治疗作用。

（四）GnRH 脉冲泵的发展历史及应用现状

1979 年，Jacobson 等首次报道了利用电池驱动的便携式 GnRH 脉冲泵治疗了 2 例卡尔曼综合征（Kallmann 综合征）患者取得确实的临床效果，此后 GnRH 脉冲泵逐步应用于临床。目前，国外注册上市了 2 款用于 GnRH 脉冲治疗的产品：① CRONO FE 微量脉冲输注泵上市时间早，其缺陷在于设备不易隐藏，便携性差；② LutrePulse 泵目前已被批准用于不孕不育的治疗，该产品为贴敷式泵，体积小巧便携，对隐私保护性好。

2012 年，我国自主研发的初代垂体激素输液泵正式上市，明确适用于 GnRH 的皮下输注。2019 年，新一代的 InnoPump 垂体激素注射泵及一次性泵用储药器、输液器获得批准上市，且均具备 GnRH 皮下输注适应证，该泵应用新一代人工智能控制系统并增加了蓝牙数据传输结合云管理平台功能，有利于 GnRH 缺乏患者长期病程管理的需求；同时采用电容触摸操作和可重复充电电池，在易用性、经济性及耐用性方面更佳。

二、GnRH 脉冲泵在男科疾病中的适应证、禁忌证及治疗前患者评估

（一）主要适应证

基于 GnRH 脉冲治疗的基本原理，GnRH 脉冲泵适用于 GnRH 合成、分泌、作用缺陷导致的 GnRH 相对或绝对缺乏，且垂体前叶尚存在一定数量的促性腺激素细胞，具体如下。

1. 先天性（特发性）低促性腺激素性性腺功能减退症（congenital/idiopathic hypo-gonadotropic hypogonadism，CHH/IHH） 包括嗅觉正常的 CHH/IHH 及 Kallmann 综合征。

2. 其他类型的下丘脑 GnRH 合成、分泌、作用缺陷的疾病 如垂体柄阻断综合征。近年来，国内有学者报道部分垂体柄阻断综合征患者使用 GnRH 脉冲治疗后，血 LH 和 FSH 可升至正常水平，提示垂体柄阻断综合征患者垂体前叶仍可能存在一定数量的有功能的促性腺激素细胞，通过 GnRH 脉冲治疗后可"唤醒"垂体前叶促性腺激素细胞功能，重建 HPG 轴功能。

3. 成人发病的 IHH 国内外有研究报道，成年发病的 IHH 可能表现出勃起功能障碍（erectile dysfunction，ED）和不育等症状，为 HPG 轴的孤立缺陷，其恢复精子

发生的概率高于 CHH/IHH 患者，对 GnRH 脉冲治疗反应较好。

（二）其他适应证

垂体和下丘脑部位及其附近区域的占位性病变、炎症、外伤、放射治疗后等物理化学因素所致下丘脑的损伤等，在经过评估垂体-性腺功能尚有一定储备，多学科会诊排除并监测占位性病变进展或复发风险、生长发育及其他疾病风险，理论上也可考虑应用 GnRH 脉冲泵疗法，但目前针对这部分患者的应用仍处于研究阶段。另外，体质性青春期生长发育延迟（constitutional delay of growth and puberty，CDGP）本质上也是由于 GnRH 缺乏引起。有研究表明，GnRH 脉冲泵治疗可用于协助鉴别诊断 CDGP 与 CHH/IHH，但其敏感性及特异性均较低。

（三）禁忌证

1. 原发性性腺功能不全患者。
2. 垂体功能减退且 GnRH 激发试验重复结果不满意的患者。
3. 对 GnRH 脉冲泵药物、输液管或胶布过敏的患者。
4. 合并其他疾病，临床专科医师判定不宜治疗，如严重循环障碍患者。
5. 有严重的心理障碍或精神异常患者。
6. 患者及其家属缺乏相关知识，接受泵使用培训后仍无法正确使用。
7. 生活无法自理，且无监护人的患者。
8. 不愿长期皮下埋置输液管或长期佩戴泵的患者。

（四）治疗前患者的评估

1. 病史 ①患者有无难产及出生时窒息、抢救史；②有无青春期身高增长加速和 18 岁后仍有身高持续增长（提示骨骺闭合延迟）史；③有无阴腋毛生长、变声；④从小能否识别气味；⑤有无青春发育延迟、生育障碍、嗅觉障碍家族史；⑥有无唇腭裂手术修复史；⑦阴茎勃起和遗精情况；⑧有无隐睾手术史；⑨有无鞍区肿瘤手术及放化疗史，具体手术和放化疗时间；⑩有无颅脑外伤史及具体时间；⑪既往用药史。

2. 体格检查 ①测定身高、上部量、下部量、指间距、体重、体重指数（body mass index，BMI）；②检查喉结、胡须、阴毛发育情况，评估有无男性乳房女性化，测量非勃起状态阴茎长度；③评估睾丸是否位于阴囊，采用 Prader 睾丸计测量睾丸体积；④根据 Tanner 分期评价青春期发育程度。

3. 实验室检查 ①一般检查：血、尿常规，肝、肾功能，血脂、电解质、肿瘤标志物、骨代谢生化指标等，以除外慢性系统性疾病或营养不良所导致的青春期发育延迟。②生殖激素检查：FSH、LH、睾酮、雌二醇、催乳素测定等，以评估 HPG 轴功能。③其他相关激素检查：生长激素（growth hormone，GH）和胰岛素样生长因子（insulin-like growth factor，IGF）-1 测定，以评估生长激素轴功能；早 8:00 血浆皮质醇、促肾上腺皮质激素（adrenocorticotropic hormone，ACTH）及 24 h 尿游离皮质醇，以评估肾上腺皮质功能；游离 T_3（fT_3）、游离 T_4（fT_4）和促甲状腺激素（thyroid-stimulating hormone，TSH）等，以评估甲状腺功能。

4. 影像学检查 ①鞍区 MRI：用于除外各种下丘脑、垂体病变，如垂体前叶发育不良，鞍区 MRI 表现为垂体柄纤细、中断或缺如；垂体柄阻断综合征，表现为垂体后叶高信号异位或缺如。②骨密度、骨龄测定：骨龄是衡量生长发育的重要标尺，对疾病鉴别判断有重要价值，CHH/IHH 患者或暂时性青春发育延迟者，骨龄一般落后生物学年龄 2～3 年。③超声检查：甲状腺、甲状旁腺超声检查，评估其有无病变；肾脏、睾丸、附睾、精索、前列腺超声检查，以评估其发育情况。④肾上腺 CT 平扫：评估有无肾上腺病变。

5. 戈那瑞林激发试验

（1）单次戈那瑞林激发试验：用于鉴别下丘脑或垂体缺陷所致的性腺功能减退。

1）试验方法：受试者禁食过夜，于早晨空腹进行，将戈那瑞林 100 μg 溶于 2 ml 生理盐水中，静脉注射，于 −15、0、30、60、90、120 min 时各抽血 2 ml，分离血清，测定 LH、FSH 水平。

2）临床意义：正常情况下，LH 峰值较基础值升高 2～3 倍；一般来说，高峰多出现在 30～60 min，提示 GnRH 脉冲治疗可能效果良好。若 LH 峰值与基础值相比无明显变化或低水平上升（不足 2 倍），FSH 变化更小，建议可考虑戈那瑞林延长激发试验。

（2）戈那瑞林延长激发试验：长期缺乏 GnRH 可降低垂体对 GnRH 的敏感性，引起垂体惰性；对于单次戈那瑞林激发试验延迟反应、无反应或低弱反应的患者，可用戈那瑞林延长激发试验解除垂体惰性，用于鉴别下丘脑或垂体缺陷所致的性腺功能减退。

1）试验方法：采用 GnRH 脉冲泵以 10 μg/90 min 的脉冲剂量及频率输注戈那瑞林 6 天，在用泵前及第 7 天早上 7：30 注射后 30～60 min 采血测定 LH、FSH 水平。

2）临床意义：戈那瑞林延长激发试验后，血清 LH 和 / 或 FSH 水平≥1 U/L，提示 GnRH 脉冲治疗有效。

6. 人绒毛膜促性腺激素（human chorionic gonadotrophin，hCG）兴奋试验　用于评价睾丸间质细胞（Leydig 细胞）功能。

（1）试验方法

1）单次法：肌内注射 hCG 2000～5000 U，注射前及注射后 24、48、72 h 测定血清睾酮水平。

2）多次法：连续 2 周，每周 2 次肌内注射 hCG 2000 U，注射前及注射后第 4、7、10、14 天测定血清睾酮水平。

（2）临床意义：若血清睾酮≥3.47 nmol/L，提示睾丸间质细胞存在；若血清睾酮≥10.41 nmol/L，提示睾丸间质细胞功能良好。

三、治疗目标、疗效及其影响因素

（一）GnRH 脉冲泵的治疗目标

1. 促进并维持第二性征的发育。

2. 恢复性功能，改善性欲，提高性生活质量。

3. 恢复生育能力。

4. 提高骨密度，预防骨质疏松。

5. 降低心血管事件发生风险的可能。

6. 改善生长激素缺乏。

（二）GnRH 脉冲泵的疗效

对于有生育需求的成年男性，判定 GnRH 脉冲治疗疗效的首选标准为精子生成的成功率。根据目前的文献研究，GnRH 脉冲治疗后，精子生成的总体成功率在各研究中有所不同（成功率为 64%～95%），精子浓度从 0 到数亿个 /ml 不等。有研究表明，治疗后即使精子浓度很低，也可能让伴侣受孕。不同中心研究结果显示 GnRH 疗效不尽相同，可能是由于：①各研究人群规模往往较小，不同研究脉冲治疗的疗程、脉冲的频率及每个脉冲给予外源性 GnRH 剂量不同，均可影响疗效。②纳入了不同类型的 IHH 患者，包括病因不同（先天性、后天获得性等原因导致的促性腺激素水平低下）、促性腺激素水平缺乏程度不同（完全性缺乏、部分性缺乏）。③一些研究中纳入隐睾患者，另一些研究则排除了隐睾患者，可能是造成不同研究中生育结局差异明显的原因之一。另外，即使纳入隐睾患者，出生后进行隐睾手术的时间不同也可能影响预后。④新近研究显示，致病基因不同可能影响临床表型及治疗结局。

GnRH 脉冲治疗过程中，睾丸体积逐渐增大往往提示预后良好。尽管文献报道 GnRH 脉冲治疗与 hCG 和人绝经期促性腺激素（human menopausal gonadotropin, hMG）联合治疗生精效果相似，但国内也有研究显示，针对 CHH/IHH，脉冲式 GnRH 治疗生精的效果可能优于促性腺激素治疗。

（三）影响 GnRH 脉冲泵疗效的因素

治疗初始睾丸体积及是否存在隐睾是影响 GnRH 疗效的 2 个重要指标。睾丸体积是判断 GnRH 缺乏程度的指标，也是精子生成的阳性预测因子。单侧或双侧隐睾反映了促性腺激素严重缺乏，是产前 GnRH 缺乏的主要特征之一。隐睾被认为是精子生成的阴性预测因子，双侧隐睾患者的精子数量低于单侧隐睾者或无隐睾者。此外，伴有隐睾的患者需要更长时间的治疗来实现精子生成。隐睾导致的生殖细胞耗竭可能涉及多种因素，包括睾丸在腹部停留的时间过长导致生殖细胞凋亡。

既往外源性雄激素使用：有研究认为既往雄激素治疗与较差的预后相关，但在随后的研究中没有验证到这一结果。因此，既往雄激素治疗对未来生育能力及 GnRH 脉冲治疗疗效的影响仍存在争议。

需要注意的是，极少部分 CHH/IHH 患者因存在 GnRH 受体基因突变导致的 GnRH 抵抗而非缺乏，此类患者则不宜选择 GnRH 脉冲治疗。

四、治疗方法

（一）GnRH 脉冲泵治疗使用的药物

GnRH 脉冲泵治疗需使用外源性 GnRH 模拟内源性 GnRH 脉冲分泌模式。戈那瑞林是根据下丘脑释放的天然 GnRH 的化学结构进行人工合成的十肽激素类药物，分子式为 $C_{55}H_{75}N_{17}O_{13}$。戈那瑞林静脉注射 $t_{1/2}$ 初始相为 2～10 min，终末相为 10～40 min，血药浓度达峰时间快，半衰期短，非常适合模拟下丘脑 GnRH 脉冲，具有促进垂体释放促性腺激素的功能。

由于其他类型的 GnRH 类似物（包括 GnRH 激动剂和 GnRH 拮抗剂）生物活性为内源性 GnRH 的数十至数百倍，短期给药虽然可以刺激 LH 和 FSH 升高反跳使促性腺激素短暂升高，但持续给药会占据和消耗 GnRH 受体，对垂体释放促性腺激素起抑制作用，故不能应用于 GnRH 脉冲泵治疗。

（二）GnRH 脉冲泵治疗药物的浓度、剂量及频率设置

1. 戈那瑞林药液的配制　使用注射用戈那瑞林，以 1∶200 浓度，即 200 μg/ml（6 支 100 μg 规格的戈那瑞林溶于 3 ml 生理盐水）抽吸入一次性泵用储药器，并置于 GnRH 脉冲泵中，连接一次性泵用输液器，将皮下输注装置植入皮下并固定。

2. GnRH 脉冲泵初始剂量及频率设置　正常下丘脑以脉冲模式分泌 GnRH 12～16 次 / 天。研究显示，使用 GnRH 脉冲泵治疗 CHH/IHH 男性，90 min 输注一次脉冲对男性的促性腺激素及生殖激素升高、青春期启动及第二性征发育比其他频率有效，初始剂量设置为皮下注射剂量 10 μg/ 脉冲。

根据研究及临床应用建议，初始设置 GnRH 脉冲泵输注方式为 90 min，一次脉冲，每次 10 μg 皮下输注，自 00:00 起 24 h 内共输注 16 次脉冲。

3. GnRH 脉冲泵治疗的试戴及方案调整　可用 GnRH 脉冲泵进行 3～7 天的试戴，对单次 GnRH 兴奋试验进行补充，通过垂体对 GnRH 脉冲分泌模式的反应判断垂体功能。如治疗后，血清 LH 和 / 或 FSH≥1 U/L，提示 GnRH 脉冲治疗初步有效。

对于男性患者，一般 GnRH 脉冲频率为 90 min 可达到理想的治疗效果，不需要调整。对于效果不佳的患者是否采用变频模式，仍有待于进一步临床研究。

对于剂量的调整，有研究指出，若 GnRH 脉冲治疗后复查 LH 和 / 或 FSH≤5 U/L，剂量递增 5 μg，最高为 25 μg。剂量调整的原则是根据自我性体验（阴茎晨勃、勃起频率；手淫、遗精频率、性欲、性生活质量）、体格检查（阴毛分布、睾丸、外生殖器发育 Tanner 评分）、生殖激素检测和睾丸超声检查的结果进行动态调整，每 1～3 个月应随访 1 次，治疗 3 个月以上还应参考精液常规检查。患者长期戴泵治疗必须在专业医师指导下进行剂量调节，不轻易改变。

五、疗效评估及随访

（一）疗效评估

1. 疗效评估的方法和指标

（1）佩戴初期 3～7 天：观察不良反应，包括过敏、活动受限程度、患者接受程度；GnRH 脉冲治疗 3～7 天后，如血清 LH≥1 U/L，提示初步治疗有效。期间应对患者进行脉冲治疗相关知识普及和操作培训。

（2）常规随访：佩戴第 1 个月随访，进行体格检查和监测 FSH、LH、睾酮。必要时调整戈那瑞林的剂量和频率，尽可能将 LH 和睾酮维持在正常中值水平。稳定期每 3 个月进行常规随访。治疗过程中，睾丸体积逐渐增大提示预后良好。

（3）生精疗效评估：治疗 3 个月后可能有精子生成，需增加精液常规检查。

2. HPG 轴功能自主恢复正常（逆转） 有研究观察到，约 10% 的 CHH/IHH 患者在治疗一段时间后中止治疗，HPG 轴功能可自主恢复到正常，称为逆转。临床表现为内源性促性腺激素水平逐渐升高，睾丸体积逐渐增大，并自主产生睾酮和精子。诊断时基础状态或戈那瑞林兴奋试验中较高的 LH 水平、基础睾丸体积相对较大是将来 HPG 轴功能发生逆转的重要指标。故在治疗过程中，必须监测睾丸体积和促性腺激素水平变化。对内源性 LH ≥ 1 U/L 的患者，可间断停药观察自主性 HPG 轴功能是否启动，必要时重复兴奋试验评价 HPG 轴功能状态。

（二）随访

在 GnRH 脉冲泵治疗期间，建议按照标准方案及方法进行定期随访。治疗第 4 周首次随访，后续根据情况每 1～3 个月随访 1 次。每次随访内容包括：①询问患者晨勃、遗精及性生活情况；②测量身高，上、下部量，指间距，体重，BMI，检查喉结、胡须、阴毛发育情况及有无男性乳房女性化，测量非勃起状态阴茎长度；③评估睾丸是否位于阴囊，采用 Prader 睾丸计测量睾丸体积；④根据 Tanner 分期评价青春期发育程度；⑤生殖激素检测，包括 FSH、LH、睾酮、雌二醇、催乳素；⑥行睾丸、附睾、精索、前列腺超声检查，骨龄及骨密度测定（每半年）；⑦精液常规检查（治疗 3 个月后可采集到精液的患者）；⑧血、尿常规，肝、肾功能，电解质、血脂、血前列腺特异性抗原、骨代谢生化指标、糖耐量试验＋胰岛素释放试验（6～12 个月 1 次）等。

六、健康管理

由于接受 GnRH 脉冲泵治疗属于特殊居家长期治疗操作方案，需要患者密切配合，涉及诸多步骤和过程，健康管理十分重要，应对其加以重视，尽可能做到全面和完善的管理。

（一）患者建档

对于符合 GnRH 脉冲泵治疗条件的建立患者档案，签订知情同意书，有条件的医院可采用云管理平台系统管理患者的随访和治疗记录。

（二）完善初诊

检查记录应包括问诊、体格检查、实验室检查、影像学检查。

（三）启动与实施治疗

由医师根据诊断情况，制定并记录治疗方案。按照用户操作培训手册，对患者进行培训讲解，包括泵的使用、药品配制流程、日常佩戴注意事项和报警处理。观察患者用泵情况并填写培训记录。对于新用户首次换药（约第 4 天）进行指导、2 周进行服务回访，1～3 个月进行疗效回访。

（四）随访

做好随访工作，参见相关章节。

（五）生活方式调整与指导

治疗期间合理膳食、适量运动，保持良好的生活方式。对于骨密度低或骨质疏松的患者，使用钙剂或维生素 D 制剂可改善骨密度。对于有胰岛素抵抗的患者，考虑必要时给予二甲双胍等改善胰岛素敏感性的药物。

七、不良反应及处理

应用 GnRH 脉冲泵进行 GnRH 皮下脉冲式输注治疗总体上安全可靠，虽需要佩戴泵装置并皮下置入输液器，但通常不影响患者的日常生活、工作和学习，具有较好的耐受性和依从性。应用 GnRH 脉冲泵治疗过程中的常见不良反应主要包括以下几个方面。

（一）局部不良反应及处理

1. 皮肤过敏反应 注射部位皮肤过敏反应，如红肿、皮疹、皮下硬结等，常可自然消退，多数情况无须特别处理，需要每 3～4 天适时轮换注射部位，避开原注射部位 3 cm 以上；局部涂敷抗生素软膏、热敷等有利于促进皮疹、红肿、皮下硬结的消退；如有 GnRH 药物过敏情况发生，需暂停用药。

2. 穿刺点微小脓肿或感染 更换注射部位，局部涂敷抗生素软膏，严重时可口服适量抗生素治疗。

3. 留置针断裂 及时取出留置针并更换，注意局部妥善固定并避免剧烈运动。

（二）全身不良反应及处理

1. 面部痤疮 因 GnRH 脉冲治疗后启动患者的青春期发育，睾酮升高引起。一般仅需观察随访，常无须特别处理；严重者可适当调整 GnRH 脉冲剂量；可按照普通痤疮寻求皮肤科专家协助和指导治疗。

2. 男性乳腺发育和乳房压痛 常因睾酮升高导致雌二醇水平增高所致，GnRH 脉冲治疗符合生理机制，出现此情况概率低于促性腺激素和雄激素治疗。

3. 阴茎频繁勃起及睾丸疼痛 调整 GnRH 脉冲剂量，对症处理。

4. 骨质疏松 GnRH 脉冲治疗期间可使用钙剂或维生素 D 制剂辅助改善骨密度。

八、治疗的终止及治疗方式的切换

①部分患者对 GnRH 脉冲泵治疗反应较差，如部分携带 *KAL*1 基因突变的 CHH/IHH 患者，可能由于该基因突变导致的 GnRH 缺乏相对更严重，或基因突变破坏了 GnRH 信号的转导通路，对 GnRH 治疗敏感性下降；②对于 GnRH 脉冲泵治疗敏感的患者，理论上应长期坚持治疗；③对于成功生育且无继续生育意愿，主动要求替换为其他治疗的患者，可考虑 hCG 治疗或雄激素替代治疗；④射出精液内存在精子，成功冷冻保存后暂时无生育需求，可考虑替换为其他治疗；⑤长期治疗不敏感或疗效不佳（无性腺发育和 / 或精子生成），可能存在 GnRH 抗体，建议更换为其他治疗；⑥严重 GnRH 药物相关不良反应（如皮疹），建议更换为其他治疗或暂时中止，不良反应经治疗逆转恢复后，方可继续使用 GnRH 脉冲泵。

九、辅助生殖技术在 GnRH 脉冲泵治疗后患者中应用

（一）治疗后可见精子的生育管理

CHH/IHH 患者在接受 GnRH 脉冲泵治疗 3 个月后就可能有精子生成，非隐睾患

者2年精子生成率接近100%。当有大量精子生成时，如患者暂无生育需求，可至精子库行精子冻存后切换到其他替代治疗方案；如长期治疗仅少量精子生成，或虽有较多精子生成但半年内妻子不能自然妊娠者，可借助辅助生殖技术提高妊娠机会。轻、中度少、弱精子症可选择人工授精助孕；重度少、弱精子症可选择卵细胞质内单精子注射（intracytoplasmic sperm injection，ICSI）助孕。

（二）治疗后仍无精子患者的处理策略

如经正规治疗后，患者精液中仍未检测到精子，可尝试显微镜下睾丸切开取精术（microdissection testicular sperm extraction，mTESE）取精。据报道，CHH/IHH患者在治疗后有很大机会能通过mTESE取到精子，取到精子后结合ICSI技术可能成功生育生物学后代；成功生育后，如患者无再次生育计划，可切换到其他替代治疗方案。

专家共识编写组成员

编写顾问：邓春华（中山大学附属第一医院）

组长：刘继红（华中科技大学同济医学院附属同济医院）、商学军［南京大学医学院附属金陵医院（东部战区总医院）］

副组长：管庆波（山东第一医科大学附属省立医院）、李小英（复旦大学附属中山医院）、李铮（上海交通大学医学院附属第一人民医院）、董强（四川大学华西医院）

编写成员（按姓氏拼音排序）：陈向锋（上海交通大学医学院附属仁济医院）、范红旗（南京医科大学第一附属医院）、谷伟军（解放军总医院）、李宏军（北京协和医院）、李彦锋［陆军军医大学大坪医院（陆军特色医学中心）］、刘贵华（中山大学附属第六医院）、刘贤奎（中国医科大学附属第一医院）、马驰原［南京大学医学院附属金陵医院（东部战区总医院）］、田龙（首都医科大学附属北京朝阳医院）、徐浩（华中科技大学同济医学院附属同济医院）

编写秘书：徐浩（华中科技大学同济医学院附属同济医院）

参考文献请扫二维码查阅

（本文刊载于《中华男科学杂志》2022年3月第28卷第3期第273-280页）

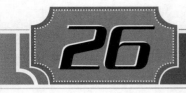

26 阴茎硬结症诊断与治疗指南

中华医学会男科学分会
阴茎硬结症诊断与治疗指南编写组

阴茎硬结症（Peyronie's disease，PD）是一种以阴茎白膜形成纤维样、非顺应性硬结为特征的常见阴茎疾病，亦称阴茎纤维性海绵体炎、结节性阴茎海绵体炎、海绵体纤维化等。法国外科医师 Peyronie 于 1743 年首次对此病进行具体描述，故又被称为 Peyronie 病。

以往认为该病大多可自愈，但有统计学数据显示，仅 13% 的 PD 可自行消退，40% 的 PD 出现加重，47% 的 PD 没有变化。一般认为病程在 2 年以上、伴有掌腱膜挛缩症（Dupuytren 挛缩）或跖部纤维瘤病（Ledderhose 病）、出现钙化和阴茎弯曲角度 >45° 的硬结者不能自行消退。PD 常导致阴茎弯曲、阴茎功能性缩短和勃起功能障碍（erectile dysfunction，ED）。

PD 患病率为 0.4%～3.2%，多见于中年男性，发病高峰在 55 岁左右。其患病率随年龄增长而增加，30～39 岁为 1.5%，40～59 岁为 3.0%，60～69 岁为 4.0%，>70 岁者为 6.5%。部分患者存在无症状纤维化病灶，因此，包括亚临床、无症状患者在内，PD 的患病率可能超过报道数据。

年轻患者病情更易于进展，年龄 <40 岁者更有可能表现为多发硬结及复杂性弯曲，也更有可能合并糖尿病。近年来，PD 的总发病率、伴随疼痛和 ED 的发生率均有增加趋势。

PD 的治疗包括药物治疗、物理治疗、手术治疗等，很多治疗方式为经验治疗，缺乏随机、双盲、安慰剂对照的循证医学研究。近年来，溶组织梭状芽孢杆菌胶原酶（collagenase clostridium histolyticum，CCH）为 FDA 批准的第一个硬结内注射药物，低能量体外冲击波治疗、阴茎机械牵引治疗等方面也有了更多的证据。

一、发病机制

PD 是一种结缔组织疾病，表现为阴茎海绵体白膜的纤维斑块形成，导致阴茎的异常（如弯曲、狭窄、缩短、疼痛等），并可引起勃起困难。目前人们已对 PD 的危险因素与分子生物学机制有了一定的研究，但具体发病机制尚未完全清楚。

（一）解剖与病理

阴茎海绵体白膜分外纵、内环两层，外纵层在腹侧中部变薄，5～7 点无外纵层，海绵体中隔纤维呈扇形排列并与内层纤维紧密交织在一起，承担勃起时大部分腹 - 背轴向应力。阴茎勃起时阴茎过度弯曲使中隔拉紧，造成白膜板层脱离；另外，性交过程中，阴茎发生不同方向的轻度弯曲易使弹性组织疲劳，组织弹性降低，白膜纤维细小血管多发性破裂，导致出血，血液淤积，瘢痕生成，并最终导致 PD。

在急性炎症期，内、外两层纤维部分剥离，血液内渗或纵向纤维撕裂，导致局部炎症反应；在慢性或纤维化期，长期的炎症会使胶原生成与溶解系统失衡，Ⅲ型胶原替代Ⅰ型胶原，致密的纤维斑块形成，营养不良的纤维斑块发生钙化或骨化，最终形成硬结，导致阴茎弯曲和变形。由于腹侧 5～7 点外纵层纤维变薄使阴茎背侧损伤的可能性增大，故 PD 患者的硬结多见于背侧。另外，白膜的乏血管特性导致包括转化生长因子 β（transforming growth factor β，TGF-β）在内的多种生长因子清除缓慢而聚集，因此，更易在损伤局部发生纤维化病变而导致 PD。

（二）危险因素

目前认为有多种因素参与 PD 的发生和发展，包括外伤、尿道内器械操作、尿道感染、糖尿病、痛风、性伴侣生殖道疾病、高血压、缺血性心脏病、高脂血症、吸烟、应用 β 受体阻滞剂和自身免疫因素等。但 PD 的遗传因素仍不完全清楚。有研究表明，白种人男性更容易发生 PD；Dupuytren 挛缩和 PD 患者具有共同的遗传易感基因位点，且与 *TGF*-β1 基因突变相关。尽管存在上述诸多危险因素，仍有 70% 的 PD 患者未发现明确诱因。

（三）分子生物学机制

一般来说，各种损伤因素引起的炎症反应和细胞外基质（extracellular matrix，ECM）沉积构成正常的修复过程。然而，如果这种伤害因素不能及时去除，会导致组织异常增生，形成纤维性斑块。目前认为，PD 可能是一种局部的损伤异常愈合过程，包括炎症细胞的激活、大量细胞因子的生成、肌成纤维细胞的激活和增殖，导致胶原蛋白沉积增加并引起纤维化，已发现某些关键因子参与这些重要的过程。

TGF-β 可增加胶原、蛋白多糖、纤连蛋白的转录与合成，同时也能增加组织胶原酶抑制剂的合成，抑制结缔组织分解，在 PD 发病过程中具有重要意义。TGF-β 在 PD 斑块中高表达，使用 TGF-β1 受体小分子抑制剂，阻断 TGF-β 信号通路后，可抑制 PD 患者斑块组织的成纤维细胞胶原蛋白产生，从而抑制斑块形成。另外，还有多种细胞因子参与 PD 斑块的形成，如介素 -1（interleukin-1，IL-1）、成纤维细胞生长因子（fibroblast growth factor，FGF）、血小板衍生生长因子（platelet-derived growth factor，PDGF）、纤溶酶原激活物抑制剂 -1（plasminogen activator inhibitor-1，PAI-1）、肿瘤坏死因子 -α（tumor necrosis factor-α，TNF-α）等细胞因子在斑块中的含量增多，均具有趋化炎症细胞、促进成纤维细胞募集与增殖的作用，导致胶原蛋白沉积。

目前对 PD 和相关纤维化疾病的发病机制了解有限。虽然 TGF-β 被认为是纤维化的主要细胞因子，但还有许多与纤维化有关的信号通路、细胞因子和生长因子也参与 PD 的发生和进展，PD 硬结的形成还可能与诱导型一氧化氮合酶（inducible nitric oxide synthase，iNOS）、活性氧（reactive oxygen species，ROS）、缺氧诱导因子 -1α（hypoxia-inducible factor-1α，HIF-1α）和 p53 蛋白等代谢紊乱有关。

二、临床表现

PD 的特征是胶原蛋白无序过度沉积，导致阴茎白膜内斑块形成。斑块可能会限制勃起时患侧白膜的延长，从而导致阴茎弯曲、畸形、不适或疼痛，伴或不伴 ED。阴茎外观和功能的改变可导致患者情绪和心理的改变，如烦恼、抑郁和社交困难。

（一）阴茎硬结

所有患者均有大小、数目不等的阴茎硬结，导致阴茎弯曲、畸形、疼痛。硬结常位于阴茎背面及侧面，也可位于腹侧面及阴茎海绵体中隔；少数表现为条索状，甚至环绕阴茎。部分患者因处于疾病早期或因硬结位于阴茎海绵体中隔而无法触及明显硬结。

稳定期硬结可发生钙化，范围较大时呈片状钙化。钙化曾被认为是疾病稳定的迹象，但新的证据显示，钙化亦可在 6 周内出现。有钙化斑块患者的发病年龄晚于无钙化斑块患者，且总病程更短，但与无钙化斑块患者相比，他们在性交等刺激性事件后发生疼痛的可能性更大。

（二）痛性勃起

大多数患者活动期有痛性勃起，甚至因此影响睡眠质量。随着炎症的控制，部分患者 6 个月内疼痛可自行缓解，94% 的患者于 18 个月内可逐步缓解，但仍可能影响性生活。少数患者表现为持续性痛性勃起，这部分患者阴茎硬结往往较大，或呈条索样，环绕阴茎，勃起时病变处阴茎周径不能相应增加而出现疼痛，又称为"阴茎筋膜室综合征"。

（三）阴茎畸形

1. 弯曲性阴茎畸形　阴茎向背侧弯曲最为常见，腹侧弯曲少见，极少数患者硬结环绕阴茎，可表现为衣领样畸形或纺锤样畸形，勃起时该段海绵体不膨胀，如病变广泛甚至可导致不稳定阴茎或铰链效应。腹侧弯曲常伴有静脉闭塞功能障碍，纺锤样畸形则常伴有动脉灌注不足。

2. 非弯曲性阴茎畸形　非弯曲性阴茎畸形可表现为阴茎缩短、缩小、沙漏样畸形等。非弯曲性阴茎畸形更容易出现 ED 从而影响患者性交，使患者性活动减少，较弯曲性阴茎畸形更容易导致抑郁和社交障碍。

（四）性交困难和 ED

勃起疼痛及阴茎严重畸形可导致性交困难。约 58% 的 PD 患者表现出不同程度的 ED，甚至在阴茎畸形出现前即可发生 ED，约 16% 的 PD 患者因 ED 而就诊。

部分患者阴茎勃起虽然足够坚硬，但也可能因为阴茎弯曲或疼痛无法完成性交。

（五）精神症状

精神症状如焦虑、抑郁、社交困难等，多是由于痛性勃起、阴茎畸形导致性交困难、ED 等所致。

多达 81% 的 PD 患者表现出"情绪困扰"，并可能会出现更严重的心理后遗症。48% 的患者有临床意义的抑郁症状，并且随着时间的推移，这些抑郁症状持续存在，这表明 PD 对患者有持久的心理影响。PD 的压力通常会延伸到患者的人际关系中，54% 的 PD 患者出现人际关系困难。部分 PD 患者还有一种孤立感，不能与医护人员或伴侣进行有效沟通。因此，需要重视 PD 患者的心理评估。

三、自然病程

大多数 PD 患者的疼痛症状会随着时间的推移而消失，无须干预；然而，阴茎弯曲或畸形自行改善的可能性很小。不进行任何治疗的 PD 患者，12～18 个月后疼痛均会有所改善，大多数可完全缓解；50 岁以上的患者疼痛缓解率高于 50 岁以下的患者（69% *vs.* 20%）。但在阴茎弯曲方面，仅 12% 的患者有改善，40% 的患者保持稳定，48% 的患者弯曲度加重，糖尿病和低龄是阴茎弯曲度加重的重要预测因素。

大部分 PD 病程分为活动期和稳定期 2 个阶段。活动期持续 12～18 个月，常发生阴茎硬结、痛性勃起和阴茎畸形，疼痛通常持续 5～7 个月，但一般不超过 12 个月；稳定期主要以阴茎不可逆畸形为特点，表现为阴茎疼痛频率降低、阴茎畸形逐渐稳定。临床症状没有变化至少 3 个月可认为 PD 进入稳定期，稳定期还可能逐渐出现 ED 的表现。

四、诊断

（一）症状和体征

PD 一般通过临床表现即可做出诊断，应详细了解患者病史，做好体格检查，特别是阴茎触诊。

（二）病情评估

评估的主要目的是判断疾病是否处于活动期、阴茎弯曲的特点及是否伴有 ED。初始评估应包括病史和体格检查，必要时可邀请患者的性伴侣一起参与。目前还没有统一的评估标准，阴茎硬结症问卷（Peyronie's disease questionnaire，PDQ）可用于评估、治疗及随访（附录 2）。

评估的主要内容包括病程、稳定性、阴茎疼痛情况、阴茎硬结、阴茎畸形、阴茎长度与体积、勃起功能及 ED 危险因素。病情评估手段的推荐级别见表 26-1。

表 26-1　病情评估手段的推荐级别

评估内容	推荐级别*	评估内容	推荐级别*
主观评估		阴茎硬结	A
现病史	A	阴茎长度	A
既往史	A	手足检查	C
性生活史及 ED 治疗史	A	影像学检查	
客观评估		阴茎彩色双功多普勒超声检查	B
体格检查		X 线片、CT	C
阴茎畸形	A	MRI	B

注：* 推荐级别；A. 强烈推荐；B. 推荐；C. 可推荐。

1. 主观评估

（1）现病史：主要评估病程、症状和勃起功能。

病程包括 PD 的起病形式（突发或慢性起病）及时间，这有助于判断疾病所处阶段，对选择治疗方案非常重要，病程处于稳定期，硬结稳定时方可考虑手术治疗。

阴茎疼痛可表现为触痛、勃起痛或性交痛。疼痛可逐渐缓解，也可持续存在甚至加重。这不但为疾病是否稳定提供了信息，而且可发现与疼痛相关的其他因素，如炎症、阴茎畸形等。

勃起功能需要通过有效的问卷调查进行评估，如国际勃起功能指数问卷表（international index of erectile function，IIEF）-5、勃起硬度评分（erectile hardness score，EHS）、勃起功能质量问卷（quality of erection questionnaire，QEQ）或勃起质量量表（erection quality scale，EQS）等。治疗前后进行问卷调查对于评价治疗效果非常重要。

（2）既往病史：应重点询问外伤史、个人史和家族史，包括骨佩吉特病（Paget 病）、Dupuytren 挛缩、Ledderhose 病等。明确 ED 的危险因素同样重要，如高血压、糖尿病、高脂血症及吸烟史等。

（3）性生活史及 ED 治疗史：性生活方面应详细了解患者性生活状况，尤其对于不能完成性交者，要了解是由于阴茎勃起硬度不足引起，还是因阴茎勃起疼痛、畸形导致。可向患者询问"您的阴茎勃起是否足以插入阴道""如果阴茎没有畸形或疼痛，其硬度是否足以插入阴道并完成性交"。了解 ED 的治疗过程不仅有助于评估其严重程度，而且可以发现 PD 进展的原因，例如，阴茎海绵体注射治疗有可能导致 PD 进展，亦有真空助勃装置导致 PD 的报道。

2. 客观评估

（1）体格检查

1）阴茎畸形：阴茎弯曲是 PD 的重要评估内容，有助于治疗方案选择并评估治疗效果。目前报道较多的是由患者本人或外科医师拍摄照片的方式，方法简单、临床应用方便，但更可靠的方法是用分度器或量角器测量。海绵体内注射血管活性药物诱导勃起进行评估较自摄照片或人工助勃装置更为准确，后者可导致皮下组织充血而影响判断。腹侧弯曲实施背侧折叠术以伸直阴茎时有损伤阴茎背神经的可能，会增加术后 ED 风险，术后阴茎缩短的风险也最大。阴茎狭窄目前尚无客观有效的测量方法，可考虑以阴茎周径为指标，应同时测量阴茎的最大周径与最小周径。

2）阴茎硬结：应注意硬结的数目、大小、位置、触痛、质地等，伸展阴茎有助于检查。约 2/3 的硬结位于阴茎背侧，导致阴茎向背侧弯曲；侧面或腹侧硬结虽不多见，但更易导致性交困难。

3）阴茎长度：术前测量阴茎长度非常重要，可使患者认识到术后阴茎缩短是由于疾病本身所致，而非手术引起。目前尚无统一测量方法，多于阴茎完全勃起时测量阴茎背侧冠状沟至耻骨的距离，测量时应用力按压耻骨联合前脂肪垫。

4）阴茎勃起体积：对于没有弯曲畸形的 PD 患者，其勃起后阴茎的体积可作为诊断和随访中的评估内容之一。计算机三维成像可用于测量该指标。

5）手足检查：掌部多发坚实结节致指关节屈曲挛缩为 Dupuytren 挛缩典型表现，容易辨别；足底中央跖肌筋膜处出现多发交错性结节提示 Ledderhose 病可能。

（2）实验室检查

1）血常规、尿常规：部分 PD 的发生与糖尿病、尿路感染等有关，血常规、尿常规作为常规检查项目，有助于辅助诊断。

2）抗梅毒螺旋体抗体检测：部分 PD 的发生与感染梅毒有关。晚期梅毒患者可发生阴茎纤维化，出现硬化斑块。人感染梅毒螺旋体后可产生 IgM 和 IgG 抗体，前者持续时间短，后者终身存在。因此，PD 患者主要检测抗梅毒螺旋体的 IgG 水平。

3）血液生化指标：如血糖、血尿酸的水平，有研究发现糖尿病及痛风患者 PD 高发。

4）其他检查：如自身抗体检测、基因检测等。PD 患者抗弹性蛋白抗体高于正常水平。部分 PD 患者为常染色体显性遗传，HLA-B7 交叉反应抗原 90% 阳性，此类患者大多伴有 Dupuytren 挛缩。

（3）影像学检查

1）超声检查：超声检查费用低，无放射性，目前在 PD 的诊治过程中得到广泛应用。超声检查可发现位于阴茎中隔、背侧、两侧和腹侧的硬结，尤其是可以探查到部分体格检查无法触及的病变，对于硬结钙化灶的敏感性较高，但对特殊部位如阴茎根部的病变检查效果欠佳。海绵体注射血管活性药物让阴茎完全勃起后进行超声检查，特别是阴茎彩色双功多普勒超声检查（color duplex Doppler ultrasound，CDDU），还可获得勃起时血流参数，发现静脉漏、静脉闭塞障碍和动脉血流减少等异常，有助于判断合并 ED 患者的病因，同时可明确硬结是否累及血管神经束，有助于制定手术计划。超声弹性成像可发现普通超声无法发现的小硬结。

2）X 线片和 CT：均可发现含钙化灶的硬结，但对非钙化性的硬结检查效果欠佳。CT 可发现白膜增厚，CT 海绵体成像可有助于了解阴茎解剖结构、评估合并的 ED，发现静脉漏。

3）MRI：MRI 对阴茎海绵体、脉管系统及白膜等软组织的成像效果好，可清晰地显示硬结的位置、范围、累及海绵体及中隔的深度。钆喷酸葡胺增强 MRI 扫描可发现硬结周围炎症，其对钙化灶的敏感性不如其他检查。有文献指出，MRI 可检出更多位于阴茎根部的硬结，这个区域是超声容易漏诊和观察不清的"盲区"；MRI 还可清楚展示阴茎的解剖结构，观察白膜和海绵体的形态及变化。对于需要行手术治疗者，术前 MRI 评估非常有意义。此外，磁敏感加权成像（susceptibility weighted imaging，SWI）序列的引入，可使 MRI 对斑块的检出敏感性及准确性进一步提高。

（4）勃起功能评估：治疗前后进行勃起功能的客观评估非常重要，可通过夜间阴茎勃起硬度（nocturnal penile tumescence and rigidity，NPTR）检测客观评估患者勃起功能。

五、治疗

（一）非手术治疗

目前非手术治疗 PD 主要是基于临床治疗经验，缺乏充分的循证医学证据。治疗目的是改善阴茎畸形和消除疼痛，同时尽可能地软化和缩小硬结。推荐级别见表 26-2。

表 26-2　非手术治疗推荐级别

治疗方法	药物	推荐级别*	治疗方法	药物	推荐级别*
口服药物治疗	非甾体抗炎药	C	硬结区域注射治疗	胶原蛋白酶	B
	他莫昔芬	C		干扰素	B
	左卡尼汀	B		维拉帕米	C
	维生素 E	C		甾体类药物	C
	秋水仙碱	C	其他治疗	低能量体外冲击波	C
	己酮可可碱	C		离子电渗疗法	C
	对氨基苯甲酸钾	C		机械牵引	C
	5 型磷酸二酯酶抑制剂	C		放射治疗	D
			联合治疗		B

注：*推荐级别；B. 推荐；C. 可推荐；D. 不推荐。

1. **口服药物治疗**　治疗 PD 的口服药物多种多样，但目前尚无统一的国际标准，对于活动期 PD 的效果优于稳定期，而且具有良好的安全性及耐受性，可选择使用。口服药物治疗适用于新发 PD、勃起时疼痛、不稳定硬结及有手术禁忌证的患者。

（1）非甾体抗炎药（nonsteroidal antiinflammatory drug，NSAID）：对于 PD 伴有疼痛的患者，可使用 NSAID，主要包括阿司匹林、对乙酰氨基酚、吲哚美辛等药物。NSAID 的药理作用主要是通过抑制环氧化酶，减少炎性介质前列腺素的生成，产生抗炎、镇痛的效果，对于勃起弯曲无明显改善，其不良反应主要表现为胃肠道症状。

（2）他莫昔芬（tamoxifen）：他莫昔芬是一种合成的雌激素拮抗药物，可通过调节 TGFβ1 起到缓解纤维化的作用。口服他莫昔芬治疗 PD 最初开始于 1992 年，Ralph 等对 36 例 PD 患者使用他莫昔芬 3 个月后，发现 29 例患者疼痛减轻，13 例患者弯曲度改善，12 例患者斑块缩小。

（3）左卡尼汀（L-carnitine）：左卡尼汀及其酰基化物可通过减少氧自由基和降低细胞内钙离子浓度，抑制成纤维细胞增殖和胶原合成，2001 年开始用于 PD 的治疗，对于阴茎轻度弯曲的急性期患者，可缩小硬结、改善阴茎弯曲及缓解阴茎疼痛。

（4）维生素 E：维生素 E 具有清除 ROS、抑制纤维化的作用，是目前治疗 PD 较为常用的药物，但其疗效存有较大争议。有观点认为，低剂量维生素 E 没有明显治疗效果，需每天剂量达到 800～1000 mg。但因大剂量应用可能诱发华法林效应及影响心脏功能，疗程不宜超过 3～6 个月。美国泌尿外科协会（American Urological Association，AUA）认为该药物的疗效尚不明确。

（5）秋水仙碱（colchicine）：秋水仙碱可与微管蛋白结合并导致其解聚，阻止炎性细胞及成纤维细胞增殖，减少胶原蛋白合成。约 95% 的活动期 PD 患者口服秋水仙碱后阴茎疼痛可缓解，约 30% 患者阴茎弯曲减轻。主要用于急性期、血管危险因素少、不伴随 ED 及阴茎弯曲<30°的 PD 患者。不良反应包括胃肠道反应、骨髓抑制、肝肾损害、外周神经炎等，长期应用需注意监测。

（6）己酮可可碱（pentoxifylline，PTX）：PTX 是一种人工合成的黄嘌呤衍生物，非特异性磷酸二酯酶抑制剂，体外模型中可刺激成纤维细胞凋亡，具有抗纤维化作用。PTX 能缩小 PD 硬结的钙化病灶，改善 PD 患者的主观症状，但治疗 PD 的机制尚不清楚，可能与增加 NO 水平、改善微循环及其溶纤维蛋白活性等有关。应用 PTX 治疗的患者还可有性功能的显著改善。

（7）对氨基苯甲酸钾（potassium para-aminobenzoate，PABA）：PABA 可增加组织氧利用率，增强单胺氧化酶活性而降低 5- 羟色胺浓度，进而抑制纤维化，减少瘢痕组织形成。其在 PD 治疗中的作用目前存有争议。

（8）5 型磷酸二酯酶抑制剂（phosphodiesterase type 5 inhibitor，PDE5i）：PDE5i 通过抑制 cGMP 和 cAMP 降解，下调 TGF-β 的表达，进而抑制胶原合成，使成纤维细胞或肌纤维母细胞凋亡，在抗纤维化中起到重要作用，从而减轻勃起时的疼痛、缩小硬结并改善阴茎弯曲。小样本的研究表明，PDE5i 可抑制前列腺癌根治性切除术后患者的阴茎海绵体纤维变性及硬结形成。

2．硬结区域注射治疗　是一种可选择的非手术疗法，可使病变局部达到更高的药物浓度，减少全身用药的不良反应。

（1）CCH：CCH 是一种天然的蛋白酶，可特异性水解天然胶原蛋白的三维螺旋结构，而不损伤其他蛋白质和组织，从而减少阴茎硬结的胶原蛋白含量，在损伤内部起到"化学切开"的作用，直接介导瘢痕重塑。Gelbard 等于 1982 年首次证明 CCH 在降解阴茎斑块方面的有效性。2013 年，CCH 治疗 PD 的安全性和有效性通过 2 项大型、前瞻性、多机构、双盲、随机、安慰剂对照研究得到证实。患者耐受性较好，无明显局部及全身不良反应，主要不良反应包括水肿、阴茎疼痛、皮下血肿等，严重并发症如心脏异常、阴茎断裂等罕见，病变内高度钙化是其相对禁忌证。

（2）干扰素（interferon，IFN）：IFN（特别是 IFN-α-2b）可抑制成纤维细胞代谢活性，减少胶原蛋白产生，并可增加胶原酶生成，硬结区域注射后可显著缩小硬结、改善阴茎弯曲、缓解阴茎疼痛而不影响阴茎血流参数。

（3）维拉帕米（verapamil）：维拉帕米能增加细胞外基质中胶原酶活性，影响炎症早期和创伤愈合过程中细胞因子表达，减少胶原蛋白及纤连蛋白合成和分泌。可显著改善 PD 患者的主观症状、阴茎畸形、硬结大小及性功能，无明显不良反应。

（4）甾体类药物（steroid hormone drugs）：甾体类药物具有抗炎症反应及减少胶原蛋白合成的作用。曲安西龙对慢性阴茎痛的 PD 患者可有效改善阴茎疼痛。但长期应用会产生诸多不良反应，如局部组织萎缩、皮肤菲薄、使局部粘连，导致手术复杂化等，并且对改善阴茎弯曲的远期效果不佳，故应谨慎使用。

除上述途径外，也有文献报道经皮肤途径给药，主要药物包括 β- 氨基丙腈、氢化可的松、维拉帕米乳霜等，但其疗效仍有争议。

3．外部能量治疗

（1）低能量体外冲击波治疗（low intensity extracorporal shock wave therapy，LI-ESWT）：LI-ESWT 可直接破坏、松解硬结，并激活巨噬细胞移除硬结，还可改善局部血液供应。研究表明，LI-ESWT 对缓解阴茎疼痛有一定效果，可改善勃起功能和生活质量，同时延缓 PD 的进展，但对斑块大小和曲率的改善报道不一，但年龄和阴茎弯曲程度可能对 LI-ESWT 治疗效果影响较大。也有文献报道 LI-ESWT 治疗效果并不明显。

（2）离子电渗疗法（iontophoresis）：又称电势药物治疗（electromotive drug administration，EMDA）。研究显示，应用离子电渗疗法治疗后，斑块的碱性成纤维细胞生长因子的 mRNA 和蛋白表达下调，TGF-β 蛋白和受体表达增加。常用药物有甾体类药物、维拉帕米乳霜、β- 氨基丙腈等，可单独或联合使用，可以增加药物的渗透力。

（3）机械牵引：机械牵引是通过细胞内骨架和细胞外基质的动力传导激活多种信号传导通路来调节细胞功能。例如，周期蛋白 D1 参与的细胞周期的增殖，通过 FGF 和血小板来源的生长因子激活的旁分泌途径，激活钙通道和三磷酸肌醇 / 甘油二酯（inositol triphosphate/ diacylglycerol，IP$_3$/DAG）通路。牵引疗法最初被用于治疗小阴茎畸形，目的是使阴茎变长。2001 年 Scroppo 等报道 8 例 PD 患者（不合并 ED）在接受牵引疗法后，尽管患者阴茎长度增加不显著，但患者阴茎勃起后的弯曲度平均减少 14°。随后几项研究结果也显示，应用机械牵引治疗后，阴茎弯曲度的总体降低范围为 4°～31.2°，阴茎拉伸长度有所增加。目前，初步证实牵引疗法可能是 PD 的潜在治疗方案之一。

（4）放射治疗：有专家认为放射治疗只应在患者阴茎疼痛时使用。Mulhall 等的研究结果显示，在 PD 早期低剂量放射治疗对缓解患者的疼痛有效，但勃起功能不会随着时间的推移而改善。

4．联合治疗　PD 联合治疗方案多种多样，主要包括多种口服药物联合应用、区域注射＋口服药物、外部能量＋口服药物和 / 或区域注射等。维拉帕米硬结区域注射＋左卡尼汀口服、维生素 E 或维拉帕米＋血管活性药物前列地尔硬结区域注射效果较好，能显著改善阴茎弯曲、缩小硬结、降低需要手术治疗的患者比例，并能显著增加 IIEF 评分。

（二）手术治疗

手术治疗的主要目的是改善阴茎弯曲，让患者完成满意的性交。拟行手术患者，病情需稳定至少 3 个月，大部分学者认为需要 6～12 个月。但对于症状严重、对患者的生活和心理产生较大影响者，也不必等到稳定期才实施手术。术前沟通非常重要，应向患者重点讲明术后有弯曲持续存在或复发、阴茎缩短、勃起硬度降低或对性刺激敏感性降低等风险。

手术适应证包括稳定期患者、阴茎畸形和 ED 严重妨碍性交的患者、广泛钙化者、非手术治疗无效者。手术治疗仍然是矫正稳定期患者阴茎畸形的"金标准"。

手术方法包括阴茎白膜缩短术、硬结切开 / 切除＋补片移植术和阴茎支撑体置入术，应根据勃起硬度和弯曲程度，选择适当的术式，矫形前后均应做人工勃起试验，对弯曲程度和矫形效果进行评估。对于术前勃起功能良好的患者，如弯曲角度<60°～70°、无不稳定的纺锤样畸形或铰链效应、预计术后阴茎勃起长度缩短<20%者，推荐行白膜缩短术；如弯曲角度>60°～70°、存在不稳定铰链效应者，推荐行硬结切开/切除+补片移植术。对于术前存在 ED 的患者，推荐行阴茎支撑体置入术。

1. 白膜折叠手术　白膜折叠术有多种手术方式，但其主要原理是通过缩短硬结对侧阴茎白膜，以达到矫正阴茎弯曲的目的。手术适用于阴茎勃起功能良好、阴茎长度足够、阴茎弯曲度<60°，没有特殊畸形的患者。

主要有以下两类手术方式：①Nesbit 法及改良 Nesbit 法，要点是切除或切开硬结对面的部分白膜，再折叠缝合；②单纯性白膜缝扎术，如 16 点法阴茎白膜折叠术。要点是不切开也不切除阴茎白膜，用不吸收缝线做一条或多条折叠缝合以矫正弯曲。

（1）Nesbit 法及改良 Nesbit 法：Nesbit 于 1965 年首次提出该法。手术方法是在斑块的对侧，阴茎弯曲的凸面剪除小块椭圆形白膜，再将缺损处的白膜缝合，用于矫正先天性阴茎侧弯畸形。1979 年，该技术成功应用于 PD 的治疗。白膜折叠术近期和远期总体效果都较好。

Nesbit 术虽操作简单、效果可靠，但因切除了部分白膜，暴露海绵体血窦，易出现出血、血肿、感染、术后 ED 等并发症。另外，切除部分的白膜需缝合严密，致缝线过多，可在海绵体内形成瘢痕。在 Nesbit 术原理基础上出现了多种改良手术。1984年，Lemberger 等提出 Nesbit 手术的改良方法，本法不做白膜的椭圆状切除，改在阴茎弯曲的凸起面处将白膜纵向切开，然后横行缝合来达到矫正弯曲的目的；1990 年，Yachia 等进一步改进手术方法，在阴茎弯曲的白膜凸起处行一个大的纵向切开或数个小的纵向切开，然后横向缝合，该方法可有效减少对阴茎神经血管束的损伤，降低ED 的发生率。

（2）16 点法阴茎白膜折叠术：单纯性白膜缝扎术的具体手术方法为不切开也不切除阴茎白膜，用不可吸收缝线做一条或多条折叠缝合以矫正弯曲，此法克服了 Nesbit术中白膜切开引起的海绵体损伤和出血，可取局部切口完成手术。Gholami 和 Lue 首先提出了 16 点法阴茎白膜折叠术，该术式不切除阴茎白膜，仅折叠对侧白膜。术中人工诱导阴茎勃起，在阴茎凸面中点两侧各取 4 点，形成两条平行于阴茎的缝扎线以折叠白膜。这种方法操作简单，术中无须切开或切除白膜，术后出血、血肿、勃起硬度降低等并发症发生率低，术后成功率高，是目前比较常用的手术方式。王忠等对 86 例 16 点法阴茎白膜折叠术后患者进行平均 79 个月的随访，发现其中 82 例患者（95.3%）和 77 例配偶（89.5%）表示总体上满意；79 例（91.8%）阴茎勃起完全伸直，7 例勃起时轻微弯曲但不影响性生活；35 例（40.7%）术后阴茎勃起长度缩短，平均缩短 1.3 cm，但患者均对术后阴茎长度表示满意。

2. 硬结切开/切除/磨削+补片移植术　对于基线勃起功能良好，但阴茎弯曲严重（>70°）、硬结较大、明显的阴茎凹陷或沙漏样畸形的患者，推荐行硬结切开/切除/磨削+补片移植术。通过重建，矫正阴茎弯曲，恢复因弯曲而缩短的阴茎长度或因缩窄而变小的阴茎周径，以最大限度地保存阴茎的功能性长度。如患者对阴茎缩短和较明显的阴茎畸形存在较为严重的顾虑，也可考虑进行补片移植，这主要取决于患者的选择。

除医师的手术技巧外，补片种类也是影响手术效果的重要因素。虽然迄今尚无充分的临床证据表明不同种类补片之间的优劣，但合成型补片常伴有明显的炎症、纤维化甚至移植物感染，故不作为一线首选。目前用于 PD 治疗的补片一般可分为自体材料和非自体材料两种。自体移植物包括真皮、大隐静脉、口腔黏膜、鞘膜和阔筋膜等，其优点是理论上不存在移植物排异风险，且材料较为容易获取；不足之处则在于增加了获取自体移植物的手术步骤，从而增加了手术时间，增加移植物获取部位手术并发症的风险，且依然无法完全避免自体补片移植入靶器官后移植物收缩的问题。相比之下，非自体的异种补片和同种异体补片规避了移植物获取相关的手术风险，缩短了手术时间，但费用更为昂贵。目前常用心包、小肠黏膜下层（small intestinal submucosa，SIS）或胶原纤维网等作为补片材料，因其易于获取且方便封装为临床常用的不同尺寸。

另外，值得注意的是补片移植手术后 ED 发生率高达 25%。尽管初始手术结果良好，但移植物挛缩导致的再手术率可达 17%。

3. 阴茎假体置入术　PD 合并 ED，非手术治疗无效时，可采用阴茎假体置入术治疗。此时应处于斑块稳定期或斑块治疗及阴茎弯曲矫正后。也可同期手术，硬结可不予处理，单纯采用阴茎假体置入术可矫正轻度阴茎弯曲畸形。术前阴茎弯曲度＞60°者往往需要在置入假体的同时矫正弯曲。一般先采用手法矫正法，该方法可有效解决 80% 以上的阴茎弯曲，且对假体无显著影响，但需要防止尿道损伤。另外，阴茎假体置入术后阴茎弯曲仍＞30°者推荐行硬结切开或切除后人工重建。如切除硬结后白膜缺损＞2 cm²，推荐行补片移植以减少术后弯曲复发或阴茎疝形成。一般采用腹外斜肌腱膜，但三件套假体置入术时无须另外的切口获取该腱膜。自体真皮及大隐静脉由于只有单面且增加感染风险，不常规推荐用作海绵体白膜移植替代物。移植物面积最好超过所需面积的 25% 左右，以满足阴茎的伸展及移植物术后收缩。

（三）中医治疗

本病属中医"阴茎痰核""玉茎结疽"等范畴。中医药治疗该病的辨证分型目前尚无统一的标准，临床多以辨病与辨证相结合的方法，经验性治疗为主，如采用小金丸、阳和汤、丹参散结汤、茎核消汤等内服治疗。

六、宣教

（一）让患者了解阴茎硬结症，消除顾虑，积极配合治疗

告诉患者 PD 是男科常见病，患病率为 0.4%～3.2%，近年发病率有增加趋势，发病高峰在 55 岁左右。PD 是由于阴茎白膜损伤修复时正常弹性纤维组织被纤维瘢痕代替而引起的一种阴茎良性疾病，不经性传播，也不会恶变。其自发缓解率低，仅为 7%～29%，大多数患者需要医学干预。PD 危险因素包括外伤、尿道感染、糖尿病、痛风等，避免阴茎损伤、积极治疗上述疾病有助于控制疾病的发生发展。早发现，早诊治，效果好。

（二）让患者了解阴茎硬结症对性生活的影响，缓解心理压力

症状轻微、硬结较小者，通常不会影响阴茎勃起，对性生活影响不大，可按照以往习惯进行性生活，不必严格限制性生活次数和方式，应避免采用过于激烈的方式。硬结较大、阴茎弯曲严重、伴有明显勃起疼痛并影响性交者，则应尽早就医。

（三）让患者了解阴茎硬结症诊治过程，消除急于求成的心理

PD 治疗目的主要是缓解症状，改善畸形，最大程度恢复性功能，而不是完全恢复阴茎正常形态。就诊时应据实填写各项问卷调查表，这有助于医师对疾病严重程度及治疗效果进行综合分析，制定合理的治疗方案。治疗过程中掌握阴茎勃起状态下的形态拍摄照片（垂直、侧面），有助于医师评估治疗效果。PD 目前没有特别有效的治疗方法，药物治疗周期较长，常达数月甚至半年以上，而且不能消除硬结，部分患者最终需要手术治疗。

七、预防

尽量避免过于激烈的性生活方式，防止阴茎损伤。科普性常识，保持阴茎局部清洁。积极治疗动脉粥样硬化、高血压、糖尿病等危险因素。适当补充维生素，以维生素 E 为主。改正吸烟、酗酒等不良习惯，避免摄入过于辛辣的刺激性食物。

指南编写组成员

组长： 刘继红（华中科技大学同济医学院附属同济医院）

副组长： 商学军［南京大学医学院附属金陵医院（东部战区总医院）］、王忠（上海交通大学医学院附属第九人民医院 / 上海市浦东新区公利医院）、王涛（华中科技大学同济医学院附属同济医院）

编写成员（按姓氏笔画排序）： 王军凯［海军军医大学第二附属医院（上海长征医院）］、毛向明（南方医科大学珠江医院）、朱捷（中国人民解放军总医院）、刘卓（华中科技大学同济医学院附属同济医院）、张春影（哈尔滨医科大学附属第二医院）、武志刚（温州医科大学附属第一医院）、金晓东（浙江大学医学院附属第一医院）、周其赵（南方医科大学第三附属医院）、封玉宏（天津医科大学第二医院）、南玉奎（新疆维吾尔自治区人民医院）、姚鲲（中南大学湘雅三医院）、徐志鹏（南京鼓楼医院）、唐开发（贵州医科大学附属医院）、韩强（首都医科大学附属北京中医医院）、蓝儒竹（华中科技大学同济医学院附属同济医院）、臧光辉（徐州市中心医院）、谭艳（湖北医药学院附属十堰市人民医院）

编写秘书： 刘卓（华中科技大学同济医学院附属同济医院）

参考文献请扫描二维码查阅

（本文刊载于《中华男科学杂志》
2022 年 3 月第 28 卷第 3 期第 262-272 页）

中华医学会男科学分会
阴茎癌诊断与治疗指南编写组

随着人民生活水平不断提高，阴茎癌的发病率在不断下降。阴茎癌已是泌尿男性生殖系肿瘤较少见的恶性肿瘤。为提高我国阴茎癌的诊断治疗水平，中华医学会男科学分会组织相关专家学者编写了阴茎癌诊断与治疗指南。编写组成员阅读大量文献、广泛征求各方意见，完成了阴茎癌诊断与治疗指南的编写。由于我们学术水平有限，且阴茎癌发病率较低，大部分文献缺乏临床对照试验，证据总体级别较低，指南难免有较多不足之处，也望广大专家学者批评指正，以利于指南的修订。本指南的推出仅供临床参考。

一、流行病学

阴茎肿瘤是相对少见的泌尿系统肿瘤，全球每年新发病例只有约 26 000 例，在所有男性恶性肿瘤中占比不到 1%。阴茎肿瘤在发达国家较少见，欧美地区的男性发病率约为 1/100 000。但在南美洲、东南亚和非洲部分地区，阴茎肿瘤的发病率较高，可占所有男性肿瘤的 1%～2%。我国阴茎肿瘤的年龄校正发病率约为 0.42/100 000。美国的总体年龄校正发病率在 1973—2002 年呈下降趋势。欧洲大部分国家的总体发病率一直趋于稳定，但在丹麦、英国和德国发病率呈增加趋势。

阴茎癌的发病率随着年龄的增长而增加，常见发病年龄为 50～70 岁。近年来，阴茎肿瘤的发病年龄呈现年轻化趋势，这可能与性行为方式改变造成的性传播疾病和人乳头状瘤病毒（human papilloma virus，HPV）流行相关。阴茎肿瘤在 HPV 流行率高的地区很常见，这可能是全球发病率差异的原因。

二、病因

阴茎癌的发病原因尚不清楚，其发生机制也尚未完全阐明。迄今为止，已确定的风险因素包括 HPV 感染、包茎、阴茎头炎、硬化性苔藓样变、阴茎创伤、补骨脂素光化学疗法、吸烟、肥胖、低社会经济地位、多个性伴侣和较早的性生活。

HPV 感染是阴茎肿瘤的危险因素。在 70%～100% 的上皮内瘤变和 30%～40% 的浸润性阴茎癌组织样本中鉴定出 HPV DNA。HPV 可通过编码癌蛋白 E5、E6 和 E7 与致癌基因和抑癌基因（p16、P53、Rb、EGFR 基因）发生作用，也可通过 DNA 直接插入非肿瘤细胞中导致细胞异常增殖与疾病进展。HPV 阳性率在阴茎鳞状细胞癌（penile squamous cell carcinoma，PSCC）的不同组织学亚型之间不同。阴茎肿瘤中最常见的 HPV 亚型是 16 型、18 型、31 型和 33 型。尖锐湿疣患者的阴茎癌患病风险增加。尽管阴茎癌和子宫颈癌都与 HPV 相关，但两者之间的发病没有关联。由于阴茎癌和子宫颈癌的 HPV 相关风险模式不同，目前除少数国家外，没有普遍建议对男性进行 HPV 疫苗接种，但目前有限的研究显示，男性接种 HPV 疫苗可降低阴茎部位的 HPV 感染风险。与非人免疫缺陷病毒（human immunodeficiency virus，HIV）感染者相比，HIV 感染者阴茎肿瘤患病风险增加 8 倍，可能与 HIV 感染者中较高的 HPV 感染率相关。

阴茎癌的发生也存在其他非 HPV 依赖性事件。例如，萎缩硬化性苔藓样变及扁平苔藓样变等慢性炎症状态，肿瘤抑制基因 p16、环氧化酶 -2 及前列腺素 E_2 在肿瘤的发生中发挥重要作用。4%～8% 的硬化性苔藓会进展为阴茎肿瘤。

包茎与侵袭性阴茎癌密切相关，早期行包皮环切是预防阴茎癌的有效保护因素，可能与解除包茎、HPV 感染率降低及感染时间缩短有关。然而，早期行包皮环切似乎并没有降低阴茎上皮内瘤变的风险。研究显示，包皮垢不是致癌物质，但包茎会隐藏阴茎肿瘤常发部位（阴茎头、包皮内板、冠状沟和阴茎干）的病变，包茎患者可增加25%～60% 的阴茎肿瘤患病风险。

此外，吸烟可使阴茎肿瘤患病风险增加 3.0～4.5 倍。行补骨脂素光化学疗法的银屑病患者的阴茎肿瘤患病风险也会增加，因此，应注意保护外阴部位并密切关注阴茎部位的变化。近期也有研究指出，糖尿病患者的阴茎高级别上皮内瘤变和癌的患病风险也会增高。

三、病理分期与分级

阴茎癌最常见的组织学类型是鳞状细胞癌，占确诊病例的 95%，其他还有间叶组织来源的肉瘤、黑色素瘤和淋巴瘤。世界卫生组织（World Health Organization，WHO）将 PSCC 细分为基底样癌、疣状癌、湿疣样癌、乳头状癌、肉瘤样癌、腺鳞癌和其他一些罕见亚型。根据是否与 HPV 有关，将 PSCC 分为：①非 HPV 相关性鳞状细胞癌，如鳞状细胞癌（包括普通型、假性增生样癌、假腺样癌）及疣状癌（包括单纯疣状癌、隧道状癌）；② HPV 相关性鳞状细胞癌，如腺鳞癌、肉瘤样鳞状细胞癌、混合癌、基底样癌（包括乳头状基底细胞样癌）、湿疣样癌（包括湿疣 - 基底样癌、透明细胞癌）及淋巴上皮瘤样癌；③其他罕见癌症 3 类，其他罕见恶性肿瘤包括乳房外佩吉特病（Paget's disease）、恶性黑色素瘤。

PSCC 不同亚型根据预后特征分为 3 组：①低危组包括疣状癌、乳头状癌和部分湿疣样癌；②中危组包括普通鳞状细胞癌、某些混合鳞状细胞癌和湿疣样癌的各种变异型；③高危组包括基底样癌、肉瘤样癌、腺鳞癌和低分化鳞状细胞癌。

PSCC 的分级推荐使用 2016 年 WHO/ISUP 的三级分级系统（表 27-1）和 Maiche 分级系统（表 27-2）。

阴茎癌的临床分期广泛采用美国癌症联合委员会（American Joint Committee on Cancer，AJCC）TNM 分期。2017 年发布了第 8 版并增加了阴茎癌的分期分级组合（表 27-3、表 27-4）。

表 27-1　阴茎鳞状细胞癌 WHO/ISUP 三级分级系统

特征	1 级	2 级	3 级	肉瘤样
细胞异型性	轻微	中等	原始形态	肉瘤样
角化作用	丰富	不突出	可能存在	缺乏
细胞间桥	显著	偶然	少	缺乏
分裂能力	稀有	增多	丰富	丰富
肿瘤边缘	可推动 / 好	浸润性 / 定义不清晰	浸润性 / 定义不清晰	浸润性 / 定义不清晰

表 27-2　阴茎鳞状细胞癌 Maiche 分级

角化程度	0 分：无角化珠，角化细胞<25%	细胞非典型增生	0 分：所有细胞非典型增生
	1 分：无角化珠，角化细胞 25%～50%		1 分：多数非典型细胞 / 每高倍视野
	2 分：不完整的角化珠或角化细胞占 50%～75%		2 分：中等量非典型细胞 / 每高倍视野
	3 分：角化细胞形成或角化细胞>75%		3 分：少数非典型细胞 / 每高倍视野
核分裂象（每高倍视野）	0 分：≥10 个核分裂象	炎性细胞渗出	0 分：无炎症细胞出现
	1 分：6～9 个核分裂象		1 分：炎症细胞（淋巴细胞）出现
	2 分：3～5 个核分裂象		
	3 分：0～2 个核分裂象		

注：细胞分化：1 级，8～10 分；2 级，5～7 分；3 级，3～4 分；4 级，0～2 分。

表 27-3　2017 年 AJCC 阴茎癌 TNM 分期

原发肿瘤（T）	
T_X	原发肿瘤无法评估
T_0	无原发肿瘤证据
T_{is}	原位癌（阴茎上皮内瘤变）
T_a	非浸润性局限性鳞状细胞癌
T_1	阴茎头：肿瘤侵犯固有层
	包皮：肿瘤侵犯真皮、固有层或内膜
	阴茎体：无论肿瘤位置，肿瘤浸润表皮和海绵体之间的结缔组织
	无论有无淋巴、血管或周围神经浸润，或者肿瘤是否为高级别
	T_{1a}：无淋巴结、血管或周围神经侵犯，肿瘤非低分化
	T_{1b}：伴有淋巴管、血管和 / 或周围神经侵犯，或肿瘤低分化（3 级或肉瘤样）
T_2	肿瘤侵犯尿道海绵体（阴茎头或阴茎体腹侧），有或无尿道侵犯
T_3	肿瘤侵犯阴茎海绵体（包括白膜），有或无尿道浸润
T_4	肿瘤侵犯其他相邻组织结构如阴囊、前列腺、耻骨等

（待　续）

（续　表）

区域淋巴结（N）	
临床淋巴结分期（cN）	
cN_x	区域淋巴结无法评估
cN_0	无可触及或可见的增大的腹股沟淋巴结
cN_1	可触及活动的单侧腹股沟淋巴结
cN_2	可触及活动的多个单侧腹股沟淋巴结或双侧腹股沟淋巴结
cN_3	固定的腹股沟淋巴结肿块或盆腔淋巴结病变，单侧或双侧
病理淋巴结分期（pN）	
pN_x	淋巴结转移不能确定
pN_0	无淋巴结转移
pN_1	≤2 个单侧腹股沟淋巴结转移，无淋巴结包膜外侵犯
pN_2	≥3 个单侧腹股沟淋巴结转移或双侧腹股沟淋巴结转移
pN_3	淋巴结包膜外侵犯或盆腔淋巴结转移
远处转移（M）	
M_0	无远处转移
M_1	有远处转移

表 27-4　2017 年 AJCC 阴茎癌分期组合

分期	T	N	M	分期	T	N	M
0is 期	T_{is}	N_0	M_0	ⅢA 期	$T_{1\sim3}$	N_1	M_0
0a 期	T_a	N_0	M_0	ⅢB 期	$T_{1\sim3}$	N_2	M_0
Ⅰ 期	T_{1a}	N_0	M_0	Ⅳ期	T_4	任何 N	M_0
ⅡA 期	T_{1b}	N_0	M_0		任何 T	N_3	M_0
	T_2	N_0	M_0		任何 T	任何 N	M_1
ⅡB 期	T_3	N_0	M_0				

四、诊断

（一）症状与体征

阴茎癌常见于包茎或包皮过长患者的阴茎头、冠状沟及包皮内板的黏膜上。包茎患者病变早期不易发现，包皮口常有脓性或血性分泌物流出，常伴有特殊恶臭，侵犯包皮后可显露癌肿，有包皮可外翻者可能因发现局部肿物或经久不愈的溃疡而就诊。

阴茎病灶或可疑病灶较表浅，通过体格检查可判断局部病变的位置、形态（乳头状、溃疡状、结节状、疣状或扁平状等）、大小、色泽、范围、数目，同时可判断病灶的边界、活动度，以及病灶与周围组织的关系（如黏膜下层、尿道海绵体、尿道、白膜及阴茎海绵体等）。

阴茎癌转移以淋巴转移为主，并呈逐级转移的特点，即从腹股沟浅组淋巴结至腹股沟深组淋巴结，继而转移到盆腔淋巴结（浅→深）、腹腔淋巴结，其淋巴结转移路径具有可预测性。若原发病灶累及尿道海绵体，亦可不经腹股沟途径而直接转移到盆腔淋巴结。区域淋巴结转移情况（位置、数目、淋巴结外侵犯）及清扫时机是影响阴茎癌患者生存最重要的预后因素之一。由于阴茎癌初诊时常伴有局部感染，约 50% 可触及的肿大淋巴结为炎症反应所致，故应在原发灶治疗数周、炎症消退后再对区域淋巴结进行评估。但对于随访过程中出现的淋巴结增大，几乎 100% 由淋巴结转移所致。

对于阴茎癌患者，推荐行腹股沟淋巴结触诊，以评估腹股沟淋巴结转移情况。对于双侧腹股沟淋巴结未触及肿大的患者，约 25% 的患者已存在淋巴结微小转移，需要根据超声检查结果进一步活检确诊。若腹股沟区可触及肿大淋巴结，应详细记录腹股沟肿大淋巴结的位置、大小、数目、光滑度、活动度、单双侧，以及与其他组织的关系（如皮肤、腹股沟韧带等），同时明确有无下肢或阴囊水肿等。对于单个或多个体积小、光滑、活动度好的肿大淋巴结，则需要影像学检查和病理活检进一步评估是否存在淋巴结转移。对于腹股沟区多个显著肿大的淋巴结，且与周围组织粘连、固定，甚至局部破溃者，则考虑发生了腹股沟淋巴结转移。

（二）影像学检查

1. 超声检查　超声检查有助于评估阴茎海绵体浸润情况。在检查阴茎海绵体浸润方面，有报道阴茎多普勒超声较 MRI 在检查阴茎海绵体浸润方面的分期准确性更好，并且多普勒超声费用低廉，推荐作为阴茎癌的首选检查方式。此外，超声还可用于评估淋巴结的结构、血流、大小、数目、有无融合等信息，推荐常规行腹股沟超声检查来评估腹股沟淋巴结情况。

2. 人工诱导勃起（海绵体内注射前列腺素 E）的 MRI　人工诱导勃起（海绵体内注射前列腺素 E）的 MRI 对评估阴茎海绵体侵袭具有优势，但可导致阴茎勃起疼痛等不适，其预测阴茎海绵体、尿道海绵体受侵的敏感性和特异性分别为 82.1% 和 73.6%、62.5% 和 82.1%。

3. CT 或 MRI 检查　CT 或 MRI 仅能诊断直径 >1 cm 的淋巴结，对于微小转移的诊断无法提供可靠依据。在腹股沟淋巴结可触及的情况下，推荐行盆腔增强 CT 或 MRI 检查。阴茎癌较少发生远处转移，有报道仅约 2.3% 的患者发生远处转移，不推荐常规进行远处转移的影像学评估。然而，对于存在腹股沟淋巴结转移的患者，发生盆腔淋巴结转移或远处转移的风险显著升高，推荐对腹股沟淋巴结阳性的阴茎癌患者进行远处转移的影像学评估，包括腹、盆腔 CT 及胸部 X 线片、胸部 CT。若患者出现相关症状、体征，建议行相应部位的影像学检查。

4. 正电子发射计算机体层显像（positron emission tomography and computed tomography，PET/CT）　PET/CT 能发现直径 >0.5 cm 的淋巴结，对于判断盆腔淋巴结转移的准确性较好，还可识别远处淋巴结转移，对提高临床分期的准确性更有帮助。有研究显示，FDG-PET/CT 对于淋巴结的整体敏感性为 82%，特异性为 93%，并可降低 CT/MRI 对淋巴结转移灶的漏诊率（约为 30%），同时改变 50% 以上患者的治疗策略。Sadeghi 等的一项 meta 分析显示，PET/CT 对于 cN＋ 及 cN_0 阴茎癌淋巴结转移检测的敏感性分别为 96.4%、56.5%，cN ＋患者可能获益更多。因此，推荐腹股沟淋巴结阳性患者进一步行 PET/CT 检查。

（三）病理诊断

病理活检是治疗前的必要条件，可根据病灶的特点选择不同的活检方式，包括切除活检、组织穿刺活检、微针抽吸活检或刷拭活检等。对于小的、表浅或位于包皮的病灶，完整切除活检同时也是一种治疗方案。

对于可疑淋巴结转移的患者可行超声引导下细针抽吸活检术（fine needle aspiration cytology，FNAC）。对于可触及的肿大淋巴结，可采用超声引导下 FNAC、经皮淋巴结穿刺活检或手术活检等多种方法获得病理诊断，其中超声引导下 FNAC 的诊断敏感性为 93%，特异性为 91%。对于高度怀疑淋巴结转移但活检结果阴性的患者，可考虑采用多种方式、多次活检以明确诊断。

Cabanas 等研究发现，阴茎癌淋巴引流途径中存在前哨淋巴结，但前哨淋巴结的位置存在较大个体差异，存在约 25% 的假阴性率。此外，对于无可触及的肿大淋巴结患者术中无法准确判断前哨淋巴结的位置，故不推荐常规做前哨淋巴结活检。

动态前哨淋巴结活检是利用 isosulphan 蓝色染料或 ^{99m}Tc 标记的纳米胶体等显像技术，以更准确地发现有微小转移的前哨淋巴结，提高了前哨淋巴结活检的敏感性及特异性。有研究报道动态前哨淋巴结活检的假阴性率＜5%，并发症发生率约为 5.7%。Dell'Oglio 等研究发现使用混合荧光 - 放射性示踪剂吲哚菁绿（ICG）-99m- 纳米胶体的效果优于之前的染色方法。国内外有研究比较了术前 PET/CT 与平面闪烁显像用于前哨淋巴结的诊断价值，结果显示，PET/CT 能更准确地对前哨淋巴结进行定位，显示出高敏感性和特异性。

（四）肿瘤标志物

目前尚缺乏可靠的阴茎癌诊断标志物。鳞状细胞癌抗原（squamous cell carcinoma antigen，SCCAg）在部分淋巴结转移或远处转移患者可出现明显升高。有研究报道，SCCAg 仅在约 25% 的患者中升高，对预测肿瘤转移意义不大，但可能对预测淋巴结转移患者的无病生存期有一定帮助。另有报道上皮或基质小窝蛋白 -1（caveolin-1，CAV1）与阴茎癌的进展相关，其表达水平有可能作为新型生物标志物来监测阴茎癌的进展甚至耐药性。

五、治疗

（一）手术治疗

阴茎癌的手术治疗包括原发病灶的切除、淋巴结转移的手术治疗和原发灶切除术后的阴茎修复重建 3 类。手术治疗的主要目的是根治肿瘤及转移淋巴结，并在肿瘤预后良好的情况下进行阴茎的形态与功能重建。

1. 原发病灶的切除　原发病灶的手术治疗主要包括保留阴茎器官的手术治疗和阴茎全切术，前者主要分为激光治疗、莫氏显微描记手术、阴茎头切除术、阴茎部分切除术等。

不同分期、分级的肿瘤建议按照以下原则进行手术治疗（表 27-5）。

（1）针对 T_{is}、T_a、T_{1a} 期的肿瘤，可选择保留阴茎的手术治疗。需要关注的是，有文献报道，尽管保留器官的手术可以改善患者的生活质量，但阴茎癌的局部复发率要高于全切手术，故应告知患者进行严密随访。

（2）阴茎部分切除术适用于 T_{1b} 期、T_2 期及 T_3 期肿瘤，如患者是 T_3 期并伴有尿道侵犯，推荐行阴茎部分切除术或阴茎全切术＋尿道会阴造口术。关于手术切缘的宽度，没有确切的证据支持，一般建议 3～5 mm 为最小安全范围。以往手术切缘要求达到 2 cm 的观点已逐渐被淘汰，因为有研究发现即使局部复发并不威胁患者生命，但可通过再次局部治疗达到满意的效果。

（3）阴茎全切术适用于 T_4 期肿瘤，建议同时行会阴尿道造口术。当阴囊受累时，建议将阴囊、睾丸和阴茎同时切除。对于局部进展期阴茎癌，切除术后创面重建可采用皮瓣重建技术，常用皮瓣有腹直肌带蒂皮瓣或联合相邻腹部推进皮瓣覆盖创面。

（4）阴茎保留器官手术后局部复发，如果海绵体没有受侵，可以进行第 2 次器官保留手术。对于肿瘤较大或高级别患者，需要阴茎部分切除或全部切除术。

表 27-5 阴茎癌手术治疗建议

原发肿瘤	推荐手术治疗意见	推荐等级
T_{is}	激光治疗 阴茎头局部病变切除＋表面植皮	推荐
T_a、T_{1a}	局部包皮广泛切除 激光治疗 阴茎头局部病变切除＋表面植皮 阴茎头切除＋中厚皮片重建	推荐
T_{1b}、T_2	局部广泛切除＋重建 包皮环切及阴茎头切除 ＋重建	推荐
T_3	阴茎部分切除及阴茎重建	推荐
T_3 伴尿道侵犯	阴茎部分切除或阴茎全切术＋尿道会阴造口	推荐
T_4	新辅助化学治疗起效后手术切除	可选择
局部复发	复发病灶小，可行挽救性手术切除或阴茎部分切除术 复发病灶大或高级别，可行阴茎部分切除或阴茎全切术	可选择

2. 阴茎癌淋巴结转移 阴茎癌淋巴转移的发生首先累及腹股沟淋巴结，其次是盆腔淋巴结，腹股沟浅部和深部淋巴结是第一个受影响的区域性淋巴结组，可以是单侧或双侧，罕见跳跃式转移的报道。

阴茎癌腹股沟淋巴结的临床分期和病理分期不同，临床分期依赖体格检查和影像学检查判定，而病理分期依赖淋巴结清扫之后的病理检查。治疗过程中首先根据临床分期决定不同的治疗手段，术后根据病理分期选择合适的辅助治疗方法。

区域淋巴结的治疗对患者的生存至关重要。根治性淋巴结清扫术是治疗局限性淋巴结转移的首选治疗方法。通常需要手术治疗和化学治疗相结合的多模式治疗。区域淋巴结的处理取决于临床腹股沟淋巴结状态。有以下 3 种状况：①临床淋巴结触诊正常，无肿大（cN_0）；②腹股沟淋巴结明显增大，无论是单侧还是双侧（cN_1/cN_2）；③单侧或双侧固定的腹股沟淋巴结肿大，有时溃烂（cN_3）。根据以上 3 种情况，选择不同的治疗方法。

（1）在临床淋巴结触诊阴性的患者（cN_0）中，高达 25% 的患者发生微转移。大多数低风险患者（T_{is}、T_a、T_1G_1）推荐主动监测，对于中等风险（T_1G_2）或高风险（T_1G_3；T_2 或更高）的患者，强烈建议进行改良或根治性双侧腹股沟淋巴结清扫术。

由于传统开放腹股沟淋巴结清扫术并发症较多，如伤口感染、皮肤坏死、淋巴囊肿、淋巴水肿等，发生率＞50%，限制了其临床应用。与开放手术相比，腹腔镜下双侧腹股沟淋巴结清扫术更为安全，手术技术难度明显下降，术后住院时间明显缩短，临床疗效与开放手术相当，且术后并发症（尤其是下肢水肿）发生率减少。据报道，保留大隐静脉的腹腔镜腹股沟淋巴结清扫术可有效减少下肢水肿的发生率。有条件的医院，可采用机器人辅助的腹股沟淋巴结清扫术。

如果腹股沟淋巴结≥3 个阳性或淋巴结病理检查结果提示高级别，建议行盆腔淋巴结清扫术，可同期或延期进行。

对于单侧腹股沟淋巴结阳性的患者，盆腔淋巴结清扫术应该在同侧还是双侧进行是有争议的。在一项回顾性研究中，4 个或更多阳性腹股沟淋巴结支持双侧盆腔淋巴结清扫术，如果发现 3 个或更少的腹股沟淋巴结转移，并且术前影像学检查或术中没有怀疑对侧盆腔淋巴结肿大，则建议行单侧盆腔淋巴结清扫术。

（2）在临床淋巴结触诊阳性的患者（cN_1/cN_2）中，淋巴结转移的可能性很高，可采用经皮淋巴结穿刺活检，如果淋巴结阴性可严密观察，如果淋巴结阳性则推荐行腹股沟淋巴结清扫术。如果原发病灶为高风险，可省略穿刺活检，尽快行腹股沟淋巴结清扫术。

（3）对于临床腹股沟淋巴结固定的患者（cN_3），需要通过新辅助化学治疗和手术治疗进行多模式综合治疗。这些患者的预后通常很差，建议对新辅助化学治疗有反应的患者，可以尝试腹股沟淋巴结清扫术。对于广泛的、病灶较大的腹股沟淋巴结病变，切除之后可采用皮瓣覆盖重建技术，可选择腹直肌肌皮瓣或阔筋膜张肌皮瓣。

3. 阴茎癌原发灶切除术后的阴茎修复与重建　随着患者生活质量的要求不断提高，阴茎癌术后的形态和功能重建越来越值得临床医师关注，阴茎重建手术方式包括阴茎头表面植皮（glans resurfacing）、阴茎头重建和阴茎体重建。

（1）阴茎头原位癌切除表面黏膜之后，建议局部应用中厚皮片（split thickness skin graft）覆盖，皮肤供区通常选择大腿内侧。

（2）对于阴茎头切除术后的患者，可以采用中厚皮片进行阴茎头再造，有利于最大限度保存外观和性功能，术中建议快速冰冻切片，保证切缘阴性。术后建议严格随访，观察是否局部复发，是否有尿道狭窄发生，术后可能会出现新阴茎头感觉减退。

（3）对于阴茎全切手术的患者，可以进行阴茎重建手术。建议采用基于桡动脉的前臂游离皮瓣（radial artery based forearm free flap，RAFF），存活之后，可以放置阴茎假体来完成性生活。

（二）非手术治疗

阴茎癌的非手术治疗包括化学治疗和放射治疗。

1. 化学治疗

（1）腹股沟淋巴结清扫或盆腔淋巴结清扫术前行新辅助化学治疗：优选化学治疗方案为 TIP 方案（紫杉醇、异环磷酰胺、顺铂结合方案）。

如果转移性阴茎癌患者细针穿刺（fine needle aspiration，FNA）结果为阳性，对于腹股沟淋巴结（活动或固定）≥4 cm、拟行腹股沟淋巴结清扫术的患者，TIP 方案的新辅助化学治疗应当是优选方案。T_4 期原发的不可切除肿瘤可能因化学治疗而降期。

具有手术适应证但不适合接受 TIP 方案化学治疗的患者可省略新辅助化学治疗而直接进行手术治疗。

$T_xN_{2\sim3}M_0$ 阴茎癌患者可接受 4 个周期的 TIP 方案新辅助化学治疗。新辅助化学治疗后肿瘤稳定或缩小的患者应接受以治愈性目的的根治性手术治疗。约 50% 的 II 期患者对新辅助化学治疗有效。估计长期无进展生存率约为 36.7%，无进展生存期和总生存期的改善与化学治疗的客观反应相关。

（2）腹股沟淋巴结清扫或盆腔淋巴结清扫术后辅助化学治疗：优选方案为 TIP 化学治疗方案。其他推荐方案为氟尿嘧啶＋顺铂。

尽管存在一些报道，但尚无足够证据支持术后辅助化学治疗的应用。根据新辅助化学治疗的结果推断，病理检查结果提示高风险且术前未接受化学治疗的患者，接受 4 个周期 TIP 方案的辅助化学治疗是合理的。在术后辅助化学治疗中，氟尿嘧啶＋顺铂可作为 TIP 化学治疗方案的替代方案。对于高风险患者，也可以考虑辅助性外放射治疗（external beam radiotherapy，EBRT）或放射治疗＋化学治疗联合。

患者出现以下任一因素时可定义为高风险：①盆腔淋巴结转移；②淋巴结包膜外侵犯；③双侧腹股沟淋巴结转移；④≥4 cm 的淋巴结转移。

（3）转移 / 复发性阴茎癌的一线全身治疗：优选方案为 TIP 化学治疗方案。其他推荐方案为氟尿嘧啶＋顺铂。不推荐包含博来霉素的方案，主要与博来霉素不可接受的毒性相关。TIP 是转移性阴茎癌包括远处转移的姑息性治疗的一线治疗方案。

氟尿嘧啶＋顺铂在历史上是转移性阴茎癌的常规治疗方案，现被作为 TIP 方案的备选方案。尽管毒性可能有限，有时需要减少剂量，但很明显氟尿嘧啶＋顺铂对于部分患者是有效的。由于发达国家缺乏阴茎癌患者，故目前尚缺乏随机对照试验的数据。

（4）转移 / 复发性阴茎癌的后续治疗：以下情况可以考虑使用帕博丽珠单抗治疗。①如果阴茎癌无法切除或属于转移性阴茎癌，微卫星高度不稳定（MSI-H）或 DNA 错配修复缺乏（dMMR），经过上述化学治疗后病情仍进展的，且无其他替代治疗使用时可考虑使用；②应用于肿瘤突变负荷高（TMB-H），经过其他化学治疗方案治疗仍进展的患者。

紫杉醇或西妥昔单抗在特定患者中可考虑应用，尤其是患者未应用过类似级别药物的情况下。目前没有标准的后续全身治疗方案，且姑息性二线治疗方案证据有限，需要进行临床试验验证。

（5）放射治疗＋化学治疗（放化疗方案）：在放射治疗的同时可选用以下优选化学治疗方案：顺铂单药治疗或联用氟尿嘧啶；丝裂霉素联用氟尿嘧啶。其他推荐方案为使用卡培他滨。

具体化学治疗方案如下。

1）TIP 方案（优选）

紫杉醇：第 1 天，175 mg/m^2，静脉滴注，滴注时间＞3 h。

异环磷酰胺：第 1～3 天，1200 mg/m^2，静脉滴注，滴注时间＞2 h。

顺铂：第 1～3 天，25 mg/m^2，静脉滴注，滴注时间＞2 h。

每 3～4 周，重复上述方案。

2）氟尿嘧啶＋顺铂方案（不建议在新辅助化学治疗中应用）

氟尿嘧啶：第 1～4 天或第 2～5 天，800～1000 mg/（m^2·天），静脉滴注。

顺铂：第 1 天，70～80 mg/m^2，静脉滴注。

每 3～4 周，重复上述方案。

2. 放射治疗　放射治疗目前虽然在一些研究中心应用，但缺乏足够的证据支持。放射治疗可能会增加肿瘤原发病灶切除和腹股沟淋巴结清扫术的难度和并发症发生的风险。

（1）T_a～T_2 期原发肿瘤：放射治疗可作为一部分要求保留器官完整性患者的选择，适用于 T_a～T_2 期患者，且肿瘤直径＜4 cm。治疗方式包括最低 60 Gy 的外放射治疗联合短距离放射治疗，或单独短距离放射治疗。单独短距离放射治疗局部肿瘤控制率达到 70%～90%，但放射治疗可能会出现一些特殊并发症，主要包括尿道狭窄（20%～35%）、阴茎坏死（10%～20%）、迟发性阴茎海绵体纤维化。短距离放射治疗导致的尿道口狭窄发生率可超过 40%，其中有 6.8% 的阴茎坏死患者需接受阴茎全切术。放射治疗之后的勃起功能恢复情况缺乏足够的文献证据支持，有文献报道17 例治疗前有性活动的患者，接受短距离放射治疗后，有 10 例仍有性活动。另有文献报道 17/18 例患者治疗后仍保留有勃起功能。但均是样本量过小，期待更多的证据支持。

（2）T_3 和 T_4 期肿瘤：对于 T_3 期且肿瘤直径＜4 cm 的患者可选择放射治疗；如肿瘤直径＞4 cm 或侵犯尿道则不推荐行放射治疗。对于 T_4 期患者，放射治疗可作为一种挽救性治疗手段。不推荐对 T_3、T_4 期患者行术前新辅助放射治疗。对于阴茎手术后切缘阳性患者可尝试选用外放射治疗或短距离放射治疗。

（3）区域淋巴结：有前瞻性研究提示，对于淋巴结阳性的阴茎癌患者，腹股沟淋巴结清扫优于腹股沟区放射治疗，但仍缺乏大样本的数据支持。对于 cN_0 期患者不推行预防性腹股沟淋巴结放射治疗。对于 cN_1/cN_2 期患者，腹股沟淋巴结清扫术后行辅助放射治疗获益有限；也有研究报道淋巴结清扫术后，辅助放射治疗似乎有一定的作用，但研究病例数较少，需要进一步证实。对于 cN_3 期和腹股沟淋巴结清扫术后复发患者，除作为化学治疗的联合治疗或以缓解疼痛为目的的治疗及临床研究外，不推荐行放射治疗。

六、预后评估

阴茎癌原发灶的病理特征如病理类型、病理分级、浸润深度、神经侵犯和淋巴管侵犯都是阴茎癌预后评估的重要指标。

阴茎癌的病理分型见表 27-6。根据其预后，可将上述不同类型的阴茎癌分为 3 组：①疣状癌、乳头状癌属于预后良好组；②普通 SCC 属于中等预后组；③基底细胞样癌、肉瘤样癌属于预后不良组（表 27-7）。

表 27-6　阴茎癌的病理分型

病理亚型	所占比例	预后情况
非 HPV 相关性 SCC		
普通型 SCC	48%～65%	取决于肿瘤位置和分期、分级
假增生性癌	<1%	与包皮硬化性苔藓样变相关，预后良好，未见转移报道
假腺样癌	<1%	高级别肿瘤，早期转移，预后较差
疣状癌	3%～8%	预后良好，未报道转移
隧道状癌	<1%	疣状癌的亚型，预后良好，未报道转移
乳头状癌	5%～15%	预后良好，转移少见
腺鳞癌	<1%	高级别肿瘤，高转移风险，但病死率低
肉瘤样癌	1%～3%	预后很差，早期血管转移
混合癌	9%～10%	预后异质性强
HPV 相关性 SCC		
基底样癌	4%～10%	预后差，通常早期腹股沟淋巴结转移
乳头状 - 基底样癌	—	新增变异型，基底样癌的亚型
湿疣样癌	7%～10%	预后良好，转移少见
湿疣样 - 基底样癌	9%～14%	预后较差，高转移风险
透明细胞癌	1%～2%	极为罕见，与人乳头状瘤病毒相关，侵袭性强，转移早，预后差，结局呈病灶依赖性，淋巴结转移多见
淋巴上皮瘤样癌	<1%	新增变异型，预后相对较好
其他罕见类型	<1%	

表 27-7　阴茎癌的预后

	预后良好	中等预后	预后不良
局部生长方式	破坏性	破坏性	破坏性
转移	少见	中等	常见
肿瘤相关死亡率	非常低	中等	高
病理亚型	疣状癌	普通型 SCC	基底细胞样癌
	湿疣样癌	混合型	肉瘤样癌
	乳头状癌	多型性疣状癌	腺鳞癌
	假增生性癌		
	隧道状癌		

注：SCC. 鳞状细胞癌。

在多个研究中，病理分级均是转移扩散和预后的预测指标。近端尿道的侵犯显著增加 PSCC 的侵袭性，通常预后不良；pT_3 期肿瘤较 pT_2 期肿瘤预后更差；即使是腹股沟区外 1 个淋巴结转移，也是预后不良的指标之一。

浸润深度也与疾病进展及预后相关，当浸润深度 < 5 mm 时发生局部转移的风险非常低，> 10 mm 时表现出高转移潜能，而 5～10 mm 的肿瘤其转移风险位于前两者之间。淋巴管侵犯是淋巴结转移的预测指标，淋巴管侵犯的患者发生淋巴结转移的风险比无淋巴管侵犯患者明显升高（$OR = 3.01$；$95\%CI$ $1.39～3.92$）。具有神经侵犯的患者发生腹股沟淋巴结转移的比例为 69%。Rees 等报道阴茎海绵体侵犯相较于尿道海绵体侵犯而言，局部复发率（35% vs. 17%）和死亡率（30% vs. 21%）均更高，但在淋巴管侵犯（30% vs. 27%）、淋巴结转移（40% vs. 44%）和远处转移（11% vs. 10%）方面无明显差异。除此之外，HPV 阳性患者比 HPV 阴性患者有更高的疾病特异性生存率（93% vs. 78%），但在淋巴结转移发生率和 10 年生存率方面两者无差异。

对于淋巴结，单侧的 1～2 个腹股沟淋巴结转移且无淋巴结外转移患者，3 年疾病特异性生存率可达到 89%～90%，也就是说 pN_1 期和部分 pN_2 期患者在临床预后上是相似的；单侧 > 3 个或双侧腹股沟淋巴结转移的患者 3 年疾病特异性生存率下降至 60%；而一旦出现盆腔淋巴结或腹股沟淋巴结外转移，3 年疾病特异性生存率只有 32%～33%。

此外，一些分子标志物也是影响阴茎癌预后的指标。在阴茎癌患者中，约有超过 25% 的原发肿瘤可检测到基因位点的杂合性丢失现象。染色体 6p22-23 处的杂合性丢失和 PSCC 的不良预后显著相关；MYC 基因（一组癌基因，包括 C-myc、N-myc 和 L-myc，分别定位于 8 号染色体、2 号染色体和 1 号染色体）的过度表达和 CCND1（cyclin D1，细胞周期蛋白 D1）基因的扩增，与阴茎癌的不良预后及无事件生存率降低明显相关；磷酸化表皮生长因子受体（epidermal growth factor receptor，EGFR）的表达与阴茎癌高复发风险、短生存期显著相关；细胞增殖指标 Ki67 也被证实在侵袭性更强的 PSCC 中表达更高，且与不良预后相关；此外，血管内皮生长因子 -C（vascular endothelial growth factor-C，VEGF-C）的表达也与不良预后明显相关。

七、随访

阴茎癌术后随访十分重要，如果早期发现局部复发和／或区域淋巴结转移，并采取积极有效的临床干预，绝大多数患者仍有可能治愈。随访可以评估治疗效果，预防并发症发生，增加术后生存率，延长生存期，提高生活质量。

（一）随访策略

1. 随访意义　早期发现阴茎癌术后局部复发和／或腹股沟淋巴结转移，适时采取合理的干预措施，可改善患者预后。原发灶局部复发率与肿瘤分期和手术方式的选择有关，阴茎全切术或部分切除术后局部复发率为3.8%～12.8%，保留阴茎的手术治疗局部复发率可达9.3%～46%。美国国家癌症数据库报道分期在pT_1/pT_2期阴茎癌中保留阴茎手术、阴茎部分切除术、阴茎全切术后5年和10年生存率分别为88%和74%、85%和72%、79%和63%。

2. 随访方法　以视诊和体格检查为基础，可疑腹股沟淋巴结肿大者可行超声检查，以尽早发现肿瘤复发与进展，如原发灶再发肿瘤，称为复发，癌症累及腹股沟淋巴结或盆腔淋巴结则为进展。CT扫描可作为鉴别有无盆腔淋巴结转移和远处转移的重要依据；PET/CT扫描可以发现CT平扫无法发现的微小转移灶，降低检查的假阴性率；细针穿刺组织活检可确定是否存在局部复发或淋巴结转移。

早期发现腹股沟淋巴结转移是提高生存率的重要手段，淋巴结阴性的阴茎癌患者5年生存率为85%～100%，pN_1期术后5年生存率为79%～89%，pN_2期术后5年生存率为17%～60%，pN_3期术后5年生存率只有0～17%。体格检查发现腹股沟淋巴结肿大者，推荐行细针穿刺活检，如证实为转移癌，建议行腹股沟淋巴结清扫术。

3. 随访时机　取决于原发灶和区域淋巴结的初次诊疗情况。初诊未触及腹股沟淋巴结，随访发现淋巴结肿大应警惕转移癌的可能。低级别（$\leqslant T_{1a}$）阴茎癌患者，淋巴结转移的可能为0～30%；分级较高（$\geqslant T_{1b}$）的阴茎癌患者，淋巴结转移率接近50%。在2282例Ⅰ～Ⅲ期阴茎癌患者中，有567例行腹股沟淋巴结清扫术，术后淋巴结阳性率为67.5%，总体病死率为17.6%，局部晚期或阴茎癌转移者预后很差，总生存期为13.9～17.1个月。

（1）肿瘤原发灶：原发灶采取保留阴茎的手术治疗（如病灶局部切除或激光治疗等），宣教肿瘤复发的表现和淋巴结转移的体征知识，学会自我检查，早期通过视诊和触诊可发现局部腹股沟肿物。推荐术后前2年每3个月随访1次，第3～5年每6个月随访1次；阴茎部分或全部切除患者，推荐前2年内每3个月随访1次，第3～5年每年随访1次，第5～10年每年随访1次。

（2）区域淋巴结：大多数区域淋巴结转移是在术后2年内出现，推荐治疗后前2年每3个月行淋巴结检查1次，第3～5年每6个月1次。由于阴茎癌淋巴结转移的高发率，预防性淋巴结清扫可能对阴茎癌患者提高术后生存率获益，尤其是T_3期和T_4期患者，腹股沟淋巴结清扫术后病理检查未发现肿瘤细胞者，局部复发或淋巴结转移罕见，推荐治疗前2年每3个月检查1次，第3～5年每年检查1次；腹股沟淋巴结清扫术后病理检查发现淋巴结转移者，预示有 50% 发生双侧腹股沟淋巴结转移的可能，分期在 pN$_2$ 或以上者，肿瘤播散以盆腔淋巴结转移为主，建议联合盆腔淋巴结清扫术，双侧盆腔淋巴结清扫术后生存率优于单侧淋巴结清扫术，推荐治疗后前 2 年每 3 个月检查 1 次，第 3～5 年每 6 个月检查 1 次（表 27-8）。

表 27-8　阴茎癌的随访内容

病情程度	治疗方法	医师 / 自检		检查方法		推荐等级
		第 1～2 年	第 3～5 年	活组织检查	影像学检查	
肿瘤原发灶	保留阴茎治疗	每 3 个月 1 次	每 6 个月 1 次	阴茎上皮内瘤变行激光或部分切除治疗后根据情况重复活检		强烈推荐
	阴茎部分/全部切除术	每 3 个月 1 次	每 12 个月 1 次			推荐
区域淋巴结	主动监测	每 3 个月 1 次	每 6 个月 1 次	发现肿大淋巴结穿刺活检	超声	推荐
	病理淋巴结阴性	每 3 个月 1 次	每 12 个月 1 次	发现肿大淋巴结穿刺活检	超声、CT 或 MRI	强烈推荐
	病理淋巴结转移阳性	每 3 个月 1 次	每 6 个月 1 次	发现肿大淋巴结穿刺活检	CT、MRI 骨扫描（必要时）	强烈推荐

（二）生活质量

阴茎癌早期手术术后生存率高，阴茎部分切除术后 5 年生存率为 87.7%，10 年生存率为 82.2%，阴茎全切术后 5 年生存率为 85.5%，10 年生存率为 80.4%。长期存活的患者应关注性功能、排尿和阴茎外观对患者生活质量的不利影响，评估性活动、日常生活及精神心理状态等情况。

1. 保留阴茎手术的性生活及生活质量　保留阴茎头的肿瘤局部切除或激光切除术后，阴茎勃起功能和外观满意。保留阴茎的激光切除术后患者排尿良好，勃起功能障碍发生率为 0～3.4%。

2. 阴茎部分切除术后性功能及生活质量　阴茎部分切除术后对患者健康产生负面影响，主要表现在勃起功能、性欲和性生活满意度下降，以及精神心理障碍，勃起功能障碍的发生率为 21%～36%，性欲减退或消失的发生率为 39%～44%，不良情绪如焦虑和抑郁状态比例增高。

3. 阴茎全切术后生活质量和性功能　阴茎全切术显著降低了患者性功能和生活质量，阴茎重建术可使患者获得有效的阴茎勃起并完成性生活。

指南编写组成员

　　组长：刘雨（天津市天津医院）

　　副组长（按姓氏笔画排序）：王亚轩（河北医科大学第二医院）、田龙（首都医科大学附属北京朝阳医院）、宋宁宏［南京医科大学第一附属医院（江苏省人民医院）］

　　编写成员（按姓氏笔画排序）：王涛（华中科技大学附属同济医院）、王亚轩（河北医科大学第二医院）、田龙（首都医科大学附属北京朝阳医院）、刘雨（天津市天津医院）、刘贵中（天津市津南医院）、宋宁宏［南京医科大学第一附属医院（江苏省人民医院）］、陈业刚（天津医科大学第二医院）、韩虎（首都医科大学附属北京朝阳医院）、韩振伟（河北医科大学第二医院）、鲍炜［南京大学医学院附属金陵医院（东部战区总医院）］

　　编写秘书：刘贵中（天津市津南医院）

参考文献请扫二维码查阅

28 包茎和包皮过长及包皮相关疾病诊治中国专家共识

中华医学会男科学分会
包茎和包皮过长及包皮相关疾病诊治中国专家共识编写组

包皮疾病是泌尿男科的常见病和多发病，其中包茎和包皮过长占比很大，包皮环切术也是泌尿男科最常见的手术之一，主要有传统的包皮环切术、环套扎和缝合器包皮环切术等，其中环套扎和缝合器包皮环切术已经在国内各级医院得到了广泛开展和应用，但也存在操作不规范及过度治疗等问题，规范化的诊治和培训是做好包皮环切术和降低手术并发症的重要措施。编写组在参照国内外相关循证医学临床资料、指南及共识的基础上，编写了该共识，为泌尿男科医师对包茎和包皮过长及包皮相关疾病的诊断和处理提供合适的临床指导和参考。

一、定义

包茎是指包皮口狭窄或包皮与阴茎头粘连，包皮不能上翻显露阴茎头。

分生理性包茎和病理性包茎。生理性包茎是指新生儿的包皮与阴茎头之间存在生理性粘连或包皮狭窄环，导致阴茎头不能完全显露，也称原发性包茎，一般随着年龄增长可自愈。病理性包茎是因创伤、炎症、感染或医源性损伤等导致包皮阴茎头病理性粘连或包皮口出现瘢痕性增生、挛缩，包皮弹性变差，阴茎头不能显露，也称继发性包茎。

包皮过长是阴茎在非勃起状态下包皮覆盖整个阴茎头和尿道口，但仍能上翻显露阴茎头。

二、流行病学

国内一项对青少年包皮过长和包茎的流行病学调查发现，包皮过长的比例为67.79%，包茎的比例为10.09%。随着年龄增长，青少年男性包茎患病率逐渐下降。另一项流行病学调查发现小儿包茎的患病率高，但随年龄增长逐渐下降，新生儿期、婴儿期、幼儿期、学龄前期、学龄期包茎的发生率分别为99.70%、84.43%、48.13%、27.12%和11.57%。一项国际性系统回顾性研究发现包茎的患病率为0.5%~13.0%。

三、病因

生理性包茎属于正常生理现象。新生儿包皮内板和阴茎头之间均有粘连，随着年龄增加和生理性勃起出现，包皮内板和阴茎头逐渐分离，包皮自行上退，至青春期前阴茎头自然露出。3岁后，90%的包茎可逐渐自愈；至17岁时，包茎者不足1%。有部分儿童因包皮口狭小包皮不能退缩，可妨碍阴茎头甚至整个阴茎发育。成年后出现的包茎多为后天性，常继发于阴茎头包皮炎、包皮及阴茎头损伤。反复炎症引起包皮炎性增厚，包皮口形成瘢痕性挛缩，失去皮肤的弹性和扩张能力，包皮不能向上退缩，阴茎头无法外露从而导致包茎，如出现干燥闭塞性阴茎炎，可伴尿道口狭窄。

四、病理生理学

包皮的生理功能主要表现为其具有一定润滑功能和对阴茎头起到保护作用。

包茎和包皮过长时，包皮腔内腺体分泌物及阴茎头变性上皮脱落，积聚在包皮腔内，形成包皮垢，可被细菌、病毒、滴虫、真菌感染，刺激包皮内板及阴茎头，引发红肿、糜烂、溃疡及瘢痕形成，严重者可造成排尿困难和尿液反流，引起尿路感染。包茎可能影响小儿阴茎头甚至整个阴茎的发育。包皮内板在炎症基础上出现鳞状上皮增生及乳头增多，并随年龄增加而加重，增加癌变风险。

五、常见临床表现

（一）包皮垢

多数包皮垢无特殊症状，可隔着包皮触及或隔着皮肤能看到黄白色团块，粘连在包皮内板与阴茎头、冠状沟处。当伴有感染时，可出现异味、白色分泌物、阴茎头瘙痒和疼痛等。

（二）包皮阴茎头粘连

主要表现为包皮无法上翻，阴茎头不能露出。并发尿路感染时出现尿路刺激征。如粘连导致尿道口狭窄，则表现为尿线变细或排尿不畅和尿频，甚至尿潴留。

（三）包皮口狭窄

主要表现为包皮口有狭窄环，上翻显露阴茎头困难，严重者包皮口狭小呈针尖样，导致排尿气球样变。部分患者皮肤皲裂、糜烂。

（四）包皮嵌顿

主要表现为勉强上翻包皮，性生活或手淫后出现包皮水肿和阴茎局部疼痛，包皮及阴茎头明显肿胀，嵌顿部位可见明显狭窄环，其远端包皮明显环状肿胀或青紫，阴茎头明显肿大，若嵌顿时间过长，可出现溃烂、炎性分泌物、发红，严重者可出现阴茎头缺血坏死。

（五）珍珠样丘疹

指在冠状沟处环绕阴茎头排列整齐淡红色小丘疹，属于生理性变异。一般无自觉症状，应注意不要与尖锐湿疣混淆。

六、诊断与鉴别诊断

（一）包茎

阴茎发育良好，而包皮口狭小，包皮不能翻转显露阴茎头；或可勉强上翻，在冠状沟形成狭窄环。

（二）包皮过长

阴茎在非勃起状态下，包皮覆盖于整个阴茎头和尿道口，但包皮仍能上翻显露阴茎头；或阴茎勃起时，需要用手上翻包皮才能显露阴茎头。

（三）鉴别诊断

包茎和包皮过长通过体检即可确立诊断。但需注意与同时合并小阴茎、蹼状阴茎、隐匿性阴茎、埋藏阴茎和其他外生殖器畸形、如尿道下裂等鉴别。

七、相关的生殖疾病

（一）男性发育和性功能

有研究报道包茎会阻碍男性阴茎发育，影响成年男性阴茎发育程度及性功能。对包茎患者及早行包皮环切术可促进阴茎发育和改善性功能。

（二）性传播疾病

包茎和包皮过长是性传播疾病的危险因素。国际多个随机对照试验结果显示，包皮环切术可使人类免疫缺陷病毒（human immunodeficiency virus，HIV）传播降低50%～60%。世界卫生组织及联合国艾滋病规划署推荐在艾滋病高发地区实施包皮环切术作为 HIV 感染的预防措施。研究结果显示，包皮环切术可降低男性人乳头瘤病毒（human papilloma virus，HPV）、单纯疱疹病毒 -2（herpes simplex virus，HSV-2）、滴虫、梅毒、生殖支原体感染及生殖器溃疡的发生。包茎和包皮过长也是女性 HPV、HSV-2、梅毒、沙眼衣原体、生殖器溃疡、滴虫性或细菌性阴道炎等多种性传播疾病的危险因素。

（三）阴茎癌

阴茎癌是生殖系常见的恶性肿瘤，包皮垢长期刺激是阴茎癌发生的重要原因。有研究显示，新生儿期行包皮环切术可降低 95%～99% 的阴茎癌风险，儿童和青少年期行包皮环切术可降低 66% 的阴茎癌风险，但在成年期接受包皮环切术的男性中没有这种益处，未行包皮环切术的人群中阴茎的癌患病率增加了 22 倍。结果提示，包茎和包皮过长是阴茎癌的危险因素。

八、治疗

（一）治疗的基本原则

婴幼儿期的生理性包茎，如无排尿困难、感染等，不必治疗。3 岁以后仍有包茎者应适当治疗，包括非手术与手术治疗。保持局部清洁卫生是所有包茎和包皮过长的基本治疗措施，清洗时注意动作轻柔，避免包皮、系带撕裂损伤。

（二）非手术治疗

1. 局部类固醇软膏治疗　可选用曲安奈德、氢化可的松和倍他米松等。

具体方法：包皮远端选用类固醇软膏等涂抹，每天 1～2 次，同时每天轻柔上翻包皮，4～6 周包皮狭窄口可松解。系统回顾研究显示其有效率达 74%～92%，复发率约为 14%。

2. 手法翻转　阴茎外搽复方利多卡因乳膏 30 min 后，术者一手上翻包皮，显露尿道口及包皮内板与阴茎头的粘连，另一手用无菌纱布或消毒棉签轻轻擦拭包皮与阴茎头之间的粘连，边擦边上翻包皮至完全显露冠状沟。术后涂抹红霉素等抗生素软膏，回复包皮，以防包茎嵌顿。同时嘱每天上翻包皮及涂抹抗生素软膏。

3. 包皮口扩张　用弯血管钳或无齿镊扩张包皮口，分离包皮内板与阴茎头之间的膜性粘连，同时清除包皮垢直至完全显露冠状沟，涂抹抗生素软膏，回复包皮。包皮扩张器法是应用包茎矫形器对包茎口进行持续扩张，每天 1～2 h，持续 1～2 周。有研究显示，包茎矫形器具有降低患儿术中疼痛的程度、术后包皮水肿率和复发率、增加家长满意度等优点。

4. 气囊导尿管扩张法　利用导尿管前端的气囊，向插入包皮内板与阴茎头之间腔隙的气囊导尿管注气，达到分离粘连、扩张狭窄包皮口的目的。

具体方法：阴茎外搽复方利多卡因乳膏 1 h 后，用弯血管钳或无齿镊轻柔扩张包皮外口，选择合适型号的气囊导尿管缓慢插入包皮腔，逐渐向气囊内充气至包皮外口被扩张超过阴茎头的最大直径 3～4 mm 时停止注气，维持气囊于最佳充气状态约 30 s 后放气完成扩张。

（三）手术治疗

1. 适应证

（1）病理性包茎。

（2）包茎或包皮过长者，伴反复发生包皮、阴茎头炎，且急性感染已控制。

（3）包茎或包皮过长伴有包皮良性肿瘤或尖锐湿疣等。

（4）包皮虽能翻转，但可见明显狭窄环，易造成包皮嵌顿。

（5）包皮慢性炎性增厚，阴茎勃起致包皮皲裂，影响性交或有包皮嵌顿倾向。

（6）因美容、宗教信仰等原因要求手术者。

（7）包皮过长其配偶有反复发作阴道炎、子宫颈炎等生殖道感染。

（8）儿童包茎存在后尿道瓣膜、膀胱输尿管反流，反复尿路感染者。

2. 禁忌证

（1）难以纠正的凝血功能异常，有明显出血倾向。

（2）阴茎发育异常，如隐匿性阴茎、蹼状阴茎、尿道下裂或上裂、阴茎弯曲、阴茎旋转不良等。

（3）急性包皮炎、阴茎头炎、尿道炎等。

（4）可疑包皮恶性肿瘤、无法同期行局部切除者。

（5）合并精神分裂、躁狂症等精神疾患，病情未充分控制者。

3. 手术方式与方法　包皮环切术是目前开展最广泛的泌尿男科手术。术式分为传统术式和器械辅助术式。传统术式存在手术时间长、有时出现术后外形不美观、残留包皮不对称、术后包皮系带处肉赘形成和术后并发症较多等问题。国内已开展了多种自主创新的微创手术方式（器械辅助术式）。多项随机对照试验显示，与传统包皮环切术相比，器械辅助包皮环切术具有手术时间更短、术中疼痛轻和术后外形更美观等优点，已在临床上得到广泛应用。但传统手术作为泌尿男科的基础手术，在开展器械辅助法包皮手术时，术者应具有开展传统手术及处理手术并发症的能力。

（1）传统包皮环切术：常用术式为背侧切开包皮环切术。手术注意保留适宜长度的系带及包皮内板 0.5～0.8 cm，剪除多余包皮时注意两侧对称，彻底止血，以电凝止血时注意功率不可过大，缝合时系带对位准确。其他的改良术式如血管钳包皮环切术和袖套式包皮环切术等也可选择。严重的包皮阴茎头粘连、包皮瘢痕化等情况更适合行传统手术。

（2）包皮环套扎

1）外置环法：在阴茎外冠状沟处套上尺寸合适的内环，将包皮外翻套在内环上、再套外环。对包茎患者，需剪开包皮背侧。注意外环切缘需调整至距系带约 1 cm、距冠状沟约 0.5 cm 处。

2）内置环法：内环置入包皮腔后，不翻转包皮，直接将外环套入。注意选择尺寸合适的套环，调整包皮内、外板使之对称，外环应卡在内环槽内。

（3）缝合器法：术中以止血钳对称提起包皮缘，或用缝线环形荷包贯穿缝合包皮，包皮腔内置入钟形阴茎头座，纵轴与阴茎纵轴背侧倾 45° 左右，以保持钟座边缘与冠状沟方向平行，用束带或缝线扎紧包皮。

切割时维持 5～10 s 以保证包皮切割彻底，切割完毕立即纱布加压按住切割部位 2～3 min，术后自粘弹力绷带适度加压包扎。切割后，术中如发现明显出血压迫无法止血时，宜缝合止血。自粘弹力绷带适度加压包扎切口，留院观察 30 min，观察阴茎头血供，必要时调整弹力绷带松紧度。

（4）手术并发症及处理：术者需接受系统和规范化培训，掌握手术技巧，严格遵循无菌操作规则，加强术后护理，避免并发症发生。手术并发症与所选择的手术方式，以及术者的操作技巧、经验有关，并发症的发生率为 1%～16%。

包皮环切术后常见并发症有切口出血、感染、包皮水肿；少见并发症有阴茎坏死、包皮切除过多或过少、切口裂开、阴茎头嵌顿、尿道口狭窄等。

1）切口出血、血肿：主要为出血点处理不当或缝合线脱落，或术后护理不当、阴茎过度勃起、凝血功能障碍等。环类器械出血及血肿概率较低，缝合器类器械如操作技巧不熟练，出现血肿发生率略高。较小的切缘渗血可用纱布加压包扎；出血较多或血肿形成者需打开切口、清除血肿、缝扎止血。

2）切口感染：不同手术方式发生率略有不同，多因术前包皮和阴茎头的炎症未控制、术中消毒不彻底、术后包扎不严密、尿液浸渍敷料等致切口污染、继发细菌感染。治疗方法包括去除病因、清洁创面、选用敏感抗生素等。

3）包皮水肿：不论何种手术方式，患者术后多有不同程度的包皮水肿。近期水肿多因静脉与淋巴回流障碍、系带保留过多、包扎过紧、勃起过频、过早活动或长时间站立等原因所致。远期水肿多见于瘢痕体质、缝线异物反应，以及早期水肿处理不及时等。早期水肿的处理包括保持阴茎于上位，弹力绷带加压包扎、局部热敷、适当服用消肿药物等。远期顽固水肿主要为淋巴水肿，可考虑皮下水肿组织及部分多余包皮切除。即便伤口愈合后，建议仍适度加压包扎2～3周，避免出现顽固性水肿。临床上使用电生理（经皮电刺激）技术促进静脉、淋巴回流可改善包皮术后的近、远期肿，更多的循证医学依据有需要进一步丰富、相关机制有待进一步深入研究。

4）阴茎坏死：少见但严重，近年多见于不规范的术后高频红外线、光波理疗，少见的如术后敷料包扎过紧、过久而未及复诊及换药者，罕见的原因有手术损伤阴茎、局麻药中加用肾上腺素，以及坏死性筋膜炎。一旦怀疑阴茎坏死，应高度重视。在有效抗菌治疗下，及时清创，勤换药，必要时植皮、整形修复。

5）包皮切除过多或过少：手术如果不注意调整切除范围，容易出现切除过少的问题。包皮切除过多或过少但不影响性生活者，可予观察。包皮切除过多，导致系带过短，如有阴茎勃起疼痛或牵扯感、阴茎弯曲等影响性生活者，可考虑手术矫正。术前标记好系带位置，应用有系带保护功能的吻合器也有利于系带的保护。

6）包皮切口裂开：包括局部裂开与全层环形裂开，前者多见于切口血肿、感染、缝合过紧、缝线或吻合钉过早脱落，后者多见于术后过早性生活或手淫。治疗时应先去除病因，局部裂口长度<2 cm、无感染者可自行愈合；局部裂口较大者，感染控制后行清创缝合；全层环形裂开者应立即清创缝合。不同手术方式出现切口裂开发生率及程度略有不同，环类器械拆环后略高。

7）阴茎头嵌顿：多见于包皮皮下狭窄环未完全切开或术后新的狭窄环形成、环套器或缝合器型号选择过小者。嵌顿一旦发生，应立即将狭窄环切开或纵切横缝，使用缝合器手术者应剪开吻合钉橡皮垫圈。

8）包皮口狭窄：包皮环切术中保留包皮内板过多、切口感染或患者瘢痕体质，可能发生包皮口瘢痕狭窄，需再次手术切除狭窄环，但要注意保留足够的包皮。

9）尿道损伤：各种术式均可引起。例如，包茎时包皮口与尿道外口粘连紧密，血管钳分离或背侧剪开时损伤尿道外口；内置环下压倾斜腹侧过多时，压迫系带及腹侧尿道缺血形成尿瘘；系带处冠状沟分离不彻底和系带过短，吻合器激发时切割阴茎头腹侧和尿道外口。

10）尿道口狭窄：多见于包茎反复感染、术中包皮粘连重又不慎损伤尿道外口者，罕见于消毒液过敏、闭塞性干燥性阴茎头炎者。轻症患者可定期尿道扩张，狭窄严重者应行尿道外口切开或成形术，注意术中取样活检。术后可局部应用皮质类固醇软膏预防复发。

11）脱钉困难：见于缝合器手术，与术后包扎没有把包皮展平、未做加压包扎引发水肿、操作时倾斜严重及个人体质差异有关。有硅胶垫圈的缝合器可避免吻合钉嵌顿入组织，有利于吻合钉的脱落。若缝合钉45天仍未脱落，需人工拆除。

其他罕见的并发症有皮桥、包皮囊肿、尿道损伤、阴茎下弯、阴茎皮下硬结、阴茎痛性勃起、尿潴留、包皮粘连等，一旦发生按相关疾病诊疗原则处理。

（四）围手术期准备及护理

包皮手术术前需备皮，保持包皮及会阴部局部卫生清洁，手术当天穿较宽松裤子，术前一般不需要口服抗生素或非甾体抗炎药。麻醉多选用局部浸润麻醉，1%利多卡因在阴茎根部环形阻滞；小儿可使用局部麻醉药膏，如复方利多卡因乳膏或丁卡因乳膏，术前 30 min 以上外搽覆盖整个阴茎。婴幼儿需使用全身麻醉并加强监护，保证安全。术后视情况可口服抗生素、非甾体抗炎药及消肿药物，勃起频繁引起疼痛的患者可考虑短期口服雌激素类药物减少勃起，缓解不适感。

传统包皮手术和环类套扎术一般术后 24～48 h 换药并观察恢复情况。缝合器包皮手术术后密切观察 30 min，包扎过紧者需松解绷带重新包扎，一般术后 48～72 h 换药；拆除加压包扎绷带观察创面愈合情况，再适当减压包扎，此后每天可用碘伏等清洗创面；缝合钉 1 周后开始脱落，2～3 周为脱钉高峰，超过 45 天仍未脱钉者须手工拆除。术后 1 周一般可正常淋浴及进行日常活动，一般建议术后禁欲 6 周，临床实践中可根据患者手术伤口局部恢复的具体情况确定。

九、随访

（一）术后随访

建议术后随访 4～6 周，随访内容主要包括切口愈合情况、术后疼痛评估、术后并发症及患者满意度等。

（二）健康教育

随着人们健康意识水平的提高，生殖健康已日益占有重要地位。但由于受传统观念影响，对生殖健康缺乏了解者仍大有人在，导致因包茎或包皮过长引起的继发性感染发生率仍居高不下。

应加强新生男婴生殖健康知识宣传与教育，对新生儿父母及各阶段学生进行生殖健康知识教育，开设生殖健康课程，增强生殖健康的自我保护及保健能力。在新生男婴体检和入学体检时，应注重生殖系统检查。指导男孩自儿童时期就时常将包皮上翻进行清洗，包茎者适时行包皮环切术。同时，避免包皮环切术能治疗早泄的错误认识。

开展健康教育可采取书籍、媒体等多种形式。此外，互联网新媒体的出现，丰富了教育形式和内容，有助于改善男性健康教育的效果。

十、包皮常见疾病

（一）包皮炎症

包皮炎症与阴茎头炎症常同时存在，合称为包皮阴茎头炎。其病因分为感染性因素与非感染因素。感染性因素包括真菌、细菌、病毒、滴虫等；非感染因素则包括化学刺激、创伤、肿瘤或过敏等。包皮过长或包茎，以及局部卫生状况不良是其诱发因素。常见的包皮阴茎头炎有下几种。

1. 念珠菌性包皮阴茎头炎 主要表现为浸渍或干燥的暗红色外观，散发小丘疹或斑点状红斑，可伴痒痛。一线治疗措施为外用克霉唑乳膏或咪康唑乳膏，每天 2 次，连续 1～3 周；症状严重者除局部抗真菌药物外，可给予氟康唑 150 mg 一次性口服或局部联合使用低效类固醇激素乳膏。反复发作或迁延不愈者可行包皮环切术。

2. 细菌性包皮阴茎头炎 需氧菌感染常见致病菌为金黄色葡萄球菌和链球菌，

表现为均匀性红斑，伴或不伴水肿。推荐治疗方案为红霉素 500 mg，每天 1 次，连用 1 周；或克拉维酸 375 mg，每天 3 次，连用 1 周。必要时可加用倍他米松乳膏，每天 1 次。反复发作或迁延不愈者可行包皮环切术。若为厌氧菌感染，推荐方案为甲硝唑 400～500 mg，每天 2 次口服，连用 1 周。

念珠菌或细菌性包皮阴茎头炎，均可使用中药煎汤外洗或中成药外涂，常用中药如苦参、黄柏、野菊花、黄芩、地肤子、白鲜皮、白矾、蛇床子、薄荷等，清洗 5 min，洗完直接擦干，早晚各 1 次，疗程为 7 天；或应用复方黄柏液涂剂、苦参凝胶外用，涂抹于包皮阴茎头，早晚各 1 次，疗程为 7 天。

3. 干燥性闭塞性包皮阴茎头炎 也称硬化性苔藓，确切病因不明，目前认为可能与尿液慢性刺激、感染或自身免疫有关。典型表现为包皮或阴茎头呈瓷白色并增厚。病变可累及包皮、阴茎头及尿道口。常见并发症有包茎、尿道狭窄和恶变为鳞状细胞癌（风险为 2%～8%）。确诊需要病理学检查。对于未切除包皮者，包皮环切术是一线治疗方法；如有尿道外口狭窄，可同时行尿道外口切开术，切除的包皮组织需送病理活检。术前或术后可配合局部外用强效糖皮质激素制剂（如丙酸氯倍他米松）。已行包皮环切者可局部外用强效糖皮质激素制剂或钙调磷酸酶抑制剂（如他克莫司软膏）。

（二）包皮损伤

1. 病因和分类

（1）包皮损伤按损伤的机制分为：闭合性损伤、开放性损伤和医源性损伤。

（2）包皮损伤的类型包括：挫伤、切割伤、咬伤、撕裂伤、烧伤、冻伤和放射性损伤，以及特殊类型的包皮拉链伤、性行为引起系带裂伤和阴茎绞窄包皮损伤。

2. 诊断 包皮损伤常涉及阴茎和阴囊损伤。在诊断包皮损伤时应注意以下问题。

（1）包皮损伤的程度。

（2）包皮损伤的类型。

（3）有无合并阴茎和阴囊损伤。

3. 治疗

（1）包皮挫伤：主要包括冷敷包皮及阴茎，1～2 天后改为热敷，以促进瘀血的吸收。较大的血肿应切开止血，清除血肿。中后期创面常常需要暴露，以保持干燥，促进愈合。

（2）包皮切割伤：包皮切割伤常并发阴茎切割伤。如未伤及阴茎血管，一般可做一期清创缝合。对伴有阴茎主要血管损伤的阴茎部分或完全离断，应行阴茎离断再植术。

（3）动物咬伤包皮及阴茎：常导致阴茎、阴囊皮肤撕脱伤。必须进行彻底清创、修补，合理并及时应用抗生素等。根据损伤具体状况，行清创术、包皮环切术或修补术，同时注射破伤风和狂犬疫苗。术后进行创面皮肤护理，以及抗感染、扩血管治疗。

（4）包皮撕脱伤：如损伤轻微无皮肤缺损，可彻底清创后缝合；对于会阴部皮肤挫伤严重而阴茎海绵体、睾丸完整无损伤者，及时覆盖创面保存外形与功能至关重要。

（5）特殊类型：如包皮拉链伤和性行为引起系带裂伤，前者可用外科骨剪解除拉链嵌顿，如果有包皮裂伤等，行清创缝合处理；后者争取尽早行原位系带缝合术，如伴有包皮过长及系带过短，可同时行包皮环切及系带成形术。

（6）包皮绞窄：应尽早解除绞窄的原因，使阴茎及包皮的血循环尽快恢复。注意取除绞窄物时应保护好阴茎组织，防止进一步损伤。

（三）包皮肿瘤

包皮肿瘤并不少见，好发于表皮的各种肿瘤均可发生于包皮，其中以包皮囊肿、乳头状瘤及鳞状上皮细胞癌最常见。包皮肿瘤可分为良性肿瘤与恶性肿瘤。包皮慢性溃疡、慢性包皮阴茎头炎等良性病变可发生恶变，故可将其认为包皮癌前病变。

1. 包皮良性肿瘤　包皮囊肿、乳头状瘤、脂肪瘤、纤维瘤、血管瘤等良性肿瘤均可发生于包皮，易于发现和诊断。治疗上根据肿瘤大小、有无症状及患者意愿行单纯肿瘤切除术或同时行包皮环切术。其中，包皮乳头状瘤容易恶变，故应早期手术切除；若病灶多发并累及阴茎，应行病灶切除。切除的组织应送病理检查，证实为恶变者应按阴茎癌处理。

2. 包皮恶性肿瘤　包括包皮癌、恶性黑色素瘤、凯拉增殖性红斑、鲍恩病、巨型尖锐湿疣等。对于这些包皮恶性肿瘤，早期诊断和及早手术治疗是最根本的治疗方法。手术切除范围取决于病灶的大小和病理学检查结果，包括原发癌的切除、阴茎部分切除术、根治性阴茎全切除术和腹股沟淋巴结清扫术等。

专家共识编写组成员

编写顾问：邓春华（中山大学附属第一医院）、商学军［南京大学医学院附属金陵医院（东部战区总医院）］

组长：涂响安（中山大学附属第一医院）

副组长：王国耀（宁波市第一医院）、刘国昌（广州市妇女儿童医疗中心）

编写成员（按姓氏笔画排序）：陈捷（江西省人民医院）、董治龙（兰州大学第二医院）、李文吉（上海交通大学医学院附属第九人民医院）、李云龙（江苏大学附属昆山医院）、潘连军（南京市妇幼保健院）、齐进春（河北医科大学第二医院）、徐乐（南方医科大学附属何贤纪念医院）、杨文涛（广西中医药大学附属瑞康医院）、张亚东（中山大学附属第一医院）

编写秘书：庄锦涛（中山大学附属第一医院）、伏雯（广州市妇女儿童医疗中心）

参考文献请扫二维码查阅

（本文刊载于《中华男科学杂志》
2021 年 9 月第 27 卷第 9 期第 845-852 页）

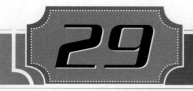

儿童包茎诊治中国专家共识

中华医学会男科学分会
儿童包茎诊治中国专家共识编写组

包茎（phimosis）是小儿泌尿外科门诊的常见就医原因，包茎与尿路感染（urinary tract infection，UTI）和成年后的阴茎癌相关。当出现病理性包茎、排尿异常、阴茎头包皮炎或包皮嵌顿等，需及时处理。目前，对于儿童生理性包茎的处理时机和处理方法尚存在较多争议，需要结合临床表现、种族、宗教、家庭及心理等多个角度综合考虑。因此，中华医学会男科学分会儿童男科学组依据目前国内外文献并结合国内情况，制定本专家共识，为我国儿童包茎的规范化诊治提供有益指导。

一、包皮的发育、解剖和生理作用

妊娠第 8 周时，男性胎儿的包皮皱襞发生，为冠状沟近端边缘增厚的扁平嵴，并逐渐向远端发育，与阴茎头上皮紧密相连。妊娠第 16 周时，包皮完全覆盖阴茎头，并形成包皮口、包皮腔及包皮系带。包皮内板与阴茎头粘连在一起，至妊娠第 24 周时，包皮阴茎头粘连开始分离。出生后包皮逐渐向上退缩，包皮口逐渐扩大，最终完全显露阴茎头。但包皮退缩的速度在不同国家及种族间的报道差异非常大，甚至是同一地区、同一年龄段的报道亦有不同。英国报道包茎的比例在 3 岁时仅为 10%，而我国 3~6 岁时包茎的比例仍有 27.12%。黄种人包皮退缩的速度较其他人种缓慢。

包皮富含肌束，伸缩性强，其内外板分布着丰富的动静脉及淋巴管，神经分布多集中在包皮边缘，加之大量触觉小体的存在，使得包皮内板拥有良好的精细触觉。

在婴幼儿时期，包皮与阴茎头呈融合状态，可有效防止病原微生物的入侵，并对阴茎头起到覆盖和保护作用。对于成人，除感受性刺激外，富含分泌腺的包皮内板对阴茎头黏膜起到有效的润滑和保护作用。此外，有研究表明包皮内板还有预防 UTI 的功能。

二、儿童包茎的定义和分类

包茎是指包皮口狭窄或包皮内板与阴茎头粘连，包皮不能上翻外露阴茎头，分为生理性包茎和病理性包茎。生理性包茎又称原发性包茎，指包皮口狭窄或包皮内板与阴茎头表面先天粘连，阻碍包皮翻转至冠状沟。出生后，随着粘连逐渐分离和阴茎体的发育，包皮大多可在青春期前自行退缩至阴茎头完全显露。病理性包茎又称继发性包茎，是指因感染、创伤等原因引起的包皮口瘢痕性狭窄，不能完全上翻包皮显露阴茎头，如干燥闭塞性阴茎头炎（balanitis xerotica obliterans，BXO）。

三、包茎的常见临床表现

（一）包皮粘连

在胎儿时期，包皮内板与阴茎头表面的上皮组织相互连接。出生后，这些相连的鳞状上皮细胞在雄激素作用下开始角质化并逐渐分离，这种相连形成的包皮粘连普遍存在于新生儿及婴儿时期。随着年龄增大，包皮逐渐退缩，阴茎头与包皮自然分离。这种生理性包皮粘连通常被认为是无害的，只有极少数可能会造成排尿不适和阴茎头包皮炎等问题。

（二）包皮垢

包皮垢是由脱落的上皮细胞和包皮腺体分泌的黏蛋白等分泌物混合形成，呈白色奶酪样，分布于阴茎头与包皮之间。包皮垢可能具有润滑包皮的作用，其成分还可能具有免疫活性和抗菌功能。有学者认为包皮垢并不会增加儿童阴茎头的细菌定植风险，目前也无证据表明包皮垢会增加儿童 UTI 的风险。

（三）包皮气球样变

包皮气球样变是由于包皮环口狭小，排尿时尿液经尿道口排出后受阻而聚集于包皮腔内，包皮鼓起呈吹气球样外观。包皮气球样变是儿童包茎最常见的就诊主诉之一。在学龄前儿童的包茎中，约 40% 会出现包皮气球样变。儿童因生理性包茎在排尿时的包皮气球样变被认为是一种良性的临床表现，在包皮退缩后会自然消失。若出现排尿困难，则应进一步评估是否存在病理性包茎或其他下尿路异常。

（四）阴茎头包皮炎

阴茎头包皮炎是指同时累及阴茎头和包皮的炎症，可出现包皮肿胀、渗液、疼痛、瘙痒、红丘疹等症状。阴茎头包皮炎最常见于 2～5 岁的儿童，在未行包皮环切术男孩中的发病率为 4%～11%。其病因包括感染、创伤、接触刺激性物质或变应原，但也有部分患儿无明确病因。反复发作的阴茎头包皮炎可能导致包皮退缩困难，发展为病理性包茎。

四、儿童包茎对泌尿系统的影响

儿童包茎主要通过引起感染对泌尿系统造成不良影响。正常儿童 UTI 的发生率较低，但有泌尿系统结构或功能异常的儿童易发生感染，而包茎可进一步增加其感染的发病率。包皮环切术能降低膀胱输尿管反流、后尿道瓣膜等疾病中 UTI 的发生率，此外，还能降低附睾炎等生殖系统感染的发生率。

有研究显示，包皮环切可降低婴儿和学龄前儿童 UTI 的发生率，但目前儿童包茎和 UTI 的研究还缺乏更广泛、更多人群、更大数量的长时间研究。因此，关于儿童包茎与 UTI 的关系还有待进一步探究。

五、儿童包茎的诊断和鉴别诊断

（一）诊断

儿童包茎的诊断依赖于体格检查。

1. 生理性包茎　包皮口狭窄，包皮口皮肤正常，包皮不能上翻显露阴茎头。

2. 病理性包茎　包皮口狭窄，包皮口皮肤弹性差，局部瘢痕化，包皮不能完全上翻。

3. 嵌顿性包茎　包皮狭窄环越过阴茎冠状沟，不能还纳，导致包皮水肿。严重者可引起阴茎头及包皮血运障碍。

（二）鉴别诊断

包茎通过体格检查即可明确诊断。需要特别指出的是，当以下疾病同时合并包茎时，仅处理包皮不能达到治疗目的，包括小阴茎、阴茎显露不良（包括隐匿性阴茎和蹼状阴茎等）、其他阴茎外观异常（尿道下裂、尿道上裂、阴茎弯曲和阴茎扭转等），需要由儿童男科专科医师决定手术方案。

六、儿童包茎的治疗

（一）儿童包茎治疗的基本原则

儿童包茎的治疗应根据包茎的临床表现及其严重程度、是否有其他尿路畸形或相关并发症，以及患儿年龄和其他如宗教、文化等因素，选择个体化治疗方案。

1. 生理性包茎　一般可选择观察等待或非手术治疗，特殊情况下，如因个人、宗教、社会因素及监护人意愿等，也可选择手术治疗。

2. 病理性包茎　建议尽早手术治疗。

3. 反复 UTI　对于正常儿童，以及有尿路结构畸形或膀胱功能异常患儿，如后尿道瓣膜、膀胱输尿管反流、神经源性膀胱等，包皮环切可作为减少 UTI 的辅助治疗方法之一。

（二）儿童包茎的非手术治疗

1. 药物治疗　局部应用皮质类固醇乳膏可缓解包皮口狭窄，但对包皮阴茎头的粘连无效。局部应用皮质类固醇乳膏治疗包茎的成功率＞80%，复发率约为17%，疗效大多数出现在使用第 2 周时。药物用法为每天 2 次包皮口狭窄处少量给药，连续应用 4～8 周。

2. 包皮口扩张　包括徒手上翻包皮和器械扩张。对于无包皮感染、包皮有一定弹性的包茎，扩张包皮口可取得一定效果，但同时也可能造成包皮损伤和瘢痕形成，进而形成病理性包茎。因此，必须选择好适应证，禁止暴力扩张包皮口，扩张时动作应轻柔、循序渐进。上翻包皮后应及时复原，防止包皮嵌顿。

3. 对于包茎伴发症状的治疗　儿童包茎若伴发阴茎头包皮炎，对症治疗多可缓解。如果伴有 UTI，应规范使用抗生素。无症状的包皮垢、包皮粘连可暂不处理。

（三）包茎的手术治疗

1. 手术绝对适应证　病理性包茎、手法复位失败的嵌顿性包茎。

2. 手术相对适应证　①反复发生阴茎头包皮炎；②反复发生的泌尿生殖系统感染，如原发性高级别膀胱输尿管反流、后尿道瓣膜等尿路畸形所致的 UTI、反复发作的睾丸附睾炎等；③包皮、阴茎头部位有其他病变，如痣、囊肿、血管瘤、淋巴管瘤等；

④其他情况，如宗教、文化等。

3. **手术禁忌证**　①术区急性炎性反应、急性UTI；②严重凝血障碍未纠正、糖尿病者血糖控制不佳等不适合手术的情况；③合并其他阴茎畸形，如尿道下裂、尿道上裂、阴茎弯曲、隐匿性阴茎等。

4. **麻醉方式**　婴幼儿一般选择全身麻醉联合阴茎神经阻滞或骶管阻滞，可减少全身麻醉药物的用量。年龄较大、配合度好的儿童可选择阴茎神经阻滞和/或阴茎根部局部浸润麻醉。

5. **手术及注意事项**　手术目的是去除包皮狭窄环、切除冗长的包皮并显露阴茎头。具体实施手术时应注意以下问题。

（1）包皮切除范围：保证阴茎头可完整外露的基础上，根据患儿及家属的意愿，决定包皮切除范围，提高治疗满意度。

（2）手术方式：目前，包皮环切术的临床术式众多，包括传统的包皮环切缝合术，以及近年应用较广泛的专用器械（如包皮环、包皮切割吻合器等）辅助包皮环切。手术医师采用何种术式应根据患儿包茎的状况与患儿及家属协商制定。

（3）怀疑BXO：如果怀疑BXO，应尽量去除病变的包皮组织，保留较少的包皮内板。术后常规病理检查，明确诊断。必要时术后局部应用糖皮质激素，效果不满意时可选择免疫抑制剂等治疗。术后密切随访患儿排尿时的尿线情况及局部组织变化，警惕尿道（口）狭窄、病理性包茎复发等问题。

（4）嵌顿性包茎：应尽早诊治，大部分可手法复位成功，复位后择期行包皮环切术。如果手法复位失败，急诊行背侧狭窄环切开复位包皮，病情稳定后手术治疗，也可视情况急诊行包皮环切术。

6. **手术主要并发症及处理**

（1）出血：多发生于背侧与系带处，局部压迫即可止血，压迫效果不佳则需要手术止血。

（2）疼痛：早期疼痛较为常见，对症治疗可缓解。

（3）感染：发生率低，及时清理局部分泌物，保持清洁干燥，多可预防伤口感染。

（4）水肿：包皮环切术后出现不同程度的包皮水肿较为常见，多数可自行缓解，严重水肿需要进一步处理。

（5）阴茎头及尿道损伤：极为少见的严重并发症，需要及时处理。

（6）包皮粘连或包皮皮桥形成：需根据严重程度及患儿局部情况选择治疗方式，早期可手法分离，顽固的粘连和皮桥需再次手术治疗。

（7）继发瘢痕束缚性包茎：必须再次手术治疗。

七、儿童包茎的远期影响与健康教育

（一）儿童包茎的远期影响

1. **对泌尿、生殖道感染及性传播疾病的影响**　研究显示，未行包皮环切术会增加成年男性UTI的风险，这一危险因素占UTI的23%。行包皮环切术可明显降低高风险患儿发生 UTI 的概率。

阴茎头包皮炎在未行包皮环切术的男童中很常见，并可能继发病理性包茎（包括 BXO），而包皮环切术是根治 BXO 的主要手段。有研究提示，包茎是小儿附睾炎的重要病因。包皮环切术可降低成年后性伴侣患高危型人乳头瘤病毒（human papilloma virus，HPV）感染、阴道炎、阴道毛滴虫病、生殖支原体感染、梅毒、软下疳、生殖器溃疡及人类免疫缺陷病毒（human immunodeficiency virus，HIV）感染等性传播疾病的风险。

2. 与肿瘤的关系　研究证实，包茎的持续存在与阴茎癌密切相关，其原因为慢性感染。BXO 是病理性包茎之一，与阴茎鳞状细胞癌的发生相关。包皮环切术降低了男性 HPV、HIV 等病毒感染及相关疾病的传播风险，其中就包括高危型 HPV，该病毒与子宫颈癌、阴茎癌的发生密切相关。在儿童期、青春期接受包皮环切术的男性患阴茎癌的风险会大大降低。

（二）儿童包茎的随访和健康教育

儿童包茎的健康教育涉及产科医师、儿童保健医师、小儿内科医师、小儿泌尿男科医师、整形科医师、成人泌尿男科医师、皮肤科医师、儿童本人及其监护人等。

1. 生理性包茎的治疗主要是观察等待，必要时到小儿泌尿外科门诊就诊。应向患儿监护人解释观察等待的原因和包茎自愈情况。

2. 生理性包茎切勿暴力翻开，否则会造成损伤和嵌顿性包茎，进而导致病理性包茎等。上翻包皮后及时复原，避免包皮嵌顿。如果发生包皮嵌顿，则需要紧急就医。

3. 大龄男孩应该学习包皮护理以预防感染。清洗时勿使用刺激性液体。

4. 生理性包茎若反复发作阴茎头包皮炎或 UTI，或转变为病理性包茎，应及时就诊，必要时应用药物或直接手术治疗。

5. 父母在决定是否给孩子行包皮环切术时，应充分权衡手术的收益和风险。医师应尊重儿童本人的自主权及父母意愿，有义务提供准确、公正的信息，详细说明手术的收益和风险。使他们能够充分思考后再做决定，不要诱导家长做出某种选择。

共识编写组成员

顾问：邓春华（中山大学附属第一医院）、商学军［南京大学医学院附属金陵医院（东部战区总医院）］

组长：张文（武汉大学中南医院）

副组长：马学（四川大学华西医院）、徐乐（南方医科大学附属何贤纪念医院）

编写成员（按姓氏拼音排序）：陈聪德（温州医科大学附属第二医院）、陈海涛（华中科技大学同济医学院附属武汉儿童医院）、段于河（青岛大学附属医院）、段智峰（江西省儿童医院）、冯东川（徐州医科大学附属徐州儿童医院）、伏雯（广州市妇女儿童医疗中心）、葛征（南京医科大学附属南京儿童医院）、李佳（新疆医科大学第一附属医院）、李宁（华中科技大学同济医学院附属同济医院）、李明磊［首都医科大学附属北京儿童医院（国家儿童医学中心）］、刘斌（遵义医科大学附属医院）、刘波（重庆医科大学附属永川医院）、刘鑫（中国医科大学附属盛京医院）、刘国昌（广州市妇女儿童医疗中心）、齐进春（河北医科大学第二医院）、饶品德（江西省儿童医院）、王爱和（杭州市儿童医院）、王复然（宁波市妇女儿童医院）、谢华［上海市儿童医院（上海交通大学医学院附属儿童医院）］、谢谨谨（深圳市儿童医院）、徐珊（杭州中美宜和妇儿医院）、杨斌（保定市儿童医院）、杨金龙（无锡市儿童医院）、杨书龙（哈尔滨医科大学附属第二医院）、杨艳芳（河南省儿童医院）、张镟（深圳市坪山区妇幼保健院 / 南方医科大学坪山总医院）、张庆德［大连市妇女儿童医疗中心（集团）］、张小学（厦门大学附属翔安医院）、翟国敏（东莞市妇幼保健院）

编写秘书：付凯（广州市妇女儿童医疗中心）、王川（四川大学华西医院）

参考文献请扫二维码查阅

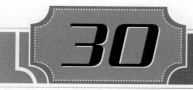

儿童隐匿性阴茎诊治中国专家共识

中华医学会男科学分会
儿童隐匿性阴茎诊治中国专家共识编写组

隐匿性阴茎（concealed penis）是指阴茎发育正常但隐藏于耻骨脂肪垫下，阴茎外观短小的一类疾病，也称为隐藏阴茎（hidden penis）或埋藏阴茎（buried penis）。隐匿性阴茎与束缚阴茎（trapped penis）和蹼状阴茎（webbed penis）同属于阴茎显露不良（inconspicuous penis），主要是指阴茎外露不显著但阴茎牵拉长度（耻骨联合至阴茎头顶端）和阴茎体直径在正常范围内的一类疾病。由于国内、外地域及文化差异，对于隐匿性阴茎的命名、分类仍然混乱，目前缺乏统一的诊断和治疗标准。此外，由于缺乏高级别证据等级文献支持，关于隐匿性阴茎的手术时机和手术适应证也存在争议。因此，中华医学会男科学会儿童男科学组专家参考国内外相关文献，结合相应的临床经验和研究成果，主要就隐匿性阴茎的诊断和治疗，特别是外科手术相关的部分问题达成以下共识。

一、病因及分型

（一）病因

隐匿性阴茎的发病原因尚不清楚。可为先天性或者获得性，主要包括阴茎根部水平的皮肤与阴茎、耻骨附着不佳，肥胖，以及阴茎术后瘢痕造成阴茎体被束缚。

阴茎皮肤浅筋膜发育异常学说受到学者普遍认可，隐匿性阴茎浅筋膜的脂肪层在会阴部没有变薄消失，而是增厚并向阴茎根部延续。重度隐匿性阴茎患儿的脂肪层从阴茎根部向阴茎体前端延续，变成无弹性的纤维索带，纤维索带限制阴茎正常显露。此外，由于阴茎肉膜与阴茎筋膜间存在脂肪组织层，使肉膜无法从阴茎根部附着于阴茎体上，而是直接附着于阴茎体前端，阴茎肉膜与阴茎体和耻骨联合之间成三角形，形成隐匿性阴茎的锥状外形，这是婴幼儿隐匿性阴茎发生的主要原因，而年长儿和青少年隐匿性阴茎主要是由会阴部皮下脂肪堆积过多引起。

隐匿性阴茎患儿到了青春期，由于睾酮释放增加、肉膜变薄，耻骨前的脂肪减少或重新排布，加之阴茎自然伸长，隐匿性阴茎有随着年龄的增长而自愈（包茎或包皮口狭窄消失，外观改善）的可能。但也有学者认为隐匿性阴茎的自愈率低，并且反复发作的阴茎头包皮炎、包皮清洁困难会妨碍患儿的正常生活。

隐匿性阴茎如合并病理性包茎而不进行手术治疗，有可能会阻碍阴茎的正常发育，导致患儿生理和心理的相关问题。随着年龄的增长，阴茎外观短小会给患儿带来越来越严重的心理压力，患儿家长也会因此产生严重焦虑等问题。

（二）分型

隐匿性阴茎的分型方法较多，国内外还存在较大争议。为便于临床评估与诊治，本共识推荐以下分型方法。

1. 轻型　即部分阴茎体型。外观可见部分阴茎体和阴茎头位于圆锥形的皮丘内。

2. 中型　即阴茎头型。除了可见突出的锥状皮丘，隐约可见位于阴茎皮丘下方的阴茎头，在腹壁平面可触及阴茎冠状沟。

3. 重型　即皮丘型。外观仅可见圆锥形皮丘，在腹壁平面可触及阴茎头远端，或无法触及阴茎头。

二、诊断

隐匿性阴茎的诊断主要依据患儿的临床表现及体格检查。

（一）临床表现

隐匿性阴茎多以阴茎外观短小为主诉就诊，合并包皮口狭窄者可出现排尿困难、阴茎头包皮炎、尿潴留、尿路感染等。随着患儿年龄增大，可能继发自卑、孤僻，以及不愿去公共厕所、浴室等心理问题。

（二）体格检查

隐匿性阴茎的主要体征如下。

1. 阴茎外观短小。

2. 包皮呈"鸟嘴状"或"山丘状"，大部分患儿存在包茎或包皮口狭窄。

3. 阴茎皮肤短缺和分布不均：包皮口狭窄环是内板和外板的分界线，隐匿性阴茎患儿狭窄环距离阴茎根部近，导致出现内板多、外板少的不对称状态。部分患儿可合并蹼状阴茎，阴茎皮肤背侧多于腹侧。

4. 在阴茎根部将耻骨前脂肪压向耻骨联合，阴茎可显露，解除按压则阴茎回缩。

5. 阴茎角呈钝角。

6. 睾丸发育良好。

（三）辅助检查

一般不需要特殊的辅助检查。B超可测量阴茎体的长度及睾丸的大小，部分患儿需要通过检测睾酮、雌激素、绒毛膜促性腺激素、黄体生成素、促性腺激素生成素等激素水平来进一步明确诊断，并与小阴茎相鉴别。

目前国内外关于隐匿性阴茎的诊断标准尚未达成统一意见，本共识推荐标准如下。

1. 阴茎外观短小。

2. 阴茎体发育正常。

3. 在阴茎根部将耻骨前脂肪压向耻骨联合可见正常的阴茎体显露，解除按压则阴茎回缩。

4. 排除其他阴茎畸形，如尿道下裂或上裂、特发性小阴茎等。对疑似隐匿性阴茎的患儿，临床医师应予以系统的体格检查，判断是先天性因素还是后天性肥胖引起，或者是继发性因素导致的阴茎外观短小，从而对治疗起到指导作用。

三、治疗

（一）非手术治疗

隐匿性阴茎的非手术治疗总原则是依据不同病因，结合临床表现及监护人或有判断能力患儿的意愿，选择个性化的治疗方案。

由于隐匿性阴茎有随着年龄增长而自愈的可能，主张先以观察和非手术治疗为主，对不能自愈者才考虑手术治疗。本共识推荐对于学龄前期隐匿性阴茎患儿，如果无反复阴茎头包皮炎、尿路感染，不影响排尿，未造成卫生问题，无阴茎勃起痛，未导致患儿及监护人心理问题（如过度焦虑等），无论上翻包皮能否显露阴茎头都可以等待观察和非手术治疗，待学龄期再做评估。

合并包茎的学龄前患儿可先外用糖皮质激素软膏或乳膏（如倍他米松、糠酸莫米松等），或行包皮分离术及包茎扩张术等处理，以使阴茎头能逐渐自由显露。

对于合并肥胖的隐匿性阴茎患儿，可先以非手术治疗为主，鼓励患儿减肥（过度肥胖者需联合内分泌科、营养科等共同制定减肥方案），注意保持局部卫生（医师要适当指导上翻包皮、清洗等）。随着阴茎的发育、耻骨前脂肪的减少和下腹的延长，大多数减肥成功的患儿到青春期时阴茎外观可以明显改善。

非手术治疗过程中，对患儿及其监护人的全程心理支持对疗效及预后非常重要。

（二）手术治疗

1. 手术时机　隐匿性阴茎的手术时机尚无定论，本共识推荐隐匿性阴茎手术时机如下。

（1）大多数患儿的手术年龄应在学龄前后为宜，这个阶段既可减少隐匿性阴茎产生的不良的生理和心理影响，也有利于手术操作和术后恢复。

（2）对于轻、中度或合并肥胖的隐匿性阴茎，建议等阴茎有一定程度发育后或减肥以后再重新评估。

（3）对于继发性反复发作的阴茎头包皮炎、尿路感染、影响排尿者，无论年龄大小，应及时采取手术治疗。

2. 手术适应证　隐匿性阴茎的手术适应证存在争议。支持手术的学者认为隐匿性阴茎很少自愈，其长期存在会引起包皮清洁困难、反复阴茎头包皮炎，甚至引发尿路感染和排尿困难，并且对阴茎的正常发育及患儿和家属的心理造成不良影响，故主张手术治疗。本共识推荐手术适应证如下。

（1）隐匿性阴茎伴阴茎外板皮肤严重缺失、影响阴茎勃起者。

（2）出现排尿困难或排尿时包皮气球样变等影响排尿功能，包皮清洗困难导致反复阴茎头包皮炎、尿路感染等症状者。

（3）阴茎外观短小引起患儿严重自卑，或者因担心阴茎发育受限引起患儿家长严重焦虑者。

（4）隐匿性阴茎合并包茎非手术治疗无效者。

3．手术禁忌证

（1）合并尿道下裂、尿道上裂或性别发育异常等病变的隐匿性阴茎，不应在合并症治疗前单独实施隐匿性阴茎手术。

（2）阴茎阴囊感染或全身感染性疾病发作期。

（3）合并凝血功能障碍或有严重出血倾向尚未有效控制、全身系统性疾病不能耐受手术者。

4．手术治疗方案　当前对隐匿性阴茎的手术治疗方法很多，临床医师应掌握手术原则，结合自身实践经验，采用合适的个体化方案来治疗不同外观的隐匿性阴茎，以期获得更好疗效。需要强调的是，常规包皮环切术不适用于隐匿性阴茎的治疗。本共识推荐隐匿性阴茎手术基本步骤如下。

（1）解除包皮口狭窄并完全脱套阴茎皮肤。

（2）松解和／或切除异常的皮肤下肉膜附着和粘连。

（3）重建正常的耻骨阴茎角和阴茎阴囊角。

（4）保留足够多的皮肤覆盖阴茎体，优先保留和使用包皮外板。

5．手术目标　通过手术达到如下目标：①包茎解除；②阴茎勃起不受限；③阴茎显露和外观均较术前改善。

6．手术术式

（1）Shiraki 手术及其改良术式：Shiraki 式的手术要点是利用 Y-V 皮肤成型方法以保证阴茎体有足够宽度和长度的皮肤覆盖。在阴茎 12、4、8 点位置做等长的纵向包皮切口，使皮肤套袖的管径增宽。上翻包皮后，在纵形切口远端终点位置的内板做倒"V"型切口，使 Y-V 成型中心位于内外板交界处，内板倒"V"型皮瓣向近端牵拉覆盖外板皮肤缺失。Shiraki 强调了皮肤成型，但未进行皮下异常肉膜的清除，术后仍有部分阴茎体缩在周围脂肪里。因此，原始的 Shiraki 式并不理想。

通过对 Shiraki 术式的改良，除了阴茎内外板皮肤皮瓣交叉缝合以扩大狭窄的包皮口之外，清除皮下异常肉膜再缝合固定阴茎体根部两侧，可防止阴茎回缩。改良 Shiraki 手术后，耻骨阴茎角和阴茎阴囊角显现，阴茎显露明显增长，家长满意度评分明显提高。

（2）Devine 手术：该术式存在术中视野较小、分离切除纤维组织时操作较困难的缺点，主要步骤如下。

1）于背侧中线纵向剪开包皮内外板，横向牵拉原纵形背侧切口，再横向延长，将剩余皮肤环形切开。

2）切除发育不良的肉膜条索状组织。

3）将阴茎皮肤固定在白膜上。

4）耻骨前脂肪垫切除存在争议。若切除耻骨前脂肪垫，需注意保护精索和腹壁下血管。

（3）改良 Devine 术式：沿正中纵向切开阴茎体腹侧包皮外板，切口自包皮狭窄环向近端至狭窄不明显处。在阴茎体背侧距冠状沟 0.5～0.8 cm 处横向切开包皮，向两侧斜形环切，切口至腹侧与包皮狭窄环切开起始处汇合。阴茎皮肤脱套和固定与经典 Devine 相似。倒 "V" 型切除腹侧包皮内板冗余皮肤，再于中线处纵向对合缝合余下内板，最终内外板对合缝合覆盖阴茎。其优点在于将经典 Devine 术改为腹侧切开狭窄环，斜形环切，可完全松解包皮狭窄；脱套后不仅较易显露阴茎头及阴茎体，而且视野开阔，纤维索带切除彻底。

（4）带蒂岛状皮瓣纽孔式转移覆盖（Wollin 术式）及阴茎根部固定术（Brisson 术式）：该术式的优点是手术切口位于阴茎腹侧，能够最大限度利用阴茎外板覆盖阴茎背侧及近端；转移的包皮内板皮瓣覆盖阴茎腹侧，保证术后阴茎外观类似于包皮环切。Wollin 术式的手术要点如下。

1）彻底松解和 / 或切除异常发育肉膜及背侧纤维条索，使阴茎海绵体充分显露。

2）分离带血管蒂的岛状包皮内板皮瓣，系膜根部打孔后转移至阴茎腹侧，覆盖包皮缺损。

近年来，国内外许多学者在此基础上结合阴茎白膜与阴茎根部皮肤固定术（Brisson 术式），均取得满意的临床疗效。阴茎根部固定的方法已经从原来的 2、4、6、8、10、12 点的 6 点位固定转为 3、6、9、12 点的 4 点位固定，甚至 6、12 点或 2、10 点或 5、7 点的 2 位点固定，同样取得良好效果，并可有效避免尿道损伤，减轻术后阴茎包皮水肿。

（5）Sugita 术式及其改良术式：Sugita 术式主要特点如下。

1）包皮内板的两侧翼向腹侧转移。由于皮瓣转移距离短、基底宽大，血供良好，可避免皮瓣坏死。

2）手术切口呈包皮环切改变，手术瘢痕位于阴茎腹侧，术后更美观。

3）该术式设计容易、操作简单，易于推广掌握且可用于绝大多数阴茎皮肤不足的病例。国内部分学者对该术式进行部分改良，即在阴茎根部背侧皮肤真皮层与阴茎根部阴茎体白膜固定，该改良式能使术后阴茎外观更加美观，减少回缩的发生。

（6）其他术式：除了上述经典术式及相应改良外，还有一些更简洁明了且利于推广的术式或技术。

1）包皮系带延长阴茎整形术：手术要点包括重建包皮系带，使术后阴茎海绵体不易因包皮系带的作用而回缩。包皮外板大部分转移到阴茎腹侧，包皮内板则构成包皮系带和主要的包皮背侧皮肤，最大化利用了包皮内外板皮肤。术后阴茎外观好，阴茎阴囊角明显。

2）渐进性皮瓣转移方法：手术要点包括适当剪开阴茎阴囊交界处皮肤后将阴茎体部、根部的外板依次向阴茎腹侧及系带方向转移，而原阴茎根部两侧的外板向阴茎腹侧转移，由此可实现阴茎体基本由外板皮肤覆盖。

3）"两角"术式：手术要点包括于腹侧纵向切开阴茎阴囊交界处，在靠近耻骨的阴茎根水平游离阴茎体，通过将阴茎阴囊交界处 Dartos 筋膜固定于两侧耻骨周围组织的方法，重建阴茎阴囊角，并可使延长的阴茎稳定。该手术方法的学习曲线短，还可避免行包皮环切术。

4）"解剖性"修复：根据解剖特性，Dartos 筋膜分为深浅两层，并且两层解剖容易分离。浅层是一层厚而松散的组织，较游离；深层比浅层更薄更致密，血管少，较固定，与 Buck 筋膜紧密相连。可通过环形切除深层 Dartos 筋膜，在阴茎阴囊交界处水平 5 点和 7 点将 Buck 筋膜与浅层 Dartos 筋膜、皮下重新缝合固定，重建阴茎阴囊角，可减少术后阴茎回缩的发生率。

对于阴茎阴囊角的重建，也可在环切包皮内板后，纵向切开腹侧和背侧皮肤直至狭窄完全松解。阴茎阴囊交界处做"V"型切开，纵向缝合，可达到较满意的效果。

四、手术并发症及处理措施

隐匿性阴茎患儿术后并发症的发生率为 7%～13%，手术方式不同，手术并发症的发生率也略有差异，但并发症的种类基本相同。主要并发症包括出血和血肿、皮肤水肿、皮瓣坏死、切口感染、阴茎头缺血坏死、瘢痕形成、阴茎回缩和复发、痛性勃起和尿道瘘等。

（一）出血和血肿

出血和血肿是隐匿性阴茎术后的常见并发症，多因术中止血不彻底、术后阴茎包扎敷料松脱等原因引起，多发生在术后 24 h 内。处理上可根据出血情况不同分别予以加压包扎、清除血肿、必要时放置引流等。

（二）皮肤水肿

多为淋巴回流障碍所致，数周或数月后可逐渐消退，术后确切加压包扎可减少包皮水肿。术中过多地保留包皮系带易致包皮系带水肿。包皮内板或转移皮瓣保留组织过多易致裙摆样外观或阴茎腹侧皮肤及皮下组织赘生。严重包皮系带水肿或皮肤及皮下组织赘生需二次手术整形。

（三）皮瓣坏死

皮瓣蒂残余量较少、转移皮瓣血供不足及切除过多皮下组织易致血供障碍及切口感染，出现皮瓣或阴茎皮肤局部坏死。轻度皮瓣坏死建议给予口服抗菌药物预防感染并定期更换敷料等治疗，必要时清创缝合，使缺损部分慢慢愈合；重度皮瓣坏死建议积极抗感染、定期清创及更换敷料等治疗，并择机切痂合并皮瓣移植修复。

（四）切口感染

多因术后出血较多、术后换药不及时及术前包皮感染未控制所致，表现为红肿、疼痛、流脓、脓肿、切口裂开及阴茎皮肤坏死，严重时出现畏寒发热及败血症等症状。应及时换药、引流并加强抗感染治疗。

（五）阴茎头缺血坏死

主要见于术后包扎过紧或术中损伤供应阴茎头的血管。临床表现为阴茎头颜色加深发黑、阴茎头肿胀疼痛，严重者可出现阴茎头感觉消失，甚至阴茎头完全坏死。包扎过紧需及时解除压迫，术中仔细操作可避免损伤阴茎头血供。

（六）瘢痕形成

术中严重损伤阴茎皮肤及软组织会使其丧失自主修复能力，纤维组织代替修复形成瘢痕，严重者可致阴茎弯曲。少数患儿阴茎阴囊角出现严重瘢痕导致阴茎弯曲需要二次手术矫正。

（七）阴茎回缩和复发

可能与肥胖及阴茎根部的皮肤真皮层与阴茎海绵体根部两侧固定不确切有关，阴茎再次部分陷入耻骨前阴阜脂肪垫中，甚至阴茎回缩和复发的形态较术前更为严重。可再次手术固定阴茎根部。

（八）痛性勃起

术中阴茎根部固定方式不当，术后阴茎勃起时出现剧烈疼痛，多见于大龄儿童。出现这种情况可对症支持治疗，长时间不能恢复者需考虑再次手术固定阴茎。

（九）尿道瘘

因术中损伤到尿道所致，较罕见，国内鲜有报道。极少数隐匿性阴茎合并膜性尿道，术前注意鉴别可预防采用不当的手术方式导致术后尿道瘘。应根据尿道瘘部位、大小决定尿道瘘修补方式。

五、随访及健康教育

应对隐匿性阴茎患儿术后做长期随访。消除患儿及其家长心理负担的最好方法是让患儿及其家长了解隐匿性阴茎只是一种阴茎发育正常的外生殖器显露不良，大部分治愈后最终外观可与正常男性接近。手术可改善阴茎外观，但部分隐匿性阴茎可通过非手术治疗自愈。

随访主要依靠患儿及家长对阴茎外观满意的程度，并通过量表等客观指标和阴茎发育等的动态监测进行随访。随访内容包括有无合并症及排尿异常、阴茎有无明显回缩、局部有无水肿、外观是否接近正常，以及家长和患儿是否满意等。远期需了解患儿青春期后的第二性征发育、婚后性生活及生育等情况。

对于隐匿性阴茎非手术治疗的患儿推荐至少5周岁左右、青春期前（11周岁左右）、青春期各随访1次；手术患儿随访时间推荐术后3、6、12个月各随访1次，之后可每年随访1次，共计随访2年；若患儿出现症状，需随访至少3年以上。本共识推荐对隐匿性阴茎患儿的随访可至18周岁。

（一）手术满意度

手术满意度是术后随访的重要内容，主要从阴茎大小、阴茎形态、排尿状况等多方面进行综合评价。手术年龄越小，患儿家长满意度越高，患儿及家长术后满意度下降主要与手术达不到心理预期、术后外观不满意、术后阴茎回缩及隐匿复发等有关。

（二）心理改变

目前主要通过小儿阴茎感知评分量表（pediatric penile perception score，PPPS）及儿童行为量表等进行综合评估。也可采用焦虑自评量表与抑郁量表评估隐匿性阴茎患儿焦虑或抑郁情况。应在患儿青春期前意识到其心理改变，随着年龄增长，心理问题随之加重，故建议尽早纠正。应重视隐匿性阴茎患儿（术后）的心理改变，相关问题甚至可能延续至青春期后。

（三）性功能

目前，隐匿性阴茎手术是否会影响性功能尚无定论。虽然缺乏大样本数据和长期随访资料，但成人隐匿性阴茎患者术后的性功能可明显提高，特别是性快感有明显改善。

专家共识编写组成员

编写顾问：邓春华（中山大学附属第一医院）、商学军［南京大学医学院附属金陵医院（东部战区总医院）］

组长：谢华［上海市儿童医院（上海交通大学医学院附属儿童医院）］

副组长：齐进春（河北医科大学第二医院）、刘鑫（中国医科大学附属盛京医院）

编写成员（按姓氏拼音排序）：陈海涛（武汉儿童医院泌尿外科）、段于河（青岛大学附属医院）、段智峰（江西省儿童医院）、冯东川（徐州医科大学附属徐州儿童医院）、葛征（南京医科大学附属南京儿童医院）、李宁（华中科技大学同济医学院附属同济医院）、李佳（新疆医科大学第一附属医院）、李明磊（首都医科大学附属北京儿童医院）、刘波（重庆医科大学附属永川医院）、刘斌（遵义医科大学附属医院）、刘国昌（广州市妇女儿童医疗中心）、刘德鸿（上海交通大学医学院附属瑞金医院）、马学（四川大学华西医院）、饶品德（江西省儿童医院）、王复然（宁波市妇女儿童医院）、王爱和（杭州市儿童医院）、徐乐（南方医科大学附属何贤纪念医院）、徐珊（杭州美中宜和妇儿医院）、谢谨谨（深圳市儿童医院）、杨斌（保定市儿童医院）、杨金龙（无锡市儿童医院）、杨书龙（哈尔滨医科大学附属第二医院）、张文（武汉大学中南医院）、张庆德［大连市妇女儿童医疗中心（集团）］、张璇（深圳市坪山区妇幼保健院/南方医科大学坪山总医院）、张小学（陕西省儿童医院）、翟国敏（东莞市妇幼保健院）

编写秘书：付凯（广州市妇女儿童医疗中心）

参考文献请扫二维码查阅

（本文刊载于《中华男科学杂志》
2021 年 10 月第 27 卷第 10 期第 941-947 页，并进行修订）

31 儿童男性尿道下裂诊治中国专家共识

中华医学会男科学分会
儿童男性尿道下裂诊治中国专家共识编写组

尿道下裂（hypospadias）的概念最早出现在公元130—201年间，是因前尿道发育不全导致尿道口达不到正常位置的阴茎畸形，即开口出现在正常尿道口近侧至会阴部途径上，往往伴有不同程度阴茎下弯。19世纪末开始有相关手术治疗的文献报道，但由于认识与技术的局限，当时以分期手术为主，仅以解决站立排尿为目标。至20世纪末，文献报道的手术方法达300余种，此外还有大量的改良报道，但每一种手术方法均无法解决所有类型尿道下裂，术式选择应遵循个体化治疗原则。尿道下裂是男性全生命周期管理的疾病，儿童期需要关注排尿功能和阴茎外观，成人后男性性生理、心理及生育功能同样需要关注。为提高男性尿道下裂全生命周期管理的理念和水平，中华医学会男科学分会儿童男科学组组织国内专家，参考国内外文献，讨论制定此共识。

一、流行病学与病因

（一）流行病学

欧美国家新生男婴尿道下裂的发病率约为0.3%，即300个新生男婴中有1例为尿道下裂。有关流行病学调查及国内相关报道较少，江苏、浙江和河南三省曾统计1993—2000年27县市新生男婴尿道下裂的患病率为4.7/10 000。广东省统计1998—2002年先天性尿道下裂的发生率为5.8/10 000。尽管医师的诊断水平与定义标准不尽相同，各地区与国家间报道的发病率存在较大差异，但目前尿道下裂的发病率呈现逐年升高趋势。

（二）病因

尿道下裂的致病因素较多，且不是单一因素作用的结果。已知的危险因素包括基因突变、环境毒素、雄激素受体异常、表皮生长因子表达降低及母体胎盘影响等，这些因素相互关联、叠加，共同作用，对单一因素特别是基因方面的研究尚未发现特异性单一致病原因。遗传因素影响尿道下裂发病率，如第一胎为尿道下裂，则再次发生尿道下裂的概率为9%～17%；如父亲为尿道下裂，则子代患病率为1%～3%。低体重新生儿出现尿道下裂的比例升高，可能与胎盘功能有一定关系。孕期接触外源性激素影响尿道下裂发生率，如接触环境中雌激素或抗雄激素，服用激素类避孕药物会提升中近端尿道下裂的发生率。

二、临床表现与分类

（一）临床表现

1. 尿道外口位置异常　尿道外口异位至阴茎头舟状窝腹侧到会阴的任何一个部位。部分远端尿道由于尿道海绵体发育缺失，呈膜状，并可伴有尿道口的狭小。

2. 阴茎下弯　表现为阴茎向腹侧弯曲，弯曲的程度与尿道下裂病情的严重程度一致。按阴茎头与阴茎体纵轴的夹角，阴茎下弯分为轻度，<15°；中度，15°～35°；重度，>35°。后两者在成年后有性交困难。

阴茎下弯根据病因分为以下 4 种类型。

（1）Ⅰ型：皮肤性弯曲，脱套松解后阴茎可充分伸直。

（2）Ⅱ型：筋膜性弯曲，脱套后需切除尿道腹侧致密纤维才能达到充分伸直。

（3）Ⅲ型：海绵体性弯曲，系海绵体背腹侧发育不对称所致。

（4）Ⅳ型：尿道性弯曲，系发育不良的尿道板与阴茎海绵体形成弓弦关系致下曲。

3. 包皮异常分布　阴茎头腹侧包皮因未能在中线融合，形成"V"形缺损，包皮系带缺如，包皮在阴茎头背侧成帽状堆积。另外，重度的尿道下裂还可合并阴囊的分裂和部分阴茎阴囊转位。

（二）分类

尿道下裂的分类或分型主要依据尿道外口的位置分为以下类型：①远端型，尿道开口位于阴茎头或阴茎远端；②中段型，尿道开口位于阴茎体；③近端型，尿道开口位于阴茎阴囊、阴囊和会阴。

尿道下裂的严重程度不能仅根据尿道外口的位置决定，还应考虑阴茎长度、阴茎头大小和形状、腹侧弯曲程度、尿道板的质量、皮肤皮下组织的多少、阴茎下弯矫正以后尿道外口位置等。综合上述因素，可将尿道下裂简单分为轻型和重型。轻型包括阴茎头和阴茎体型正常且不合并阴茎下弯、小阴茎、阴囊异常；重型包括阴茎阴囊型、会阴型或合并阴茎下弯或小阴茎或阴囊异常。Arlen 等推荐根据术中阴茎头 - 尿道口 - 阴茎体弯曲度进行评分，并认为尿道下裂严重程度和并发症发生率与得分正相关。

（三）合并畸形

常见合并畸形包括腹股沟斜疝、鞘膜积液和睾丸下降不全，各占约 9%。前列腺囊在会阴型及阴茎阴囊型尿道下裂中的发生率为 10%～15%，甚至有报道高达 57%，其他合并畸形如阴茎阴囊转位、阴囊分裂、阴茎扭转等。

三、诊断与鉴别诊断

尿道下裂大多数出生时即可诊断，很少部分尿道下裂包皮外观正常，如巨尿道口伴包皮完整型，往往在包皮环切后或包皮上翻后才能发现。

尿道下裂合并单侧或双侧隐睾时要注意有无合并性发育障碍（disorders of sex development，DSD），尿道下裂合并隐睾时 DSD 的风险增加 3 倍，重度尿道下裂合并 DSD 的风险是轻度尿道下裂的 9 倍。怀疑合并 DSD 时必须做相应检查，如内分泌评估、遗传学检查及性腺超声，甚至性腺探查活检。

四、治疗

（一）治疗目标

尿道下裂术后外观和功能满意度会影响患者生活质量及心理发育，因此，尿道下裂的治疗在解决患儿站立排尿的同时需要基于男性健康全生命周期考虑，重视患者远期性生理、心理的发育状况，做好长期随访。随着生活水平的提高，尿道下裂术后外观越来越受到重视。有报道认为，阴茎外观会影响患者的性心理，甚至影响性功能。目前较公认的治愈标准如下：①阴茎下弯充分矫正；②裂隙状正位尿道外口；③阴茎、阴囊外形美观包皮分布均匀无赘皮；④像正常人一样站立排尿，成年以后能够进行正常性生活、正常排精。

（二）术前激素治疗

尿道下裂术前激素的使用尚存争议。目前达成共识的是尿道下裂合并阴茎发育不良，术前应用激素以增加阴茎长度和阴茎头宽度，降低术后并发症的发生。雄激素给药途径包括肌内注射、口服、局部外用，但尚无证据表明哪种给药途径更安全。为避免术前应用激素引起术中出血或影响伤口愈合，建议停药 2 个月后手术。术前应用激素的不良反应包括色素沉着、毛发生长、攻击性行为、勃起次数增加等，一般停药 6 个月后会自行消失。很少有报道术前短期内使用雄激素后出现骨龄提前的情况。青春期后阴茎长度、感觉及阴茎外观与未使用雄激素的患者相似。

（三）手术年龄

手术时机的选择应考虑阴茎发育条件、麻醉安全性、患儿心理发育、护理等因素，国外推荐手术年龄为 6～18 个月。只要麻醉保证安全，阴茎局部条件好，即可早期手术。由于 3 岁之内阴茎增长幅度很小，而且早期治疗可减少患儿的心理负担，建议手术在 3 岁以内完成。

（四）手术方式

尿道下裂手术方法多达 300 余种，但尚无一种方法能被所有医师接受。手术主要包括阴茎下弯矫正、新尿道成形、尿道口成形、阴茎头成形、新尿道覆盖及阴茎体皮肤覆盖等。阴茎下弯的严重程度、尿道缺损的长度及阴茎发育情况等是选择术式的重要考量因素。

1. 阴茎下弯矫正　阴茎下弯矫正是尿道下裂治疗第一步，术中需常规行人工勃起试验。阴茎下弯矫正步骤包括阴茎皮肤脱套松解腹侧纤维组织、阴茎背侧白膜紧缩或腹侧白膜切开、横断尿道板等。因阴茎下弯病理复杂性，常常需多种方法联合应用。阴茎下弯<30°，通过阴茎皮肤脱套、腹侧纤维组织松解，阴茎下弯可解决；如果阴茎皮肤脱套腹侧纤维组织松解后仍残留阴茎下弯，残留阴茎下弯<30° 时，行背侧白膜紧缩或腹侧白膜切开；阴茎皮肤脱套后阴茎下弯仍>30°，需横断尿道板，横断尿道板后仍有残留阴茎下弯时行阴茎背侧白膜紧缩或阴茎腹侧白膜切开。

阴茎背侧白膜紧缩是残留阴茎下弯<30° 时常用的方法，需注意游离阴茎背侧血

管神经束，确切在白膜紧缩，否则容易引起阴茎复弯，同时注意操作轻柔，勿损伤阴茎背侧血管神经束，过分依赖背侧白膜紧缩，有阴茎缩短的弊端。横断尿道板后残留阴茎下弯＞30° 建议行阴茎腹侧白膜切开，即 3 点位到 9 点位海绵体白膜切开后用真皮或其他材料覆盖白膜缺损，或在下弯最明显的区域，切开 4 点位到 8 点位处白膜，然后在切开处上方及下方 4 mm 处各切开两侧白膜，白膜缺损处不填充真皮或其他游离移植物，腹侧白膜切开可避免背侧白膜紧缩引起的阴茎短缩，但其缺点是可发生出血、局部血肿。

2. 保留尿道板尿道成形　通过阴茎皮肤脱套、腹侧纤维组织松解及背侧白膜紧缩等能够充分矫正阴茎下弯的尿道下裂，可采取保留尿道板的尿道重建手术。保留尿道板的尿道成形术主要包括以下式式。

（1）尿道口前移阴茎头成形术（meatal advancement and glanuloplasty，MAGPI）：应用尿道口后壁纵切横缝尿道口成形、前移及阴茎头成形，用于治疗阴茎头型、少数冠状沟型且尿道海绵体发育好的病例。

（2）前尿道游离术式（mobilization of the urethra）：应用"pull-through"原则游离前尿道，建立阴茎头下隧道，行尿道口成形治疗远端型尿道下裂。适用于阴茎头发育良好、尿道发育良好远端型尿道下裂，但游离段不宜过长，否则尿道口狭窄风险较大。

（3）尿道板卷管术式（Thiersch-Duplay 术式）：应用原位尿道板卷管术式。适用于远端型尿道板充足的情况，手术易完成，但国内尿道下裂病例尿道板宽度很少达到该术式要求条件。

（4）尿道板纵切卷管术式（tubularized incised plate，TIP）：尿道板纵向切开后可以有效扩展尿道板的宽度，卷管可获得良好的尿道重建效果。如阴茎头直径＜14 mm 则阴茎头裂开、尿道口狭窄等风险增大。

（5）游离包皮内板皮片法（inner preputial graft inlay 或 G-TIP）：是在 TIP 的基础上，游离皮片移植使切开尿道板背侧面上皮化的黏膜覆盖有效增加。该术式应用口腔黏膜皮片，尤其适合局部瘢痕增生的再手术者。

（6）尿道口周围翻转皮瓣尿道成形术（Mathieu 术式）：应用原有尿道板与尿道口近端的翻转皮瓣吻合后成形尿道的术式。适用于远端型尿道下裂，翻转皮瓣的长度不宜＞14 mm，否则会增加尿道瘘的风险。

（7）横形岛状带蒂皮瓣加盖尿道成形术（Onlay 术式）：适用于尿道口位于阴茎体、阴茎根部的病例，在横形岛状带蒂皮瓣（transverse island flap，TVIF）卷管尿道成形术的基础上，将该皮瓣应用于保留尿道板的尿道成形术。

3. 横断尿道板尿道成形　充分松解阴茎腹侧纤维组织后，阴茎下弯＞30º，建议采用横断尿道板尿道成形术治疗。具体式式需根据患者的阴茎条件、术者的临床经验等进行选择。

（1）一期尿道成形

1）Duckett 术式：Duckett 改良 Asopa 术式是 1980 年报道的将阴茎头隧道技术与

带蒂横形包皮瓣技术相结合的一期尿道成形术。Duckett术式充分利用了包皮具有取材方便、不长毛发、抗尿刺激能力强、血运丰富、邻近尿道口等优点，手术成功率高，美观，可作为横断尿道板一期尿道成形术的首选方法。

2）Koyanagi术式：Koyanagi术式可获得更长的皮瓣，阴茎阴囊转位得到一定改善，不易发生阴茎旋转，同时减少了吻合口狭窄的发生率，并发症常见为尿道瘘等。

（2）分期尿道成形：尿道下裂是否分期手术尚存争议，需根据患者条件和医者经验等而定，总体原则为能一期完成尽量不分期。

1）手术适应证：①纤维化尿道板造成的重度阴茎下曲，切断尿道板后尿道长段缺损，局部皮肤材料不足以完成矫形；②背侧包皮帽皮肤量不足或其形态、血供模式不适合取带蒂皮瓣重建尿道；③勉强一期手术难以得到可接受的外观；④手术医师对尿道下裂手术矫治经验不多；⑤失败的尿道下裂，如合并阴茎下弯没有矫正，或尿道成形材料不充裕，也需要分期手术。

2）分期手术步骤：一期矫正阴茎下弯、预铺尿道板；二期尿道成形。

3）分期术式：① Byars皮瓣手术。将背侧包皮转至腹侧预铺平整的尿道床，切开阴茎头、将皮肤填入阴茎头缺损区，二期行尿道卷管成形。② Bracka手术。取游离包皮或口腔黏膜片预铺尿道板，如包皮充裕，最好取包皮。③一期部分尿道成形术（部分重建尿道）。横裁包皮岛状皮瓣管状部分尿道成形术（部分Duckett）为主要方法。部分Duckett手术近年被国内广大医师采用，其要点是横裁包皮岛状皮瓣管状做尿道成形术。二期成形尿道相对容易，根据尿道床质量和宽度采用新尿道口与阴茎头之间原位皮瓣卷管（Duplay）、纵切卷管（Snodgrass）或Thiersch等方式。

4. 新成形尿道的覆盖材料

（1）包皮血管蒂筋膜覆盖新尿道：游离带蒂包皮岛状皮瓣的血管蒂及其附带的筋膜组织直至阴茎根部，以保证皮瓣转移至阴茎腹侧后血管蒂无张力，完全覆盖新成形的尿道。

（2）阴茎肉膜：包括纵形阴茎腹外侧阴茎肉膜瓣和尿道侧方阴茎肉膜。纵形阴茎腹外侧肉膜瓣是由纵形腹外侧阴茎皮肤瓣去除表皮形成；尿道侧方阴茎肉膜是利用尿道板一侧阴茎皮肤去除表皮，充分游离皮肤，横形推移去除表皮的肉膜覆盖新尿道。两种方法均有适应证及缺点，需个体化选择。

（3）阴茎其他组织：成形新尿道后，若成形尿道周围有丰富的其他组织可缝合固定于尿道表面，同样能达到有效覆盖而预防尿道瘘。当阴茎远端存在分叉状宽大尿道海绵体，可游离缝合覆盖新尿道，以有效减少冠状沟尿道瘘和阴茎头裂开。

（4）阴囊肉膜：阴囊肉膜包括阴囊前动脉肉膜瓣、阴囊中线肉膜瓣、睾丸鞘膜或精索鞘膜。

（五）手术相关治疗

1. 麻醉　麻醉方法很多，一般选用气管插管全身麻醉或喉罩静脉麻醉，加骶管阻滞麻醉用于术后镇痛。脊椎麻醉和硬膜外穿刺麻醉应用减少。Kundra及其同事的一项双盲RCT研究表明，对于远端型尿道下裂，阴茎神经阻滞优于骶管神经阻滞。

2. 伤口包扎与外用药物　包扎的目的是固定阴茎，防止出血，减少水肿。多个研究显示，尿道下裂术后是否包扎在并发症方面没有差异，不直接影响手术效果。包扎敷料种类主要有吸水纱布、化学合成纱布、各种生物膜等，选择时以操作方便、患儿感觉舒适为标准。

拆敷料后可用红霉素等抗生素软膏、表皮生长因子等药物保持伤口湿润、预防感染，利于上皮细胞和肉芽组织的生长。但有研究发现是否使用抗生素软膏、表皮生长因子与尿道瘘的发生没有明显关联。

3. 尿液引流　一般认为尿道下裂尿道成形后均需引流尿液。有报道认为保留尿道板的远端型尿道下裂修复不留置引流管，并不会增加手术并发症的发生。但更多的学者主张置管引流。随着手术经验的积累和导尿管的改进，耻骨上膀胱造口和会阴部低位引流已基本放弃。目前常用引流管有2类，即Foley双腔气囊管、单腔尿管或胃管，前者导尿管固定好、不易脱落，但拔除时气囊容易损伤尿道口；后者对尿道损伤小，但易脱落或引流效果不佳。关于引流管型号，有学者认为引流管只是起到尿液引流作用，较小型号的尿管能防止压迫新尿道，一般推荐使用F6或F8，根据年龄不同适当调整。引流管既可接无菌袋，也可直接开放包于尿布上，两者在感染的发生率方面并无差异。导尿管一般留置7～10天，也有人主张延迟到术后4周度过新尿道水肿期，以减少新尿道狭窄的发生。

4. 抗生素使用　遵守临床抗菌药物使用原则，围手术期预防性使用抗生素，如发生感染，选择敏感抗菌药物治疗。

5. 围手术期护理　围手术期的护理和良好沟通，有助于减少患儿及家长的焦虑痛苦，促进患儿康复。围手术期护理一般包括术前心理护理、病情告知等，术后主要包括导尿管护理、疼痛管理、切口管理、排尿排便护理等。

（六）术后并发症及其治疗

尿道下裂是精细和复杂的手术，并发症难以完全避免。术后不同阶段发生的并发症类型、症状、处理方法都有所不同。

1. 并发症分类　尿道下裂术后并发症分为近期和远期，前者包括尿道瘘、尿道狭窄、尿道憩室样扩张，阴茎下弯、复弯等；后者有阴茎复弯、尿道瘘、新尿道毛发生长及结石形成、干燥性闭塞性阴茎头炎（balanitis xerotica obliterans，BXO）、阴茎外观不满意、射精无力及性自卑等。尿道下裂术后应长期随访，至少至青春期以后。

2. 并发症发生率　尿道下裂术后并发症的发生与术式选择有关。保留尿道板手术较少出现尿道憩室及尿道狭窄，断尿道板术式更易出现吻合口狭窄。在TIP术式术后并发症的发生率方面，远端型为4.5%，近端型为12.2%，再次手术者为23.3%；断尿道板手术术后并发症发生率较高，长期随访显示其发生率最高可达68%。

3. 并发症危险因素　尿道下裂术后出现并发症的危险因素、并发症种类与尿道下裂类型、手术方式有关。欧洲泌尿外科协会指南将阴茎头直径<14 mm、近端型、再次手术者作为影响手术并发症发生的独立危险因素，而患儿手术年龄、缝线类型、缝合方式、尿液引流方式、术者等因素并不是影响并发症发生的独立危险因素。

4．并发症的治疗

（1）尿道瘘：尿道瘘是尿道成形术后最常见的并发症，术后出现尿道瘘无须急于修复。对于阴茎根部、会阴部的小瘘口，术后3～6个月有自愈的可能；对于未自愈的尿道瘘，待血液供应重建、局部皮肤瘢痕软化后行尿道瘘修补术。如尿道瘘的远端合并尿道狭窄，应先处理尿道狭窄。

（2）尿道狭窄：尿道狭窄多发生于尿道吻合口和尿道外口。早期狭窄可尝试通过尿道扩张解决，扩张无效者需进行狭窄尿道近端造口或膀胱造口，待瘢痕软化后再行尿道修补或成形。

（3）尿道憩室：形成原因包括成形尿道周围组织少缺乏海绵体支撑、成形尿道过于宽大或不平整、远端尿道狭窄，多见于Duckett横裁包皮岛状皮瓣尿道成形术。继发于尿道狭窄者，狭窄解除后，憩室大部可好转。憩室状较大者，6个月以后行憩室裁剪尿道修复手术。

（4）阴茎下弯残留：青春期前残留的阴茎下弯应彻底矫正。轻度下弯者，可行阴茎背侧海绵体白膜紧缩；重度下弯应横断尿道板，采取分期手术。

五、随访

尿道下裂术后随访应基于男性健康全生命周期管理理念，既要关注手术并发症、排尿功能，也要关注阴茎外观、发育及性功能、生育、性心理等。远期并发症如尿道瘘、阴茎复弯等可能青春期后才出现，因此，尿道下裂术后并发症发生随访应至青春期后；阴茎勃起、射精功能、性生活满意度及性心理等应持续随访到成年后，甚至终身随访。

阴茎外观评估方法包括HOPE（hypospadias objective penile evaluation）评分和PPPs（pediatric penile perception score）评分。有调查发现，患者组对阴茎术后外观满意度的PPPs评分全面低于对照组，患者组的最大尿流率低于对照组，在近端型患者中更明显。有研究显示，尿道下裂患者成年后，性行为与对照组相比并没有明显区别，但对阴茎外观有较高不满意率，尤其是近端型患者。手术年龄越接近青春期，越容易对阴茎大小产生消极认知，对于畸形本身和社交尴尬越敏感，术后阴茎外观满意度越低；而在儿童期手术患者中，80%的患者成人后对手术修复感到满意，10%的患者存在轻度的勃起和射精问题，手术次数影响满意度。尿道下裂患者的生活质量调查研究发现，尿道下裂患儿在教育水平、收入或婚姻状况方面与正常男性没有显著差异。

专家共识编写组成员

编写顾问：邓春华（中山大学附属第一医院）、商学军［南京大学医学院附属金陵医院（东部战区总医院）］

组长：宋宏程［首都医科大学附属北京儿童医院（国家儿童医学中心）］

副组长：彭潜龙（湖南省儿童医院）、毛宇（四川省人民医院）

编写成员（按姓氏拼音排序）：安妮妮（贵州省人民医院）、白东升（首都儿科研究所附属儿童医院）、白明（西安市儿童医院）、陈光杰（浙江大学医学院附属儿童医院）、陈嘉波（广西医科大学第一附属医院）、伏雯（广州市妇女儿童医疗中心）、黎灿强（南方医科大学附属何贤纪念医院）、李骥（郑州大学第一附属医院）、李开升（山东大学附属儿童医院）、刘国昌（广州市妇女儿童医疗中心）、刘毅东（上海交通大学医学院附属仁济医院）、吕逸清（上海市儿童医院）、毛宇（四川省人民医院）、聂梅兰（贵州医科大学附属医院）、彭潜龙（湖南省儿童医院）、宋宏程［首都医科大学附属北京儿童医院（国家儿童医学中心）］、陶畅（浙江大学医学院附属儿童医院）、武翔宇（山东省立医院）、徐国锋（上海交通大学医学院附属新华医院）、徐乐（南方医科大学附属何贤纪念医院）、许辉煌（福建省立医院）、许丽彦［哈尔滨医科大学附属第六医院（江南院区）］、许雅丽（福建医科大学附属第一医院）、薛文勇（河北医科大学第二医院）、杨艳芳（郑州大学附属儿童医院）、于旸（济南市儿童医院）、张建国（内蒙古自治区妇幼保健院）、张婷（苏州大学附属儿童医院）、张旭辉［山西省儿童医院（山西省妇幼保健院）］、张殷（安徽省儿童医院）、朱小江（南京医科大学附属儿童医院）、祖建成（湖南省儿童医院）

编写秘书：付凯（广州市妇女儿童医疗中心）

参考文献请扫二维码查阅

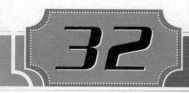

隐睾诊治中国专家共识

中华医学会男科学分会
隐睾诊治中国专家共识编写组

近年大量研究表明，男性生殖系统在遗传和环境等多种内外因素联合作用下，可出现严重的结构和功能异常，生殖系统疾病的发生率呈日益增高的趋势。隐睾（cryptorchidism）是儿童期生殖系统最常见的先天性疾病，对生殖系统健康及男性的生育功能有长远的不良影响。文献显示，单侧隐睾患者的不育率可达 10%，双侧隐睾导致不育的比例更高。目前隐睾的治疗是由小儿泌尿外科医师、小儿外科医师、综合医院成人泌尿外科医师或基层医院医师完成。常因对隐睾的认识水平不一，导致诊疗不规范，进而影响隐睾的治疗与预后，尤其是对于合并隐睾的性发育障碍（disorder of sex development，DSD）患儿的处理。为此，中华医学会男科学分会儿童男科学组结合近年国内外最新临床研究进展，制定此专家共识。

一、流行病学

健康足月男婴隐睾的发生率为 3.4%～5.8%，早产男婴隐睾的发生率明显增加，可高达 45.3%；出生体重<1500 g 的男婴，隐睾发生率可高达 60%～70%；出生体重<900 g 的男婴，则为 100%。随着年龄的增长，大部分出生时存在隐睾的男婴，其睾丸可能会自发下降，到 1 周岁时隐睾发生率下降至约 1%，成年人隐睾发生率约为 0.7%。隐睾大多为单侧，右侧发生率略高于左侧，双侧发生率约为 15%。

二、发育胚胎学和病理生理

睾丸是男性生殖系统的核心器官，睾丸的发育一方面是睾丸内各种细胞发育与成熟的过程，另一方面是睾丸从腹腔内下降至阴囊的过程。正常情况下，婴儿在出生时睾丸就已下降至阴囊。睾丸下降的具体生理机制目前仍不清楚，一般认为包括 2 个阶段。第一阶段为经腹腔移行至腹股沟内环口的阶段，第二阶段为从内环口经腹股沟管移行到阴囊的阶段。胚胎第 5～8 周，随着颅侧悬韧带（cranial suspensory ligment，CSL）的逐渐退化及睾丸引带的逐渐增长，睾丸依赖膨胀的睾丸引带牵引并固定在腹股沟内环口区，以避免其随着胚胎的增大而上升，这一过程主要由胰岛素样因子 3（insulin-like factor 3，INSL3）介导。胚胎第 25～35 周，在睾丸引带的引导下，睾丸从腹股沟区降至阴囊，主要由雄激素、米勒管抑制物质（Müllerian inhibitor substance，MIS）介导。

　　目前，隐睾的病因尚不清楚，一般认为是由遗传与内外环境因素共同作用的结果。睾丸下降过程中任何环节受到干扰都可导致隐睾的发生。睾丸引带是促使睾丸下降至阴囊的关键结构，基因突变、雄激素分泌异常等都可能影响引带的生长、移行和退化，进而导致隐睾的发生。早产、出生低体重、尿道下裂、母亲吸烟、父亲生育能力低下等可能是男婴发生隐睾的危险因素。隐睾多伴有不同程度的睾丸发育不良，表现为间质细胞数量减少，可影响雄激素分泌；此外，生殖细胞功能受损，出现生精小管直径变小甚至完全退行性改变，成年后出现少精或无精。

三、诊断

（一）临床表现和分类

　　1. 临床表现　隐睾主要表现为患侧阴囊扁平、皮肤皱褶少、空虚，无法触及睾丸。除较大年龄患儿可能偶诉短暂胀痛或出现并发症外，多数隐睾患儿无自觉症状。

　　隐睾患儿常伴发鞘突未闭，可表现为鞘膜积液或腹股沟斜疝；还可伴发输精管畸形和附睾畸形，以及睾丸或附睾附件、尿道下裂等畸形；隐睾可发生睾丸扭转、恶变、生育能力下降或不育等。另外多睾症、脾性腺融合、睾丸横过异位等较为罕见，多见于腹腔型隐睾，在腹腔镜探查时发现，有时可于腹股沟部或阴囊外会阴部触及睾丸。

　　2. 分类　根据体格检查可分为睾丸下降不全、睾丸缺如、睾丸异位。睾丸下降不全可分为可触及睾丸和不可触及睾丸。可触及睾丸是指睾丸位于腹股沟内环口下方位置，但尚未下降至同侧阴囊内，约占患儿的80%；可触及睾丸还包括真性隐睾、异位睾丸和回缩性睾丸。不可触及睾丸是指睾丸位于腹腔内肾下极至内环口之间的任何位置，约占患儿的20%，且大部分为腹腔内睾丸（其中20%为睾丸缺如、30%为睾丸萎缩）。

（二）诊断方法

　　1. 病史　应追溯患儿父母的激素暴露史、有无基因或激素分泌异常，对疑似隐睾的男婴进行初步评估时需了解其母的妊娠史。虽然不育父母接受人工辅助生殖技术可能会增加后代患先天性疾病的风险，但目前尚无直接证据证明辅助生殖技术与隐睾的发生存在独立相关性。此外，出生后的病史采集也至关重要，对于有隐睾病史（出生时即发现）的婴儿、6个月内（校正胎龄）睾丸没有自发性下降的患儿，应由小儿泌尿外科医师进行评估。如同时伴发尿道下裂者，应按照DSD的诊治流程进行处理。

　　2. 体格检查　体格检查是确诊隐睾、鉴别回缩性睾丸的唯一方法，也是区分可触及睾丸和不可触及睾丸的可靠方法。

　　（1）可触及睾丸的体格检查：将患儿置于平仰卧位或双腿交叉卧位，在腹股沟区采用"挤牛奶样"手法从内环口向阴囊方向推挤，一般腹股沟管内的隐睾可触及。而对于仰卧位下无法触及的睾丸，可能在蹲位或坐位时触摸到。若能将睾丸推入阴囊，但松手后睾丸又退缩回腹股沟区，称为滑动性睾丸，属于隐睾范畴；若松手后睾丸能在阴囊内停留，称为回缩性睾丸，非真性隐睾。检查者应避免手温过低，因冷刺激致过度提睾反射而影响检查结果。为提高体格检查阳性率，强调患儿在安静状态下多人、多次、多体位重复体检。

（2）不可触及睾丸的体格检查：如果在腹股沟区未触及睾丸，应注意排查有无异位睾丸的可能，需仔细检查耻骨区、股部、会阴部。诊断性腹腔镜检查是确定腹腔内隐睾、睾丸缺如或萎缩的可靠手段，精索血管盲端未见睾丸组织是睾丸缺如的诊断依据；若精索血管末端见囊皮样组织而无睾丸实质，可能为睾丸萎缩。

3. 影像学检查　超声对睾丸体积测定有一定参考价值，但不能仅靠超声检查诊断隐睾并选择手术方式。CT、MRI 检查对于隐睾的诊断价值不大。影像学检查并不能完全确认睾丸是否存在，同时也可能无法确定隐睾位置。

四、治疗

（一）激素治疗

激素治疗的用药剂量、疗程长短及效果评估等并不一致。有研究显示激素治疗的成功率约为 20%，但即使在那些有效的病例中，也可能包含了可自行下降的回缩性睾丸。此外，用药治疗成功后降至阴囊的睾丸，约 20% 会再次出现睾丸回缩至腹股沟区。激素治疗还可能会降低未来精子数量、降低生育潜能。其他不良反应包括阴茎充血勃起、情绪改变、性早熟、骨骺早期闭合，以及行为问题如多动、攻击性增加等。总体来看，激素治疗的疗效不确切，缺乏有效的远期疗效证据，且具有一定并发症。欧美国家均不推荐激素治疗作为隐睾的常规治疗，而把睾丸固定术作为首选方案。

（二）手术治疗

1. 手术目的　恢复睾丸正常生理位置、改善睾丸功能、降低睾丸恶变的潜在风险和 / 或有助于睾丸恶性肿瘤的诊断、提高美观效果，以及防止腹股沟斜疝、睾丸及其附件扭转等并发症。

2. 手术时间　建议手术时机为自 6 月龄（校正胎龄）开始，最好在 12 月龄前（最晚在 18 月龄前）完成治疗。回缩睾丸一般无须手术治疗，但需定期监测，直到青春期睾丸不再回缩且停留在阴囊内为止。有研究者通过精原细胞计数、间质组织的超声波定性检查发现，出生 2 年内的隐睾患儿未出现组织形态学上的改变；而 2 岁后，无论经过何种治疗，高位睾丸的精原细胞数均比低位睾丸下降明显；且随着年龄增加，隐睾间质纤维化、输精管发育延迟和异常、血管减少，生精小管血管不足导致精子生成数减少。

3. 可触及睾丸的手术方法　可采用开放手术或腹腔镜手术。全身麻醉诱导后，需再次进行体格检查判断确认睾丸的最低位置，最终选择手术入路。

（1）经腹股沟区开放切口睾丸固定术：标准的睾丸固定术包括腹股沟切口、腹股沟管暴露，分离鞘突、充分游离睾丸和精索组织、无张力将睾丸固定于阴囊内，并尽量保留睾丸引带。固定睾丸时切忌将缝线穿过睾丸实质，同时避免精索扭转的发生。采用腹股沟横纹小切口可减少瘢痕形成。

（2）经阴囊切口睾丸固定术：低位隐睾，即麻醉下查体显示睾丸进入阴囊入口并可触及，可采用此手术入路。该术式的关键是高位结扎鞘突，充分松解精索以获得足够精索长度。

4. 不可触及睾丸的手术方法　腹腔镜检查不仅是不可触及睾丸诊断的"金标准"，也是治疗此类隐睾的有效手段。

（1）手术适应证：不可触及腹腔内隐睾和高位腹股沟管隐睾、可触及腹股沟管隐睾合并腹股沟斜疝或鞘膜积液、临床怀疑睾丸缺如或发育不良需要腹腔镜探查。

（2）手术方式：根据睾丸位置、精索输精管及引带发育情况，预判睾丸下降难度，选择合适的手术方式。

1）Fowler-Stephens（F-S）分期手术：对于高位腹腔内隐睾、精索血管过短，如直接牵引至阴囊内，血管张力过大、容易发生睾丸萎缩或回缩，可根据睾丸血供情况选择分期或一期F-S手术。对于睾丸引带发育不良且输精管血供及周围血管不佳者，不适合本术式。术中需根据睾丸探查情况决定是否进行分期手术。

2）Shehata手术：离断引带后可将游离的睾丸固定于对侧髂前上棘处的腹壁上，从而利用肠管蠕动及动力压迫精索血管逐渐延长，术后3个月再行腹腔镜二期睾丸固定术。但该术式有发生睾丸萎缩和腹内疝的风险。对于高位腹腔内隐睾或充分松解睾丸血管后睾丸仍无法达到对侧内环口，睾丸引带发育差或缺如，或输精管血供不佳不适合行F-S手术者，可选择此术式。

3）自体睾丸移植术：高位腹腔内隐睾精索血管短而侧支循环不良者，或术中精索损伤或误断的患儿可选择此术式。其优势是恢复了精索循环，其远期手术成功率高达96%，腹腔镜辅助下自体睾丸移植的手术成功率可达88%。但因该术式手术时间长、技术要求高，通常需要经验丰富的血管外科医师完成手术。

五、青春期后的隐睾

隐睾患者多在婴幼儿时期接受治疗，青春期后隐睾在临床上并不常见，成人隐睾发病率仅为0.7%。关于青春期后隐睾的治疗尚存在较大争议。考虑到青春期后隐睾发生肿瘤的概率增加，可常规行睾丸组织活检，根据病理结果制定治疗计划。目前，青春期后隐睾的治疗方式多倾向于睾丸切除。

六、复发性隐睾

隐睾手术后复发是指隐睾手术已将睾丸固定于阴囊，但由于各种因素又出现睾丸回缩至阴囊入口处或腹股沟内，甚至回缩至腹腔内。部分患儿术后虽无回缩，但由于睾丸血供差，随着年龄增长，睾丸可能会逐渐萎缩，使阴囊外形缺陷，外观似睾丸回缩，应与术后复发相鉴别。国内研究报道隐睾术后复发再次手术者，睾丸降至阴囊的成功率为96%～100%，与国外的相关研究报道相符。

（一）隐睾术后复发的原因

1. 未达到真正高位松解　精索与周围组织松解不充分、不彻底。

2. 睾丸固定不良　①精索不够长或强行一期牵引睾丸固定于阴囊，导致睾丸缺血萎缩，同时还可使缝线部位撕脱，导致睾丸回缩；②固定部位和层次不对，固定不牢固；③关闭过紧使精索受压影响睾丸血供，从而增加睾丸萎缩与回缩机会；④固定睾丸时使用可吸收缝线，当睾丸及输精管尚未与周围组织粘连固定时，缝线即已吸收断开。

3．术后护理不到位　由于患儿认知能力差、多动的特点，术后早期活动或坐位，可导致固定部位撕脱，睾丸回缩。

4．阴囊发育差　睾丸无合适留置空间而受到向上推挤、压迫，导致回缩。

5．睾丸继发性萎缩。

（二）隐睾术后复发的治疗

1．腹股沟入路　大多数复发性隐睾可以选择。术中需要打开腹外斜肌腱膜，充分松解粘连的精索组织。在瘢痕粘连严重的两侧游离，注意保护输精管、精索及睾丸血供，腹股沟处游离时主张集束游离精索；固定睾丸时应多点缝合，不应单针缝合，可避免缝线脱落回缩和睾丸扭转。

2．腹腔镜联合腹股沟切口入路　适用于位于腹股沟区或更高位置的隐睾复发，更确切可靠。可以纠正睾丸位置、减少血管和输精管损伤风险，通过腹腔镜下高位后腹膜剥离使精索获得最大可能长度。若第一次手术已应用腹腔镜治疗，并确定游离充分，再次手术可酌情应用。

七、性发育障碍合并隐睾

DSD 是一种先天性染色体、性腺和表型性别的发育异常或不一致，部分病例合并隐睾。处理此类隐睾时需要更加谨慎。应严格按照 DSD 诊疗流程处理，尤其要重视性腺活检及内外生殖道的探查，严格把控性腺切除的适应证。

（一）双侧隐睾患儿

建议术前需完善专科体格检查，染色体核型分析、Y 染色体性别决定区（sex determining region of Y，SRY）基因、5α- 还原酶基因等检测，以及内分泌评估如睾酮、双氢睾酮、抑制素 B、卵泡刺激素（follicle stimulating hormone，FSH）、黄体生成素（luteinizing hormone，LH）等。

（二）睾丸退化、消失综合征

患儿多表现为外生殖器模糊或小阴茎伴双侧阴囊空虚，病因可能与基因突变、环境致畸因素、双侧睾丸扭转等相关。血清中睾酮水平降低，同时 LH 及 FSH 持续升高可有助于诊断。表型为女性的患儿，可在青春期开始时应用激素替代治疗，维持女性第二性征发育，必要时行阴道扩张或阴道成形术。外观为男性的患儿，需要在预期青春期开始时长期应用雄激素替代治疗。

（三）5α- 还原酶缺乏症

双氢睾酮作用于尿生殖窦和外生殖器使之男性化。5α- 还原酶缺乏症是由于 5α- 还原酶基因突变导致睾酮不能转化为有较高生物活性的双氢睾酮。其临床表现多种多样，最常见的表现为小阴茎、严重的尿道下裂，可合并隐睾。青春期前按女性抚养者，青春期后因发生男性化，部分患儿可能重新选择男性性别，需行睾丸下降固定术。

（四）完全性雄激素不敏感型 DSD

该型患儿外观为女性，部分患儿可在阴唇和腹股沟触及睾丸，或在腹股沟斜疝手术探查到睾丸。完全性雄激素不敏感型 DSD 患儿通常选择女性性别，需要手术切除睾丸。但睾丸切除的年龄目前标准不一，主流观点是到青春期再评估并确定切除时机，因为青春期前睾丸产生的雄激素可被转化为雌激素，有助于患儿女性化。

（五）DSD 患儿腹腔内隐睾

DSD 患儿腹腔内性腺需要移出腹腔，放置到腹股沟或阴囊，以便监测恶变；如不能移出腹腔，则需切除性腺。腹腔镜探查对最终确定性腺性质很有帮助，必要时可同时行性腺活检。建议 DSD 患儿自青春期开始后每月自检阴囊内睾丸。位于阴囊内或腹股沟的性腺可通过超声检查，建议从青春期后每年超声随访性腺状况。尽管不能通过超声诊断原位癌，但可检测到睾丸实质回声不规则及睾丸微石症的存在。

共识编写组成员

编写顾问：邓春华（中山大学附属第一医院）、商学军［南京大学医学院附属金陵医院（东部战区总医院）］

组长：刘国昌（广州市妇女儿童医疗中心）

副组长：徐乐（南方医科大学附属何贤纪念医院）、伏雯（广州市妇女儿童医疗中心）

编写成员（排名不分先后）：陶畅（浙江大学医学院附属儿童医院）、徐国锋（上海交通大学医学院附属新华医院）、白明（西安市儿童医院）、聂梅兰（贵州医科大学附属医院）、许丽彦［哈尔滨医科大学附属第六医院（江南院区）］、黎灿强（南方医科大学附属何贤纪念医院）、安妮妮（贵州省人民医院）、陈海琛（厦门市妇幼保健院）、马志（黑龙江省牡丹江医学院附属红旗医院）、许雅丽（福建医科大学附属第一医院）、吕逸清（上海市儿童医院）、张建国（内蒙古自治区妇幼保健院）、张殿（安徽省儿童医院）、张旭辉［山西省儿童医院（山西省妇幼保健院）］、许辉煌（福建省立医院）、薛文勇（河北医科大学第二医院）、陈嘉波（广西医科大学第一附属医院）、李开升（山东大学附属儿童医院）、陈光杰（浙江大学医学院附属儿童医院）、武翔宇（山东省立医院）、白东升（首都儿科研究所附属儿童医院）、朱小江（南京医科大学附属儿童医院）、祖建成（湖南省儿童医院）、于旸（济南市儿童医院）、李骥（郑州大学第一附属医院）、张婷（苏州大学附属儿童医院）

编写秘书：付凯（广州市妇女儿童医疗中心）

参考文献请扫二维码查阅

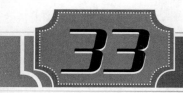

睾丸扭转诊断与治疗指南

中华医学会男科学分会
睾丸扭转诊断与治疗指南编写组

　　睾丸扭转是泌尿男科常见的阴囊急症之一，它是在睾丸与精索解剖结构异常或活动度异常增大的基础上，精索发生扭曲、扭转，进而导致睾丸血液供应障碍的疾病。1840年，Louis Delasiauve首次报道了该疾病。这类患者可能会由泌尿外科、男科、儿科、全科、急诊科和小儿外科等医师接诊。由于睾丸扭转的预后与扭转程度和持续时间密切相关，快速准确地诊治对于降低患者睾丸功能丧失的风险至关重要。睾丸扭转发生时，由于患者及其家属认识不足、医师误诊或处理不当等可能导致睾丸功能丧失，进而对患者身心健康和生活质量造成严重影响，甚至引起医疗纠纷。因此，提高首诊医师对睾丸扭转的认识，早期诊断并及时治疗，是提高睾丸存活率的关键。睾丸扭转后无论是选择复位固定还是切除，其最终对整体睾丸功能的影响是医师和患者关注的重点。此外，由于睾丸扭转主要发生在青少年中，提高青少年及其家长对睾丸扭转的认知，并对睾丸扭转术后患者进行正确的宣教与指导，也是提高睾丸扭转诊治水平的重要环节。

　　为了准确、及时地将睾丸扭转与其他阴囊急症进行有效鉴别和正确处理，促进睾丸扭转的规范化诊治，中华医学会男科学分会组织国内工作在临床一线、有丰富临床经验的专家，结合文献和我国的具体临床实践，对睾丸扭转的病因、病理生理机制、诊断、治疗和预后，以及多种特殊类型的睾丸扭转等进行了归纳总结，并经过反复讨论而形成本指南，希望能为睾丸扭转的精准诊疗提供参考和帮助。

一、流行病学与病因

　　睾丸扭转占小儿急性阴囊疾病的13%～54%，25岁以下男性每年发病率为1/4000，睾丸扭转的年龄分布呈双峰形，新生儿期为第1个高峰，青春期前后为第2个高峰。睾丸扭转可分为鞘膜内型和鞘膜外型，前者多见，主要发生在青春期青少年，而后者几乎全部发生在胎儿或新生儿。

　　鞘膜外睾丸扭转是睾丸下降进入阴囊的发育过程中睾丸引带发育不良，导致其将睾丸固定在阴囊下部的力量不够所致。鞘膜外扭转包括精索、睾丸及鞘膜同时发生扭转，可能的危险因素包括高出生体重、过期产、臀先露产位、孕妇过劳损伤等。

　　鞘膜内睾丸扭转主要与以下解剖因素有关：①睾丸发育不良及睾丸系膜过长，导致精索远端完全包裹在鞘膜内，睾丸活动度过大；②正常情况下睾丸呈近似垂直角度位于阴囊内，阴囊水平位的睾丸易发生扭转，对于睾丸下降不全或隐睾来说也容易发生扭转；③睾丸附睾发育畸形，包括睾丸活动度过大、睾丸与附睾结合不紧密等；④睾丸鞘膜发育异常，包括鞘膜过度包绕睾丸导致睾丸外后方与阴囊壁无附着点、阴囊鞘膜腔过大等。其中睾丸钟摆畸形（bell-clapper deformity，BCD）鞘膜完全包裹睾丸和附睾，形成一个水平方向的睾丸，从而更容易出现自发性的绕轴旋转。睾丸扭转左侧发病更多见，可能与左侧精索较长有关。在上述解剖因素的基础上，睾丸扭转还可能与以下因素有关。①迷走神经兴奋：睾丸扭转多在睡眠中或将要起床时发生，此时由于迷走神经兴奋，提睾肌随阴茎勃起而收缩增加导致睾丸扭转；②运动等外部因素：运动、外伤等外力影响导致提睾肌过度活动；③温度与环境：寒冷季节或温度骤然变冷时睾丸扭转发病率较高，可能与阴囊收缩活动较强有关；④睾丸体积过大、阴囊内精索过长；⑤遗传因素：有研究表明，阳性家族史是睾丸扭转的危险因素之一，提示基因异常可能参与了致病机制。小鼠敲除 INSL3 基因可发生腹腔内隐睾及自发性睾丸扭转，该基因参与男性化发育及睾丸引带增大，可影响其后的睾丸发育及阴囊固定。

二、病理生理机制

单侧睾丸扭转对患侧睾丸损伤主要为缺血 - 再灌注损伤。睾丸扭转发生后，会导致供应患侧睾丸的血流下降，进而导致细胞缺氧，腺苷三磷酸（adenosine triphosphate，ATP）转化成次黄嘌呤，黄嘌呤脱氧酶转变成黄嘌呤氧化酶，导致病变睾丸组织中 ATP 水平降低。当处于再灌注期时，黄嘌呤氧化酶会使次黄嘌呤转变成尿酸并释放氧自由基，同时与细胞膜及线粒体膜发生脂质反应，产生活性氧（reactive oxygen species，ROS）破坏细胞膜，导致细胞结构与功能破坏。此外，缺血 - 再灌注会启动睾丸生精小管上皮细胞中炎症信号级联反应，使病变睾丸中的 ROS、脂质过氧化及髓过氧化物酶增多，导致生精细胞发生特异性凋亡，该现象在睾丸复位后的 24 h 达峰值，并于 48 h 后逐渐下降，同时引起睾丸间质细胞（Leydig 细胞）和支持细胞（Sertoli 细胞）的损伤并诱发凋亡。睾丸发生缺血 - 再灌注损伤，进而引起生殖细胞凋亡的机制较复杂，目前已知以下 2 条主要途径。① Bax 途径：释放细胞色素 C，诱导胱天蛋白酶（caspase）-9 释放；② Fas-FasL 途径：Fas 与其配体 FasL 结合后形成三聚体，通过受体细胞质的死亡结构域与 Fas 相关死亡域蛋白结合，然后再与前体 caspase-8 结合，形成死亡诱导信号复合物，随后前体 caspase-8 因自身蛋白水解而活化，并继续活化下游的 caspase-3 等，引起细胞凋亡。

单侧睾丸扭转对健侧睾丸损伤程度与患侧睾丸扭转程度及持续时间相关，其在病理学上主要表现为睾丸重量、生精小管直径降低，生精小管内生精上皮丢失和小管空泡化增多，以及小管间结缔组织增生和单核细胞浸润。对侧睾丸损伤的病理生理机制如下：①单侧睾丸扭转导致交感神经兴奋（生殖股神经），引发对侧睾丸血管痉挛导致血供减少，进而导致缺血缺氧损伤。②缺血 - 再灌注损伤。患侧睾丸复位后，对侧睾丸内脂质过氧化物含量明显升高，单侧睾丸扭转 / 复位后，患侧睾丸所产生的大量 ROS 可随血液到达对侧睾丸，导致细胞膜脂质过氧化损伤。③睾丸扭转后引起一系列免疫反应导致对侧睾丸损伤。患侧睾丸受损后血 - 睾屏障被破坏，精子抗原暴露于免疫系统，诱发自身免疫反应，产生抗精子抗体（anti-sperm antibodies，AsAb），导致健侧睾丸损伤。研究发现，大鼠单侧睾丸扭转复位后，双侧睾丸生精小管基底膜均有免疫球蛋白 G（immunoglobulin G，IgG）沉积，证实对侧睾丸损伤可能与 IgG 介导有关；青春期前发生单侧睾丸扭转且行扭转睾丸复位术的患者，检测血清 AsAb 均为阴性，这可能是由于青春期前精子尚未形成不会诱发自身免疫反应。研究证实，大鼠单侧睾丸扭转后，对侧睾丸中肿瘤坏死因子（tumor necrosis factor，TNF）-α/TNF 受体1（TNFR1）系统被激活，诱导对侧睾丸生殖细胞的凋亡，说明细胞免疫也可能介导了对侧睾丸细胞的损伤。

三、诊断

（一）临床表现

睾丸扭转典型表现为突然出现一侧阴囊疼痛，常伴有恶心、呕吐。疼痛常在睡眠时或剧烈运动后发生，初为隐痛，进而转为剧痛，疼痛可呈持续性或间歇性。部分患者可出现下腹部或腹股沟区疼痛，伴有恶心、呕吐或发热。患者也可出现非特异性症状，如发热或下尿路症状。尽管没有明确的诱因，但许多患者常有近期外伤史或剧烈体力活动史。在睾丸间歇性扭转的情况下，患者通常主诉单侧阴囊疼痛反复发作，疼痛通常在数小时内自行缓解。当扭转睾丸恢复血供后，临床检查和影像学检查多为正常表现。间歇性睾丸扭转（intermittent testicular torsion，ITT）可导致睾丸节段性缺血，需要注意检查评估。如果症状是间歇性或不典型，睾丸扭转很难诊断，需仔细询问病史和体格检查。除非其他临床特征提示另一种诊断，否则剧烈的睾丸疼痛伴压痛均应怀疑睾丸扭转的可能。隐睾扭转是一种特殊类型的睾丸扭转，儿童隐睾发生扭转的概率比阴囊内睾丸高 21～53 倍，其临床表现为阴囊空虚、不典型腹痛及腹股沟区痛性肿块，伴或不伴发热、恶心、呕吐等症状，常需与腹股沟嵌顿疝、急性腹股沟淋巴结炎、肠梗阻、阑尾炎等疾病相鉴别。

体格检查包括睾丸的大小、形状和位置，有无压痛，并检查阴囊内其他结构。睾丸扭转患侧阴囊皮肤可表现为水肿、发红和 / 或发热，皮肤变化反映了炎症的程度，并可能随着时间推移而改变。患侧睾丸位置较正常会偏高，精索扭曲、缩短，并出现在睾丸上方；患侧阴囊提睾反射常消失或较健侧减弱；患侧睾丸附睾体积增大，轮廓触诊边界不清，阴囊抬高试验可呈阳性，即阴囊托起后，患侧睾丸疼痛加剧，在发病早期尤为明显，后期睾丸坏死疼痛可减轻；附睾睾丸炎患者阴囊抬高试验多呈阴性，即阴囊托起后，疼痛减轻。

睾丸扭转的风险可通过 TWIST（testicular workup for ischemia and suspected torsion）评分系统进行评估，该系统基于睾丸扭转的 5 个常见体征进行评分，即睾丸肿胀 2 分、睾丸变硬 2 分、提睾反射消失 1 分、恶心或呕吐 1 分、睾丸位于高位 1 分。通过对患者的症状和体征进行综合评分来判断睾丸扭转的可能性，总分≤2 分为低危，基本可排除睾丸扭转；总分 3～4 分为中危，需进一步行阴囊超声检查；总分≥5 分为高危，可直接行手术探查。TWIST 评分系统对睾丸扭转的诊断具有很高的临床预测价值，可减少睾丸扭转的诊断时间，在有条件的医疗机构可将 TWIST 评分系统与超声检查配合使用。

（二）辅助检查

1. 彩色多普勒超声检查 彩色多普勒超声（color Doppler ultrasonography，CDUS）是阴囊急症最常用的影像学检查方法，在睾丸扭转的诊断中居于首选地位，具有较高的敏感性（85%～100%）和特异性（75%～100%），也具有快速、方便和费用低廉等优点。CDUS 检查采用高频探头（频率为 7.5～12.0 MHz），可评估双侧睾丸的大小、形态、内部回声和血流灌注等情况。睾丸扭转时可发现患侧睾丸体积增大，内部回声不均匀，血流消失或较对侧明显减少，阴囊壁增厚且血流信号增多。扭转早期可显示舒张期血流信号减少，同时扭转的精索可呈现圆形或椭圆形均质或非均质假性团块，出现"漩涡征"或"蜗牛壳征"，有血流信号通过时可见到"血管环"。睾丸扭转初期静脉回流受阻，动脉血流仍可能存在，随着水肿加重，睾丸血流才逐渐减少，因此，扭转早期 CDUS 表现为睾丸血流信号正常，可能会引起误诊。对动脉血流进行波形分析应同时与对侧睾丸的血流特征进行比较，尤其是青春期前儿童睾丸的血流信号可能很细小，应与健侧对比。超声显示睾丸实质内点状血流也不能说明没有缺血，ITT 也可能出现假阴性结果。超声造影对于不完全睾丸扭转的诊断准确率可达 100%，能够准确判断扭转睾丸的缺血程度及其复位后再灌注情况，预测睾丸的存活状态并指导治疗。对于 CDUS 检查不能明确诊断，但病史、体征高度怀疑睾丸扭转者，应积极行超声造影或手术探查，以避免漏诊风险。

2. 其他影像学检查 依据年龄、症状、体征和 CDUS 检查，对大多数睾丸扭转可明确诊断，无须反复进行过多的辅助检查而延误探查、抢救睾丸的时机。少数情况下，当 CDUS 诊断不明确时，可考虑放射性核素显像、MRI 或 CT 检查。^{99m}Tc 放射性核素显像是可用于睾丸血流评估的一种更为准确的影像学检查方法，诊断睾丸扭转的敏感性为 100%、特异性为 90%。患侧睾丸因血流受阻，表现为放射性核素不聚集的"冷结节"。放射性核素显像因耗时较长且存在辐射风险而应用受限，儿童因疼痛配合较差且睾丸较小可能会增加误诊风险。MRI 也可用于睾丸扭转的诊断，动态增强信号减弱、结合 T_2 加权和脂肪饱和的 T_2 加权信号减低即可做出明确诊断，当然也可显示精索鞘膜的螺旋形扭转。MRI 诊断准确率高，但限于设备条件和检查时间较长，一般不作为首选。CT 检查一般不用于阴囊急症时睾丸血流的评估，但增强扫描对于诊断不明确病例的睾丸血流评估确有一定价值，考虑到辐射影响，除非必需一般不建议使用。隐睾扭转导致下腹痛常因与输尿管痉挛或急腹症混淆而需行 CT 检查，CT 可发现位于腹股沟管或腹腔内界线清楚的卵圆形包块，密度均匀或不均，邻近包块近端可发现因精索扭转形成的"旋涡征"结节，结合增强扫描可进一步评估睾丸血流状态。此外，当鉴别诊断考虑到累及输尿管的腹股沟-阴囊疝、阴囊坏疽（scrotal gangrene）或急性阴囊损伤，以及评估合并肿瘤的睾丸（隐睾）扭转的肿瘤分期，可以选择 CT 检查。

3. 实验室检查 血常规、尿常规等在睾丸扭转发生时并无特异性改变，一般认为，急性附睾炎时尿常规常为阳性，但不能除外睾丸扭转时尿常规检查阳性可能。因此，大多数情况下不具有诊断价值。

四、鉴别诊断

睾丸扭转的典型临床特征是：①好发年龄呈双峰模式，分别为新生儿期及12～18岁青少年期；②起病急骤，突发患侧阴囊剧烈疼痛伴水肿；③体格检查提示阴囊抬高试验阳性、睾丸呈高位、阴囊皮肤收缩、提睾反射消失；④ CDUS 提示睾丸内动脉和静脉血流消失，或舒张期动脉血流减少或反流，扭曲的精索血管呈"漩涡状"征象。在睾丸扭转的诊断和鉴别诊断中，CDUS 是一种最常用的、具有高敏感性和特异性的诊断工具，具有极为重要的应用价值。需要与睾丸扭转进行鉴别的疾病谱较广泛，详见表 33-1。

表 33-1　需与睾丸扭转鉴别诊断的常见疾病

疾病	主要临床特征
急性附睾睾丸炎	好发于性活跃的成年人，起病呈逐渐加重，近期有病毒性或细菌性感染病史 体格检查：附睾肿大为主，伴发热，阴囊水肿，阴囊抬高试验阴性 检验：尿常规异常，外周血白细胞计数升高 CDUS：睾丸血流信号增强或正常
睾丸附件扭转	好发于青春期前 体格检查：蓝斑征（透过阴囊皮肤观察发炎和缺血的附件呈蓝色斑块），睾丸上极或附睾头部局限性压痛 CDUS：睾丸血流信号正常
嵌顿性疝、绞窄性疝	多具有典型的肠梗阻症状和体征 体格检查：下腹部或腹股沟可触及明确的压痛点 CDUS：疝囊内、疝肠襻内有游离液体，嵌顿肠壁增厚，腹部肠襻扩张，睾丸血流信号正常
睾丸外伤	有明确外伤史 体格检查：局部可见出血、瘀斑 CDUS：白膜破裂和中断，睾丸整体轮廓异常，回声不均匀，阴囊或睾丸内血肿形成
睾丸肿瘤	生长缓慢，常无疼痛，若有转移，可有全身症状 体格检查：睾丸内可触及不规则质硬肿块，无压痛 检验：肿瘤标志物升高或实验室检测结果异常 CDUS：其特征因肿瘤性质不同而有区别，如精原细胞瘤呈均匀的低回声肿块，生殖细胞肿瘤通常呈异质性，可伴有囊肿和钙化
精索静脉曲张	起病缓慢，阴囊坠胀隐痛，时轻时重，久站或运动后加重 体格检查：阴囊区域可触及蚯蚓状团块 CDUS：精索静脉显著反流，睾丸形态、大小、血流无异常
过敏性紫癜	儿童时期常见。血管炎综合征，累及皮肤、关节、胃肠和泌尿生殖系统可伴有关节痛、皮肤紫癜、腹痛、消化道出血、肾炎等 体格检查：阴囊和精索可出现疼痛、红斑和肿胀，但无感染征象 CDUS：睾丸血流信号正常
阴囊蜂窝织炎	以局部皮肤红、肿、热、痛为主，可向阴囊外皮肤蔓延 体格检查：局部组织呈显著红肿等急性感染表现，睾丸无增大、精索无增粗 CDUS：局部皮肤和软组织回声增强，散布液性无回声区，分隔小叶形成，严重者阴囊呈鹅卵石样表现

（待　续）

（续　表）

疾病	主要临床特征
特发性阴囊水肿	可单侧或双侧发病，常累及腹股沟、会阴及阴茎，仅有很轻微疼痛，可存在瘙痒
	体格检查：阴囊皮肤水肿，无感染征象
	CDUS：睾丸形态、大小、血流无异常
阑尾炎	发热，转移性右下腹痛，厌食，恶心，呕吐
	体格检查：右下腹有压痛及反跳痛
	检验：外周血白细胞计数增高，C 反应蛋白增高
	CDUS：阑尾明显肿胀，管腔内可发现异常回声，如粪石；睾丸形态、大小、血流无异常
腹股沟淋巴结炎	一侧腹股沟区淋巴结肿大伴疼痛
	常有性传播疾病或下肢蜂窝织炎病史
	体格检查：可触及腹股沟区淋巴结肿大伴压痛
	CDUS：腹股沟区淋巴结增大，睾丸形态、大小、血流无异常
输尿管下段结石	突发一侧下腹部剧痛，向腹股沟及阴囊区域放射
	体格检查：肾区叩痛及下腹压痛，睾丸无压痛
	检验：尿常规检查可有异常
	CDUS：输尿管内有强回声伴声影，可伴肾积水，睾丸形态、大小、血流无异常
血液系统疾病	既往有血液病病史
	体格检查：睾丸弥漫性变硬（睾丸白血病或淋巴瘤）
	检验：相关血液学或血清学检测异常

注：CDUS. 彩色多普勒超声。

五、治疗

睾丸扭转的治疗原则是挽救睾丸的同时保护生育功能，早期正确诊断并及时采取有效的治疗方案是挽救睾丸的关键。扭转睾丸是否能成功挽救与睾丸扭转持续的时间和扭转的程度密切相关，其主要治疗方法为手法复位与手术治疗。

（一）手法复位

适用于睾丸扭转早期、阴囊内水肿和渗出较轻的患者。诊断一旦确立，建议首先尝试手法复位以恢复扭转睾丸的血供，提高手术探查、挽救睾丸的成功率。手法复位无须麻醉，诊室即可完成。睾丸扭转方向传统观念认为多由外侧向中线扭转，但近来有文献报道，33%～46% 的睾丸扭转方向是身体中线转向外侧。因此，手法复位时，建议先尝试将睾丸向外旋转，如果疼痛增加或有明显阻力时，再尝试反向复位。一旦复位成功，患者疼痛立即缓解，症状减轻。扭转超过 360° 者可能需要多次旋转才能完成睾丸复位。为避免手法复位的盲目性，有学者建议在实时超声监测睾丸血流信号下进行复位，以达到检查、复位同步进行又不延误手术治疗的多重目的。

（二）手术治疗

决定手术治疗时，务必做好术前充分有效的沟通，告知患者及其家属根据睾丸探查结果决定最终手术方式，是保留睾丸＋双侧睾丸固定术或是睾丸切除术；保留睾丸者术后有睾丸萎缩的可能。

1. 睾丸探查术　鉴于挽救睾丸的时间窗为：睾丸扭转发生后的 6～8 h 并且扭

转＜360°，此时间段内行睾丸探查、睾丸复位固定手术成功率高；超过这个时间窗，睾丸缺血坏死风险增加。在无法排除睾丸扭转的阴囊急症中，建议及早进行睾丸探查以最大限度挽救睾丸，而且越早探查，睾丸扭转度数越低，保留睾丸的概率越高。出现阴囊症状 6 h 内探查者，保留睾丸的概率较高；阴囊疼痛时间超过 12 h 者，保留睾丸的成功率大幅度下降；阴囊症状持续时间超过 24 h 者，日后往往发生较严重的睾丸萎缩。保留睾丸概率还与睾丸扭转度数密切相关，扭转超过 360°，即使持续 4～6 h，也可能出现睾丸萎缩；在不完全扭转（180°～360°）情况下，症状持续时间长达 12 h，睾丸也可能幸存；当扭转超过 360° 且症状持续时间＞24 h，睾丸往往发生严重坏死。

2．睾丸扭转复位固定术　睾丸探查术在睾丸复位后，可应用温热盐水纱布湿敷及利多卡因精索封闭，并观察睾丸血供恢复情况，从而决定行睾丸固定术还是睾丸切除术。

扭转复位后睾丸血供恢复，色泽红润、精索血管搏动良好者，可以保留睾丸。如果睾丸血供恢复不理想，建议根据 Arda 提出的"三级评分系统"来判断。在切除睾丸前，应观察至少 10 min 睾丸血供的恢复情况。

方法：切开睾丸白膜深达睾丸髓质，观察创面动脉渗血时间，切开后立即有动脉渗血为Ⅰ级，切开后 10 min 内开始有动脉渗血为Ⅱ级，切开 10 min 后无动脉渗血为Ⅲ级。一般建议为评分Ⅰ、Ⅱ级者保留睾丸，Ⅲ级者切除睾丸。

睾丸固定有多种术式，但无明确的证据表明哪种术式更具优势，从短期随访来看，所有技术都是有效且可行的。对睾丸探查后决定保留睾丸者，多数学者建议行双侧睾丸固定术。为了避免睾丸固定术后引起的睾丸萎缩，可采取不穿透睾丸白膜的固定方式。

对于反复发作、扭转程度较轻并且能自行缓解的 ITT，临床容易误诊或漏诊。最理想的干预时机是一旦明确诊断，宜在再次发生急性睾丸扭转之前尽早行双侧睾丸探查＋固定术。

3．睾丸切除术　睾丸探查术中若进行了睾丸完全复位、温热盐水纱布湿敷及利多卡因精索封闭后，睾丸依旧呈黑色、发绀、血供无法恢复，预期睾丸坏死与萎缩不可避免者应行睾丸切除术。切除睾丸前，建议将探查情况再次告知患者家属并征得同意。一侧睾丸扭转造成坏死并切除后，对侧睾丸必须探查并固定。在睾丸扭转治疗中，睾丸切除率通常为 39%～71%，误诊或漏诊患者的睾丸切除率接近 100%。

六、预后及随访

（一）睾丸扭转对睾丸功能的影响

睾丸扭转导致患侧睾丸损伤，主要机制有缺血 - 再灌注损伤、炎症级联反应激活、细胞凋亡等。复位固定术后应当对复位睾丸进行随访监测，随访的内容包括睾丸体积变化和精液常规。术后萎缩多少体积定义为睾丸萎缩目前尚无定论，有学者推荐相比对侧睾丸缩小 50% 定义为睾丸萎缩。术后根据患者病情行长期随访，一般以术后 3 个月作为首次随访时间，在此之前进行随访可能无法提供足够的临床价值，6 个月、12 个月或其他时间间隔的随访应由临床医师根据具体情况进行判断，并针对突发阴囊疼痛或肿胀等情况进行紧急检查。睾丸扭转的时间和程度是加重损伤的 2 个最重要因素。长期随访，发现扭转 6 h 内进行复位及扭转角度＜360° 者，睾丸存活率＞90%；超过 6 h 或扭转角度＞360°，术后睾丸萎缩率明显增加；若扭转超过 24 h 或扭转角度＞540°，术后很少有睾丸存活。

睾丸扭转后无论是行挽救性复位固定术还是睾丸切除术，都可能降低睾丸的整体功能，这表明单侧睾丸扭转可能会致对侧睾丸损伤，其机制涉及交感神经反射、血 - 睾屏障的破坏产生 AsAb 等。但也有观点认为这类患者既往可能就存在睾丸发育不良综合征（testicular dysgenesis syndrome，TDS），引起其睾丸扭转的解剖变异也是 TDS 的一部分，这使得患侧睾丸损伤后对侧睾丸不足以代偿性增加精子发生或睾酮分泌。

（二）睾丸扭转对内分泌的影响

现有证据显示，睾丸扭转后患者的血清睾酮水平似乎未受太大影响。睾丸的主要内分泌功能是分泌睾酮。生理情况下，垂体分泌的黄体生成素（luteinizing hormone，LH）刺激睾丸间质细胞分泌睾酮。若剩余睾丸组织的睾酮分泌能力不足，可观察到血清睾酮水平下降，并可导致 LH 水平的代偿性增加。但对睾丸扭转患者的生殖内分泌激素进行的研究显示，LH、卵泡刺激素（follicle-stimulating hormone，FSH）和睾酮均在正常水平；也有报道显示，睾丸扭转组血清睾酮水平明显高于对照组，但均在正常范围内。现有的研究均侧重于与正常范围相比较的内分泌功能，而未探讨与手术前的基线水平相比 LH 水平是否增加、血清睾酮水平是否下降。此外，至今尚缺乏对这类患者的长期随访结果，尚不清楚睾丸扭转后的患者是否具有较高的迟发性性腺功能低下的风险。

（三）睾丸扭转对生育的影响

睾丸扭转对生育的影响尚无明确结论。有研究表明，睾丸扭转后有 64% 的患者精子活力或形态异常，39% 的患者被归类为低生育能力，只有 14% 的患者精液参数在正常范围内，表明睾丸扭转可导致患者精液质量下降，从而可能对男性生育能力产生不利影响。相反，也有证据表明，与睾丸固定术相比，睾丸切除术后患者精子浓度虽明显下降（$P=0.001$），但与正常对照组相比无显著性差异（$P=0.25$）。对接受过睾丸扭转治疗的夫妇进行的生育情况调查发现，接受单侧睾丸切除术和复位固定术患者的生育率分别为 90.2% 和 90.9%，与正常人群相比无显著性差异，其中仅 9.5% 的患者被诊断为不育症。目前尚缺乏高质量的研究，现有的研究往往选择已证实具备生育能力的男性作为对照，而不是未挑选的、生育状况未知的人群作为对照，这会导致选择性偏倚，研究的可信度下降。此外，使用常规的精液分析作为生育状况的预测指标也值得商榷。

七、特殊类型的睾丸扭转

（一）间歇性睾丸扭转

ITT 指曾发生过睾丸扭转，反复出现突发性阴囊疼痛，但能自行缓解的一种睾丸扭转，并且在无症状期 CDUS 检查结果是正常的。ITT 症状不典型且短暂，导致诊断相对困难；随着每次可逆性扭转的发生，造成睾丸组织慢性损伤，如生精小管萎缩、管周纤维化或生精功能缺乏。睾丸扭转是典型的阴囊急症，患者的病程多为数小时至数天，但 ITT 因其具有自发缓解的特点，病程常可持续很长时间，可达数月甚至 10 余年。

ITT 的典型表现为反复出现阴囊突发性疼痛，同侧腹股沟、下腹部可有放射痛，疼痛往往在持续数分钟至数小时后自行缓解。在急性睾丸扭转患者中，有 50%～62% 患者既往发生过 ITT。体格检查如见睾丸横位或睾丸萎缩、发育较小有助于诊断。CDUS 依然是诊断的重要选择，ITT 发作时 CDUS 往往提示有"漩涡征"或扭曲精索下方假瘤形成。确诊仍靠阴囊探查。若发现典型的钟摆畸形，更加支持 ITT 的诊断，因为在间歇性鞘膜内睾丸扭转的患者中，有 66%～100% 的病例存在钟摆畸形。推荐尽早行双侧睾丸固定术，以防止阴囊、睾丸疼痛再次发作及潜在的睾丸缺血 - 再灌注损伤。

（二）隐睾扭转

隐睾扭转在婴幼儿、青少年时期均可发病，且隐睾扭转年龄越小，预后越差，可能与未能及时发现扭转导致病情延误有关。隐睾扭转分为腹内型隐睾扭转和腹外型隐睾扭转两种，以后者多见，可能与隐睾缺乏固定结构、活动度大及鞘膜附着位置异常等解剖因素有关。CDUS 是隐睾扭转的首选检查，对腹内型隐睾扭转，CT 可避免肠道气体干扰，有更好的准确性，根据扭转时间和程度的变化 CT 可有不同表现。隐睾扭转后造成睾丸急性血液循环障碍，严重者可致睾丸坏死，早期诊断极其重要。研究发现隐睾扭转睾丸挽救率明显低于阴囊睾丸扭转，6 h 内确诊者挽救率约为 90%，24 h 后确诊者挽救率<10%。临床上一旦怀疑隐睾扭转，应及早行手术探查。术中如确定隐睾已经坏死，应果断行隐睾切除。睾丸扭转患者解剖结构异常多为双侧同时发生，手术时应对健侧睾丸行预防性固定术。

（三）围产期睾丸扭转

围产期睾丸扭转（perinatal testicular torsion，PTT）是指在产前（子宫内）、分娩期间或新生儿出生后第 1 个月内发生的睾丸扭转。绝大部分是鞘膜外睾丸扭转。在新生儿中的发病率约为 6.1/100 000。有学者提出高出生体重和 / 或难产等为该病的诱发因素，但未得到对照研究的证实。

PTT 临床症状分为急症型 PTT 和非急症型 PTT，前者表现为出生时或出生后一段时间出现阴囊部位发红、肿大、触痛，睾丸位置变高，提睾反射减弱或消失，患儿哭闹或烦躁不安、拒奶；后者表现为阴囊内睾丸缺如或阴囊内可触及无痛、较硬的局部肿物，阴囊颜色基本正常。

CDUS 检查有可能发现 PTT，但其有效性和可靠性尚有争议。CDUS 可显示睾丸回声不均、钙化和无血流信号，有助于与睾丸附件扭转（testicular appendage torsion，TAT）、附睾炎、睾丸肿瘤、嵌顿性腹股沟斜疝、阴囊感染等相鉴别。

PTT 最佳治疗方法目前尚无共识。PTT 挽救成功率较低，大多会发展为睾丸坏死，同时新生儿期手术麻醉风险较高，是否即刻对可疑 PTT 行手术探查目前尚有争议。对于出生时阴囊检查正常、之后再出现相关症状、经检查怀疑睾丸扭转者，应及时进行手术探查。手术入路可选择经阴囊入路或经腹股沟入路，经腹股沟入路可同时结扎未闭的鞘状突，若发现肿瘤，予以积极治疗，可减少肿瘤转移的风险。

（四）睾丸附件扭转

TAT 是青春期前儿童阴囊急症最常见的疾病，可在任何年龄发生，发病高峰期是 7～13 岁。睾丸附属结构中有雄激素和雌激素受体，其发生扭转可能与青春期前受性激素刺激增大、解剖异常和剧烈活动有关。TAT 临床表现为突发性阴囊疼痛，呈渐进性，可向腹股沟放射，阴囊外观及睾丸位置通常无明显异常，提睾反射一般无减弱。约 21% 的患者在阴囊上方出现睾丸附件缺血导致的蓝斑征或在睾丸上极触及痛性小结节。随着病情进展，局部无菌性炎症加重，可出现阴囊皮肤红肿、睾丸附睾非特异性压痛及鞘膜腔反应性积液等症状。CDUS 是诊断 TAT 首选的影像学检查方法，其表现为睾丸附件在睾丸上极与附睾头之间肿胀，直径可＞5 mm，呈高回声（长时间扭转）或低回声（急性扭转），彩色多普勒血流图（color Doppler flow imaging，CDFI）显示睾丸和附睾血流信号增加，尤其是附睾血流信号增加显著；部分鞘膜腔内有液性暗区，阴囊壁局限性增厚。对无法明确诊断且不考虑急诊手术的患者，MRI 有助于鉴别诊断。

目前对诊断明确 TAT 的治疗存有争议。TAT 属自限性疾病，发病后一般 7 天内逐渐缓解，非手术治疗可避免患者手术麻醉风险并减少恐惧感。非手术治疗措施主要为：①用托垫抬高阴囊，卧床休息；②应用抗生素预防感染；③可配合物理治疗促进炎症消退和水肿吸收。也有学者建议积极手术治疗，切除坏死的扭转附件，引流鞘膜腔内的渗出液，减轻症状、缩短病程并减少远期并发症。有报道应用阴囊镜对 TAT 进行诊断和治疗。对侧睾丸手术探查获益有限，不是必要的选择。对诊断不明确，不能除外睾丸扭转的患者，建议积极手术探查。TAT 一般预后较好，随着睾丸附件缺血坏死，症状逐渐消失。部分 TAT 后发生坏死、萎缩、脱落，并最终可能在阴囊内形成阴囊结石。

八、健康宣教

睾丸扭转是常见的阴囊急症之一，快速准确的诊治对于降低患者睾丸功能丧失的风险至关重要。睾丸扭转因其较高的发病率和严重的后果应引起全社会足够的重视，建议从医院的组织构架、人员的培训保障、辅助科室设备的匹配、医患沟通和患者的管理等各方面加强干预，尽量避免或减少睾丸扭转带来的严重后果。同时还需重视对大众的科普宣传教育，提高青少年及家长对该病的认识和警惕性，一旦怀疑有睾丸扭转，患者需迅速就医，避免因盲目转诊等原因拖延及时诊断和救治的时间。

睾丸扭转主要发生在青少年，临床上诊断睾丸扭转需要又快又准，目前还没有诊断的"金标准"，推荐结合患者的年龄、症状、体征及辅助检查来提高诊断的准确率。建议结合阴囊抬高试验和 TWIST 评分系统快速鉴别，同时将 CDUS 作为首选检查方法。需要提醒的是，对于青春期前后的阴囊急症患者，对于 CDUS 不能明确诊断但病史、体征高度怀疑睾丸扭转者，应积极行超声造影或建议直接进行手术探查，以避免漏诊风险。CT 或 MRI 等检查对睾丸扭转的急诊诊断和处理实际意义不大。阴囊镜检查在有条件的医院可部分取代开放手术探查，由于目前尚没有专门的阴囊镜，可用 F10 的小儿膀胱镜作为相对理想的检查用镜，但要求术者有足够的解剖知识和手术经验，阴囊镜对睾丸扭转的诊断准确率可达 100%。

尽管有文献数据显示睾丸扭转 24 h 后睾丸存活率仍可达到 18.1%，但为尽可能减少切除睾丸的风险，本指南建议把睾丸扭转的黄金救助时间定在 6～8 h。有证据表明在对睾丸扭转患者行睾丸探查时，发现对侧睾丸出现钟摆畸形比例高达 78%～90%。鉴于睾丸扭转的严重后果，建议行对侧睾丸固定术，尤其是对青春期出现睾丸扭转的患者。

一侧睾丸扭转后，即使睾丸血供恢复，但患侧睾丸生精功能仍会受到较大影响，同时也有证据表明单侧睾丸扭转会导致双侧睾丸损伤，损伤的原因可能是由于 ROS 形成等。尽管有部分研究结果显示，睾丸扭转后患者存在精子总数和精子活力的下降，但从生育力角度看，睾丸扭转患者的生育力并没有表现出明显下降。由于缺乏长期随访，目前尚不清楚睾丸扭转后的患者是否有较高的迟发性性腺功能低下风险，同时目前尚不能就睾丸扭转对生育力的长期影响做出明确结论。

指南编写组成员

编写顾问：邓春华（中山大学附属第一医院）、商学军［南京大学医学院附属金陵医院（东部战区总医院）］、王忠（上海交通大学医学院附属第九人民医院／上海市浦东新区公利医院）、刘继红（华中科技大学同济医学院附属同济医院）

组长：马良宏（宁夏医科大学总医院）

副组长（按姓氏笔画排序）：王为服（海南省人民医院）、宋涛（解放军总医院）、董治龙（兰州大学第二医院）、傅强（山东第一医科大学附属省立医院）

编写成员（按姓氏笔画排序）：马良宏（宁夏医科大学总医院）、王为服（海南省人民医院）、王国耀（浙江大学宁波医院）、吕凌东（宁夏医科大学总医院）、伏雯（广州市妇女儿童医疗中心）、刘智勇（海军军医大学长海医院）、李和程（西安交通大学第二附属医院）、李彦锋［陆军军医大学大坪医院（陆军特色医学中心）］、宋涛（解放军总医院）、徐锋（南京大学医学院附属金陵医院）、郭建华（上海交通大学医学院附属第九人民医院）、董治龙（兰州大学第二医院）、傅强（山东第一医科大学附属省立医院）、蓝儒竹（华中科技大学同济医学院附属同济医院）

编写秘书：吕凌东（宁夏医科大学总医院）

参考文献请扫二维码查阅

中华医学会男科学分会
男科手术围手术期加速康复临床实践中国专家共识编写组

一、概述

男性疾病的治疗方法包括外科和内科相关的药物、心理及其他治疗，而手术在男科疾病的治疗中具有举足轻重的作用。外科学的进步不仅体现在手术技术和技巧的进展，更重要的是外科理念的持续更新，也由此推动了以手术为核心的加速康复外科（enhanced recovery after surgery，ERAS）的兴起与发展。以往医师最重视的是手术操作，但随着理念的更新与技术的进步，临床医师逐渐认识到，疾病治疗的重点不仅在于手术本身。手术的完成仅仅是患者康复的开始，从患者决定手术治疗起到进行手术治疗，直至基本康复的围手术期的处理也同样重要。以患者为主体的围手术期处理与其康复及预后息息相关，良好的围手术期处理可使手术患者住院时间缩短，并降低30%～80% 的术后并发症。

ERAS 也称术后快速康复、快速康复流程，是指采用有循证医学证据的围手术期处理的一系列优化措施，旨在减少或降低手术患者心理、生理的创伤和应激反应，促进患者术后快速康复。ERAS 理念由丹麦 Kehlet 医师在 1997 年首次提出；2005 年，欧洲临床营养和代谢学会制定了结肠手术的 ERAS 共识，随后 ERAS 内容不断完善；2007 年，由黎介寿院士引入中国，逐步被国内医学界接受和认可；2015 年，在中国南京召开的首届全国 ERAS 会议成立了第一个 ERAS 协作组并发表了第一部《结直肠手术应用加速康复外科中国专家共识》。此后，中国加速康复外科专家组、中国医师协会麻醉学医师分会等也相继推出了相应的 ERAS 专家共识，并在普通外科、骨科、妇产科、泌尿外科等多个领域得到较为广泛的应用。

本共识以 ERAS 理论为指导，吸收国内外最新的围手术期处理方法和成果，系统提出具有男科手术专业特色、减轻围手术期创伤和应激、加快术后康复进程的措施，将对 ERAS 在男科手术领域的推广应用起到积极的作用。本共识中的建议，有些具有强有力的循证医学证据，有些是专家经验的总结，有些是对现行临床实际作出的建议，在执行过程中要结合不同地区、不同疾病、患者不同年龄及健康状态开展工作，真正理解男科手术 ERAS 的内涵并获得最大利益。专家们认为 ERAS 是一种创新理念，需要多学科协作提高效果，并非所有诊疗措施均适合于每一个男科手术患者，术者应酌情选择对患者有益的部分或关键技术和措施。本共识是针对男科手术普遍性、指导性的建议，未能覆盖全部病种或具体针对某一病种。希望将来通过系列研究，推出针对性更强、更具体的共识或指南，更好地服务于广大男性患者。

尽管本次指南是首次由国内知名的泌尿男科专家反复磋商后成文，但依然存在一些不完善之处。希望全国男科学同道在今后几年内针对临床需求较大、证据不足的问题，积极开展创新性、前瞻性的随机对照临床试验或多中心研究，总结高质量的相关研究成果刊登在专业、核心期刊上，以利于今后的男科手术 ERAS 指南共识的不断更新。

二、组织保障

男科手术一般不涉及胃肠道操作，部分手术部位表浅，对其他器官影响小，大部分手术可通过显微、微创技术实现，具有实施 ERAS 的迫切需求和优势条件。男科手术可能只是治疗的一部分，更多还需进一步随访和后续康复等治疗，这离不开 ERAS 的理念和措施。术前准备包括医师全面了解患者情况，为保证手术安全进行体格检查及辅助检查，以及对患者进行疾病及手术的宣教。鼓励患者表达对手术的焦虑、感受和疑问，并给予支持和疏导。手术过程中，医护人员需要出色地完成手术，并最大限度地保证患者的安全与舒适。术后管理包括进行规范的术后评估，制定及实施术后治疗和康复计划，减少术后并发症的发生，让患者安全且舒适地接受术后治疗和康复。这些 ERAS 措施需要外科、麻醉、护理、营养、药学和康复等多学科协作，更需要医政管理部门协调配合，组建团队进行统筹协调、推动 ERAS 工作，为实现术后加速康复、提高医疗质量、维护男科手术安全提供制度和组织保障。

三、男科手术术前 ERAS 核心项目及措施

（一）掌握手术适应证

泌尿男科疾病涉及男性生殖系统疾病相关的前列腺增生或肿瘤、睾丸肿瘤、隐睾症、阴茎肿瘤等；性功能障碍相关的勃起功能障碍、部分射精功能障碍、阴茎硬结症、阴茎异常勃起等；男性不育相关的精索静脉曲张、输精管吻合、经尿道射精管切开术等；男性外生殖器重建或整形手术、辅助生殖相关的男科手术、男性计划生育手术、男性尿道疾病相关手术、性功能保护相关手术等。男科疾病的特点决定了男科手术治疗的复杂性。而按照男科手术方式分类，又可分为普通、显微、微创、修复重建和 /或整形，以及其他如组织工程等男科手术。虽然部分男科手术解剖部位表浅，对其他器官影响小，但提倡"只有小器官，没有小手术"的理念。男科与泌尿外科在某些手术的适应证和治疗方法方面存在差别，也存在一些争论。因此，明确男科疾病诊断、选择适合患者的手术方式、明确手术禁忌证是患者术后能够快速康复的重要一环。

（二）术前宣教

术前宣教和个体化沟通是 ERAS 方案成功与否的独立预后因素。针对男科疾病患者，除传统的口头和书面形式外，还可采用漫画、视频、社交媒体、互联网答疑、多媒体等向患者及家属介绍麻醉、手术、术后处理等围手术期诊疗过程及初级康复的各

种建议。针对患者不同心理状态和心理需求进行个体化心理疏导，缓解其焦虑、恐惧和紧张情绪，增加患者对 ERAS 方案的依从性，获得患者及其家属的理解、配合，知晓自己在 ERAS 方案中所发挥的重要作用，包括术后早期进食、早期下床活动等。

（三）术前戒烟、戒酒

吸烟与术后并发症发生率和病死率的升高具有一定的相关性，可导致组织氧合降低、伤口感染、肺部并发症增加及血栓栓塞等。戒烟可缩短住院时间、降低并发症发生率和病死率，改善预后。一项荟萃分析发现，手术前戒烟 4 周可减少术后并发症的发生。戒酒时间长短对器官功能的影响不同，戒酒 2 周即可明显改善血小板功能，缩短出血时间，一般推荐术前戒酒 4 周。

（四）术前访视与评估

术前访视时应仔细询问患者既往疾病、手术史、过敏史等，评价围手术期严重并发症的潜在风险。应对患者的营养状态、心肺功能及基础疾病进行全面筛查，请相关科室会诊并进行针对性治疗，将患者状态调整至最佳，以降低围手术期并发症的发生率。谨慎评估手术适应证和麻醉、手术的风险及耐受性，针对合并症及可能的并发症制定相应预案。初步确定患者是否具备进入 ERAS 相关路径的基础和条件。

（五）术前肠道准备

术前常规进行肠道准备对于患者来说是应激因素，特别是老年患者，可致其脱水及电解质失衡，且与未进行肠道准备的患者相比并无优势。此外，男科手术基本不涉及胃肠道，因此，除严重便秘患者，不推荐常规进行传统的肠道准备，以减少患者液体及电解质的丢失。

（六）术前禁食禁饮

术前长时间禁食并不能降低术后并发症的发生，反而会引起胰岛素抵抗和饥渴、焦虑等不适。传统观点认为，非急诊手术患者术前 12 h 禁食和 4 h 禁饮，其目的是使胃充分排空，避免麻醉期间反流误吸导致吸入性肺炎等。ERAS 理念将传统的术前进食方式进行优化和调整。大多数麻醉医师建议，对于无胃肠道动力障碍的患者，术前饮食方案更改为术前 6 h 禁食固体食物和术前 2 h 禁饮。有研究显示，麻醉前 2 h 进水不影响患者胃内容物量，极少发生误吸和反流；反之，在术前缩短禁食禁水的患者，其饥饿感及饥渴感明显下降，同时提升了患者的舒适度及活动能力，能够更好地配合手术，且对临床结局无明显影响。术前口服碳水化合物饮品是 ERAS 路径中标准的护理要点，可减少蛋白质损失量，但糖尿病患者需谨慎考虑。因此，对于不涉及胃肠道的男科手术，应根据患者手术及麻醉实际情况，适当改进饮食计划。

（七）术前预防性镇痛

2000 年，Dionne 对超前镇痛相关研究进行了综述并提出预防性镇痛的概念，主张在疼痛发生前使用镇痛药，不仅限于手术之前，而应贯穿于围手术期全程。预防性镇痛旨在减少患者围手术期手术以外各种伤害性因素造成的疼痛，可降低外周和中枢疼痛敏化，减轻术后疼痛，减少镇痛药用量，延长镇痛持续时间，减少不良反应，促进患者早期下床活动和加速康复。但术前不应常规给予长效镇静和阿片类药物，因其可延迟术后的快速苏醒。

（八）预防性抗生素的使用

对于清洁类切口手术，术后无须使用抗生素。对于非清洁类切口或手术时间较长（超过 3 h）的患者，可以预防性使用抗生素，依据污染或可能造成术野污染的菌种选择相对广谱、疗效确切（杀菌剂而非抑菌剂）、安全及价格合理的抗菌药物。

（九）术前康复指导

对于特定人群，如老年前列腺疾病患者、肥胖和长期吸烟患者，术前康复指导如呼吸训练、咳嗽和排痰训练、肢体功能训练等，有助于患者在术前将躯体功能状态调整至最佳，并在术后早期即进行适合的康复锻炼减少因卧床带来的并发症。

四、男科手术术中 ERAS 的核心项目及措施

（一）术中麻醉管理

最好的麻醉方式应该是术中保持最合适的麻醉深度而术后能快速清醒，有较少的并发症发生率并可尽早恢复日常活动。传统的脊髓神经阻滞技术存在潜在限制，应针对特定手术区域的神经支配，尽量减少与广泛神经阻滞相关的不良反应。局部神经阻滞与已知的生理学获益相关，如减少阿片类药物使用、取得令人满意的疼痛缓解、抗炎作用、减弱分解代谢、改善组织灌注、保持肠道功能、减少膈肌抑制和减少慢性疼痛。男科手术部位相对表浅，在涉及阴茎、睾丸和精索内容物的手术时，可在保证安全性和有效性的基础上考虑使用局部麻醉。将特定区域的麻醉及镇痛技术与具体外科操作及围手术期管理结合可产生协同效应，为患者提供最佳治疗方案。

（二）手术体位管理

手术体位的摆放既要有利于手术野的暴露，也要注意屈曲、外展度勿超过正常的生理限度。术中随时提醒术者勿将前臂倚靠或将器械堆放在患者上腹部，尽量缩短头低脚高位的时间，以利患者呼吸通畅。及时提醒手术医师和洗手护士勿压迫患者的肢体，上臂外展角度<90°，勿使手术助手推挤患者手臂，防止外来的重力压迫给患者造成损伤。术中注意观察患者下肢的血液循环和皮肤温度。

截石位是男科手术中常用的一种体位，要求注意以下几点：①臀部下移至背板边缘，注意避免局部受压不均而导致皮肤及软组织损伤；②支腿架的高度应与大腿在仰卧屈髋时的高度相等；③双下肢分开80°～90°，过小不利于手术操作，过大易导致腓骨头压在腿托上；④膝关节弯曲90°～100°，过小会使腘窝受压导致静脉血栓，过大则不符合生理条件，腿托上约束带松紧适宜，避免走行表浅的腓总神经因支腿架及约束带的挤压而损伤；⑤检查支腿架高低角度调节关节和腿托角度调节关节，并牢固固定。

（三）精准化操作

创伤是手术患者最为重要的应激因素。ERAS 提倡在精准、微创及损伤控制理念下完成手术，以减小创伤应激。男科手术涉及部位特殊、解剖和功能复杂，部分手术如阴茎矫形重建手术、阴茎假体置入术、人工尿道括约肌置入术、显微精索静脉转流术、

前列腺手术等，对术后相关器官功能如性功能、睾丸功能、排尿功能的保护和恢复要求高，术者不但要十分熟悉相关生理解剖，而且需要强调术中精细解剖，最大限度地保护生理结构和功能。因此，精准化操作是实现男科手术 ERAS 的核心环节。

近年来，显微、微创和智能技术在男科中发展迅速，显微精索静脉转流术、显微输精管附睾吻合术、显微输精管复通术、显微精索静脉结扎术、精囊镜技术、经尿道前列腺剜除术、机器人 / 腹腔镜根治性前列腺切除术等技术愈发成熟。与传统开放手术相比，显微、微创和智能手术强调术中准确、精细的操作，避免了对机体不必要的损伤，机体应激反应小、炎性反应轻、伤口愈合时间短。手术方式的改进及技术的不断革新，对男科手术患者的快速康复起到了最积极的促进作用。

（四）液体和循环管理

ERAS 理念提出限制和平衡的液体管理方案，目标为尽量减少机体体液量的改变。男科手术大多属于中低危手术，液体出入量不大，输血情况较少。输液的主要考量是满足患者的生理需要和麻醉导致血管扩张的容量变化。对于麻醉导致血管扩张增加的液体较易处理，给予适量的胶体液或小剂量的麻黄素即可。反之，如补液过多，可引起组织水肿、尿量过多等问题，可影响伤口愈合，增加尿管留置时间，严重者造成水钠潴留引起术后肠麻痹，从而影响 ERAS。进行液体管理可使患者治疗个体化，使围手术期的管理和处理措施更精确。

（五）体温管理

研究证实，低体温患者的术后并发症较多。术中应监测患者体温；可采用预加温、提高手术室室温（23～25℃），使用液体加温装置、加温毯、暖风机等措施维持患者术中体温在 36 ℃以上。

（六）引流管的管理

尽量减少放置或尽早拔除各种导管是 ERAS 的重要理念，并依赖于微创及精细的技术操作。引流管可影响患者术后活动，增加尿路感染风险，延长住院天数。因此，提倡非必要不使用尿管、腹腔引流管等各类引流管。

五、男科手术术后 ERAS 的核心项目及措施

（一）优化术后疼痛管理

良好的术后镇痛可缓解患者紧张和焦虑，改善睡眠，有利于患者早期下床活动和术后康复。推荐采用多模式镇痛（multimodal analgesia，MMA）方案，联合应用不同作用机制的镇痛措施和药物（如神经阻滞、非甾体抗炎药、电生理镇痛等），目标是：①有效的运动痛控制［视觉模拟评分法（VAS）≤3 分］；②较低的镇痛相关不良反应发生率；③加速患者术后早期肠道功能恢复，确保术后早期经口进食及下床活动，以达到在保证良好镇痛的同时，降低阿片类药物用量，以减少术后肠麻痹，促进肠道功能恢复。在控制切口疼痛方面，可使用局部麻醉药伤口浸润镇痛（可选用罗哌卡因、利多卡因和丁哌卡因等），或联合使用非甾体抗炎药静脉应用或口服；必要时可加用患者自控静脉镇痛系统，既兼顾镇痛效率和时长，又可减少麻醉药的不良反应。

（二）预防术后恶心呕吐

术后恶心呕吐在全部住院手术患者中的发生率为20%～37%，在日间手术患者中的发生率则为20%～80%，是延长手术患者住院时间的重要影响因素。因此，恶心呕吐的预防是ERAS的重要组成部分。要避免使用阿片类药物，可采用联合多种止吐药的多模式方案预防术后恶心、呕吐。此外，术中进行液体的优化管理可显著减少术后24 h和48 h恶心、呕吐的发生。

（三）术后饮食促进肠道功能恢复

ERAS方案提倡术后早期进食和营养治疗。术后尽早恢复经口进食、饮水及早期口服辅助营养可减轻患者术后口渴、胃部不适等症状，促进肠道运动功能恢复，有助于维护肠黏膜功能，防止菌群失调，还可降低术后感染的发生率及缩短术后住院时间。术后观察2 h，如无恶心、呕吐等消化道症状，即可少量多次给予碳水化合物饮料或温水50～100 ml；术后4～6 h给予流质食物；次日半流食，逐渐增量过渡至普食。术后肠麻痹可推迟患者早期经口进食时间，是决定患者术后（尤其是腹部手术）住院时间长短的主要因素之一。MMA、减少阿片类药物用量、控制液体入量、微创、不留置引流管、早期进食和下床活动等可预防术后肠麻痹。

（四）术后早期下床活动

术后早期下床活动有利于呼吸、胃肠、肌肉骨骼等系统的功能恢复，有利于预防肺部感染、压疮和下肢深静脉血栓形成。实现早期下床活动的基础是术前宣教、MMA、早期拔除尿管和引流管等导管，以及增强患者的自信心。对于男科手术患者，尤其是深静脉血栓高风险的患者，推荐术后清醒即可半卧位或适量床上活动，鼓励患者术后第1天开始下床活动，建立每天活动目标并逐渐增加活动量。

（五）辅助电生理适宜技术治疗

电生理技术（如经皮穴位电刺激）是一种无创电刺激治疗。国内有研究发现，围手术期对患者施行经皮穴位电刺激可有效抑制患者应激反应，且有辅助镇静作用，可减少麻醉药用量，缓解术后恶心、呕吐等不良反应，促进术后肠道功能恢复，改善术后镇痛效果，加快患者术后康复。伤口愈合和恢复也是影响术后康复的因素之一。男科手术对术后血管、结构的重建和功能恢复要求较高。有研究表明，电刺激可增加血管通透性，促进新生血管再生、减少血栓形成，促进手术部位的愈合，加快术后康复，达到更好的术后康复效果。

男性外生殖器手术涉及阴茎包皮、阴囊等组织疏松部位，加之器官本身处于身体相对低位，术后水肿发生率较高，如最常见的包皮术后水肿。因此，强调男性外生殖器手术后妥善包扎，并注意托高外生殖器以利于血液循环及淋巴回流，可有效减少术后水肿的发生率；此类手术后可辅助电生理技术，不但可通过促进静脉、淋巴回流防治术后水肿，而且还可通过疏通经络达到镇痛、缓解焦虑、促进睡眠的效果；同时有研究证实，电生理技术可通过改善血液循环而有助于组织愈合，达到术后快速康复的目的。

（六）出院标准和随访评估

应制定以保障患者安全为基础的、可量化的、具有可操作性的出院标准。例如：

①恢复半流食或固体饮食；②无须静脉输液；③口服镇痛或无须镇痛；④伤口愈合佳，无感染迹象；⑤无并发症风险；⑥无留置导尿管；⑦器官功能状态良好，可自由活动；⑧患者同意出院。同时，应加强对患者出院后的随访，出院后 2 周内门诊回访，告知伤口处理、进一步治疗及注意事项。对可能的并发症应有所预料和警惕，并建立"绿色通道"，随时满足患者因并发症再入院的需求。

出院后一旦出现应急事件，可提供下列方式处理：①设置 24 h 应急联系电话；②安排应急处理专员，指导家属进行简单的处理、救治或就近诊疗；③急诊开设绿色通道就诊，必要时收住院；④及时报告主诊医师协调处理。

六、未来与展望

ERAS 理念和措施有助于提高患者围手术期的安全性及满意度，可减少术后住院时间，且不增加术后并发症发生率及再住院率，从而降低医疗支出。因此，ERAS 在男科手术中具有良好的应用前景。

男科手术主要集中于会阴、腹股沟及盆腔，较少涉及或影响呼吸、循环及胃肠道系统；同时部分手术部位表浅，可通过显微、微创技术实现；此外，男科手术也特别注重精准、细致的操作，强调器官结构与功能的重建，因此，男科手术具有实施 ERAS 以达到更好康复效果的基础。ERAS 的实施既要体现以加速康复为主要目的的核心理念，也要考虑到患者基础疾病、手术类别、围手术期并发症等具体情况。男科手术强调"只有小器官，没有小手术"的理念，而 ERAS 以"手术无痛、无风险"为核心，两者核心理念基本一致。男性手术涉及疾病有其相应的特点，但即使是相同疾病的患者也会有不同的个体表现，唯有多学科有机合作，将围手术期的各操作环节做到细致高效，才能真正实现男科手术加速康复的目标。鉴于临床实践的复杂性及患者的个体差异，以诊疗过程中的问题为导向，采用多学科协作模式，结合具体术式和临床路径，以及科室和医院的客观实际情况开展 ERAS，秉承安全首位、兼顾效率的基本原则，进一步推动 ERAS 在我国男科实践中更为规范、有序地开展，为相关临床工作提供参考。

在男科手术中引进 ERAS 理念，通过在围手术期施行一系列优化措施，将会从以下几个层面带来收益。①患者层面：在安全的前提下，减少医疗费用、提高舒适度、提高满意度。②医护层面：提高医疗技术、规范化诊断路径、缩短护理时间、减轻护理人员工作量、节约医疗资源。③医院层面：缩短患者住院时间、降低并发症发生率、降低患者再入院风险和死亡风险。④政策层面：促进和谐医患关系、减少医保支出、保障医患双方权益、合理分配医疗资源。

ERAS 理念在国内男科手术围手术期的应用尚处于起步阶段，对其进行研究和应用的医疗机构相对有限，尚需大量的随机对照试验及循证医学来充分验证。期待国内有更多前瞻性、多中心的临床研究及真实世界研究，丰富 ERAS 在男科手术中应用的循证医学依据，进而促进 ERAS 理念在男科手术中的广泛应用，造福更多男性患者。

专家共识组成员

编写顾问：邓春华（中山大学附属第一医院）、商学军［南京大学医学院附属金陵医院（东部战区总医院）］、王忠（上海交通大学医学院附属第九人民医院/上海市浦东新区公利医院）

组长：姚海军（上海交通大学医学院附属第九人民医院）、潘峰（华中科技大学同济医学院附属协和医院）、涂响安（中山大学附属第一医院）

编写成员（按姓氏拼音排序）：陈慧瑛（上海市浦东新区公利医院）、何庆伟（浙江大学医学院附属第一医院）、胡建新（贵州省人民医院）、黄小萍（中山大学附属第一医院）、黄燕平（上海交通大学医学院附属仁济医院）、金晓东（浙江大学医学院附属第一医院）、荆涛（青岛大学附属医院）、蓝儒竹（华中科技大学同济医学院附属同济医院）、李和程（西安交通大学第二附属医院）、李彦锋［陆军军医大学大坪医院（陆军特色医学中心）］、刘国昌（广州市妇女儿童医疗中心）、刘智勇（海军军医大学长海医院）、马建军（空军军医大学唐都医院）、马良宏（宁夏医科大学总医院）、莫利求（中山大学附属第一医院）、南玉奎（新疆维吾尔自治区人民医院）、彭靖（北京大学第一医院）、宋鲁杰（上海交通大学附属第六人民医院）、孙祥宙（中山大学附属第一医院）、王德娟（中山大学附属第六医院）、王为服（海南省人民医院）、王涛（华中科技大学同济医学院附属同济医院）、武志刚（温州医科大学附属第一医院）、肖恒军（中山大学附属第三医院）、徐乐（南方医科大学附属何贤纪念医院）、周青（湖南中医药大学第一附属医院）

编写秘书：陈其（上海交通大学医学院附属第九人民医院）、吕坤龙（郑州大学第一附属医院）、庄锦涛（中山大学附属第一医院）

参考文献请扫二维码查阅

中华医学会男科学分会
电生理适宜技术在男科疾病诊治中应用中国专家共识编写组

电生理技术是以电、声等多种形式的能量刺激生物体，测量、记录和分析生物体发生的生物电现象和电特性，由电生理测量技术、刺激技术、信号处理和分析技术组成。电生理诊断与治疗是基于电生理技术，通过采集、处理、分析人体电信号，利用电刺激对疾病进行诊断、治疗的一种技术方法。医学上频率在 1000 Hz 以下的脉冲电流称作低频电流，低频电生理技术已得到临床广泛应用。

电生理适宜技术作为一种融合中医学理论及现代电生理学原理的诊断与治疗技术，通过在远红外可视化状态下确定精准电生理治疗参数，用于镇痛、促进全身与局部血液循环、兴奋神经肌肉组织、疏通经络等治疗。电生理适宜技术简单有效、安全无创，已广泛应用于心血管科、神经内科、康复科、妇产科、中医科、精神科、泌尿外科、男科等领域。

近年来，国内外日益重视电生理技术的研究与应用。2016 年 10 月美国国立卫生研究院启动了"刺激外周神经缓解疾病症状（stimulating peripheral activity to relieve conditions，SPARC）"计划，旨在明确外周神经 - 相关器官的联系，借助基于电脉冲的电子疗法，通过神经调节精准治疗疾病。2020 年 9 月，国家卫生健康委医药卫生科技发展研究中心批准立项"电生理适宜技术真实世界研究和推广应用项目"，以学科建设、规范诊疗和人才培养为目标，推动专业、有效、普惠的电生理适宜技术应用于医疗机构和家庭。在此项目助力下，应用于男科疾病的电生理适宜技术发展迅速且亟待规范。为了进一步规范电生理适宜技术在男科疾病诊疗中的应用，助力男科学科建设，中华医学会男科学分会组织全国多学科专家，就电生理基本知识、电生理适宜技术开展的基本条件，以及应用于男科疾病的适应证、禁忌证、基本路径等问题，依据国内外的研究成果，并结合临床实践经验，经充分讨论形成本共识，供广大从业人员参考。

一、电生理诊疗的基本原理

（一）电生理诊断的基本原理

电生理诊断是指借助特定仪器，从电生理学角度显示机体的生理或病理状态，以及测试不同参数电刺激作用下机体的生理和病理生理变化，从而确定有效的电生理治疗参数及参数组合。可视化精准电生理诊断（visual and accurate electrophysiological diagnosis，VAED）是借助医用红外热像仪、肌电图、超声诊断仪等可视化辅助诊断工具和智能化电生理诊断系统（intelligent electrophysiological diagnostic system，iEDS），从靶器官、靶区域、整体的角度，以及从中医经络视角进行疾病的电诊断和电生理治疗参数筛选，其基本工作原理如下。

1. 医用红外热像仪的工作原理　红外能量是电磁波谱的一部分，物体均根据自身温度排放相应数量的红外辐射。人体是一个天然红外辐射源，不断地向周围空间发散红外辐射能。人体的多数生化过程会产生并损耗热能，其中皮肤通过血液循环成为散热的主要途径。医学研究表明，病变就是温变，温变早于病变。当患病时，人体全身或局部的热平衡受到破坏，在临床上多表现为人体组织温度的升高或降低。测定人体体表温度的变化是临床医学诊断疾病的一项重要指标。

医用红外热像技术是医学技术和红外能量摄像技术、计算机多媒体技术结合的产物，是一种记录人体热场的影像技术。它基于红外辐射原理，以人体为辐射源，采用红外探测器，捕捉对象发出的红外辐射能，将空间物体表面发出的红外辐射以不同色阶的颜色表示，以伪彩色热图形式显示人体的温度场。正常机体状态有正常热图，异常机体状态有异常热图。比较两者的异同，结合临床即可诊断、推论疾病的性质和程度。

医用红外热像技术已成为现代临床医学极佳的补充检测手段。在对患者进行电生理治疗过程中，可以记录治疗前、治疗过程及后续各阶段的热图，比较温度改变幅度、温度改变区域范围和温度改变特点，并用计算机医用红外热像软件进行实时观察和研究。通过对热图资料进行计算机统计、分析和特殊图像显示，获得低频电刺激治疗前、治疗后体温分布及其变化结果。在使用电生理适宜技术进行中医经络治疗时，可对治疗前后的经络和病灶区域特殊温度值、均匀、渐变和对称特性等有深入了解。目前临床上常用的医用红外热像仪有 PRISM 640A、PRISM 384A 等。

2. 智能化电生理诊断系统的工作原理　iEDS 由电刺激设备的硬件及软件组成。

检查前，根据患者主诉判断检查部位或全身，通过经皮输出不同组织的电刺激参数并结合医用红外热像仪观察记录电诊断参数，进行电诊断参数的确认。iEDS 已预置电刺激参数治疗方案数据库，通过粘贴在患者检查部位的皮肤电极，输出预置的多参数进行电刺激和诊断。在对患者进行电刺激过程中，医用红外热像仪实时观测并记录所有电刺激参数对应的靶器官区域和全身的温度数据及差异变化。

检查完成后，借助诊断软件进行阅片，通过 iEDS 对靶器官区域及其他存在明显问题的区域进行比对，记录所有数据，找到有效的精准电刺激参数，输出检查报告。通过对比采用该治疗参数实施治疗前后靶器官区域温度的变化，即可找到适合患者的精准电刺激参数及参数组合。

VAED 系统由 iEDS 和医用红外热像仪组成，包括电刺激设备软、硬件系统和专用医用红外热像仪软、硬件系统。其中电刺激设备是疾病诊断及精准参数输出系统，医用红外热像仪是可视化辅助诊断工具。

（二）电生理治疗的基本原理

生物电信号广泛影响机体的生理和病理过程，不同细胞静息膜电位值大小不同，不同组织去极化的膜电位值大小也不同。特定参数的电刺激在调节细胞增殖、分化、黏附、迁移和基质形成等方面发挥着重要作用，如改善循环、抗炎，松弛紧张肌肉、减轻疲劳，减轻疼痛不适、镇静安眠，促进皮肤、神经、肌肉和骨骼组织再生等多种功效。电刺激对机体的基本作用原理是影响细胞去极化，机体各器官细胞的去极化电流有其固有电刺激参数，如神经细胞电刺激频率和镇痛电刺激频率不同，Ⅰ类肌细胞电刺激频率（8～33 Hz）与Ⅱ类肌电刺激细胞频率（20～50 Hz）也不同；此外，还需要考虑电刺激脉宽及波形等参数。电刺激作用于机体，当其频率与某部位细胞的自身频率接近或相等时，可引起机体发生能量改变，使生物电能转化为细胞的热能、生物化学能等能量形式；另一方面躯体感受器接受电刺激作用，将信号上传到中枢神经系统相关部位，引起一系列功能和形态改变，即一定程度的电刺激（长期、足够、重复的针对性训练），可重塑大脑神经环路，使神经系统发生"有益的"重构。

电生理治疗是基于电生理技术，利用电刺激治疗装置输出低频脉冲电流来治疗疾病的一种物理方法。经皮电刺激输出的特定脉冲电流循电阻小的路径如神经、肌肉、体液、筋膜、经络流动，在与其频率接近或相等的靶器官区域和整体发挥作用，即电生理治疗的作用机制体现出多样性特点。

电生理治疗的具体作用机制如下。

1. 兴奋神经肌肉组织　电刺激可以改变膜极化状态，引起神经肌肉兴奋，1000 Hz 以下低频脉冲电流的每个脉冲都可能引起一次运动反应。电刺激作用于横纹肌可产生"肌肉泵"效应，改善肢体循环；加强或放松盆底肌肉和腹部肌肉，治疗盆底功能障碍等。

2. 促进局部血液和淋巴循环　电刺激脉管平滑肌使动脉、静脉及淋巴管、内脏，以及括约肌的平滑肌进行选择性、规律性的收缩，并调节自身的搏动频率，改善人体微循环。低频电流有促进局部血液和淋巴循环的作用，使小动脉舒张、毛细血管开放数目增多、皮肤温度上升。其作用机制包括刺激轴突反射、调控自主神经（如抑制交感神经）、调节血管活性物质及肌肉活动代谢产物的作用等。

3. 镇痛　电刺激镇痛（电镇痛）是一种神经调节疗法，电刺激可使机体释放内源性镇痛物质，达到镇痛效应。常用的电刺激包括电针（electroacupuncture，EA）、经皮穴位电刺激（transcutaneous electrical acupoint stimulation，TEAS）、经皮神经电刺激（transcutaneous electrical nerve stimulation，TENS）、神经肌肉电刺激（neuromuscular electrical stimulation，NMES）和周围神经电刺激（peripheral nerve stimulation，PNS）。

4. 抗炎　电刺激可通过改善循环，诱导多巴胺表达，抑制炎性细胞因子的产生等机制发挥抗炎作用。同时有学者研究发现，适度的电刺激小鼠足三里穴位会诱导前动力蛋白受体 2 的蛋白表达，激活迷走神经 - 肾上腺轴，促进肾上腺释放抗炎物质发挥抗炎作用。

5. 促进神经、血管、骨骼等多种组织的修复　电刺激可诱导轴突神经元活动，加速损伤轴突的再生和目标组织的神经再生。电刺激通过激活血管内皮生长因子受体上调血管内皮生长因子，促进血管内皮细胞增殖、定向迁移和定向排列，从而诱导新生血管生成。电刺激对成骨的诱导机制包括改善局部微循环、调节生长因子、促进细胞外钙离子内流、细胞骨架重排、调节骨细胞迁移等。

目前临床上常用的低频神经肌肉治疗仪如可编程的 BioStim BLE、PRO，以及生物电反馈刺激治疗仪 Alpha 等，可使用计算机软件或移动端 APP 对设备进行控制，支持患者个人信息管理，支持在线编辑治疗处方参数并推送相应的处方参数供用户下载使用。

二、基于中医经络理论的电生理适宜技术

遵循"精准电生理诊断＋中医经络理论"的思路，电生理可结合中医特点，协同发挥作用，具体体现在以下两方面。

（一）电刺激与经络、穴位相结合

人体的各处穴位能接受刺激从而起到预防、治疗相关疾病的作用。穴位不仅是人体气血运行输布的通路，也是病邪侵犯的场所。中医可通过针刺、艾灸、拔罐、刮痧等对穴位进行各种强弱刺激来调理气血阴阳，使其归于平衡，达到扶正祛邪的目的。目前关于针灸的电生理机制、神经生物学机制研究已经比较成熟、完善且系统化。

刺激穴位既具有"近治"作用，也具有广泛的"远治"作用，刺激一些穴位还有双向调整、整体调整和相对的特异性治疗作用。很多穴位都具有双向调节作用，如便秘时针刺天枢穴可刺激肠胃蠕动而通便，腹泻时刺激天枢穴反而可以止泻；整体调整表现在部分穴位可调理全身性的疾病，如合谷、曲池可治疗外感发热，足三里、关元可增强人体的免疫力等；相对特异的治疗作用如至阴穴可矫正胎位等。

刺激穴位的"远治"作用如下。

1. 躯体 - 躯体相关　可治疗穴位附近或远部躯体组织疾患，如炎症、疼痛等。

2. 躯体 - 内脏相关　可调节内脏功能，具有一定的靶向选择性。很多研究表明，刺激穴位会对胃肠功能产生有益影响。例如，足三里是足阳明胃经的合穴和胃之下合穴，是补虚要穴，能增强、促进机体的抗炎和免疫调节功能。刺激足三里还可调节胃肠道运动节律和频率、推动结肠的运动节律等。

3. 局部 - 整体相关　局部刺激可调节整体功能，如体温、血压、内分泌、免疫等。

从现代医学角度，刺激穴位与靶器官、组织、系统的关联性和相互作用表现如下。

（1）局部效应：调节局部组织炎性反应，促进活性物质释放及免疫细胞聚集，启动组织自我修复机制。

（2）轴突反射：通过经典"轴突反射"引起某些活性物质释放，可致微血管扩张；通过"长轴突反射"刺激敏化穴位进而影响内脏功能。

（3）脊髓节段性反射：借助脊髓同近节段支配机制（大部分敏化现象是通过同节段联系实现的），通过脊髓整合和反射可实现刺激穴位对同节段躯体靶器官 / 组织功能的调节作用。临床研究表明，适当刺激三阴交穴位可间接增加盆腔神经的兴奋性；

刺激膀胱俞和次髎穴位可直接增加骨盆神经的兴奋性，从而调控逼尿肌。

（4）脑内效应和脑输出效应：针刺信号可上达脑内广泛区域，对多种功能环路产生影响，并进而通过神经输出、神经 - 内分泌及神经 - 免疫输出对全身各系统功能产生影响，即泛调节效应。

穴位可感受的适宜刺激不只是一种能量形式，除针刺、按摩的机械刺激和艾灸的热刺激外，电、磁、激光等能直接或间接激活神经传入的能量形式均可作为穴位的适宜刺激。TEAS 是电刺激与经络、穴位相结合的典型使用方法，产生类针刺的作用，同时可避免针刺透皮造成的疼痛、出血等不适，治疗效果并不亚于传统针刺及EA 治疗，且接受度更高。众多临床研究表明，该方法在充分发挥电刺激对人体调节的基础上，又结合了传统医学的经络、穴位，两者相得益彰。临床上直接采用 TEAS、NMES、TENS 联合手法穴位按摩，或者 TENS 联合穴位贴敷，都取得了满意的疗效。

（二）电生理适宜技术与中医相结合

在电生理治疗过程中，借鉴中医的宝贵实践经验，充分考虑患者不同体质对疾病与证候的内在联系，可以更好地实施个体化诊疗，获得良好的临床疗效。

中华中医药学会于 2009 年 4 月 9 日正式发布《中医体质分类与判定》标准，将体质分为 9 种类型，是临床实践、判定规范及质量评定的重要参考依据。体质既禀成于先天，亦关系于后天。体质具有相对的稳定性，同时具有动态可变性，这种特征是体质可调的基础。药物及有关治疗方法可纠正机体阴阳、气血、津液失衡，是体质可调的实践基础。根据不同体质类型或状态，调整机体的阴阳动静、失衡倾向，体现了"以人为本""治病求本"的治疗原则，能够及早发现、干预体质的偏颇状态，进行临床预防，实现调质防病和治病的目的。

借助医用红外热像仪，通过观察头面颈部、督脉、任脉、上焦、中焦、下焦、左胁、右胁、胃脘、大腹、小腹、左右少腹、左右肩背腰等区域的相对温差，能够客观检测人体脏腑能量代谢状态，结合人的 9 种体质，辅助病症诊断和评估疗效。我国学者借助红外热像仪成功地显示了人体体表自然存在的循经红外辐射轨迹，使人们第一次直观地"看"到了古人所描述的经脉循行路线。

三、开展电生理适宜技术的基本条件

按照《国家卫生健康委医药卫生科技发展研究中心"电生理适宜技术真实世界研究和推广应用"项目管理办法》等相关文件，开展电生理适宜技术的基本条件如下。

（一）资质要求

具有《医疗机构执业许可证》并在有效期内，执业行为在许可范围内，配置有相关科室或部门。

人员配备要求　①项目实施负责人需有中级（含）以上医学专业技术职称；②项目实施医学专业技术人员（具备相应资格证）持有国家卫生健康委医药卫生科技发展研究中心"电生理适宜技术真实世界研究和推广应用"项目培训合格授予的《师资证书》和《技术证书》。

（二）场地要求

①电生理医师诊室 1 间或以上；②可视化电生理精准诊断室 1 间或以上；③可视化电生理精准治疗室 1 间或以上。

（三）设备要求

1. 诊断系统要求　目前临床上常用的如 VAED 系统，可开展神经、肌肉、血液循环、经络障碍等的可视化电生理精准诊断。

2. 治疗系统要求　目前临床上常用低频神经肌肉治疗仪如 BLE、PRO 等，可开展神经肌肉功能障碍、疼痛、循环功能障碍、平滑肌功能障碍、经络障碍导致的各种病症等的电生理治疗。

3. 电极配备要求　电极是一种传导材料，是电刺激器与身体组织间的界面，通常附在皮肤表面（体表电极）；也有被植入组织，如体腔（腔内电极、直肠电极）、外周神经、骨等（侵入 / 留置电极）；还有特殊用途的电极，如手持探针电极、离子导入电极（用于离子导入疗法）。体表电极的尺寸和形状（如圆形、长方形、蝶形、弧形等）取决于被刺激的具体部位、需兴奋的神经或肌肉及诊治技术要求。使用中需要防止电流边缘聚焦，确保电流密度不会灼伤皮肤（电流密度与电极的接触面积呈反比）。

四、电生理适宜技术应用推动男科学科建设的意义

据世界卫生组织报告，男科疾病是继心脑血管疾病、癌症之外，威胁男性健康的第三大杀手，男科疾病与男性健康问题贯穿儿童至老年的全生命周期。最新研究表明，男科疾病可预警心脑血管疾病、代谢疾病、精神心理疾病等重大慢性疾病，是男性整体健康的风向标。目前男科疾病诊治方面的矛盾在于日益增长的男科疾病患者及对男性健康的需求与男科服务能力明显不足，体现在男科学科建设滞后、男科专业队伍薄弱、男科疾病规范化诊疗亟待提高，这一矛盾在基层医疗单位更为突出。

电生理适宜技术简单有效，适应证广泛，已经广泛用于妇产科、心血管科、神经内科、康复科、中医科、精神科等，特别在女性盆底功能障碍性疾病防治及女性盆底学科建设中取得了良好效果。男性生殖器官均位于盆底相关区域，其正常功能不但依赖于器官本身结构、功能的完整性，而且与盆底相关的血管、神经、肌肉及其他盆底器官也密切相关；同时，神经、内分泌、免疫调节网络及精神心理因素也发挥着重要的作用。上述任何一个或多个环节发生问题，都将诱发或促进男科疾病的发生、发展。因此，国家卫生健康委医药卫生科技发展研究中心组织开展电生理适宜技术真实世界研究和推广应用项目，借鉴女性盆底功能障碍性疾病防治及女性盆底学科建设中取得良好效果的电生理适宜技术，应用于同属于盆底功能障碍性疾病的男科疾病，探索建立适合我国国情的男科疾病规范化防治体系，助力男科学科建设。

电生理适宜技术应用于男科疾病推动男科学科建设的意义如下。

（一）丰富男科学诊断与治疗方法

将长期应用于女性盆底、康复等学科并取得良好效果的电生理适宜技术应用于男科疾病，有助于拓宽对疾病认识的视角，加深对发病机制的认识，丰富男科学诊疗方

法，强化男科疾病"综合治疗"的理念。

（二）借鉴融合，协同创新

随着电生理技术在男科的普及与推广，借鉴既有的电生理知识、技术、方法和经验，有助于促进学科间的相互融合、相互协作、拓宽视野；但同时，面对普遍有着复杂病因与发病机制的男科病症，要取得良好效果，需要不断地探索、规范、完善和创新。

（三）促进学科结构化、规范化发展

为了推动专业、有效、普惠的电生理适宜技术在男科疾病防治中的应用，需要推进男科学科建设、规范诊疗、培养人才，积极开展男科疾病防治的真实世界研究，以此整合资源，构建男科疾病三级防治网络，探索区域医疗中心多学科、多机构、多维度联合管理体制和运行创新机制。

五、电生理适宜技术在男科疾病防治中的应用

（一）适应证、禁忌证、注意事项

1. 适应证　结合文献及男科学临床实践经验表明，电生理适宜技术适用于大多数男科疾病的诊疗，具体如下。

（1）男性排尿功能障碍：前列腺疾病及其他各种原因导致的男性下尿路症状（lower urinary tract syndrome，LUTS）、前列腺手术后尿失禁等。

（2）慢性前列腺炎/慢性盆腔疼痛综合征（chronic prostatitis/ chronic pelvic pain syndrome，CP/ CPPS）。

（3）男性性功能障碍：勃起功能障碍（erectile dysfunction，ED）、早泄（premature ejaculation，PE）、射精困难、性欲异常等。

（4）男性生殖功能障碍：少、弱、畸形精子症，精子 DNA 损伤等。

（5）其他男科疾病：精索静脉曲张、慢性睾丸痛、阴茎痛性勃起、阴茎硬结症［又称 Peyronie 病（Peyronie's disease，PD）]、干燥闭塞性阴茎头炎、精囊炎、附睾炎等。

（6）泌尿男科围手术期加速康复。

2. 禁忌证

（1）刺激不能用于医用刺激器、监护仪或其导联之上或附近位置。例如，严重心脏病、安装心脏起搏器者，以及使用睡眠呼吸暂停监护仪、心脏复律除颤器、膈神经刺激器、膀胱刺激器、心电图监护仪者。

（2）对皮肤电极材料过敏者。

（3）严禁直接刺激颈动脉窦、窦区、咽喉部肌肉、膈神经或迷走神经、孕妇的腹部和腰骶部（除非在医师指导下用于治疗分娩性疼痛）、脊柱腰段的多裂肌、眼睛部位、脑血管意外的患者头部。

（4）有出血倾向、动脉或静脉血栓患者（对有静脉血栓形成或血栓性静脉炎的患者，可能增加栓子脱落的风险）。

（5）在有赘生物或感染的区域施加电刺激可能使病情加重。

（6）严禁用于不能对刺激强度和电刺激的感觉做出明确反馈的患者（如婴儿、老年患者）、自主神经系统反射异常患者（如突发的高血压、痉挛加重、心动过缓、大量出汗）、第六胸椎以上脊髓损伤的患者，依从性差、不能服从命令或不理解治疗的患者，癫痫的确诊或疑似患者。

（7）对于过度肥胖患者，可能导致皮肤灼伤。

（8）对于局部皮肤损伤患者（如切割伤、抓伤），可能会导致灼伤。

（9）电刺激不适合恶性肿瘤的治疗。

3．注意事项

（1）调节刺激电流强度时段，应告知随电流变化引起的身体感受，减少不必要的紧张焦虑，同时密切观察患者有无不适。在逐步增加刺激的电流强度过程中，保持平缓渐进，不要急速递进，以免短时刺激强度过大造成不适、疼痛，甚至皮肤灼伤。

（2）在治疗过程中，皮肤电极必须与皮肤直接充分接触，避免皮肤灼伤。

（3）同一输出通道的2个皮肤电极不得同时置于心脏投影区前后、左右。无论使用何种电极放置方法，电流都不可以通过心脏。

（4）在治疗过程中，避免让穿戴金属物件（如皮带扣或项链）接触皮肤电极以免引起皮肤灼伤或设备损坏。

（5）在治疗过程中，如需移动或取下皮肤电极，必须先关闭或暂停电刺激设备的输出。

（二）诊疗流程

电生理适宜技术的应用为男科疾病的防治提供了一种新的手段，可以单独或与其他治疗方法联合使用。

电生理治疗虽然属于物理治疗范畴，又有别于仅仅使用"通用参数"的普通康复理疗。为了提升治疗效果，无论是国际SPARC计划的精准神经电刺激治疗，还是"电生理适宜技术真实世界研究和推广应用项目"的基于VAED的电生理适宜技术，都强调遵循基本的诊疗路径，即在系统收集病史、体格检查和辅助检查（包括精准电诊断）资料基础上进行诊断和鉴别诊断，然后制定基于综合措施（包括电生理治疗）的个体化处理（治疗和健康管理）方案。

现阶段电生理适宜技术应用于男科疾病的诊疗操作流程建议如下（图35-1）。

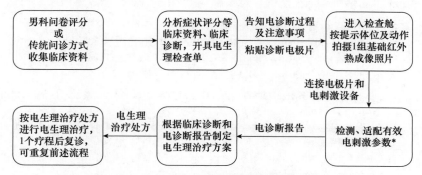

图35-1　电生理诊疗操作流程（供参考）

注：＊每输出1个阶段/机制的电刺激，拍摄1张红外热成像照片，分别与相应的基础照片对比分析。

1．基于相关男科疾病评估问卷或传统方法采集的症状、体征、辅助检查资料，明确临床诊断及其发病机制；然后根据临床诊断（或男科疾病症状）及其发病机制，结合电生理治疗的作用机制，确定是否适用电生理治疗。

2．基于临床诊断（或男科疾病症状）及其发病机制，结合一般辅助检查（检验、影像学检查等），进行 VAED，并进行综合分析，确定电生理治疗参数（组合）。

3．实施电生理治疗（单独或联合）一定疗程后，根据症状、体征、辅助检查参数的变化，必要时结合复测的 VAED 参数，进行疗效评估，确定进一步处理方案（继续原方案治疗，或调整参数继续电生理治疗，抑或终止电生理治疗）。

VAED 是充分考虑患者本身的个体差异，实施精准治疗的重要基础，其路径概括为"5A"：获取（acquire），获得医用红外热影像图，初步明确发病的靶器官和靶区域；适配（adapt），检测、适配起效的电刺激阶段和对应机制参数；汇总（aggregate）；分析（analyze）；明确治疗操作（act）。

根据以上获得的诊断资料，汇总、分析、完成电生理检查报告和开具电生理治疗处方（包括电刺激参数、次数和天数），包括：①描述脐部、四肢、躯干和靶器官的温度值，以及渐变、均匀和对称性；②描述电刺激过程中，促使脐部、靶器官、靶区域或经络发生温度超过 0.5 ℃改变的电刺激阶段和对应机制参数（表 35-1）；③如有需要，还应分析肌电图导引下静态和在不同参数电刺激下盆底或其他部位横纹肌肌电位发生改变的情况；④电生理检查报告包括但不限于医用红外热影像描述、电刺激有效参数、定位区域、定性机制、定量参数、定时疗程；⑤汇总全部影像和电刺激有效参数，提示临床疾病可能、是否需要进行电刺激治疗，以及所需的电生理治疗处方。

表 35-1　各作用机制电刺激参数范围

作用机制	电刺激参数范围（频率、脉宽、脉冲间隔，治疗时间）
镇痛	① 100～150 Hz，100～200 μs，没有休息时间，刺激 15～20 min
	② 1～10 Hz，200～300 μs，没有休息时间，刺激 15～20 min
	③ 10～100 Hz，100～200 μs，没有休息时间，刺激 15～20 min
循环	① 10～50 Hz，150～300 μs，没有休息时间，刺激 15～20 min
	② 1～10 Hz，150～300 μs，没有休息时间，刺激 15～20 min
	③ 1～10 Hz，300～500 μs，没有休息时间，刺激 15～20 min
神经	① 1～10 Hz，300 μs，没有休息时间，刺激 15～20 min
	② 20～100 Hz，100～300 μs，双向脉冲没有休息时间，刺激 15～20 min
	③ 20～30 Hz，300～500 μs，双向脉冲没有休息时间，刺激 15～20 min
	④ 20～40 Hz，100～500 μs，双向脉冲没有休息时间，刺激 15～20 min
横纹肌	① Ⅰ类肌纤维：8～33 Hz，320～740 μs，休息时间＝工作时间，刺激 10～15 min；常用：20 Hz，500 μs，10～15 min
	② ⅡA 类肌纤维：20～50 Hz，160～320 μs，休息时间＝2 倍工作时间，刺激 10 min；常用：50 Hz，200 μs，10 min
	③ ⅡB 类肌纤维：40～80 Hz，20～160 μs，休息时间＝3 倍工作时间，刺激 5 min；常用：70 Hz，20～160 μs，5 min

（待　续）

（续　表）

作用机制	电刺激参数范围（频率、脉宽、脉冲间隔，治疗时间）
平滑肌	① 1~10 Hz，150~300 μs，没有休息时间，刺激 15~20 min ② 30~50 Hz，300~500 μs，没有休息时间，刺激 15~20 min
经络	① 肝经：0~10 Hz，300 μs，没有休息时间，刺激 15~20 min ② 肾经：10~20 Hz，300 μs，没有休息时间，刺激 15~20 min ③ 脾经 20~30 Hz，300 μs，没有休息时间，刺激 15~20 min ④ 肺经：30~40 Hz，300 μs，没有休息时间，刺激 15~20 min ⑤ 胃经：40~50 Hz，300 μs，没有休息时间，刺激 15~20 min ⑥ 胆经：50~60 Hz，300 μs，没有休息时间，刺激 15~20 min ⑦ 膀胱经：60~70 Hz，300 μs，没有休息时间，刺激 15~20 min ⑧ 大肠经：70~80 Hz，300 μs，没有休息时间，刺激 15~20 min ⑨ 三焦经：80~90 Hz，300 μs，没有休息时间，刺激 15~20 min ⑩ 小肠经：90~100 Hz，300 μs，没有休息时间，刺激 15~20 min

　　鉴于国情和男科学的发展现状，对于基层医疗单位暂时未能配置可视化电生理精准诊断设备的，可考虑基于临床诊断、发病机制，结合"电生理适宜技术真实世界研究和推广应用项目"数据库总结的现有经验性电生理治疗参数组合，进行经验性治疗；对于经验性治疗效果欠佳者，建议转诊至有条件开展 VAED 的单位进一步诊治。

　　此外，由于电刺激作用于生物体引起靶器官、靶区域能量改变的同时通过躯体感受器将其上传到中枢神经系统相关部位重塑神经环路，但后者需要长期、足够、重复的特定参数的电刺激。因此，对一些相对复杂的功能性疾病如 ED、PE 等，需要足够的频次和疗程，建议采取早期院内治疗与后期院外的社区、家庭治疗相结合的医疗模式。

　　（三）研究现状

　　大多数男科疾病病因与发病机制复杂、个体差异大。虽然前期临床实践基于单一作用机制制定的电生理治疗方案收到一定疗效，但真实世界研究实践发现基于 VAED，选择多机制、多靶点、复合参数协同作用进行治疗可以提升效果。这一观点与中医经络理论的"整体观念与辨证论治"原则不谋而合。

　　1. 排尿功能障碍　男性 LUTS 是泛指多种与下尿路有关的症状，可分为储尿期、排尿期、排尿后症状。其原因可能来源于前列腺、膀胱、尿道和 / 或邻近的盆腔器官病变，还可能与盆底循环障碍、神经肌肉功能障碍及相关调节中枢异常、代谢、内分泌及肠道菌群异常、精神心理等因素有关。基于中西医结合、整体观念与辨证论治的电生理适宜技术，正好发挥"多机制、多靶点"特点，应对男性 LUTS 的复杂病因及发病机制，其疗效逐渐被临床实践所证实，可作为治疗男性 LUTS 的一种新方法。

　　良性前列腺增生症、前列腺炎等前列腺疾病是男性 LUTS 的常见原因。各种电生理技术单独或与其他方法联用，在改善前列腺疾病相关症状、延缓疾病进展，减轻前列腺电切术后疼痛、膀胱痉挛，以及改善术后恢复期的 LUTS、促进术后康复等方面均有文献报道，后续仍需更多大样本、多中心临床研究进行深入探讨。

　　膀胱活动过度症是引起中老年男性 LUTS 的重要原因之一，目前的治疗方法包括药物、手术和电生理及其他物理治疗等。电刺激发挥作用有 2 种主要机制：①神经刺激形式的电刺激旨在刺激阴部神经的运动传出神经纤维，引起效应器官的直接反应，如盆底肌肉的收缩；②神经调节形式的电刺激旨在通过刺激阴部神经的传入神经纤维，通过脊髓影响反射环路，从而重塑反射环路，如逼尿肌抑制反射。

尿失禁是 LUTS 的严重症状之一，前列腺癌根治术、冷冻消融术、放射治疗及尿道重建术都是男性获得性尿失禁的常见原因；前列腺电切术、剜除术及其他下尿路手术后尿失禁也时有发生，其原因可能与尿道括约肌损伤、前列腺 / 后尿道创面炎症、腺体残留、膀胱逼尿肌无抑制性收缩等因素有关；下尿路手术中耻骨前列腺韧带、骨盆内筋膜、肛提肌等支撑系统及控尿神经损伤也是造成男性术后尿失禁的重要原因。男性尿失禁的治疗方法包括生活方式调整、药物、盆底肌功能训练、生物反馈、电生理治疗等。现有证据表明，电生理治疗单独或联合应用对前列腺术后早期尿失禁的疗效显著，其远期效果也令人满意，其作用机制包括刺激损伤神经再生、增强尿道外括约肌收缩与抑制逼尿肌收缩、促进盆底胶原修复、促进干细胞迁移与分化、改善局部组织循环、调节炎症反应等；此外，电刺激可使盆底肌肉收缩，产生类似于凯格尔训练的效果，增加膀胱出口控尿能力。

2. CP/CPPS CP/CPPS 是一种常见的男科病症，其主要症状是间歇或持续性盆腔区域疼痛或不适，常伴有 LUTS、性功能障碍及不同程度的精神心理症状。前列腺本身的病理改变不一定是疼痛等症状的直接或唯一原因，CP/CPPS 的症状还可能与盆底肌功能障碍、循环功能障碍甚至调控其功能的神经 - 内分泌 - 免疫和精神心理因素相关。有研究报道，电生理治疗单独或联合使用能有效改善 CP/CPPS 症状，电流可通过刺激前列腺神经丛（包括来自 $S_{2\sim4}$ 的副交感神经分支和来自 $T_{10}\sim S_2$ 的盆腔自主神经丛分支），一方面恢复、强化肛提肌群和海绵体血管舒缩功能；另一方面缓解盆底肌紧张、痉挛，增加逼尿肌括约肌协同，降低排尿阻力，改善盆腔疼痛和 LUTS。电刺激可减少促炎性细胞因子（白介素 -8、肿瘤坏死因子 -α）并增加抗炎性细胞因子（白介素 -10）水平，增加环氧合酶 -2 表达，促进 β- 内啡肽分泌，降低前列腺素 E_2 水平。此外，有研究采用 TEAS 选取曲骨、中极、肾俞、膀胱俞、足三里等穴位配合连续波，腹部、腰骶部和前后组穴配合疏密波，或采用阴部神经低频 EA 治疗 CP/CPPS，都可改善疾病症状。

3. 男性性功能障碍

（1）ED：是一种常见的性功能障碍，电生理治疗是其新兴的治疗手段之一。2 项随机对照临床研究结果显示，电生理治疗能有效改善 ED 患者的勃起功能和生活质量，功能性电刺激治疗 4 周（50 Hz/500 μs，每周 2 次，每次 15 min）明显提高患者的国际勃起功能评分和勃起硬度评分。也有研究利用经皮（会阴）电刺激治疗神经性 ED，联合电刺激和盆底肌锻炼等治疗静脉性 ED 也收到良好效果。另一项随机对照研究显示，在改善勃起功能方面，电刺激治疗的效果明显优于有氧运动。电刺激改善勃起功能的作用机制包括改善海绵体平滑肌结构、提高海绵体内压、促进海绵体血管内皮细胞释放一氧化氮（NO）、促进海绵体平滑肌和海绵体神经再生等。

（2）PE：是另一种常见的性功能障碍，是由众多心理和生物学因素相互作用导致的一类心身疾病。研究表明，LUTS、CP/CPPS、甲状腺功能亢进症患者中 PE 的患病率高。电刺激是治疗 PE 的一种非药物方式，经皮胫后神经刺激治疗 PE，在第 12、24 和 48 周，阴道内射精潜伏期（ intra-vaginal ejaculation latency time，IELT ）分别增加 4.8、6.8 和 5.4 倍，该疗法可以延缓终身 PE 患者的射精，且无严重的不良反应。经会阴皮肤电刺激也可通过短暂抑制球海绵体肌收缩来延长手淫的 IELT，使 85% PE 患者的IELT 延长 3.5 倍。Lavoisier 等则通过电刺激治疗联合盆底肌功能训练，可增强坐骨海绵体肌力量从而治疗 PE，取得明显疗效。电刺激治疗 PE 的另外一个途径是结合中医穴位与物理器械、药物联合治疗。庄炫等使用低频电脉冲刺激联合真空负压水动按摩PE 患者关元等穴，其有效率为 71.88%。李韬等使用中频穴位电刺激联合帕罗西汀治疗 PE，发现其效果比单独药物治疗更佳，且能减少帕罗西汀用量及药物不良反应。

（3）不射精症：属于射精障碍的一种类型，占射精障碍的 2%。刘凯峰等报道，单独使用低频电刺激或联合药物治疗不射精症取得满意疗效。张迅等报道，应用穴位注射可提高功能性不射精症治疗的有效率。

4. 男性生殖功能障碍　少、弱精子症是引起男性不育的重要原因。金滋润等报道，2 Hz 或 100 Hz 的 TEAS 电生理治疗均可显著提高弱精子症患者的精子运动能力。张元宝等发现通过 TEAS 刺激相应穴位能显著提高弱精子症患者附属性腺的分泌功能，即增加附睾中性 α- 葡糖苷酶、精囊果糖及前列腺锌的分泌量，改善精浆微环境，提高精子运动能力。精子 DNA 损伤是影响男性生殖与优生的重要因素，一项单中心随机对照研究证实，TEAS 治疗精子 DNA 损伤效果满意。

电刺激改善男性生殖功能的作用机制包括：①针对中医理论弱精子症和少精子症的肾虚、脾胃虚弱，在补虚基础上取穴以补肾为依据，肾俞（ BL23 ）、肾源（ CV4 ）、肾阴（ CV1 ）、足三里（ ST36 ）；②电刺激通过对下丘脑 - 垂体 - 性腺轴产生正反馈作用；③改善盆腔和睾丸、附睾的血液循环；④改善支持细胞功能；⑤ TEAS 可刺激下丘脑β- 内啡肽系统在多种功能中发挥调节作用；⑥ TEAS 通过上调钙整合素结合蛋白 1 通道，下调周期蛋白激酶 1 通道，促进生精功能；⑦ TEAS 促进精索静脉回流，有利于降低睾丸局部温度。

5. 其他男科疾病

（1）精索静脉曲张：是男科常见疾病之一，可导致男性不育、睾酮合成分泌异常、阴囊部位疼痛，部分患者需要手术治疗。电刺激治疗静脉性血管病变可达到缓解疼痛、改善血流、促进伤口愈合的效果。鉴于此，有学者利用低频 NMES 治疗精索静脉曲张获得一定疗效，可缩小曲张静脉的内径，减轻静脉血反流、缓解疼痛、改善精索静脉曲张导致的少、弱精子症和精子 DNA 损伤，不良反应少，是精索静脉曲张治疗的一种新选择。

（2）慢性睾丸疼痛：是指单侧或双侧的间断或持续性睾丸疼痛达 3 个月或以上，且严重影响患者生活质量，促使其寻求医学关注。慢性睾丸疼痛的病因复杂，除睾丸本身病变外，附睾、精索病变和炎症也是常见原因，其他如膀胱、前列腺等部位的病变也可引起阴囊、睾丸的放射痛。25%～50% 的睾丸疼痛病因不明，称为特发性睾丸疼痛。目前对于慢性睾丸疼痛的治疗方法有药物、物理治疗和手术等。电生理技术是物理治疗的一种，电刺激通过调节神经肌肉、促进血液循环、疏通经络，达到改善睾丸疼痛的效果。最近有临床对照研究显示，经皮低频电刺激联合药物治疗特发性慢性睾丸疼痛比单用药物更好。

（3）阴茎痛性勃起：是男科难治性疾病之一，其原因复杂，个体差异大，既有局部炎症充血、神经肌肉功能紊乱，也有中枢调节功能紊乱等因素，精神心理因素也可能是诱发因素之一，临床上尚有许多不明原因的阴茎痛性勃起。国内多家中心的临床经验提示，除对病因明确者进行病因治疗外，基于 VAED 选择电刺激参数组合单独或与其他方法联合治疗，可通过促进全身和局部血液循环、调节局部神经肌肉功能、疏通经络、镇静等作用机制，达到改善症状的目的。

（4）PD：是一种阴茎白膜局部纤维化性结缔组织良性疾病，因无序的胶原蛋白和弹性蛋白沉积，导致纤维斑块形成。与性交过程中勃起阴茎的创伤、ED、代谢性疾病、自身免疫性疾病、氧化损伤、遗传等显著相关。PD 的有效治疗选择很少，临床上应用电生理适宜技术治疗 PD 已经取得了一定经验，特别是在疾病早期阶段治疗效果明显，其作用机制可能与改善循环、抗炎、调节免疫等有关。

6. 泌尿男科围手术期加速康复　泌尿男科手术涉及膀胱、前列腺、尿道、生殖器等部位，在较小区域内的组织器官、肌肉、血管、皮肤、黏膜和感觉、运动神经分布密集，血运丰富，汗腺分泌旺盛。控制并处理好疼痛、组织损伤、肿胀、血栓、伤口渗出和炎性反应等问题非常重要，也很具有挑战性。随着加速康复外科理念应用于泌尿男科领域，电生理技术可在以下方面应用于围手术期加速康复。

（1）镇痛：TENS 引起神经中枢释放内源性阿片肽等多种镇痛物质。大量研究表明，TENS 和 TEAS 产生的镇痛作用可减少对镇痛药的需求。《美国术后疼痛管理指南》特别推荐 TENS 和 TEAS 对外科手术后镇痛具有应用价值。

（2）通过改善循环功能，促进静脉、淋巴回流，预防下肢静脉血栓形成，促进局部水肿、血肿的消退。

（3）预防术后恶心呕吐，促进肠蠕动，缩短胃肠功能恢复时间等。

（4）抑制应激反应，预防全身麻醉术后高血糖反应的发生。

（5）促进伤口愈合：电刺激可通过改善循环，增加血管通透性，诱导转化生长因子 -β1 的生成，促进损伤愈合过程中所需的中性粒细胞、巨噬细胞、成纤维细胞和表皮细胞等定向迁移至伤口部位，防治感染、促进愈合。此外，电刺激可促进血管、神经等多种组织再生，还可诱导干细胞分化、增殖，促进组织愈合和机体功能恢复。

（四）技术发展方向与展望

"紧贴国情，遵循中西医结合和多学科交叉融合的思想，临床推广应用、专业人才培养、男科学科建设并行，临床、基础及转化研究并进"是男科疾病防治中电生理技术的发展方向。

1. 技术发展方向　男科疾病防治中电生理技术的发展，可重点关注以下几个方向。

（1）中西医结合：将电生理医学与传统的中医知识和辨证论治方法结合起来，可以在提高临床疗效的基础上，阐明机制进而获得新的医学认识。

（2）采用多学科交叉融合的临床与基础研究：男科学科与电生理技术的深度交叉和融合，开展临床、基础和转化研究，探索男科疾病诊治的新方法、新技术、新理念。

（3）注重新技术、新设备研发与转化：电生理适宜技术应用于男科疾病防治，为了获得准确的诊断结果和良好的疗效，需要持续进行电生理医学相关新技术、新设备的研发与转化。

2．展望　展望电生理技术在男科疾病预防、诊治、康复中的应用和发展，可以预见以下几方面。

（1）电生理适宜技术将在治未病，预防男科疾病发生，延缓疾病进展方面发挥积极作用。电生理适宜技术通过借助以下技术，在男科疾病的早期发现和预防保健中发挥独特优势：①融合中医经络、穴位和体质分型（融合传统中医视角看待疾病，综合治疗）；②红外可视化状态下的诊断方法和流程（全新的诊断视角）；③长期临床检验的安全、便捷和有效性（临床应用和实践视角）。

（2）电生理适宜技术将促进男科疾病诊治水平的提升。可以丰富男科学科既有诊疗策略和方法，提升诊疗水平，促进患者组织器官的功能康复，降低并发症，缩短治疗时间，节省医疗费用。

（3）电生理适宜技术将促进泌尿男科手术后加速康复。

（4）电生理适宜技术将促进男科疾病综合治疗的实施。与药物、手术、生物治疗等不同，电生理适宜技术是非侵入式的物理治疗方法，既可独立用于男科疾病治疗，也可联合其他多种治疗方法共同施治，获得疗效叠加效应，丰富了男科疾病综合治疗方法的选择范围。

专家共识组编写成员

组长：邓春华（中山大学附属第一医院）、商学军［南京大学医学院附属金陵医院（东部战区总医院）］

副组长：王忠（上海交通大学医学院附属第九人民医院/上海市浦东新区公利医院）、张志超（北京大学第一医院）、孙祥宙（中山大学附属第一医院）、王涛（华中科技大学同济医学院附属同济医院）

编写成员（按姓氏拼音排序）：陈洁（暨南大学附属第一医院）、郭巍（西宁市第一人民医院）、姜碧（东莞市妇幼保健院）、荆涛（青岛大学附属医院）、李强（石河子大学医学院第一附属医院）、廖勇彬（江门市中心医院）、刘贵华（中山大学附属第六医院）、刘凯峰（江苏省苏北人民医院）、罗道升［南方医科大学附属东莞医院（东莞市人民医院）］、毛向明（南方医科大学珠江医院）、南玉奎（新疆维吾尔自治区人民医院）、钱彪（赣南医学院第一附属医院）、邱敏捷（南方医科大学附属何贤纪念医院）、宋宁宏［南京医科大学第一附属医院（江苏省人民医院）］、涂响安（中山大学附属第一医院）、王晓光［网约家康杉山（广东）健康科技有限公司］、王亚轩（河北医科大学第二医院）、徐乐（南方医科大学附属何贤纪念医院）、曾健文［广州医科大学附属第六医院（清远市人民医院）〕、张迅（广西医科大学第一附属医院）、张永海（汕头市中心医院/中山大学附属汕头医院）、支轶（重庆医科大学附属第三医院）、周青（湖南中医药大学第一附属医院）、诸靖宇〔浙江中医药大学附属杭州市中医院（杭州市中医院）〕、庄锦涛（中山大学附属第一医院）

编写秘书：刘贵华（中山大学附属第六医院）、庄锦涛（中山大学附属第一医院）

参考文献请扫二维码查阅

（本文刊载于《中华男科学杂志》
2022 年 4 月第 28 卷第 4 期第 366-377 页）

附录 1　男性不育症推荐检测基因列表

疾病	基因
非梗阻性无精子症（NOA）	NANOS1、SOHLH1、SYCE1、SYCP2、SYCP3、TEX11、MEIOB、TEX15、FANCM、TEX14
先天性输精管缺如（CAVD）	CFTR、ADGRG2
常染色体显性多囊肾病（ADPKD）	PKD1、PKD2、GANAB
畸形精子症	
精子鞭毛多发形态异常（MMAF）	ZMYND10、DNAH1、CCDC39、DNAH5、RSPH9、RSPH4A、RSPH3、
原发性纤毛运动障碍（PCD）	DNAAF5、DNAH11、LRRC6、DNAI1、DNAJB13、DNAAF2、DNAL1、DNAAF4、DNAAF1、CCDC103、DNAI2、CCDC40、DNAAF3、C21orf59、RSPH1、PIH1D3、DNAH9、CFAP300、GAS8、HYDIN
大头多尾精子症	AURKC
圆头精子症	PICK1、DPY19L2、SPATA16
无头精子症	SUN5、PMFBP1、BRDT、TSGA10
46，XY 性发育障碍	
性腺发育不全	SRY、NR0B1、NR5A1、MAP3K1、DHH、SOX9
雄激素合成或功能紊乱	CYP11A1、CYP11B1、CYP17A1、CYP19A1、CYP21A2、HSD3B2、HSD17B3、SRD5A2、STAR、POR、AR
米勒管永存综合征	AMH、AMHR2
46，XX 性发育障碍	
性腺发育不全	SRY、SOX9、SOX3、NR5A1
雄激素过多	CYP11B1、CYP19A1、CYP21A2、HSD3B2、POR
特发性低促性腺激素性性腺功能减退（IHH）	ANOS1、FGFR1、PROKR2、PROK2、CHD7、FGF8、GNRHR、KISS1R、NSMF、TAC3、TACR3、GNRH1、KISS1、WDR11、HS6ST1、SEMA3A、SPRY4、IL17RD、DUSP6、FGF17、FLRT3、FEZF1、LHB、FSHB、NDNF

附录 2　阴茎硬结症（PD）患者问卷调查表

日期：＿＿＿＿＿＿＿＿＿

姓名：＿＿＿＿＿＿＿　年龄：＿＿＿＿＿＿＿　婚姻状况：＿＿＿＿＿＿＿

I　危险因素

Q1. 您最近吸烟吗？

（1）不　□

（2）是　□

香烟的类型：香烟□　雪茄□　烟斗□

吸烟的量（根）：每日_____/ 周_____/ 月 _____

吸烟的时间：_____年 / _____月

Q2．您过去吸烟吗？

（1）不　□

（2）是　□

吸烟的量（根）：每日_____/ 周_____/ 月 _____

吸烟的时间：_____年 / _____月

何时戒烟的_____

Q3．您现在饮用酒精饮料吗？

（1）没有　□

（2）是　□

酒精饮料的种类：白酒□　葡萄酒□　啤酒□　其他：_____

酒精饮料的量：几乎不喝□　每日喝_____ 每周喝_____ 每月喝_____

Q4．您过去曾饮用过酒精饮料吗？

（1）没有　□

（2）是的　□

酒精饮料的种类：白酒□　葡萄酒□　啤酒□　其他：_____

酒精饮料的量：几乎不喝□　每日喝_____ 每周喝_____ 每月喝_____

有酗酒史_____

Q5．您现在在医师指导下服用药物吗？

（1）没有　□

（2）是的　□ _____

请将所有药物列出：_____

Q6．　您有下列病史吗（包括已经用药控制的）？

（1）糖尿病　□

（2）高血压　□

（3）高胆固醇　□

（4）冠状动脉粥样硬化性心脏病　□

（5）严重骑跨伤　□

（6）背部外伤或手术　□

如果有其他血管疾病，请列出：_____

Ⅱ　您是否存在 PD ？

说明：问卷的目的是确认您是否有一些关于勃起和性交的问题，请在提供的空白部分回答所有问题。

　　如果您在过去的 3 个月内没有和性伴侣发生关系，请标记到下面的方框，然后不需要完成剩余的问卷。

□　在过去的 3 个月内没有发生性关系

　　如果您在过去的 3 个月内和性伴侣发生关系，请标记到下面的方框，并且完成剩余的问卷。

□　在过去的 3 个月内发生了性关系

在过去的 3 个月大约发生了多少次性关系？_____（次数）

上一次发生性关系是什么时间？_____（日期）

　　患有 PD 的男性可能在发生性关系的过程中出现问题。下面的问题是关于在发生性关系过程中出现问题的严重性。

　　对于下面的每一个问题请圈出最合适的数字，这些选项描述了上一次您发生性关系中出现问题的严重性。

　　请为每个问题圈一个数字；如果没有问题，圈 0。

问题	没有	轻微	中度	重度	非常严重
Q1. 在发生性关系过程中担心伤害阴茎	0	1	2	3	4
Q2. 阴道性交时阴茎出现弯曲或折叠	0	1	2	3	4
Q3. 阴茎难以插入阴道	0	1	2	3	4
Q4. 在发生性关系时，以前享受的一些体位现在出现困难	0	1	2	3	4
Q5. 在发生性关系时，以前享受的一些体位现在比较尴尬	0	1	2	3	4
Q6. 在发生性关系时，以前享受的一些体位现在并不舒服	0	1	2	3	4

　　回顾您在最后一次勃起或最后一次性关系时所感受到的疼痛或不舒服的程度。为每个问题圈一个数字，数字越大代表疼痛或不舒服的程度越重。如果没有问题，请圈 0。

Q7. 过去的 24 h 里，在阴茎勃起时，您有多少疼痛或不适感？

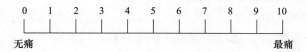

Q8. 最后一次您感觉到阴茎勃起时，您有多少痛苦或不舒服？

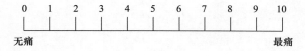

Q9. 最后一次性生活时，您有多少疼痛或不适感？

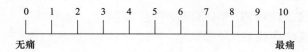

Q10. 最后一次勃起时，当您感到阴茎勃起后出现疼痛或不舒服，您有多烦恼？
- ☐ 没有感到任何疼痛或不适——请到 Q11

感到疼痛或不适，我是
- ☐ 不在乎
- ☐ 稍微有点烦
- ☐ 有点烦
- ☐ 很烦
- ☐ 非常烦

Q11. 最后一次勃起时，当您看到自己勃起的阴茎，您有多烦恼？
- ☐ 不在乎
- ☐ 稍微有点烦
- ☐ 有点烦
- ☐ 很烦
- ☐ 非常烦

Q12. 您所罹患的 PD 令性交困难或不能性交吗？
- ☐ 有——请到 Q13
- ☐ 没有——请到 Q14

Q13. 回想一下您上次发生或试图发生性关系时，是否为 PD 感到烦恼？
- ☐ 不在乎
- ☐ 稍微有点烦
- ☐ 有点烦
- ☐ 很烦
- ☐ 非常烦

Q14. 您发生性关系的次数比您罹患 PD 前少？
- ☐ 有——请到 Q15
- ☐ 没有——谢谢您，您已经完成了问卷。

Q15. 您为阴道性交次数的减少而感到烦恼吗？
- ☐ 不在乎
- ☐ 稍微有点烦
- ☐ 有点烦
- ☐ 很烦
- ☐ 非常烦

Ⅲ　PD 的病史
Q1. 您第一次注意到 PD 是什么时间？_____
Q2. 首先出现的症状是什么？
- ☐ 疼痛

☐　硬结

☐　弯曲

Q3．阴茎畸形的发生：

☐　突然出现

☐　逐步出现

Q4．在发展为 PD 之前性交时您的阴茎有过疼痛、外伤或弯曲吗？

☐　没有

☐　有过——请详细描述_____

_____

Q5．您曾有过阴茎其他外伤吗？

☐ 没有

☐ 有过——何时受伤，伤情怎样？ _____

_____

Q6．此前曾接受过 PD 治疗吗？

☐　没有

☐　有——所采用的治疗方法：①维生素 E；②对氨基苯甲酸钾；③秋水仙碱；④他莫昔芬；⑤注射治疗：维拉帕米、干扰素、甾体类药物；⑥抗炎症药物；其他：

_____

您觉得这些治疗有效吗？

☐　没有

☐　有效——表现为_____

Q7．您现在还在进行 PD 治疗吗？

☐　没有

☐　有——采用的方法 _____

Q8．您或您家族里有 Dupuytren 挛缩、Lederhose 病或任何异常瘢痕紊乱史吗？

☐　没有

☐　有——请详细描述：_____

Q9．您的阴茎弯曲随时间加重吗？

☐　没有

☐　是——现在稳定了吗？ _____ 稳定多久了？ _____

Q10．描述一下阴茎弯曲的方向：

☐　向上

☐　向下

☐　向左

☐　向右

您能估计一下弯曲角度吗？（直角 90°，伸直 0°）_____

Q11．您注意到有阴茎收缩或缩短吗？

☐ 没有

☐ 是的——估计一下缩短长度：＿＿＿＿＿＿＿＿

Q12. 您注意到有其他畸形吗？

☐ 没有

☐ 有——选择下述内容：①阴茎头铰链样反应；②阴茎根部铰链样反应；③阴茎狭窄：左☐ 右☐；④环形狭窄如纺锤样，部位：阴茎根部☐ 中段☐ 末端☐；⑤瘢痕或弯曲远端阴茎软化

Ⅳ 体格检查（外科医师填写）

1. 手

（1）Dupuytren 挛缩 ☐

（2）Lederhose 病 ☐

2. 阴茎

（1）切口

A. 环切 ☐

B. 未环切 ☐

（2）尿道口

A. 位置正常 ☐

B. 位置不正常：＿＿＿＿＿＿＿＿

（3）皮肤损伤

A. 无 ☐

B. 有 ☐

（4）伸展长度——耻骨至冠状沟背侧：＿＿＿cm

（5）触及硬结

A. 无 ☐

B. 有 ☐

位置：近端☐ 中段☐ 远端☐ 背侧☐ 腹侧☐ 左侧☐ 右侧☐

质地：坚硬☐ 可能钙化☐ 移动☐ 固定☐

感觉：触痛☐ 无触痛☐

（6）阴茎感觉评估

A. 轻触：正常范围☐ 感觉减退☐

B. 生物振动感觉阈值（可选）：示指：左＿＿＿＿＿＿ 右＿＿＿＿＿＿

大腿：左＿＿＿＿＿＿ 右＿＿＿＿＿＿

阴茎体：左＿＿＿＿＿＿ 右＿＿＿＿＿＿

阴茎头：＿＿＿＿＿＿

C. 球海绵体肌反射：正常☐ 缺失☐ 不明显☐

（7）搏动：减弱☐ 正常☐ 消失☐